Peter Geißler (Hg.)
Nonverbale Interaktion in der Psychotherapie

edition psychosozial

Peter Geißler (Hg.)

Nonverbale Interaktion in der Psychotherapie

Forschung und Relevanz im therapeutischen Prozess

Psychosozial-Verlag

Für Andrea

In Erinnerung an den bewegten Frühling 1981

Bibliografische Information der Deutschen Bibliothek
Die Deutsche Bibliothek verzeichnet diese Publikation in der Deutschen Nationalbibliografie; detaillierte bibliografische Daten sind im Internet über <http://dnb.d-nb.de> abrufbar.

Originalausgabe

E-Mail: info@psychosozial-verlag.de
www.psychosozial-verlag.de

Umschlagabbildung: Robert Motherwell: The Cat – of »The Weasel, Little Rabbit, and Cat«, ca. 1945

Umschlaggestaltung: Christof Röhl
nach Entwürfen des Ateliers Warminski, Büdingen
Lektorat: Dagmar Kühnle
Satz: Christof Röhl
ISBN 978-3-89806-350-0

Inhaltsverzeichnis

Vorwort

Der vorliegende Tagungsband ist in erster Linie als Sammlung jener Vorträge gedacht, die am 4. Wiener Symposium »Psychoanalyse und Körper« (September 2004) abgehalten wurden.

Das Wiener Symposium »Psychoanalyse und Körper« wurde erstmals 1998 von Klaus Rückert (Akademie für Psychoanalyse Wien/Wiener Psychoanalytisches Seminar) und mir (AKP) ins Leben gerufen, um auch in Wien einen Dialog zu unterstützen, der in den 90er Jahren in Gang gekommen war.

Dieser Dialog gründete sich einerseits im zunehmenden Interesse einiger Psychoanalytiker am Körper – federführend war damals im deutschen Sprachraum Tilmann Moser. Auf der anderen Seite setzte sich zeitgleich in der körpertherapeutischen Szene die Erkenntnis durch, dass es ohne ein psychodynamisches Verständnis des therapeutischen Prozesses schwierig war, effektive Körpertherapie zu betreiben, die über starke Effekte innerhalb der Therapiesitzungen hinausgingen. Das Bonner Symposium zur angewandten Körperpsychotherapie, das in den 90er Jahren von Bernd Voigt und Sabine Trautmann-Voigt ins Leben gerufen wurde, diente Klaus Rückert und mir zunächst als Leitbild.

Der Dialog zwischen Psychoanalytikern und Körperpsychotherapeuten ist seit je her befruchtend und schwierig zugleich. Die Geschichte der Herkunft der Körperpsychotherapie mag dabei auch heute noch eine nicht geringe Rolle spielen. Ich hatte die Schwierigkeit am eigenen Leib zu spüren bekommen. Mein Lehranalytiker innerhalb der DÖK – der Deutschen und Österreichischen Gesellschaft für körperbezogene Psychotherapie/ Bioenergetische Analyse – war zunächst in Psychoanalyse ausgebildet worden und hatte sich dann der Bioenergetischen Analyse verschrieben. Innerhalb der DÖK war etwas spürbar, was ich später in vergleichbaren körpertherapeutischen Kreisen atmosphärisch immer wieder erlebt hatte: etwas ganz besonderes zu sein – überspitzt gesagt: den Stein der Weisen gefunden zu haben.

Schon Lowen hatte den Impuls für diese Größenvorstellung gegeben, indem er in Lehrdemonstrationen seine Überzeugung kundtat, Bioenergetische Analyse sei beides: Psychoanalyse *und* Körperanalyse. Es ging meinen Lehrern wohl ähnlich wie mir: ich verschmolz innerlich ganz mit dieser Vorstellung, weil sie meinem Narzissmus sehr gut tat. Damals, in den 80er Jahren, war ich fest davon überzeugt gewesen, mit der Bioenergetischen Analyse *die* Methode erlernt zu haben und auch zu praktizieren. Auf theoretischer Ebene spiegelte sich diese Vorstellung in der Überzeugung wider, mit der Möglichkeit der körperlichen Widerstandsanalyse ein gleichsam unfehlbares Instrument zur Verfügung zu haben, das auf Therapien eine beschleunigende und erlebnisintensivierende Wirkung ausübte. Was den Teil der Erlebnisaktivierung betrifft, war daran auch einiges richtig.

Wie wir wissen, können Größenvorstellungen sehr »therapieresistent« sein. Erst allmählich begriff ich in den vielen kollegialen Diskussionen, die in der DÖK im Rahmen der »klinischen Tage« stattfanden, dass dieses Versprechen, das uns alle trug und zusammenhielt, in Wirklichkeit nicht einlösbar war. All diese Diskussionen verflachten an bestimmten Punkten und hinterließen in mir – als meine Idealisierung der Bioenergetischen Analyse verblasst war – ein eher schales Gefühl; und nicht nur in mir. In den 90ern kam die DÖK in eine heftige Krise, als ein Teil der »zweiten Generation« versuchte, die Gründungsväter von einem bestehenden Theoriedefizit zu überzeugen – was misslang. Wie viele Konflikte dieser Art, mündete auch dieser leider in einer Abspaltung: der AKP (Arbeitskreis für analytische körperbezogene Psychotherapie) ist sein Resultat.

Der Austritt aus der DÖK war anfangs schmerzlich für mich, mobilisierte aber im Laufe der Zeit – wesentlich unterstützt durch meinen langjährigen belgischen Supervisor Jacques Berliner – bis dahin gebundene Kräfte, deren Freiwerdung sich in der Gründung des Wiener Symposiums »Psychoanalyse und Körper« und etwas später in der Gründung der gleichnamigen Zeitschrift niederschlug. Was dadurch an Diskussion und Auseinandersetzung ins Laufen kam, erfüllt mich nun mit Freude und auch etwas Stolz.

Es ist nun aber auch Zeit, einmal ganz offiziell Dank zu sagen.

Bei der Durchführung der Tagungen und der Ermöglichung auch des Tagungsbandes haben mir viele Personen geholfen, die ich hier nur zum Teil namentlich nennen kann. Ihnen allen will ich nun meinen Dank aussprechen.

Die Planung, Organisation und Durchführung eines Symposiums fordert nicht nur eine Menge Engagement und Einsatz, sondern kostet auch Geld. Für die nötige finanzielle Spritze sorgen seit Bestehen des Wiener Symposiums »Psychoanalyse und Körper« Dr. Ehalt von der Wiener MA7 (Abteilung Wissenschafts- und Forschungsförderung) sowie MR Söhn vom Österreichischen Ministerium für Bildung, Wissenschaft und Kultur. Sachleistungen werden wiederholt von der Ersten Bank der Österreichischen Sparkassen zur Verfügung gestellt. Das Institut für medizinische Psychologie der Universität Wien ermöglicht es als Mitveranstalter, dass sich die Mietkosten für die Räumlichkeiten im Hörsaalzentrum des Neuer Wiener Allgemeinen Krankenhauses in leistbaren Dimensionen bewegen.

Für inhaltliche Diskussionen stehen mir seit Jahren Günter Heisterkamp, Jörg Scharff und Gisela Worm zur Seite; ihnen sei an dieser Stelle dafür gedankt, dass sie meine Fragen, die nicht selten drängende waren, geduldig ausgehalten und auch beantwortet haben.

Der Psychosozial-Verlag ermöglicht es mir seit Bestehen des Wiener Symposiums, die Beiträge in Form von Sammelbänden zu veröffentlichen. Hier bedanke ich mich vor allem bei Hans-Jürgen Wirth und Katja Kochalski.

Gerhard Lang ist für mich, der sich in technischen Belangen oft wie in einem verwirrenden Labyrinth fühlt, eine unschätzbare Hilfe, insbesondere durch engagierte Unterstützung im Internet-Bereich.

Franz Nest, ein Profi im Bereich der Videoverarbeitung, gilt meine Bewunderung und mein Dankeschön für diesbezügliche Hilfestellungen »an Ort und Stelle« und auch die sehr professionelle Erstellung der Tagungs-DVD – ein Pilot-Projekt mit dem Ziel, die Möglichkeiten der Dokumentation dem modernen technischen Standard anzupassen.

Meiner Frau Christine gilt mein Dank für die unzähligen Diskussionen und manchmal auch Streitgespräche und für ihre Bereitschaft, sich diesbezüglich immer wieder als Gesprächspartnerin anzubieten.

Mein Dank gilt schließlich dem Arbeitskreis für analytische körperbezogene Psychotherapie (AKP), sowohl für inhaltliche Anregung als auch organisatorische Unterstützung während der Vorbereitung der Tagung und vor Ort. In diesem Kreis lebt die theoretische Form in einer Art und Weise weiter, wie ich sie mir seinerzeit in der DÖK gewünscht hätte. Dabei ist diese Diskussion alles andere als friktionsfrei. Wir reiben uns immer wieder an bestimmten Punkten – im Kern geht es dabei oft um die Art und Weise, wie man Widerstandsarbeit definiert. Ich finde diese Diskussion, auch wenn sie nicht immer einfach ist, belebend und insgesamt weiterführend und vertiefend. Auch dafür – für die Bereitschaft, sich den Schwierigkeiten wieder und wieder zu stellen – möchte ich meinen Kolleginnen und Kollegen im AKP danken.

Einführung und Übersicht

Auf die Videomikroanalyse aufmerksam geworden bin ich Ende der 90er Jahre. Die Videotechnik als Mittel der Analyse der nonverbalen Interaktion war mir an sich nicht fremd gewesen. Im Rahmen einer mehrjährigen Supervision mit dem belgischen Ex-Bioenergetiker Jacques Berliner hatten wir uns – eine kleine Bioenergetiker-Kollegengruppe, die später den AKP gründete – viele Videoaufnahmen von Therapiesitzungen angesehen. Ich erinnere mich, wie verwundert ich damals gewesen war, welche Aspekte über die Beobachtung von mir selbst als Therapeut im Spiegel der Videoaufnahmen zum Vorschein kamen – und dies, obwohl ich jahrelang mein Spürbewusstsein im Rahmen der bioenergetischen Ausbildung trainiert hatte. Das Körperliche war mir also nicht fremd gewesen – sich selbst im Video zu sehen war aber nochmals eine andere Dimension. Das Video eröffnete einen neuen Blickwinkel, und zwar wesentlich in zwei Bereichen: Erstens über die Beachtung der Gesichtsmimik, und zweitens über die Beachtung des eigenen Körpers in der Interaktion mit dem Patienten. Ich erinnere mich auch noch gut, wie intensiv anfänglich die Schamgefühle waren, sich selbst im Video zu sehen und sich vor den Kollegen auf diese Weise zu zeigen, das Körperlich-Unkontrollierbare bloßzulegen.

Meine damaligen Schamgefühle lassen mich heute gut verstehen, wie hoch die Hemmschwelle bei Kollegen ist, die zu mir in Supervision kommen, wenn ich sie bitte, mir Videoaufnahmen von Sitzungen mit Patienten mitzubringen. Die Erfahrung zeigt, dass die meisten Patienten mit Videoaufnahmen einverstanden sind, wenn man das Video als Mittel zur Qualitätskontrolle von Anbeginn der Therapie in die Rahmenvereinbarung integriert. Nur bei einigen Patienten mit paranoiden Zügen oder psychotischen Anteilen ist vom Video abzuraten. Manches Mal ist das Video sogar ein gutes Mittel, um durch gemeinsames Ansehen bestimmter Sequenzen innerhalb der Therapiesituation Einblick in unbewusste Übertragungs-Gegenübertragungs-Verstrickungen zu erlangen.

Die Perspektive des »Körpers in Interaktion« war natürlich im bioenergetischen Vorgehen, meiner Grundausbildung in den frühen 80er Jahren, auch mit drin. Dennoch würde ich sagen, war der Schwerpunkt der Eigenbeobachtung körperlicher Vorgänge entweder im Bereich des eigenen Körpers selbst, d. h. der eigenen Charakterstruktur und struktureller Merkmale, wie z. B. Eigenheiten der Atmung und bestimmter Spannungsmuster gelegen, oder in einer analogen Betrachtung des Patienten, noch einmal prägnant zugespitzt beim »Körperlesen«. Interaktive Prozesse zwischen dem Patienten und mir wurden nicht gänzlich außer acht gelassen, wurden aber auch nicht in einer Art und Weise einbezogen und reflektiert, wie ich es später in psychoanalytischen Prozessen erlebte. Der Umgang mit der Gegenübertragung war in meiner damaligen bioenergetischen Ausbildung in Ansätzen durchaus präsent – mehr aber auf der Ebene des »Real-Ichs« (repräsentiert durch den eigenen Körper) und weniger auf der projektiver Anteile; innerhalb der bioenergetischen Ausbildung war psychoanalytisches Basiswissen, auf einer theoretischen Ebene, nur wenig vermittelt worden; es ist dies aber, wie ich später erkannte, ein unentbehrliches Rüstzeug, will man in der Tat verstehen können, was sich im interaktiven Handlungsvollzug zwischen Klient und Therapeut auf unbewusster Ebene laufend vollzieht.

Die eigene Gesichtsmimik ist ein Bereich, der dem eigenen spürenden Erleben schwer zugänglich ist. Hier hilft einerseits die Spiegelung über Rückmeldungen anderer Personen, die beschreiben, was sie sehen. Anderseits sind Videoaufnahmen mit Fokus auf die eigene Gesichtsmimik ein hervorragendes Mittel, um bestimmte Details – wie z. B. Aspekte des eigenen Lächelns – in Ruhe herauszuarbeiten, an die man trotz eines guten körperlichen Spürbewusstseins sonst nur schwer herankommt.

Ich erinnere mich z. B. noch gut an eine Videosequenz mit einer Patientin, die ich wegen einer längeren therapeutischen Sackgasse als Borderline-Patientin eingestuft und dementsprechend im Hinblick auf frühe traumatische Erfahrungen hin behandelt hatte. Zwar hatte sich das Befinden der Patientin in manchen Aspekten gebessert, von einem »Neubeginn« war aber keine Rede; vielmehr befanden wir uns seit geraumer Zeit in einer Sackgasse. Das veranlasste mich damals, ein Video anzufertigen und es im Kollegenkreis, unter der fachlichen Leitung von Jacques Berliner, zu präsentieren. Die Betrachtung und Analyse einzelner Videosequenzen erhellte den entscheidenden unbewussten Aspekt in unserer Interaktion sehr rasch und sehr klar: nämlich eine in Mimik und Gestik sich manifestierende erotische Übertragung der Patientin, auf die ich einfach, in meiner Art mich zu bewegen und zu halten, nicht genügend responsiv reagierte hatte, sodass sich auf dieser Ebene keine weitere Entwicklung vollziehen konnte. Es war, als klopfte die Patientin seit langer Zeit an eine Tür, die ich nicht öffnen konnte oder wollte, weil ich den Schlüssel dazu nicht hatte. Die moderne Sichtweise der Übertragung als »interaktionelle« Übertragung lehrt uns nämlich, dass ein gewisses Maß an Verwicklung, an Einlassen, eine notwendige Voraussetzung dafür ist, dass der therapeutische Prozess genügend »flüssig« bleibt. Ein Wechsel an Einlassen vs. Distanznehmen und Reflektieren kennzeichnet ein psychoanalytisches Vorgehen, das natürlich in einem Vis-a-vis-Setting sehr brisant werden kann, wenn es z. B. um erotische Übertragungen geht.

Verglichen mit dem, was ich später an Videoanalysen gesehen habe, war die Videosupervision mit Jacques Berliner aus wissenschaftlich-systematischer Perspektive trotz vieler wichtiger Evidenzerlebnisse eine wenig systematische

Variante des Vorgehens. Wir sahen uns die Videos an, ohne Kriterien zur Verfügung zu haben, was wir uns in den Videos ansehen und herausarbeiten wollten. Wir taten es einfach.

Als ich einige Jahre später die Videomikroanalyse (der Kind-Eltern-Interaktion) in einigen Seminaren bei George Downing kennen lernte, wurde mir deutlich, dass man damit ein Instrument zur Verfügung hat, mit dem man – zumindest in bestimmten Designs[1] – auch in Therapiesettings ziemlich systematisch vorgehen kann. Das eröffnete weitere Perspektiven.

Jedenfalls war mein Interesse gewachsen, die Videotechnik als Mittel des Zugangs zu bestimmten unbewussten Phänomenen und Prozessen zu verfolgen. So war es nur eine Frage der Zeit, die Videomikroanalyse als Technik des Zugangs zur Mikroperspektive der Interaktion, zu den laufend sich ereignenden »Mini-Enactments«, zum Hauptthema eines der Wiener Symposien »Psychoanalyse und Körper« zu machen. Also bekam das 4. Wiener Symposium »Psychoanalyse und Körper« im September 2004 den Titel: *Therapeutische Interaktion: Makro- und Mikroperspektive*. Mit »Makroperspektive« war das für das freie Auge Sichtbare gemeint, mit »Mikroperspektive« das an körperlichen Prozessen, was sich nur der genauen Videoanalyse enthüllt.

Die Resonanz auf diese Schwerpunktsetzung war dermaßen positiv, dass die Absicht besteht, auch bei den künftigen Tagungen Videoaufnahmen immer wieder als eigene Ebene des Beobachtens und Erlebens mit einzubeziehen.

Einige Vorträge am 4. Wiener Symposium »Psychoanalyse und Körper« machten aber auch deutlich, dass die Videoforschung zunächst nicht gerade eine »leicht verdauliche Kost« für den Praktiker ist. Es gibt zwar bereits einige Ansätze in diese Richtung, doch gehen diese in der Regel, wie *G. Downing*[2] klarstellte, von jeweils unterschiedlichen Paradigmen und Kriterien aus, sodass wir von einer Integration der Videoforschung in die Theorie und Praxis körperorientierter Psychoanalyse noch weit entfernt sind – wir stehen am Anfang. Im Moment müssen wir uns daher damit begnügen, dieses Spannungsverhältnis zwischen Forschung auf der einen Seite und den Erfordernissen der klinischen

1 In der eigenen therapeutischen Praxis ist man allerdings diesbezüglich oft überfordert; die in einem solchen Rahmen realisierbaren Möglichkeiten erweisen sich in aller Regel als sehr begrenzt.

2 Der Beitrag von G. Downing ist in diesem Tagungsband nicht abgedruckt. Es war Downings ausdrücklicher Wunsch, das in seinem Vortrag vorgestellte Material in einen englisch-sprachigen Artikel einzubringen, der in noch unbestimmter Zeit in einem englisch-sprachigen Journal publiziert werden wird. In der Zeitschrift »Psychoanalyse und Körper« werden wir so bald als möglich darüber informieren, wann und wo sein Beitrag abgedruckt wird.

Praxis auf der anderen Seite auszuhalten und unsere eigenen Schlüsse daraus zu ziehen. Darauf haben sowohl *T. Moser* als auch *G. Heisterkamp* in ihren Vorträgen ausdrücklich hingewiesen, und in der *Diskussion,* die ich ausschnittsweise protokolliert habe, wird diese Spannung ebenfalls deutlich.

Als nonverbaler Aspekt stand auf dieser Tagung die mimisch-affektive Reaktion des Lächelns im Vordergrund. Offenbar handelt es sich dabei um eine angeborene Reaktion, die einerseits Momente gemeinsam erlebter Freude charakterisiert, andererseits auch dann auftreten kann, wenn im Zuge des Auftretens negativer Emotionen weiterhin emotionale Verbundenheit signalisiert werden soll *(Bänninger-Huber)* – als eine Art »Schadensbegrenzung«. In der affektiven Regulierung der Interaktion kann mithilfe des Lächelns in gewisser Weise ein neuer Anlauf genommen werden, um die wechselseitige Bindung aufrecht zu erhalten. Mithilfe moderner Messmethoden, die Muskelspannungen und –spannungsverläufe differenziert erfassen können, ist es heute bereits möglich, zwischen verschiedenen Varianten des Lächelns zu unterscheiden.

Beim Lächeln handelt es sich nach *Bänninger-Huber* um eine »prototypische affektive Mikrosequenz« (PAM). Je nachdem, wie der Therapeut auf das Lächeln des Patienten reagiert, spricht man von einer gelingenden oder misslingenden PAM. Schaut man sich die dabei ablaufenden muskulären Prozesse im Detail an, so kann man mittlerweile nachweisen, ob es sich bei der jeweiligen Form des Lächelns entweder um eine relativ eindeutige Botschaft – die Vermittlung von Freude – handelt, oder ob andere affektive Erregungen beigemischt sind, z. B. Ärger, Verachtung oder Ekel. Was wir klinisch schon lange wissen, nämlich dass Borderline-Patienten dazu neigen, sehr widersprüchliche Signale zu geben (»Doppelbotschaften«), erfährt mithilfe der Videoperspektive eine eindrucksvolle empirische Untermauerung: man kann diese Doppelbotschaften nun sogar, wie schon angedeutet, mithilfe spezieller muskulärer Messungen[3] nachweisen.

Auf das jeweilige Gegenüber – in der therapeutischen Interaktion der Therapeut, in der frühkindlichen Interaktion die elterliche(n) Bezugsperson(en) – haben derartige Doppelbotschaften in der Regel einen starken Effekt. Jeder Therapeut weiß das – ein Teil dieser nonverbal vermittelten Prozesse läuft unter der Bezeichnung »projektive Identifizierung« und bezeichnet in der psychoanalytischen Terminologie überwiegend *kognitive* Prozesse im Feld von Spaltung und Projektion.

---

3 Das derzeit am häufigsten angewendete Messinstrument ist FACS (facial action coding system)

Es ist das Verdienst von G. Downing, in diesem Bereich neue Begrifflichkeiten und auch Konzepte eingeführt zu haben, die eine Schwerpunktverschiebung weg von der kognitiven Ebene hin zu körperlichen Prozessen beinhalten. Es gelingt ihm dabei u. a. auch, prosodische Elemente neu zu konzeptualisieren. Solche Begriffe sind z. B. die »affektmotorischen Schemata« (Downing 1996), die »Körperstrategien« und die »körperlichen Mikropraktiken« (Downing 2003).

Nicht nur das Ausmaß an Widersprüchlichkeit in den nonverbalen Botschaften kann nun als gutes differentialdiagnostisches Kriterium in der Borderline-Persönlichkeitsorganisation herangezogen werden, sondern auch ein weiteres Merkmal: die Fähigkeit, Kontaktbrüche zu »reparieren«, und zwar wiederum im Mikrobereich, d. h. das Ausmaß an intuitiv vorhandenen Möglichkeiten, Kontaktbrüche ohne Beteiligung bewusster Vorgänge zu spüren und ebenso unbewusst auszuregulieren. Borderline-Mütter erweisen sich in der Aktion mit ihren Babys und Kindern dabei als signifikant weniger fähig, kindliche Signale in ihrer Komplexität überhaupt wahrzunehmen und angemessen zu integrieren, sich auf die kindlichen nonverbalen Signale abzustimmen, den Babys Raum zu geben, um eigene Initiativen und Reparaturmöglichkeiten zu entwickeln. Vielmehr neigen sie dazu – was wir aus der therapeutischen Praxis auch schon wissen – mithilfe eher zwanghaft-rigider Verhaltensschablonen das interaktive Geschehen zu dominieren und auch zu kontrollieren; sie lösen dabei ungewollt aversive Reaktionen im Gegenüber aus, die sich auf einer Mikroebene mittlerweile als subtile affektiv-körperliche Prozesse nachweisen lassen. Babys unterscheiden sich in ihrer Fähigkeit zur Eigengestaltung wiederum – abgesehen von Temperamentsfaktoren[4] – darin, welche »Körperstrategien« zu entwickeln sie in der Lage sind, um die regulatorischen Prozesse in für sie selbst günstiger Weise zu beeinflussen.

Bezogen auf die Schwerpunktverschiebung von der kognitiven zur körperlichen Ebene laufen die Überlegungen darauf hinaus, das Konzept der Spaltung neu zu überdenken und sogar das Konzept des Unbewussten ganz generell.[5] Es ist damit verbunden eine Tendenz spürbar, das deskriptiv-unbewusste »prozedurale« Körperwissen gegenüber dem »dynamischen Unbewussten« in

---

4 Neben Angstbereitschaft bzw. der Beschaffenheit der Reizschwelle sind als Sekundäreigenschaften die »Aufmerksamkeitssteuerung« und die Fähigkeit zur Kontrolle (»effortful control«) hinzuzurechnen – vgl. dazu H.-P. Hartmann e. a., 2004).

5 Vgl. dazu auch Deneke (2001). Er stellt klar, dass es man aufgrund neurowissenschaftlicher Forschung von einem Unbewussten als metapsychologisches Konstrukt Abstand nehmen sollte. Wohl aber kann in der Bewusstseinspsychologie weiterhin von bestimmten qualitativen Aspekten psychischer Funktionen auf einer Skala zwischen den Polen bewusst und unbewusst ausgehen.

neuer Weise einzuschätzen und zu gewichten – mit allen damit verbundenen praxeologischen Konsequenzen.

So führt uns die Beachtung der »Mikroperspektive« im Hinblick auf deren klinische Gewichtigkeit zu Schlussfolgerungen, die möglicherweise einem Paradigmenwechsel gleichkommen.

So wichtig und anregend die Videoforschung einerseits ist, dürfen wir sie aber gleichzeitig nicht überschätzen bzw. sollten angesichts der vielen neuen Detailbefunde nicht zu überschwänglich reagieren, sondern sollten eine Haltung einnehmen, die getragen ist von Interesse und Neugier – im Wissen, dass Forschungsergebnisse das eine sind, die daraus zu ziehenden Schlüsse das andere. Und das andere braucht Zeit, sich zu formieren, bis es Gestalt angenommen hat.

Ein Umstand, der zu Geduld mahnt, besteht darin, dass eine Reihe von Befunden der nicht-klinischen Forschung entstammt, d. h. quasi-experimentellen Situationen, getragen vom Bemühen, möglichst objektivierbare Forschungsresultate zu erzielen. Das kann man einerseits verstehen, andererseits widerspricht es unserem Gegenstandsbereich, in dem die Subjektivität höchste Priorität hat. In den Beiträgen von *E. Bänninger-Huber, C. Benecke* und *E. Oberzaucher* wurde deutlich, wie sich klinische von nicht-klinischen Settings unterscheiden. Aus wissenschaftlicher Sicht ist geradezu wichtig, die Kontextabhängigkeit bestimmter zu untersuchender Variablen nach Möglichkeit zu minimieren. Aber: Mimische Muskelbewegungen sind sehr wohl kontextabhängig, auch wenn man sie mittlerweile z. B. per FACS wissenschaftlich »sauber« erfassen kann. Ein forscherisches Experiment ist, wie *G. Heisterkamp* betont, bis zu einem gewissen Grad *immer* aus der lebendigen Erlebniswirklichkeit herausgenommen, und das dürfen wir als praktizierende Psychothrapeuten bei aller Ehrfurcht vor den »objektiven« Wissenschaften nie vergessen.

Als psychoanalytische Psychotherapeuten haben wir viel Zeit in unserer Ausbildung der Schulung und Verfeinerung unserer Gegenübertragung gewidmet, als Körpertherapeuten dem Training unseres körperlichen Spürbewusstseins. Wir sollten also nicht zu sehr der Versuchung einer positivistischen Idealisierung erliegen, sondern das, was wir gut gelernt haben, gut können oder sogar eine Meisterschaft darin entwickelt haben, weiterhin schätzen.

Die Beiträge von *U. Streeck* und *E. Fivaz-Depeursinge* sind näher im Feld der klinischen Wirklichkeit angesiedelt, ebenso die Lehrvideos von *T. Moser*, die sich – trotz vielfacher Kritik – weiterhin als nützliches Forschungsinstrument erweisen könnten. Nicht abgedruckt ist im Tagungsband der Beitrag von G. Downing – es war dessen ausdrücklicher Wunsch.

Zusätzlich zum Kernthema »Makro- und Mikroperspektive« wurden in Wien 2004 andere bzw. ergänzende Themen vorgestellt *(M. Koemeda-Lutz, B. Boothe, J. Ranefeld)*. Ergänzt wird der Tagungsband um andere Beiträge, die in Wien nicht vorgetragen wurden.

Noch ein paar Worte zur Geschichte des Wiener Symposiums »Psychoanalyse und Körper«. Die Thematik »Makro- und Mikroperspektive« der therapeutischen Interaktion hat sich organisch als Fortsetzung der bisher angesprochenen Themen während der drei ersten Symposien[6] (1998, 2000, 2002) entwickelt. Das, was sich in diesem eher kurzen Zeitraum an Entwicklungen gezeigt hat, hat bei mir doch den Eindruck geweckt, dass innerhalb der Psychoanalyse[7], v. a. jener Deutschlands, ein schleichender Paradigmenwechsel im Gang ist.

In Erinnerung habe ich mein erstes Seminar bei T. Moser 1992. Damals war ich als einziger Bioenergetiker in eine Runde deutscher Psychoanalytiker eingeladen und weiß noch, wie erstaunt ich war zu hören, dass viele der Kolleginnen und Kollegen »in geheimer Mission« bei Tilmann waren – d. h. ohne Wissen des jeweiligen psychoanalytischen Heimatinstituts! Das jeweilige Institut durfte bzw. sollte nicht wissen, dass Kollege X zu einer Tagung zu Tilmann Moser fährt – und das sagt eigentlich für sich schon recht viel darüber aus, in welchem Zustand sich bestimmte psychoanalytische Ausbildungsinstitute damals befanden. Auch auf der ersten Tagung 1998 war für mich die Kluft zwischen Psychoanalytikern auf der einen und Körpertherapeuten auf der anderen Seite sehr spürbar, auch wenn beide Seiten sich redliche Mühe gaben, einander zu verstehen. Dieser Versuch zu verstehen konnte aber auch scheitern – in lebhafter Erinnerung ist mir, wie T. Moser und F. Mendelssohn vom Wiener Arbeitskreis für Psychoanalyse aneinander gerieten und aneinander vorbeiredeten.

Als wir – Klaus Rückert und ich – im Jahre 2000 Referenten zum Thema »Sexualität« eingeladen hatten, waren ebenfalls im Großen und Ganzen zwei »Lager« spürbar. So berichtete z. B. David Mann in einem an sich sehr

---

6 Um einen Überblick darüber zu geben, welche Referentinnen und Referenten auf den drei Symposien 1998, 2000 und 2002 gesprochen bzw. diskutiert haben, seien einige Namen genannt: P. Kutter, M. Aalberse, H. Heindl, J. Lichtenberg, M. Dornes, A. Pritz, R. Danzinger, D. Mann, J. Berliner, M. Hirsch, H.-J. Maaz, U. Sollmann, O. Frischenschlager, H. Müller-Braunschweig, P. Schellenbaum, G. Marlock, S. Bettighofer, R. Ware, L. Schon, U. Volz-Boers, D. Hoffmann-Axthelm, J. Aigner, F. Staemmler u. a.

7 Der psychoanalytischen Gemeinschaft fühle ich mich mittlerweile zugehörig, auch wenn ich keine »klassische« Ausbildung durchlaufen habe.

differenzierten Beitrag über Möglichkeiten der Erweiterung der Gegenübertragung, um den erotischen Spielraum innerhalb der klinischen Praxis optimal zu nutzen; und H.-J. Pfannschmidt, ein Ex-Bioenergetiker, pflichtete ihm im Großen und Ganzen bei. Auch Lichtenberg erwies sich dem körperlich Interaktionellen gegenüber im Prinzip als durchaus offen, blieb aber in seinen praxeologischen Schlussfolgerungen eher vage. Ganz im Gegensatz dazu P. Schellenbaum, der sich vehement für die Wichtigkeit des körperlichen Spürens auch im Bereich erotisch-sexueller Themen aussprach, mit allen praktischen Schlussfolgerungen (vom körperlichen Wahrnehmen und konkreten Interagieren bis hin zur Möglichkeit der Berührung).

Wieder war eine Gleichzeitigkeit von Reden-Wollen und Abgrenzen atmosphärisch bemerkbar. Die darin enthaltene Spannung kam in einer Podiumsdiskussion spürbar an die Oberfläche, als Robert Ware und Hans-Jörg Pfannschmidt aneinander gerieten. Letzterer bemühte dann, aus der Not heraus, ein in psychoanalytischen Kreisen nicht selten benutztes Argument, sozusagen als letzte Bastion im Diskurs, indem er unterstrich: »Das Unbewusste ist eben unbewusst!« Was so viel bedeutet, wie dass man an einem bestimmten Punkt nicht weiterreden kann, da ein solcher Satz weder beweisbar noch widerlegbar ist.

Daran stimmt natürlich ein wichtiger Kern, und gerade er ist es, der psychoanalytisch eingestellte Körperpsychotherapeuten oder körperbezogen arbeitende Psychoanalytiker, je nach methodischer Identität, vorsichtig macht. »Übungen« sind nicht mehr so leicht einfach anzuordnen, denn sie haben immer auch eine latente oder manifeste Übertragungsbedeutung, deren Verstehen wichtig ist. Andererseits arbeitete M. Dornes in der Podiumsdiskussion 2002[8] heraus, dass das Argumentieren mit dem Unbewussten oft eine wissenschaftspolitische Dimension enthält, als dass es so viel Neues erhellen würde. Diese 2002 sehr emotional geführte Diskussion zwischen den Exponenten Martin Dornes und Walter Parth vom Wiener Arbeitskreis für Psychoanalyse erinnerte an schon ältere Kontroversen, wie z. B. jene zwischen T. Moser und Th. Baurield oder jene zwischen D. Stern und A. Green.

Wir brauchen diese Art der Diskussion immer wieder, auch wenn sie emotional belastend ist. In letzter Zeit haben wir uns im AKP öfter gefragt, was wir eigentlich meinen, wenn wir von »analytischer Körperpsychotherapie« sprechen. Es hat dazu ein selbstkritischer Diskurs begonnen, der auf die Frage hinausläuft, ob sich hinter diesem Sammelbegriff möglicherweise doch zumindest zwei eher unterschiedliche Zugangsweisen verbergen. Die Diskussion ist hier noch sehr in Fluss, definitive Schlussfolgerungen stehen bislang

8 Sein Diskussionspartner und »Kontrahent« war W. Parth vom Wiener Arbeitskreis für Psychoanalyse.

aus. Wir brauchen anscheinend noch einige Zeit, um bei all diesen Fragen ein wenig klarer zu sehen. Zeit ist ja auch *die* Schlüsseldimension überall dort, wo es um Entwicklungsprozesse geht.

Die Psychoanalyse befindet sich in einem Gärungsprozess. Drei Tendenzen sind zu beobachten. Erstens: Auf der einen Seite ist eine gewisse Radikalisierung und Dogmatisierung bestimmter psychoanalytischer Strömungen unverkennbar; dies dürfte allgemein bekannt sein, sodass ich hier nicht weiter darauf eingehen möchte. Ich verweise auf eine Diskussion im Rahmen des 3. Wiener Symposiums »Psychoanalyse und Körper« (2002), im Zuge deren diese Radikalisierung sehr deutlich erkennbar war (nachlesbar im Tagungsband »Körperbilder«, Hg. P. Geißler 2003, S. 113–122). Ich habe diese Form der Psychoanalyse bereits früher (2001) als geschlossene, als »hermetische« Psychoanalyse bezeichnet.[9]

Zweitens: Vertreter einer »offenen« Psychoanalyse kooperieren zunehmend intensiver mit Nachbarwissenschaften, wie Säuglingsforschung, Bindungsforschung, Anthropologie, Neurowissenschaften, Biologie, Humanethologie usw. Hier findet seit Jahren ein fruchtbarer und wechselseitig anregender Austausch statt, der eine spürbar bereichernde Wirkung hat. Beispielsweise hat die Videotechnik längst Einzug in die psychoanalytisch orientierte Psychotherapieforschung gehalten. Ich erinnere beispielhaft an die mittlerweile sehr umfangreiche Datenbank in Ulm, an die affektpsychologischen Forschungen rund um die Person von Rainer Krause, an die Säuglingsforschung (Daniel Stern, Joseph Lichtenberg und Martin Dornes), an die Interaktionsforschung im Bereich des Nonverbalen von Ulrich Streeck, und an die Videomikroanalyse von George Downing, um dessen Person sich nun z. B. auch an der Universität Heidelberg zwei Forschergruppen etabliert haben.

Der Zuwachs an Detailwissen durch solche Forschung ist enorm. Auch wenn wir die Forschungsergebnisse natürlich nie 1:1 in die therapeutische Praxis übertragen können, so macht sie doch mit uns allen etwas, differenziert und verändert unser der jeweils vertretenen Psychotherapiemethode zugrunde liegendes Menschenbild. Diese Art »offener« Psychoanalyse nähert sich unübersehbar humanistischen Psychotherapien, wie der Gestalttherapie und der Gesprächstherapie; es werden diesbezügliche Überlegungen zum Menschenbild humanistischer Therapien ausgetauscht, wie z. B. erst kürzlich von Wirth (2004) in einem neuen Beitrag. Seitens der Gestalttherapie befasst man sich längst mit relationistischen Psychoanalytikern wie Mitchell oder Loewald.

---

9 Leider ist meine Heimatstadt Wien bis auf wenige Ausnahmen bis heute eine Hochburg solch konservativer Strömungen.

Manche Konvergenzen sind daher augenscheinlich. Der Gestalttherapeut Staemmler hat auf solche Konvergenzen zwischen psychoanalytisch geprägter Säuglingsforschung (D. Stern), Psychotherapieforschung und Gestalttherapie in einem Beitrag (Staemmler 2003) aufmerksam gemacht und auf die jeweiligen Nomenklaturen hingewiesen. Ist beispielsweise in der Säuglingsforschung von Mikroprozessen die Rede, spricht man in der Psychotherapieforschung in analogen Zusammenhängen von prozessualem Geschehen und in der Gestalttherapie von »Moment zu Moment wahrnehmbaren Prozessen an der Oberfläche«. Geht es in der Stern'schen und Downing'schen Forschungsmethodik um genaue Betrachtung und Videomikroanalyse, spricht die Psychotherapieforschung von Lenkung der Aufmerksamkeit (»experiential confrontation«) und die Gestalttherapie von »Fokussierung der Aufmerksamkeit«. Spricht Stern von einer »Vergegenwärtigung des Mittendrin-Seins« bis hin zu »Now-moments«, spricht die Psychotherapieforschung von einer Förderung des unmittelbaren Erlebens als eigener Wirkfaktor und die Gestalttherapie von der »Förderung der Bewusstheit im Hier und Jetzt«.

Drittens: Den enormen forscherischen Fortschritten im Detailwissen steht interessanterweise eine wachsende Demut und ein Bekenntnis zum Nicht-Wissen in der Rolle des Therapeuten (Analytikers) gegenüber, besonders ausgeprägt in der »relationalen Psychoanalyse«, die gestalt- und körpertherapeutischen Sichtweisen in bestimmten Aspekten recht nahe kommt. In diesbezüglichen Äußerungen wird stark die Relativität therapeutischer Standpunkte betont. So bekennt sich einer ihrer bedeutsamsten zeitgenössischen Vertreter, Thomas Ogden, in einem seiner neueren Artikel (Ogden 2004), unter Hinweis auf den Physik-Nobelpreisträger P. W. Bridgman, zu folgendem:

> »Die revolutionärste unter den Einsichten, die wir aus unseren neuesten Experimenten im Bereich der Physik gewonnen haben, [ist] die Erkenntnis, dass es unmöglich ist, den menschlichen Bezugspunkt zu überwinden ... Dies ergibt sich aus folgender Realisation: Die Struktur der Natur könnte letztendlich so beschaffen sein, dass unsere Denkprozesse ihr nicht in einem Maße entsprechen, das uns erlauben würde, überhaupt darüber nachzudenken ... Wir nähern uns nun einer Grenze, jenseits von der wir zu allen Zeiten daran gehindert sein werden, unsere Nachforschungen voranzutreiben, nicht aufgrund der Beschaffenheit der Welt, sondern aufgrund der Beschaffenheit unserer selbst. Die Welt entschwindet und entzieht sich uns, weil sie ihre Bedeutung verliert. Nicht einmal das können wir so ausdrücken, wie wir es gern tun würden ...« (ebend. S. 80).

Also, so Ogdens Schlussfolgerung, sind der Erforschung des Unbewussten einfach dadurch Grenzen gesetzt, die mit der Begrenztheit unserer kognitiven Ausstattung in Verbindung zu sehen sind.

Ich zitiere zum Vergleich einen anderen Autor:

> »Ist die Logik, die einen Anfang, Entwicklungen und ein Ende als Darlegung von Fakten verlangt, die einzig bestehende Logik? ... Es gibt mehr als eine Logik. Es gibt zum Beispiel eine, die verlangt, dass man eine Vielfalt von Intensitäten als Fakten anerkennen muss. Nach dieser Logik beginnt nichts und endet nichts. So gesehen, ist die Geburt kein klares, eindeutiges Ereignis, sondern eine besondere Art der Intensität. Das gilt auch für das Heranreifen und für den Tod.«

Dieses Zitat stammt vom mittlerweile verstorbenen Kult-Autor Carlos Castaneda (2000, S. 8), den man in unserer an Wissenschaft orientierten Szene üblicherweise nicht gern zitiert, weil man sich sonst dem Verdacht aussetzt, einer Esoterik zu frönen.

Klingt es nicht geradezu »körpertherapeutisch« (?), wenn sich Mitchell, ein relationaler Psychoanalytiker, über die affektiv-sinnliche Wirkung von Worten Gedanken macht – im hier vorgestellten Beispiel anhand des Wortes »dig« (dt.: schürfen):

> »Dabei ist mir aufgefallen, wie sehr der aggressiv-durchdringende Klang des Wortes ... zu seiner Bedeutung passt ... Um das Wort auszusprechen, muss man die Zungenspitze gegen den Daumen drücken und die Lippen leicht von den Zähnen zurückziehen. Je mehr ich darüber nachdachte, desto mehr schien mir, dass die Bedeutung, der Klang und die physische Aktivität, die man brauchte, um das Wort zu formen, dass alle diese Komponenten zusammen daran beteiligt waren, einen seelischen Zustand zu erzeugen und eine besondere Form der Bezogenheit ... herzustellen« (Mitchell (2003 S. 53f.).

Und Ogden fügt hinzu: Es gibt viele Möglichkeiten, jede beliebige analytische Interaktion im Hinblick auf die Reaktionen des Analytikers zu legitimieren. Angesichts der verschiedenen Möglichkeiten ist ein möglicher Bezugspunkt,

> »auf mein Empfinden darüber zu achten, was sich – falls es so etwas gibt – am lebendigsten und echtesten anfühlt. Die Wörter »lebendig« und »echt« sind ständig in Bewegung, ständig »im Flug« ..., und sie scheinen sich – als täten sie dies vorsätzlich – allen Versuchen, ihre Bedeutung zu definieren und abzugrenzen, zu widersetzen ... Nach meiner Auffassung erfordert die Entwicklung einer analytischen Sensibilität vom Analytiker zwingend, dass er seine Fähigkeit verbessert, die

> lebendigen Augenblicke einer analytischen Sitzung viszeral zu spüren; zu hören, dass ein Wort oder ein Satz durch die Art, wie er benutzt wird, auf interessante und unerwartete Weise »neu zum Leuchten gebracht wurde ...; zu beachten, dass der Blick einer Patientin im Wartezimmer sich kokett, bedauernd oder »erotisch« anfühlt; zu spüren ... (und) körperlich zu empfinden, dass eine Periode der Stille während der Analysestunde sich anfühlt, als läge man mit einem Partner, den man viele Jahre lang geliebt hat, im Bett und empfände ihn nun wieder wie einen Fremden ...« (Ogden 2004, S. 71).

Er nennt als entscheidendes Kennzeichen solch unbewusst-körperlicher Empfindungen: sie widerfahren einem, d. h. überwiegend »wird« der Analytiker von diesen überwiegend unbewussten Empfindungen gelebt, als dass er ihr Schöpfer wäre ... »Meine Arbeit als Analytiker besteht zu einem großen Teil in Bemühungen, mein Erleben der »Ichheit« – meiner selbst als eines seiner selbst nicht bewussten Subjekts – zu einem Erleben meiner selbst als eines Objekts analytischer Untersuchung zu transformieren« (ebend. S. 72).

Er erinnert an D. Stern, dessen Vitalitätsaffekte und die Technik des »mikroanalytischen Interviews« sowie an Reichs Beschreibung formaler Verhaltensaspekte, wenn Ogden (ebend. S. 74–75), über Affekte sprechend, weiter meint: Weniger wichtig seien Gefühle im Sinne der Gattungsbegriffe wie »ängstlich«, »verzweifelt« oder »wütend«. Wichtiger ist die Frage, *wie* das jeweilige Gefühl empfunden wird. Das ist nicht immer leicht – für jene, die es schwer beschreiben können, empfiehlt sich die Frage: »Woran haben Sie gemerkt, dass Sie verzweifelt waren?« Wichtig ist für Ogden dabei der Gebrauch von Metaphern. »Die Metapher ist ein integraler Bestandteil des Bemühens zweier Menschen, einander einen Eindruck davon zu vermitteln, was (bzw. *wie*) sie (sich) im gegenwärtigen Augenblick fühlen ...«, denn: »Eine Metapher ist etwas sehr Lebendiges. Sie ist wie das Leben selbst« (Frost 1930, S. 723, in Ogden 2004, S. 75).

Auch Mitchell (2003 S. 54) liegen wesentlich die »Tiefendimensionen« des Erlebens am Herzen – ganzheitlich-körpernahe Erfahrungsmodi, gekennzeichnet durch ein Verschwimmen der Unterscheidung von Selbst und Anderem, von Innen und Außen, von Fantasie und Wahrnehmung – Erlebensmodi, die in unserer vorsprachlichen Entwicklungsperiode ihre Blüte erleben, aber laut D. Stern das ganze Leben lang als Erlebensgrundlage erhalten bleiben, wenn auch im Hintergrund! Hier trifft Mitchell eine wohltuende Klarstellung: Dieses Erleben ist vom Wesen her *nicht illusorisch*, sondern ganz wirklich, ganz real! Hier spürt man Mitchell die Kritik an einem grundlegenden Freud'schen Paradigma an, das im frühen kindlichen Erleben halluzinativ-illusorische Momente betont.

Auch aus der Sicht der modernen Säuglingsforschung besteht an der realen Erfahrung des Säuglings im Grunde kein Zweifel.

Mitchell geht in diesem Punkt sogar über Winnicott einen entscheidenden Schritt hinaus, denn für Winnicott hatten die Fantasien einen sehr wichtigen Platz, aber eben als illusionärer Übergangsraum. Beide befassen sich auch mit Körpererinnerungen, mit Kinogrammen (Downing 1996) – beide unterstreichen, dass nicht immer Erinnerungen als Bild abgespeichert werden, sondern als kinästhetische Erinnerungen. Diese Ansicht steht ganz im Einklang mit der modernen Traumaforschung. Beide stellen Überlegungen zur grundlegenden These der Kleinianer über frühe introjektive und projektive Mechanismen an, in denen Substanzen und Körperteile gleichsam über die Grenze zwischen innen und außen hin- und herbewegt werden. Als Beispiel zitiere ich Mitchell:

> »Wenn ich mich also dabei ertappe, im Ärger über meine Tochter genau die gleichen Ausdrücke zu verwenden, die mein Vater mir gegenüber verwendet hat, dann bin ich mit einem väterlichen Introjekt identifiziert, das zum Zwecke einer omnipotenten Kontrolle in mir aufgerichtet worden ist« (2003, S. 61).

Mitchell kommt zu einer von den Kleinianern abgrenzbaren, anderen Hypothese: »Die Worte meines Vaters [sind] nicht *in mich hinein* gebracht worden, sie *sind* ich« (ebend.). Es aktualisiert sich eine frühe Erfahrung, für die kennzeichnend ist, dass der Unterschied zwischen »innen und außen« noch keine wesentliche Rolle spielt. Und genau diese Erfahrung tritt im genannten Moment in den Vordergrund.

Diesem Zuwachs an Wissen steht auf der anderen Seite – wie schon angedeutet – ein Bekenntnis zum Nicht-Wissen gegenüber; anders gesagt: eine Schwerpunktverschiebung von der Kognition zur Erfahrung. Die Zeit der kognitiv betonten, erklärend-festlegenden Deutungen scheint vorbei zu sein; vielmehr dominiert eine Tendenz zur »schwachen Deutung« (Scharff 2004). In der modernen englischsprachigen psychoanalytischen Literatur fallen in jüngerer Zeit Arbeiten auf, wie von Casement, Ferro, Lear oder Reppen und Schulman, die allesamt in die Richtung gehen, sich als Analytiker weitgehend zurückzunehmen und den Patienten selbst die wesentlichen Schritte machen zu lassen, d. h. weg von der Allmacht der Deutung, weg von der Meister-Schüler-Beziehung, weg vom Paradigma des Wissens um unbewusste Vorgänge. Therapeutische »Fehler« werden in der Psychoanalyse nun auch in Falldarstellungen ebenso salonfähig wie die Schilderung »negativer Dynamiken«, in denen die ohnmächtige und/oder verstrickte Situation des Analytikers deutlich zutage tritt. Jörg Scharff, der einige solcher Arbeiten in einem Psyche-Artikel (9/10, 58. Jg., 2004, S. 1011–1031) scharfsinnig zusammengefasst hat, zitiert in seinem Beitrag Hinshelwood, der diese Einstellungsänderung auf den Punkt bringt, indem er klarstellt: »Wir haben nicht ein ideales Modell, das wir manchmal verfehlen, sondern ein Modell, das die Fehler in seinem Zentrum hat.«

Diese Öffnung hin zum Nicht-Wissen finde ich bemerkenswert; sie findet trotz der eindeutigen forscherischen Fortschritte statt. Die Idee, dass therapeutische Fehler alltäglich, ja vielleicht sogar wichtig sind, springt einem als Paradigmenwechsel ins Auge. Sie kommt m. E. beinahe einem Bekenntnis gleich, dass wir trotz der enormen Fortschritte in verschiedenen wissenschaftlichen Disziplinen bescheiden bleiben müssen und zu akzeptieren haben, dass es einen Bereich gibt, das Unbewusste, das Unbekannte, das Unerkennbare – je nach Nomenklatur – der ständig gegenwärtig ist. Sie erinnert mich auch an Y. Yalom, der in einem seiner belletristischen Werke (*die rote Couch*) einmal die provokante These formulierte: »Meine Technik besteht darin, keine Technik auszuüben!« bzw. sinngemäß: »Für jeden Patienten müssen wir eine neue Therapie erfinden!« Auch das ist klar ein Bekenntnis zur Ohnmacht, eine enorme Relativierung therapeutischer Technik, ein Credo für das Menschliche mit all seinen Begrenzungen.

Das Unerkennbare – das ist eine Erfahrungsdimension, die im schamanistischen Bereich so genannt wird; wir würden vielleicht lieber sagen, es handelt sich um unbewusste Bereiche. Weiter oben habe ich Castaneda zitiert. Dieser Vergleich mag ein wenig weit hergeholt wirken. Sind Psychoanalytiker und Psychotherapeuten aber nicht so etwas wie »moderne Schamanen«, d. h. Wissende, die sich den Grenzen ihres Wissens bewusst sind und die damit verbundene Ohnmacht aushalten?

Schützenhilfe bekomme ich in diesem Standpunkt von einem der »klügsten und produktivsten psychoanalytischen Autoren«[10] im deutschsprachigen Raum, Michael Buchholz. Er bestätigt, bezugnehmend auf den Relationisten Steven Mitchell:

> »Mitchell verhält sich sozusagen wie ein Zen-Meister[11], der sich von den Inhalten des Bewusstseins frei kämpft, um zu einer direkten Erfahrung vordringen zu können. Und dabei hat er es schwer, denn alles, was er vorbringt, belegt ihm, dass es diese Unmittelbarkeit nicht geben kann – also, schließt er messerscharf, dass es demnach der Kampf um diese Unmittelbarkeit sein muss, um das Offenhalten für

---

[10] Dies ist die Meinung von H.-J. Wirth, Psychosozial-Verlag (persönl. Mitt.).

[11] Eine ähnliche Position vertritt Hofer-Moser (2004), der den Psychotherapeuten mit einer archetypischen Figur vergleicht.

> einen »experiential approach« ... Die Aufgabe, einen Patienten zu verstehen, bekommt damit einen neuen, einen ästhetischen Sinn: Das Material, der Rohstoff sozusagen, wird neu organisiert. Es wird nicht durch eine Methode auf eine und nur eine Wahrheit festgelegt, es wird arrangiert so wie Materialien in einem Kunstwerk, wie die Töne in einer Komposition ... Die zugrundeliegende Idee ist also, dass die Interaktion mit einem Analytiker Elemente der Erfahrung hervorbringt, deren Bedeutung nicht ein für allemal festliegt, sondern die in und durch diese Relationalität ihre Bedeutung erlangen« (ebend. S. 38–39).

Interaktion wird somit zum Erfahrungsorganisator. Interaktion kann man nur teilweise kognitiv benennen; man muss sie v. a. erfahren, die dabei auftretenden Erfahrungen spüren, ein »Spürbewusstsein« entwickeln (Schellenbaum 2001). Wenn dies so ist, schließt Buchholz, dann liegt sie auf einer logisch höheren Ebene – »ein weitgehend unerkanntes Problem der psychoanalytischen Theorie« (ebend. S. 39). Und auch er bezieht sich auf die Boston-Study-Group rund um Daniel Stern, die den Mikroereignissen der Interaktion, ihrem »local level«, Aufmerksamkeit schenken und dabei zum Konzept der »Moments of meeting« und der »Now-moments« gelangen. Ein »local level« beschreibt einen zentralen Aspekt therapeutischer Veränderung, analog zu einer frühen Erfahrung der Abstimmung zwischen dem Baby und der elterlichen Bezugsperson – mit dem Begleitaffekt gemeinsamen Vergnügens: »etwas zusammen tun, zusammen zu sein und zusammen zu gehören« (ebend. S. 39). Buchholz zieht an dieser Stelle eine bedeutsame Schlussfolgerung: Interaktion kommt deshalb, weil sie als *biologically grounded* angesehen werden muss, eine Schlüsselstelle zu: »das Soziale tritt nicht in Gegensatz zum Biologischen, sondern erscheint als dessen Kontinuum!«

Das Feld ist also offen – aus einem Bekenntnis zum Unbekannten und zur Begrenztheit der menschlichen Natur heraus, das Unbekannte zu erfassen, bleibt das Interesse an ihm bestehen. Das Unbekannte schließt Phänomene ein, die wir üblicherweise aus unserem Diskurs aussparen, weil wir sie gar nicht einordnen können. Zu diesem Unbekannten gehört z. B. die Telepathie. Nur sehr vereinzelt wird in psychoanalytischen Kreisen darüber geschrieben. Innerhalb der letzten Jahre war es Robert Stoller, der einen vielbeachteten Artikel im »Journal of the American Psychoanalytic Association« (49) publizierte.

Man betritt heiklen Boden, wenn man sich in diese Bereiche vorwagt, die allgemein oft als unwissenschaftlich abgetan werden. Es sind noch ganz wenige von uns, die es wagen, darüber laut nachzudenken. Und doch laufen Diskurse, in denen der Versuch unternommen wird, sich den angesprochenen Phänomenen und möglichen dahinter stehenden Annahmen auf wissenschaftlicher

Basis anzunähern. Die dabei angesprochenen Fragen haben mich schon immer interessiert – sogar schon vor meiner Begegnung mit der Psychologie und der Psychoanalyse. Sie lösen in mir vielfältige Emotionen aus, die auf einem Spektrum zwischen Neugier und Zweifel angesiedelt sind.

Im Supplement des Psychotherapie Forums Vol. 12, Nr. 2 ist mir ein kurzer Aufsatz des Schweizers Theodor Itten ins Auge gesprungen (ebend. S. 62–64), der den herausfordernden Titel trägt: »Das ferne Gefühl: Rupert Sheldrakes *Der siebte Sinn des Menschen*«. Ein gewagtes Unterfangen, einen solchen Aufsatz in einem wissenschaftlichen Forum vorzutragen – aber vielleicht ist die Zeit ja nun reif dafür.

Itten bezieht sich auf Rupert Sheldrake, dessen Konzepte der »morphischen Felder« innerhalb des wissenschaftlichen Diskurses seit einiger Zeit für Aufsehen sorgen (eigentlich sind es eher Metaphern als wissenschaftliche Konzepte, aber Metapher haben die Eigenart, eben auf symbolische Weise an eine inhärente Substanz heranzuführen, die wir auf andere Weise schwer fassen können). Die herausfordernde These, die Sheldrake nun seit mehr als zwanzig Jahren vertritt, lautet: Die anscheinend unerklärliche Fähigkeit, wie Telepathie oder das Gefühl angestarrt zu werden, sind ein Teil unserer biologischen Natur! In unserer modernen westlichen Gesellschaft, die wesentlich von einer Entfremdung von dem, was wir eigentlich sind, gekennzeichnet ist, haben wir jedoch diesen Zugang zu tief in uns schlummernden Potentialen und Ressourcen verloren. Dieser Entfremdung auf der einen Seite steht, nach dem Niedergang der Religionen in der westlichen Gesellschaft, ein ungebrochener Hang vieler Menschen in der heutigen Gesellschaft zur Esoterik gegenüber, in der sich vielleicht die Sehnsucht nach diesem verschütteten Kern in uns widerspiegelt. Moderne therapeutische Verfahren, wie z. B. bestimmte Formen der Traumatherapien, erweisen sich in ihren Stabilisierungstechniken nicht unähnlich gewissen schamanistischen Praktiken, die letzten Ende ebenso die inneren selbstheilenden Kräfte des Einzelnen anzapfen und die »bösen Geister« auf rituell-symbolische Weise austreiben wollen.

Sheldrakes Thesen haben, wie schon angedeutet, im Bereich des wissenschaftlichen Diskurses einiges Aufsehen erregt, sodass der Kernphysiker und langjährige Direktor des Werner-Heisenberg und Max-Planck-Instituts für Physik, Hans-Peter Dürr, und der Philosoph und Theologe Franz-Theo Gottwald im Rahmen eines Projekts der Schweinfurth-Stiftung den verdienstvollen Versuch unternahmen, Sheldrakes Thesen pro und contra aus verschiedenen wissenschaftlichen Richtungen her zu kommentieren und zu diskutieren. Der daraus entstandene Diskurs wurde 1999 als Buch mit dem vielversprechenden Titel abgedruckt: *Rupert Sheldrake in der Diskussion. Das Wagnis einer neuen Wissenschaft des Lebens* (Scherz-Verlag).

Itten fordert nun mit Nachdruck, sich den herausfordernden Thesen Sheldrakes auch innerhalb unserer Disziplin zu stellen und sie in den Diskurs mit einzubeziehen.

Psychotherapie, Säuglingsforschung, Neurowissenschaft, Biologie, vielleicht sogar »Parapsychologie«[12] als Teilbereiche unseres Wissens und unserer *Erfahrung*? Eine herausfordernde Aufgabe für die Zukunft!

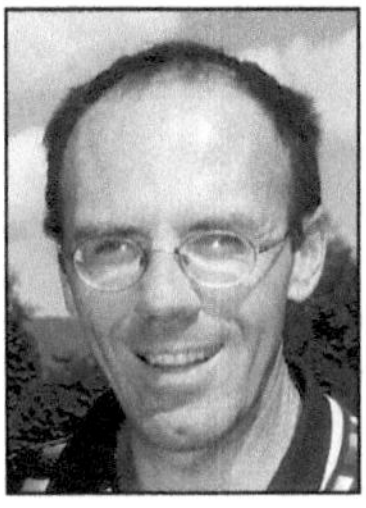

Peter Geißler, Dr. med. et phil., Psychotherapeut, Psychologe, Arzt, Gründer und Veranstalter des Wiener Symposiums »Psychoanalyse und Körper« sowie Gründer und Mitherausgeber der gleichnamigen Zeitschrift.

Adresse: A-2301 Neu-Oberhausen bei Wien,
Dr. Paul Fuchsigg. 12
E-mail: p.geissler@onemail.at

[12] »Parapsychologie« finde ich als Bezeichnung unglücklich. Denn es geht dabei doch voraussichtlich um Erfahrungsbereiche, die im Prinzip das normale menschliche Spektrum von Erfahrungen betreffen, auch wenn darüber wenig geredet wird. D. h. es geht um normale und keinesfalls krankhafte psychische Erfahrungsbereiche – man ist nicht »daneben«, wenn man einen telepathischen Traum hat.

Kapitel 1:

Mikroperspektive
– Beiträge zur videogestützten Perspektive menschlicher Interaktion

Erzählen und Interaktion im psychotherapeutischen Dialog[1]

Ulrich Streeck

1. Einleitung

Wenn wir Menschen sehen, die miteinander zu tun haben, erkennen wir oft auf den ersten Blick, was da los ist. Ohne zu wissen, worüber die Personen miteinander reden und ohne auch nur ein einziges Wort verstanden zu haben, erkennen wir, in welchem Verhältnis sie zueinander stehen – ob es um einen Streit geht, um Liebesgeflüster, um eine Begegnung von Fremden oder um die Entfremdung eines Paares. Ein kurzer Blick kann genügen, um zumindest zu erahnen, was da zwischen den Personen vor sich geht.

Dass sich schon bei flüchtigem Hinsehen erkennen lässt, was *zwischen* Personen los ist, kommt auch in der psychiatrischen und in der psychotherapeutischen Praxis vor. So haben Psychiater beschrieben, dass sich bei der Begegnung mit schizophrenen Patienten aufseiten des Untersuchers – kaum dass der Patient den Raum betreten hat – manchmal ein so genanntes Praecoxgefühl einstellt: der Eindruck, auf eine schwer zu beschreibende Weise wie durch eine gläserne Wand von dem Patienten getrennt zu sein. Der Psychiater Rümke (1958) hielt das »Praecoxerleben« sogar für den sichersten Indikator für eine »echte Schizophrenie«. Allerdings führte er dieses Praecoxgefühl ausschließlich auf die Emotionalität des Patienten zurück. Man wird aber davon ausgehen können, dass es dabei um ein Geschehen *zwischen* dem Patienten und dem Arzt geht.

Auch auf psychotherapeutischem Fachgebiet entscheiden sich Diagnosen, wie aus empirischen Untersuchungen bekannt ist, oft schon in den aller ersten Minuten unseres Zusammentreffens mit dem Patienten. Im Verlauf der weiteren, gewöhnlich recht aufwändigen Untersuchungen ändern sich Diagnosen und Indikationsstellungen meist nur noch wenig (Blaser 1977). Und auch diese Diagnosen geben nicht einfach Sachverhalte wieder, die an dem Patienten festgestellt wurden, sondern gründen in einem Geschehen *zwischen* dem Patienten und dem Psychotherapeuten. Sie sind – mit anderen Worten – in einem interpersonellen Kontext verankert.

---

[1] Überarbeitete Fassung eines Vortrags, der beim 4. Wiener Symposium »Psychoanalyse und Körper« am 17.09.2004 gehalten wurde.

Psychotherapie ist an den »Austausch von Worten« von Patient und Therapeut gebunden. Im Hinblick auf die Psychoanalyse hatte Freud (1916) – vermutlich aus didaktischen Gründen – entschieden betont, sie sei ein Gespräch, in dem nichts anderes vorgeht als ein »Austausch von Worten«. Tatsächlich erschließt sich das Geschehen im Behandlungszimmer aber nicht nur dem Ohr und dem Verstehen sprachlichen Sinns, sondern auch dem Blick und der Sichtbarkeit von körperlichem Verhalten.

Auch wenn man einen Blick von außen auf therapeutische Situationen wirft, kann man an dem körperlichen Verhalten der beteiligten Personen, des Therapeuten und des Patienten, oftmals etwas von ihrem augenblicklichen Verhältnis erfassen.

Wie ist das zu verstehen? Wieso können wir oft schon bei flüchtigem Hinsehen erkennen, was da zwischen den Personen los ist? Wir können das, weil die Personen selber sich das vor Augen führen. Sie hören sich nicht nur zu, sondern sie zeigen sich auch, dass sie sich aufmerksam zuhören. Sie sind einander nicht nur gleichgültig, sondern sie zeigen sich auch, dass das so ist. Sie sind nicht nur neugierig aufeinander, sondern stellen das auch füreinander sichtbar dar. Sie bekunden nicht nur ihre Absicht, das Gespräch beenden oder ganz im Gegenteil fortführen zu wollen, sondern sie führen sich das auch vor Augen – und manchmal zeigen sie sich das, ohne irgendein Wort darüber zu verlieren. »Wir handeln, sprechen, interagieren nicht einfach: wir inszenieren unser Handeln, Sprechen und Interagieren, indem wir es für uns und andere mit Deutungs- und Regieanweisungen versehen« (Soeffner 1989, S. 150). So hat Frey (1984) gezeigt, dass Versuchspersonen, denen stark gefühlsauslösende Filme gezeigt wurden, keinerlei mimische Reaktionen zeigten, wenn sie alleine waren, während sie die Filme sahen; wenn sie beim Ansehen des Films noch einen Kommunikationspartner im Blickfeld hatten, war ihre mimische Aktivität dagegen ausgeprägt. Offenbar ist das mimische Ausdrucksverhalten nicht emotional, sondern sozial bedingt.

Was mit »Deutungs- und Regieanweisungen« gemeint ist, sei am Beispiel von Nachdenklichkeit erläutert. Nachdenklichkeit im Gespräch ist nicht nur ein kognitiver Zustand. Eine Person im Gespräch *ist* nicht einfach nur nachdenklich bzw. realisiert nicht einfach nur die Handlung der Nachdenklichkeit, und sie teilt auch nicht nur und vielleicht überhaupt nicht mit Worten mit, dass sie nachdenkt. Vielmehr stellt sie das oftmals auch *dar*. Dazu verwendet sie besondere Mittel, stützt zum Beispiel den Kopf in eine Hand, blickt in die Ferne oder reagiert auf Ansprache nicht. Die Person ist nachdenklich und sie macht Nachdenklichkeit sichtbar, setzt Nachdenklichkeit in Szene, ganz so wie die Figur in Rodins berühmter Plastik »Der Denker« das mit ihrer Körperhaltung tut: Rodins »Denker« hat den Kopf aufgestützt und blickt in gebeugter Haltung vor sich hin auf den Boden, ist nachdenklich und macht das zugleich für jedermann erkennbar. Er vollzieht die Handlung der Nachdenklichkeit und setzt das mit seinem körperlichen Verhalten für das Auge des Betrachters in Szene, der somit zu erkennen vermag, wie dieses augenblickliche Verhalten seines Gegenübers zu verstehen ist.

2. Inszenierungen

Der Psychotherapeut achtet bei seiner Arbeit nicht in erster Linie auf das körperliche Verhalten seines Patienten, sondern auf die Inhalte, auf die sich die Worte des Patienten beziehen, auf seine Erzählungen. Körperliches Verhalten wird höchstens am Rande registriert. Zumal in der Psychoanalyse ist körperliches Verhalten mit dem Couch-Setting an den Rand des therapeutischen Gespräches verwiesen. Hier soll in dem Raum *zwischen* Patient und Psychoanalytiker möglichst nichts anderes Platz haben als die Worte, mit denen der Patient sich äußert und mit denen der Psychoanalytiker sagt, wie er die Mitteilungen des Patienten versteht. Der Patient soll sich auf sich selbst und auf seine eigene Seelentätigkeit konzentrieren und in entspannter Lage seine Handlungsabsichten und Handlungsbereitschaften *in Worte* fassen, sie aber nicht körperlich darstellen und ihnen schon gar nicht nachgeben. So bleibt die sinnliche Bildhaftigkeit körperlichen und gestischen Verhaltens, die üblicherweise ständiger Teil des kommunikativen Austausches sind, in der Psychoanalyse aus dem Feld des wechselseitigen Blicks weitgehend ausgeschlossen. Der Psychoanalytiker hört vor allem darauf, *was* der Patient sagt, ausdrücklich und zwischen den Zeilen, und der Patient achtet vornehmlich auf den Inhalt der Worte, mit denen der Psychoanalytiker sich äußert. Weil körperliches Verhalten allenfalls eine marginale Rolle spielt, wird die Bedeutung von nichtsprachlichem Verhalten für das therapeutische Geschehen leicht *unter*schätzt (Roughton 1993; Jacobs 1992, 1994).

In seiner weithin bekannten Arbeit über das Erstinterview hat Argelander (1970) vor vielen Jahren darauf aufmerksam gemacht, dass der Therapeut im Gespräch mit dem Patienten nicht nur mit objektiven Daten zu tun hat und auch nicht nur Informationen zu dessen subjektivem Erleben gewinnt, sondern dass es darüber hinaus einen Erfahrungsbereich gibt, der sich unmittelbarer und direkter vermittelt und sich dem Blick erschließt, sich aber nicht unbedingt über das gesprochene Wort zum Ausdruck bringt: der Bereich des Szenischen. Szenische Informationen werden statt mit Worten mit dem Körper dargestellt. Wir verstehen sie nicht, weil wir den symbolischen Sinn von Sprache erfassen. Sie sind vielmehr in der Situation lebendig. Szenische Informationen sind keine symbolischen Repräsentationen, sondern werden präsentiert und mit situativer Evidenz vor Augen geführt.

Um solche szenische Evidenz zu verdeutlichen, hat Argelander seinerzeit auf ein Beispiel aus einem klinischen Interview von Schraml zurückgegriffen. Dort heißt es:

> »Ein Herr, Anfang 60, Jurist in hoher Staatsstellung, kam, um in familiären Angelegenheiten Rat und Hilfe zu erlangen. Der Mann war trotz der bestehenden sommerlichen Hitze äußerst korrekt, beinahe feierlich gekleidet. Er schilderte zunächst den Grund seines Kommens und hatte sein ›Referat‹ gründlich vorbereitet. Zudem benutzte er eine Art von Akte, um sich über für die psychologischen Zusammenhänge gänzlich unbedeutsame Daten exakt zu informieren und eventuell vorher Gesagtes zu korrigieren. Er wunderte sich etwas, dass der Interviewer für mitgebrachte Schriftstücke so wenig Interesse zeigte. Erst nach 25 Minuten ging der Ratsuchende auf seine Familienverhältnisse ein. Er gab von seiner Frau und den kleinen und teilweise auch schon erwachsenen Kindern kaum mehr als die Personalien an. Nun schwieg er und schaute erwartungsvoll auf den Interviewer ... Dieser war durch den langen und gänzlich unergiebigen Sermon etwas verärgert, hatte das Stereotyp des trockenen Juristen diagnostiziert und fragte deshalb bewusst freundlich und milde, ob es denn nicht für Kinder, vor allem für Söhne schwer sei, einen so erfolgreichen und tüchtigen Vater zu haben, man könne ihn kaum erreichen, geschweige denn, ihn etwa überflügeln«. Und dann nach dieser Deutung heißt es: »Das Gegenüber stutzte zunächst nach dieser unerwarteten und scheinbar auch nicht zur Sache gehörigen Bemerkung. Dann aber ging ein Leuchten über sein Gesicht, und er begann zu erzählen ...« (vgl. Argelander 1970, S. 18ff.).

Szenische Darstellungen sind an *nichtsprachliches Verhalten* gebunden; Worte sind eher Beiwerk. Die situative Evidenz des Geschehens enthüllt sich im *Wie* des Verhaltens, darin, was mit körperlichen und gestischen Mitteln *getan* wird, nicht in den Inhalten, auf die die Worte referieren. In dem zitierten Beispiel erscheint dem Interviewer die inhaltliche Bedeutung der Worte sogar dermaßen randständig, dass er von einem »gänzlich unergiebigen Sermon« spricht. Argelander hat szenische Darstellungen als eine individuelle Leistung des Patienten aufgefasst, indem er sie auf eine Ich-Funktion zurückgeführt und in dem Verhalten der anderen Person, in dem Beispiel des Interviewers, nur »Material« gesehen hat, das der Patient in die Gestaltung der Szene einarbeitet. Szenische Darstellungen werden jedoch nicht von dem Patienten alleine gestaltet. Szenische Darstellungen sind dialogische Ereignisse, die von dem Patienten und von dem Interviewer *gemeinsam* hervorgebracht werden; es handelt sich um Koproduktionen von Patient und Therapeut. In diesem Fall zeigt der Interviewer für die Schriftstücke, die der Patient mitgebracht hat, wenig Interesse; er ärgert sich; er belegt den Patienten mit einem Stereotyp; und er greift, indem er sich bewusst freundlich und milde gibt, zu einem Verhalten, das Psychotherapeuten mit Reaktionsbildungen in Verbindung bringen würden. Man wird davon ausgehen können, dass solches Verhalten des Interviewers nicht ohne Wirkung auf den Patienten geblieben ist, auch wenn darüber nichts zu erfahren ist. Hinzu kommt, dass szenische Darstellungen einen Zuschauer verlangen; man inszeniert sein Verhalten nicht für sich selbst, während man durchaus gelegentlich mit sich selbst spricht.

Inszenierungen bzw. Enactments sind somit das *gemeinsame* Werk von Patient und Psychotherapeut, zu einem großen Teil mit nichtsprachlichen Mitteln gestaltete Koproduktionen, die sich entsprechend nicht dem Verstehen sprachlichen Sinns, nicht dem Verstehen von Erzählungen erschließen, sondern ihre Evidenz der Bildförmigkeit kommunikativen Verhaltens verdanken. Dabei handelt es sich nicht um vereinzelte Vorkommnisse. Bei genauer Untersuchung des Geschehens im Behandlungszimmer stellt sich vielmehr heraus, dass szenische Darstellungen *stetiger* Teil der Erzählungen im therapeutischen Dialog sind, auch wenn sie nicht immer auf den ersten Blick ins Auge springen und manchmal nur ganz versteckt abgewickelt werden.

3. Körperliches Verhalten

In Alltagsgesprächen ist nichtsprachliches, körperliches und gestisches Verhalten unverzichtbares Mittel von Verständigung. Würden wir versuchen, in Gesprächen von Angesicht zu Angesicht so miteinander zu reden, wie schriftliche Versionen von Gesprächen das wiedergeben, die üblicherweise nicht erkennen lassen, wie sich die beteiligten Personen verhalten haben, während sie miteinander im Gespräch waren, dann käme uns das ziemlich gekünstelt vor. Zudem wäre der Aufwand erheblich, den wir betreiben müssten, um uns über all das zu verständigen, was wir mit körperlichen Mitteln tun, während wir miteinander sprechen, aber mit Worten kaum je ausdrücken.

Auch das therapeutische Gespräch von Patient und Psychotherapeut wird mithilfe von körperlichen Mitteln abgewickelt, die hier allerdings im Vergleich zu den meisten Gesprächen im Alltag diskret und unauffällig verwendet werden. Wenn im Behandlungszimmer das nichtsprachliche Verhalten eines Patienten so sichtbar in Erscheinung tritt, dass es den Blick auf sich zieht, schließt sich meist die Frage an, was der Patient mit diesem Verhalten ausdrückt und wie sich seine seelische Binnenwelt darin zu erkennen gibt. Psychotherapeuten fassen nichtsprachliches Verhalten, das sie an einem Patienten beobachten, häufig als mehr oder weniger zuverlässiges Indiz für das seelische Befinden des Patienten auf, so als würde der Patient mit seinem körperlichen Verhalten sein Erleben zu erkennen geben und unvermeidlich verraten, was in ihm vor sich geht. Diese Auffassung hat auch Freud (1890) vertreten. Freud war davon überzeugt, dass körperliche Veränderungen als verlässliche Zeichen dienen können, »aus denen man auf die seelischen Vorgänge schließen kann«, und er hatte sogar gemeint, man könne ihnen mehr vertrauen, »als den etwa gleichzeitigen absichtlichen Äußerungen in Worten« (S. 294).

> »Als ich mir die Aufgabe stellte, das, was die Menschen verstecken, nicht nur durch den Zwang der Hypnose, sondern aus dem, was sie sagen und zeigen, ans Licht zu bringen, hielt ich die Aufgabe für schwerer, als sie wirklich ist. Wer Augen hat zu sehen und Ohren zu hören, der überzeugt sich, dass die Sterblichen kein Geheimnis verbergen können. Wessen Lippen schweigen, der schwätzt mit den Fingerspitzen; aus allen Poren dringt ihm der Verrat. Und darum ist die Aufgabe, das verborgenste Seelische bewusst zu machen, sehr wohl lösbar« (1905, S. 240).

Diese Feststellung hatte Freud getroffen, nachdem er beobachtet hatte, wie Dora mit einem Portemonnaietäschchen spielte, das sie in den Händen hielt, während sie auf der Couch lag.

In Verbindung mit der Behandlung der jungen Dora hatte Freud erstmals auch den Begriff des Agierens verwendet und damit ein unbewusst motiviertes Verhalten gemeint, das an die Stelle von Erinnerungen getreten ist. Frühere Erfahrungen werden in dem Agieren genannten Verhalten wiederholt. Die Vergangenheit wird nicht erinnert, sondern in der therapeutischen Beziehung aktualisiert. Der Patient teilt sich statt mit Worten durch die Art und Weise mit, *wie* er sich verhält, durch sein *Benehmen:*

> »Der Analysierte erzählt nicht, er erinnere sich, dass er trotzig und ungläubig gegen die Autorität der Eltern gewesen sei, sondern er *benimmt sich* [meine Hervorhebung] in solcher Weise gegen den Arzt. Er erinnert nicht, dass er in seiner infantilen Sexualforschung rat- und hilflos stecken geblieben ist, sondern er bringt einen Haufen verworrener Träume und Einfälle vor, jammert, dass ihm nichts gelinge, und stellt es als sein Schicksal hin, niemals eine Unternehmung zu Ende zu führen. Er erinnert nicht, dass er sich gewisser Sexualbetätigungen intensiv geschämt und ihre Entdeckung gefürchtet hat, sondern er zeigt, dass er sich der Behandlung schämt, der er sich jetzt unterzogen hat, und sucht dies vor allen geheim zu halten usw. Vor allem beginnt er die Kur mit einer solchen Wiederholung« (Freud, 1914, S. 129f.).

Diese Auffassung von Agieren hat eine Tendenz in der Psychoanalyse befördert, die Vielfalt der Bedeutungen und Funktionen von nichtsprachlichem Verhalten für die therapeutische Beziehung zu vernachlässigen und nichtsprachliches Verhalten häufig nur unter dem Stichwort Agieren abzuhandeln.

Das kindliche Denken ist bis etwa zum siebten Lebensjahr eng an konkretes motorisches Verhalten gebunden und in senso-motorischen Schemata organisiert (Piaget, Inhelder 1980; Busch 1989). Darum sind Erfahrungen, die in den ersten Lebensjahren gründen, handlungs- und körpernäher als Erfahrungen, die das Kind zu einer Zeit gemacht hat, als es bereits über die Fähigkeit verfügte, Erfahrungen sprachlich-symbolisch zu organisieren. Deshalb scheinen frühe Beziehungserfahrungen auch enger als spätere mit nichtsprachlichem Verhalten verknüpft zu sein.

Nichtsprachliches Verhalten kann subtil sein und sich der bewussten Wahrnehmung gänzlich entziehen. Treurniet (1995) hat deshalb auch von *Mikro-Agieren* gesprochen. So wie der Begriff Agieren betont auch der Begriff des Mikro-Agierens, dass das nichtsprachliche Verhalten etwas zum Ausdruck bringt, also ein Verhalten mit symbolischer Bedeutung ist. Nichtsprachliches körperliches Verhalten muss aber nichts ausdrücken, weder das des Patienten noch das des Psychotherapeuten. Aber dennoch kann das körperliche Verhalten weitreichende Wirkungen auf das Gegenüber haben, auch dann, wenn es so subtil und flüchtig ist, dass es bewusst nicht registriert wird. Dabei können eine flüchtige Geste, eine Blickwendung, eine kaum wahrnehmbare Veränderung der Körperhaltung einer Äußerung einen völlig anderen Sinn geben.

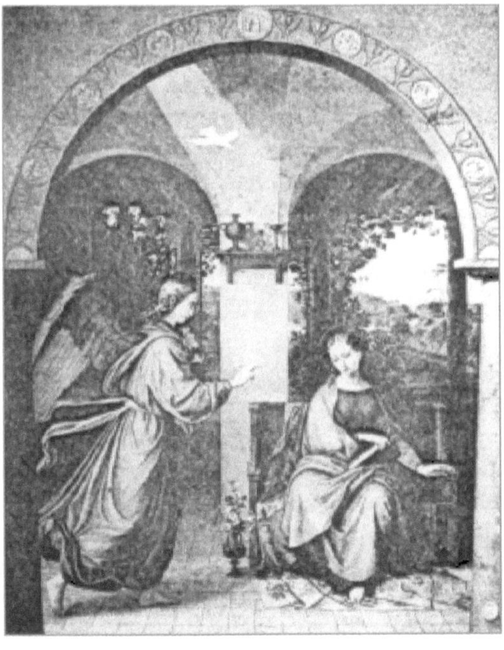

Am Beispiel des Gemäldes von Julius Schnorr von Carolsfeld *Die Verkündigung* hat Frey (1984) dargestellt, wie alleine durch eine Veränderung der Kopfhaltung der Gesichtsausdruck ins Gegenteil verkehrt werden kann, ohne dass auch nur eine Mine verzogen wird: Im Original wurde die Maria als demütig, ehrlich, folgsam und nachgiebig beschrieben, mit der veränderten Kopfhaltung jedoch als hochmütig, stolz, kritisch und abweisend.

Dabei sind es jedoch nicht die Kopfhaltung oder das mimische Verhalten per se, die dem Verhalten der Maria eine bestimmte Bedeutung als de-

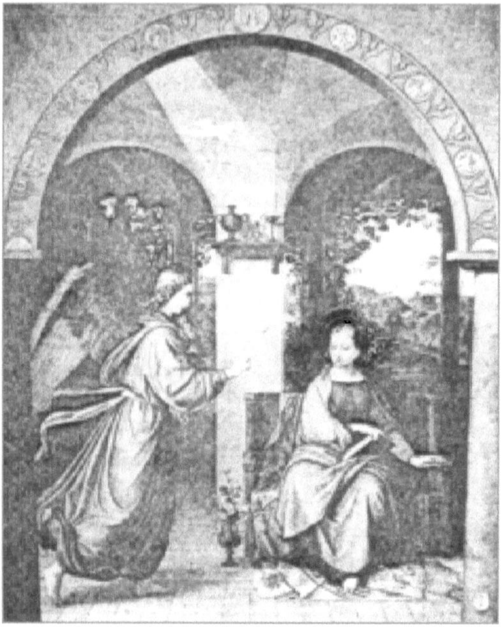

mütig oder stolz geben; vielmehr lässt erst der Umstand, dass sich die Maria im Angesicht des Verhaltens des Erzengels in dieser Weise verhält, ihr Verhalten demütig bzw. stolz erscheinen.

Im Sinne der Vorstellung, dass sich – ganz entsprechend der psychoanalytischen Auffassung vom Agieren – in nichtsprachlichem Verhalten seelisches Erleben ausdrückt, ist der Begriff »Körpersprache« verbreitet. Es gibt viele populärwissenschaftliche Bemühungen, bestimmtem körperlichem Verhalten bestimmte Bedeutungen zuzuordnen, obwohl nicht einmal die Worte, mit denen wir uns im Behandlungszimmer verständigen, eindeutige Bedeutungen haben. Tatsächlich hat körperliches Verhalten nur wenig mit einer Sprache gemeinsam, und nur selten hat es eine ganz bestimmte symbolische Ausdrucksfunktion, wie das beispielsweise Embleme haben. Im psychotherapeutischen Behandlungszimmer kommen Embleme als körperliche Zeichen, die eine festgelegte Bedeutung haben und sich deshalb unschwer in Sprache übersetzen lassen, etwa die Geste des Vogelzeigens, jedoch selten vor.

Das Zusammenspiel von Sprechen und körperlichem Verhalten ist weitaus vielfältiger als die meisten Darstellungen nichtsprachlichen Verhaltens, die unter dem Begriff »Körpersprache« firmieren, das nahe legen. Wenn Psychotherapeuten im Behandlungszimmer mit ihren Patienten sprechen, greifen sie nicht *entweder* auf Worte *oder* auf körperliches Verhalten zurück, sondern sie verwenden ständig sowohl das eine wie das andere. Dabei verweisen Worte und nichtsprachliches Verhalten aufeinander; sie interpretieren sich wechselseitig.

Zwar können körperliche Handlungen auch etwas ausdrücken, zum Beispiel ein Gefühl, einen Gedanken oder eine Absicht; aber das ist nicht alles. So können körperliche Handlungen ikonische Gesten sein und etwas beschreiben. Ikonische Gesten stellen bestimmte Merkmale von realen Personen, Objekten oder Ereignissen dar – etwa dann, wenn ein Psychotherapeut eine Patientin auffordert, doch einmal »fortzuspinnen«, wie ihr Leben aussähe, wenn sie nicht ständig von Angst geplagt sei, und dabei eine Drehbewegung mit den Händen und Unterarmen vollzieht, während er seine Aufforderung formuliert und vom »Fortspinnen« spricht (Streeck 2004). Andere körperliche Handlungen können etwas bezeichnen; so weisen Zeigegesten (sog. deiktischen Gesten), entweder auf Personen oder auf Objekte hin, die im Raum vorhanden sind, oder machen nicht real vorhandene Personen und Objekte im Raum der Interaktion gegenwärtig. Weiter können körperliche Handlungen auch als etwas gelten, zum Beispiel das Schließen des Auges, das als Zwinkern gilt. Und manchmal haben körperliche Handlungen Zeichencharakter und weisen auf etwas anderes hin. *Welche* Bedeutung ein bestimmtes körperliches Verhalten aber hat, das Psychotherapeuten bei ihren Patienten beobachten, ist dem Verhalten von außen kaum je anzusehen. Ein bestimmtes Verhalten bedeutet nur selten etwas ganz Bestimmtes, und das gleiche Verhalten kann in unterschiedlichen Kontexten unterschiedliche Bedeutungen haben. Wessen Lippen schweigen, der mag zwar mit den Fingerspitzen schwätzen, aber so einfach, dass ihm der Verrat aus allen Poren dringt, ist die Sache nicht. Denn man kann den Fingerspitzen eben nicht mit Sicherheit ansehen, was sie da schwätzen.

Häufig entbehrt körperliches Verhalten jeder symbolischen Bedeutung und drückt gar nichts aus. Dennoch kann es in der Interaktion im Behandlungszimmer für das Verhältnis *zwischen* dem Patienten und dem Psychotherapeuten bedeutsam sein. Und selbst wenn das Verhalten flüchtig und subtil ist, etwa eine beiläufige Körperbewegung, kann es im Verhältnis von Patient und Psychotherapeut und vor allem für die Regulierung ihrer Beziehung einige Wirkung haben.

Zu Beginn einer Behandlungsstunde sitzen sich Patient und Psychotherapeut längere Zeit schweigend gegenüber. Während sie sich wortlos ansehen, fasst sich der Therapeut plötzlich ins Gesicht und reibt sich mit dem Zeige- und Mittelfinger am Nasenwinkel – ein körperliches Verhalten, das in erster Linie der Beseitigung eines störenden Reizes und damit der Selbstregulierung des Therapeuten dient. Kaum hat der Therapeut diese nur wenige Sekunden andauernde Selbstberührung beendet, beugt sich der Patient nach vorne und reibt sich seinerseits am Unterschenkel – auch dies ein Verhalten, das primär selbstregulative Funktionen haben dürfte. Indem die Selbstberührung des Patienten aber unmittelbar im Anschluss an das selbstberührende Verhalten des Therapeuten erfolgt, setzt sich der Patient mit seinem Verhalten, das für sich genommen keinerlei Bedeutung hat, in ein Verhältnis zu dem Therapeuten, und aus ihrem beiderseitigen körperlichen Verhalten entsteht eine interaktive Gestalt, die momentan Aspekte ihrer Beziehung zur Darstellung bringt. Aus flüchtigen, wie beiläufig vollzogenen körperlichen Handlungen wird eine

Szene, die einen Aspekt der Übertragung als »pre-enactment« ins Bild setzt, der erst im späteren Verlauf des therapeutischen Prozesses Gegenstand der therapeutischen Aufmerksamkeit wird: Aus dem anfänglichen schweigenden Anblicken heraus hat der Patient mit seiner Selbstberührung etwas getan, was der Therapeut zuvor getan hatte, und mit seinem körperlichen Verhalten hat er auf diese Weise Gleichheit hergestellt. Während der Therapeut seine körperliche Handlung, die Selbstberührung im Gesicht und damit »oben« und in aufrechter Position vollzogen hat, hat der Patient für seine Selbstberührung einen »unteren« Körperteil gewählt und sich, während er seine korrespondierende Handlung ausführt, körperlich in eine dem Therapeuten gegenüber gebeugte Position begeben. Beobachtern erscheint diese Szene, die Selbstberührung des Therapeuten, die der Patient mit seiner unmittelbar darauf folgenden Selbstberührung in besonderer Weise zu zitieren scheint, komisch, und man könnte sich fragen, ob der Patient sich über den Therapeuten, den er auf diese Weise zitiert, auch lustig macht und ironisiert.[2] *Für den Betrachter, der die Szene von außen sieht, stellen Patient und Therapeut mit der Konfiguration ihrer zwei unmittelbar aufeinander folgenden Selbstberührungen in diesem Moment wie pantomimisch etwas von ihrer Beziehung dar, ein Verhältnis, das ebenso von Aspekten bestimmt zu sein scheint, die mit Gleichheit und Gleichrangigkeit verbunden sind wie mit einer Zuordnung von »oben« und »unten«, von aufrechter und gebeugter Haltung, von scheinbarer Dominanz und deren – möglicherweise ironischen – Zitierung.*

Derartige interaktive Phänomene werden oftmals ausschließlich mit dem seelischen Erleben des Patienten erklärt. Was dabei als interaktives Geschehen erscheint, ist jedoch nicht zuerst »im Kopf« bzw. in der seelischen Welt des Patienten vorhanden, um im nächsten Schritt als Verhalten in dem Raum zwischen Patient und Psychotherapeut in Szene gesetzt zu werden. Wäre das so, würde sich Psychotherapie nicht im Verhältnis von Selbst und Anderem vollziehen, *zwischen* Patient und Psychotherapeut, sondern als ein am Anderen abgehandeltes Selbstverhältnis, wie das ursprüngliche Verständnis von Übertragung das nahelegt. Das aber wäre eine ganz a-soziale Auffassung von der therapeutischen Beziehung und der Übertragung, die damit ihres Beziehungscharakters gerade entkleidet würde: »Beziehung ... ist immer ein Produkt doppelter Beschreibung ... Eine Beziehung existiert nicht innerhalb einer einzelnen Person« (Bateson 1993, S. 165). Und schon 1963 hatte Michael Balint in seinem Buch *Psychotherapeutische Techniken in der Medizin* geschrieben:

---

[2] Diesen Hinweis verdanke ich Fritz Schütze.

»Eine psychiatrische Untersuchung – und man kann zwanglos ergänzen: jedes psychotherapeutische Gespräch – ... ist ihrem Wesen nach eine Untersuchung zwischenmenschlicher Beziehungen ... die Summe der Reaktionen des Patienten in diesem Moment in dieser Umgebung – und da keiner dieser spezifischen Umstände aus dem Interview ausgeschaltet werden kann, ist es in Wirklichkeit die *Wechselwirkung* [meine Hervorhebung], die untersucht wird« (S. 209f.).

4. Körperliches Verhalten als dialogische Darstellungen

Großformatige Inszenierungen lassen manchmal – ähnlich wie szenische Darstellungen auf der Bühne des Theaters – auf den ersten Blick das Verhältnis erkennen, in dem die Protagonisten in diesem Moment zueinander stehen. Sie werden meist nicht nur von dem Patienten ins Bild gesetzt. Der Therapeut wird in die Darstellung einbezogen, indem der Patient ihm eine bestimmte Rolle über die Rolle als Zuschauer hinaus zuweist und sich das Verhalten des Therapeuten mit dem Verhalten des Patienten zu einer szenischen Darstellung ergänzt.

Inszenierungen werden häufig ausschließlich mit dem Verhalten des Patienten in Verbindung gebracht und darauf zurückgeführt, dass der Patient zu projektiven Identifizierungen greift. Folgt man dieser Auffassung, hieße das, dass der Patient den Therapeuten dazu veranlassen kann, sich so zu verhalten, dass sein Verhalten den Erwartungen bzw. den unbewussten Wünschen des Patienten entspricht. Eine solche Auffassung von projektiven Identifizierungen und von szenischen Darstellungen, die sich in deren Folge einstellen würden, weist dem Therapeuten eine passive Funktion zu, als sei er gleichsam nur das Vollzugsorgan der unbewussten Tendenzen des Patienten, dem bei der szenischen Darstellung kein eigener Beitrag zukommt. Projektive Identifizierungen sind jedoch dialogische Hervorbringungen, »joint creations« (Roughton 1993) und keine Mechanismen, deren Wirkung sich ausschließlich aus der seelischen Verfassung des Patienten erklären. Der Psychotherapeut ist an Inszenierungen nicht nur als Rezipient und Beobachter der Darstellungen des Patienten beteiligt, sondern er ist deren Mitgestalter, ohne dass sich in jedem Falle sagen ließe, wessen Verhalten Folge des Verhaltens des Anderen ist. Und auch bei solchen projektiven Identifizierungen ist nichtsprachliches Verhalten im Spiel. Patient und Psychotherapeut setzen sich in ein bestimmtes, körperlich dargestelltes Verhältnis zueinander, ohne dass sie selbst das in diesem Moment bemerken müssten.

Am Ende einer Behandlungsstunde kündigt der Therapeut an, dass die gemeinsame Zeit um sei und man zum Schluss kommen müsse. Der Patient macht jedoch keine Anstalten, der Aufforderung zu folgen. Und auch als der Therapeut mit seinem körperlichen Verhalten zum Aufbruch mahnt, indem er sich auf den vorderen Rand seines Sessels setzt und beide Arme auf die Lehnen aufstützt, als wolle er sich im nächsten Moment erheben, folgt der Patient der Aufforderung nicht, sondern zeigt mit seinem körperlichen Verhalten ganz im Gegenteil, dass er nicht vor hat, das Gespräch zu beenden: er rutscht kaum merklich noch etwas tiefer in seinen Sessel, liegt darin mehr als dass er sitzt und gibt mit nichts zu verstehen, dass er die Ankündigung des Therapeuten gehört hat.

Der Therapeut gestaltet das Geschehen über seine Gegenübertragung hinaus unvermeidlich mit: Wie auch immer er sich im nächsten Moment verhält, ob er sitzen bleibt und das Verhalten des Patienten deutet oder sich endgültig aus seinem Sessel erhebt oder beides tut, ist sein Verhalten eine Antwort auf das Verhalten des Patienten, der die Beendigung der Stunde durch den Therapeuten ignoriert. Das Verhalten des Therapeuten schließt sich mit dem des Patienten zu einer szenischen Darstellung zusammen.

In einer anderen Behandlung setzt sich ein Patient, der sich als Frau fühlt, mit der Frage auseinander, wie er sich in öffentlichen Situationen verhalten muss, um als Frau angesehen zu werden. Eine Lösung dieses für transsexuelle Patienten außerordentlich gravierende Problem (Hirschauer 1993) sieht er darin, dass er sich darum bemüht, selbstbewusst aufzutreten.

Während der Patient von seiner Absicht spricht, zukünftig selbstbewusster auftreten zu wollen (»Ja, von der Körperhaltung, Körpersprache, das is ja auch irgendwo nen Ausdruck der Psyche, dass ich eben selbstbewusster auftrete, alleine durch den Bewegungsablauf, auch den Blickkontakt erwidere ...«), stellt er körperlich dar, wie er das versteht: Den Oberkörper leicht nach vorne gebeugt, streckt er beide Arme in die Höhe und ballt dabei die Fäuste wie zu einer triumphalen Pose eines Boxers im Moment des Sieges. Kann dieses Zeichen im Kontext sportlicher Wettkämpfe durchaus geeignet sein, Selbstbewusstsein anzuzeigen, so konterkariert es in der gegenwärtigen Situation des Patienten geradezu das Bestreben, selbstbewusst das Geschlecht darzustellen, dem er sich zugehörig fühlt und in dem er anerkannt werden möchte, nämlich als Frau. Das Mittel, das dem Patienten dabei helfen soll, der Gefahr zu begegnen, durch öffentliche Blicke beschämt zu werden, droht so zur Veröffentlichung seines biologischen Geschlechts und damit zur Kenntlichmachung dessen zu geraten, was gerade verborgen werden soll. Hätte der Psychotherapeut das körperliche Verhalten des Patienten nicht gesehen oder nicht beachtet, hätte er weniger darüber erfahren, dass dieser Patient meint, sich körperlich in Szene setzen zu müssen, um von anderen als selbstbewusst angesehen zu werden.

Im Kontext der Frage, wie Geschlechtszugehörigkeit in der Öffentlichkeit sichtbar gemacht wird, um die sich das therapeutische Gespräch in dieser Sequenz dreht, ist körperliches Verhalten aber nicht nur für den Patienten ein wichtiges Mittel der Darstellung, auch die Therapeutin greift zu körperlichen Darstellungen. In Antwort auf die männlich-robust wirkenden Gesten des Patienten, der als Frau wahrgenommen werden will, verwendet sie ihrerseits körperlich-gestisches Verhalten, das allerdings auffällig zu dem des Patienten kontrastiert. Sie führt Gesten aus, die man auch »Selbstpflegehandlungen« genannt hat: sie streicht ihr Haar hinters Ohr, blickt prüfend auf ihre Schulter, scheint dort ein Haar zu entdecken, nimmt es auf und streift es aus den gespitzten Fingern ab und führt so körperliche Handlungen aus, wie man sie traditionell eher einer Frau zuschreiben würde. Auf diese Weise führen Patient und Therapeutin neben ihrem Austausch von Worten gleichsam einen zweiten, mit körperlich-gestischen Mitteln abgewickelten Dialog. Im Unterschied zu der sprachlich-symbolischen Kommunikation könnte man in Verbindung mit diesem Dialog von *präsentativer* Kommunikation sprechen, von einem *Darstellungsdialog*.

5. Ein mikroskopischer Blick auf nichtsprachliches Verhalten

Solche Inszenierungen haben oft den Charakter kurzlebiger Mikroereignisse, mit denen Aspekte des *interpersonellen* Geschehens wie bildhaft dargestellt und flüchtig vor Augen geführt werden. Sie sind Teil der nicht-bewussten Kommunikation und Interaktion zwischen Patient und Psychotherapeut, deren Subtilität durchaus vergleichbar den von Säuglingsforschern minutiös beschriebenen Mutter-Kind-Interaktionen ist. Untersucht man das Geschehen im Behandlungszimmer ähnlich genau wie Säuglingsforscher die Mutter-Kind-Interaktion, wird sichtbar, dass der »Austausch von Worten« zwischen Patient und Psychotherapeut und ihr nichtsprachliches Verhalten ständig Hand in Hand gehen. Beide behandeln sich ständig wechselseitig, sowohl mit Worten als auch mit ihrem nichtsprachlichen Verhalten. Ununterbrochen verwenden sie mehr oder weniger flüchtige Signale, subtile Gesten und kaum wahrnehmbare Körperbewegungen, und sie reagieren darauf (vgl. Ponsi 1997). Deshalb ist auch die in der Psychotherapie häufig getroffene Unterscheidung von Sprechen und Handeln nicht plausibel. Mit Worten werden ebenso Handlungen ausgeführt wie mit körperlichem Verhalten kommuniziert wird. Selbst wenn das im therapeutischen Dialog dazu verwendete subtile Verhalten von Patient und Psychotherapeut nur ausnahmsweise die gleiche Wirkmächtigkeit entfaltet wie die körperlichen Signale, mit denen ein Säugling auf seine Mutter reagiert und eine Mutter auf ihren Säugling, spielen sie für den kommunikativen Austausch und für die Regulierung der Interaktion im Behandlungszimmer und somit auch für die therapeutische Beziehung doch eine unentbehrliche Rolle.

Auch in der zuvor erwähnten Behandlung, in der der Therapeut die Patientin aufgefordert hatte, sich einmal eine Zukunft ohne Angst vorzustellen und das Bild von einer solchen Zukunft »fortzuspinnen«, induziert sein körperliches Verhalten, mit dem er das Weiterspinnen ins Bild gesetzt hatte, korrespondierendes körperlich-gestisches Verhalten aufseiten der Patientin. Sie reagiert auf das nichtsprachliche Verhalten ihres Gegenübers, indem sie ebenfalls wie der Therapeut Gesten mit den Händen bzw. mit den Armen ausführt, die ihre sprachliche Äußerung begleitet. Zunächst hebt die Patientin beide Hände zu einer Geste der Hilflosigkeit, indem sie die Hände öffnet, sodass sie nichts mehr halten können. Dann lässt sie die Hände fallen, verbunden mit der Formulierung: »Aber was kommt dann? Dann ist nichts mehr«. Auf diese Weise kontrastieren das körperliche Verhalten der Patientin und das des Therapeuten auf bemerkenswerte Weise: Der Therapeut hatte von einer Fortbewegung gesprochen, dem Weiterspinnen; die Art dieser Fortbewegung hatte er mit einer spannungsreichen Drehbewegung seiner Hände gestisch dargestellt. Auch die Patientin spricht von einer Fortbewegung, allerdings nicht vom Fortspinnen, sondern vom Längslaufen (»dann läuft das so längs«), und auch sie stellt mit der Gestik ihrer Hände dar, was sie mit dieser Fortbewegung verbindet: Sie nimmt das Bewegungsschema des Therapeuten auf, aber im Unterschied zu der Geste des Therapeuten ist ihre Geste spannungslos und lasch (»lax«; vgl. Laban 1956). Ihre Hände scheinen gleichsam ohne ihren aktiven Einfluss tonuslos bewegt zu werden. So stehen sich die Gesten, die beide mit den Händen bzw. den Armen ausgeführt werden und beide eine Fortbewegung ins Bild setzen, in auffälligem Kontrast gegenüber: mit ihrer spannungslosen Geste scheint die Patientin die Geste des Therapeuten, die gespannt (»tense«) ausgeführt wird, gleichsam zu paraphrasieren.

Zusammengenommen stellt der Tonuskontrast zwischen beiden Gesten den Kontrast zwischen einem aktiven, wollenden Handeln dar, ausgedrückt in der Metapher, die der Therapeut verwendet und gestisch ins Bild setzt, dass jemand sein Leben aktiv aus sich herausspinnt, und aufseiten der Patientin einem Leben als Fluss, in dem man passiv dahintreibt (»läuft das so längs«).

Oftmals setzen solche flüchtigen szenischen Darstellungen körperlich ins Bild, was aus klinischer Sicht als psychodynamischer Hintergrund der jeweiligen Störung des Patienten beschrieben wird. Die hier beschriebene Patientin leidet an einer Angststörung. Mit ihrer Körperlichkeit stellt sie dar, dass nicht sie es ist, die steuert, sondern dass umgekehrt sie gesteuert wird. Sie sieht sich nicht als *Herrin* ihres Verhaltens, sondern als *Unterworfene*. Genau das aber wird aus psychodynamischer Sicht bei Patienten mit Angststörungen beschrieben: der Symptomatik liegt die Angst zu Grunde, die Steuerung und Kontrolle über die eigenen Affekte und Impulse zu verlieren. Die Patienten haben das Gefühl, nicht Herr über ihre eigenen Gefühle und Impulse sein zu können, die sie deshalb als gefährlich erleben. Genau dies scheint die Patientin mit der spannungslosen Gestik ihrer Hände im Kontrast zu der Gestik des Therapeuten darzustellen, indem nicht sie deren Bewegung zu beherrschen scheint, sondern die sich wie willenlos von selbst zu bewegen scheinen, nicht von ihr gesteuert, sondern wie ohne steuerndes Ich sich selbst bewegend.

6. Nichtsprachliches Verhalten und Interaktionsregulierung

Die Regulierung der Interaktion von Patient und Psychotherapeut, für die überwiegend nichtsprachliche Mittel verwendet werden, geschieht in psychotherapeutischen Behandlungen meist im Hintergrund, gleichsam in den Kulissen des therapeutischen Geschehens. Manchmal tritt das Verhalten, das der Regulierung der Interaktion dient, jedoch aus den Kulissen in den Vordergrund. Dann kann die inhaltliche Bedeutung dessen, worauf sich die Worte beziehen, die Patient und Psychotherapeut jetzt miteinander austauschen, unwichtig werden, während zur gleichen Zeit szenische Darstellungen häufiger werden.

Kommt es wiederholt zu szenischen Darstellungen, die bereits makroskopisch auffallen, kann das ein Zeichen dafür sein, dass der Inhalt dessen, worüber in dieser Phase der Behandlung gesprochen wird, an Bedeutung verloren hat. Nicht die inhaltliche Bedeutung der Worte steht dann im Vordergrund, sondern wie Patient und Psychotherapeut sich verhalten und was sie im Verhältnis zueinander *tun*.

Bei Behandlungen im Couch-Setting ist die Reichweite von nichtsprachlichem Verhalten eingeschränkter als bei Behandlungen im Gegenübersitzen. In dieser Hinsicht ist die analytische Situation mit Telefongesprächen oder der Beichte vergleichbar. Das Couch-Setting konstituiert eine Situation des einseitigen Blicks. Das kann dazu verführen, das körperliche, nichtsprachliche Verhalten des Patienten nur mit dessen Erleben in Verbindung zu bringen und nur als Ausdrucksgeschehen zu sehen. Im analytischen Setting wird die Regulierung der Interaktion über weite Strecken wie nebenher abgewickelt. Weil sichtbares Verhalten unter den Bedingungen des Couch-Setting dafür ungeeignet ist, greifen – wie bei Telefongesprächen – Patient und Psychoanalytiker zur Interaktionsregulierung notgedrungen auf Mittel des Sprechens zurück, beispielsweise Pausen, Unterbrechungen oder Verzögerungen, die Lautstärke und Lautstärkenwechsel, den Klang, die Sprachmelodie, die Bewegung und den Rhythmus der Stimme. Darum werden die Inszenierungen, zu denen es im analytischen Setting kommt, eher nur mit sprachlichen oder parasprachlichen Mitteln gestaltet.

7. Interaktion und körperliches Gedächtnis

Wir können mit anderen interagieren, aber wir wissen meist nicht, *wie* wir das können. Mit anderen interagieren zu können, beruht überwiegend auf prozeduralem, nicht auf deklarativem und autobiografischem Wissen. Klinische Beobachtungen und neurobiologische Befunde sprechen dafür, dass bei manchen Patienten körperlich vermittelte Interaktionsformen, die auf frühe vorsprachliche, körpernahe Interaktionserfahrungen zurückgehen, unabhängig von sprachlich-symbolisch vermittelten Interaktionsformen aktualisiert werden können. Sie sind im Gedächtnis des Körpers verankert. Prozedurales Wissen des Im-Kontakt-mit-Anderen-Seins kommt nicht in Worten zum Ausdruck, sondern wird im interaktiven Vollzug in körperlichem Verhalten aktualisiert. Dabei geht nicht das Denken im Sinne eines Probehandelns (Freud 1911), das an Sprache gebunden ist, dem Handeln voran, sondern umgekehrt geht nichtsprachliche Interaktion dem Denken voran (Mahl 1977; Leuschner 1987). Erst nachdem – vermittelt über nichtsprachliches Verhalten – die Interaktion abgewickelt ist, wird, was geschehen ist, Gegenstand des Denkens und des Erinnerns. Anders ausgedrückt: Das Denken verarbeitet erst im Nachhinein, was der Körper eben zuvor getan hat und was in nichtsprachlich vermittelter Interaktion gerade geschehen ist.

Bei Patienten, die in vernachlässigenden, gewalttätigen, ausbeuterischen Verhältnissen aufgewachsen sind, können nichtsprachliches, körperliches Verhalten im Kontakt mit anderen einerseits und an sprachlich-symbolischen Ausdruck gebundenes Verhalten andererseits auseinander fallen. Was die Patienten sagen, ist dann das Eine, was sie im gleichen Moment tun, das Andere. Ihr unterschwelliges nichtsprachliches Verhalten »passt« zu missbrauchenden, vernachlässigenden oder ausbeuterischen Interaktionsformen, ist aber ungeeignet, auf Reziprozität ausgerichtete Beziehungen zu regulieren. Ihr Verhalten führt dann beim Gegenüber, das auf einen von Wechselseitigkeit bestimmten Dialog eingestellt ist, zu Irritationen. Dass ihr sprachliches und ihr nichtsprachliches Verhalten jeweils nicht zusammengehörige Ausdrucksintentionen zu realisieren scheint, lässt ihr als Neigung zum Agieren beschriebenes Verhalten in einem veränderten Licht erscheinen: Weil ihre traumatischen Beziehungserfahrungen im körperlichen, prozeduralen, nicht aber im sprachlich-symbolischen Gedächtnis gespeichert sind (vgl. Brooks Brenneis 1998), *können* sie nicht bewusst erinnert und in Worten ausgedrückt werden, sondern werden in Interaktion mit Anderen realisiert, gleichsam im Vollzug von Interaktion. Allenfalls in einem zweiten Schritt können sie sprachlich-symbolisch verarbeitet werden, *nachdem* sie in der äußeren Realität in Szene gesetzt wurden.

Weil nichtsprachlichem, körperlichem und gestischem Verhalten nur selten von außen anzusehen ist, was es bedeutet, müssen wir uns in der Therapie seiner Wirkung aussetzen, um zu verstehen, welche Beziehungserfahrungen dem Verhalten des Patienten zu Grunde liegen. Wir können nicht auf das Verhalten hinzeigen und seine Bedeutung benennen. Wir müssen uns von dem Verhalten des Patienten gleichsam anstecken und in *gemeinsame* Szenen und Inszenierungen verwickeln lassen. Erst *nachdem* die gemeinsam gestalteten Inszenierungen auf der therapeutischen Bühne zur Aufführung gelangt sind, können wir die Funktion und die Bedeutung des körperlichen und gestischen Verhaltens des Patienten verstehen. Wenn wir uns in dieser Weise verstricken lassen, agieren wir nicht mehr und nicht weniger, als wenn wir versuchen würden, das gerade nicht zu tun. Unser Verhalten ist unvermeidlich eine Antwort auf das vorangegangene Verhalten des Patienten, und wir können gar nicht umhin, Mitspieler und Co-Produzent in einem Geschehen zu werden, das von unserem Patienten ebenso wie von unserem eigenen Verhalten geprägt wird.

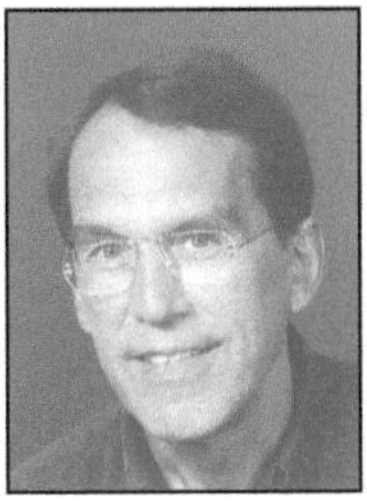

Ulrich Streeck, Prof. Dr., Psychoanalytiker, Ärztlicher Direktor des Niedersächsischen Landeskrankenhauses Tiefenbrunn.

Adresse: D-37085 Göttingen,
Herzberger Landstr. 53
E-mail: ulrich@streeck.net

Mimische Signale, Affektregulierung und Psychotherapie

Eva Bänninger-Huber

Unser Ansatz am Institut für Psychologie der Universität Innsbruck ordnet sich in die Psychotherapie-Prozessforschung ein. Im Gegensatz zur Erfolgsforschung wird nicht primär untersucht, ob eine psychotherapeutische Behandlung erfolgreich ist oder nicht. Vielmehr interessiert hier die Frage, welches die Mechanismen sind, die innerhalb des psychotherapeutischen Prozesses zu produktiven Veränderungen führen.

Affektive Regulierungsprozesse in psychotherapeutischen Interaktionen werden mit dem Ziel analysiert, die Wirkungsweise psychotherapeutischer Interventionen besser zu verstehen. Ausgangspunkt bildet die in der Psychotherapieforschung allgemein anerkannte Annahme, dass die Beziehung zwischen Therapeut und Klient einen wichtigen Wirkfaktor im psychotherapeutischen Prozess darstellt.

Wodurch aber ist eine produktive therapeutische Beziehung gekennzeichnet? Was macht eine solche Beziehung aus? Welche Rolle spielen dabei mimisch-interaktive Verhaltensweisen wie beispielsweise Lächeln und Lachen von Klient und Therapeut? Welche Rolle kommt den Emotionen[1] zu?

Im Gegensatz zur Forschung von Streeck beschäftigen wir uns nicht primär mit dem körperlichen Ausdrucksverhalten, sondern mit der Mimik im Zusammenhang mit der verbalen Interaktion. Hier fokussieren wir auf die Erfassung und Beschreibung von Emotionen.

Emotionen betrachten wir als Prozesse, die nicht nur innerhalb einer Person, sondern zwischen zwei oder mehreren Personen entstehen, auftreten und reguliert werden. Dies bedeutet, dass wir von einer intrapsychischen und einer interaktiven Form der Emotionsregulierung ausgehen, die miteinander verknüpft sind. So sind mimische Verhaltensweisen nicht nur Ausdruck eines intrapsychischen Zustandes, sondern weisen gleichzeitig eine interaktive Bedeutung auf. Deshalb sagen wir auch: Mimik ist eine Schnittstelle zwischen intrapsychischer und interaktiver Regulierung.

---

[1] Die Begriffe »Affekt« und »Emotion« werden hier synonym gebraucht.

Basisemotionen haben eine kommunikative Funktion

Im Bereich der Emotionspsychologie werden unterschiedliche Emotionen differenziert; eine Kategorie bilden die sog. Basisemotionen. Diese erfüllen eine primär kommunikative Funktion. Basisemotionen wie Freude, Überraschung, Ärger, Ekel, Verachtung, Trauer oder Angst sind durch einen spezifischen Gesichtsausdruck gekennzeichnet, der universell und angeboren ist. Basisemotionen bzw. Primäraffekte implizieren eine spezifische Bewertung der aktuellen Situation und einen spezifischen Beziehungswunsch. Via Affektausdruck wird die Bewertung und der damit verbundene Wunsch kommuniziert.

Beispiele:

Freude: Du (oder das was du machst) gefällt mir, mach weiter so!

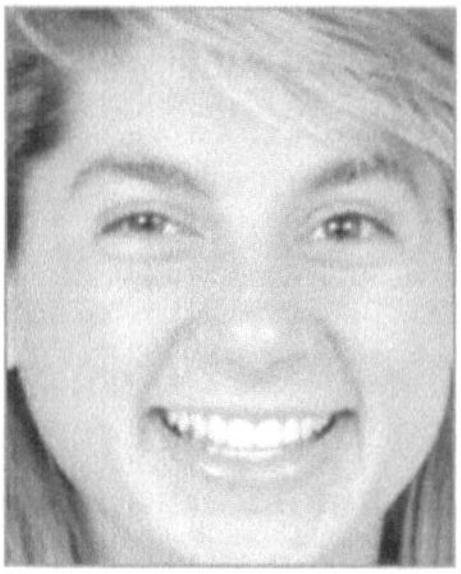

Ärger: Du (oder das was du machst) stört mich, hör auf damit!

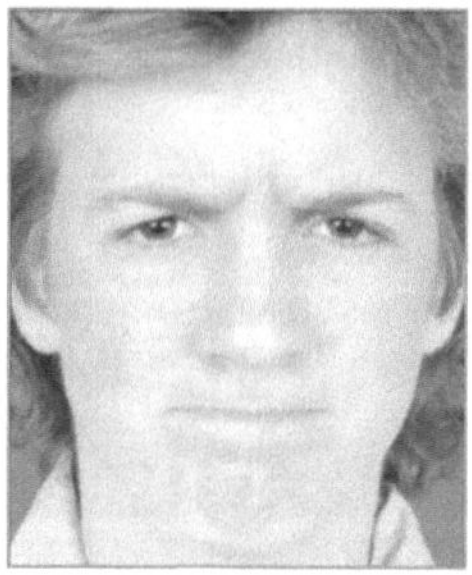

Ekel: Du (oder das was du machst) ist schlecht, geh weg von mir!

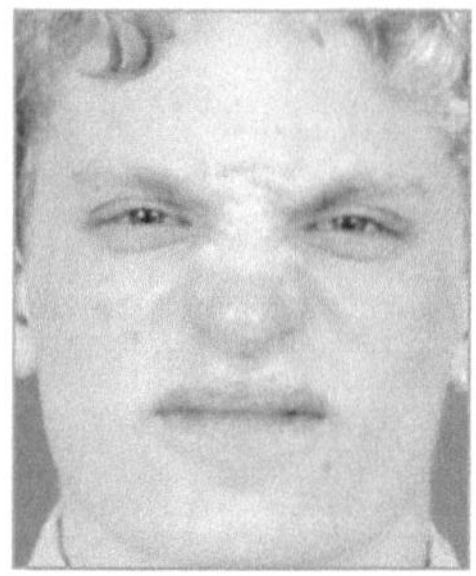

Angst: Du (oder das was du machst) bedroht mich, ich will weg von dir (oder hier).

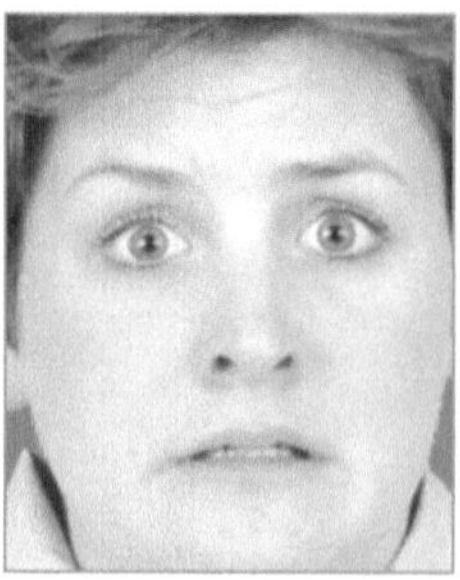

Trauer: Ich vermisse dich (oder habe etwas verloren), komm zurück zu mir!

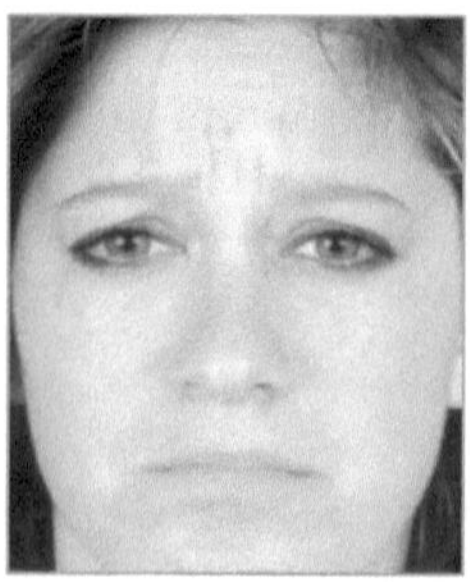

Emotionale Prozesse und psychische Störungen

Emotionale Prozesse sind wichtig für das Verständnis von psychischen Störungen. Gemäß unserer Auffassung können psychische Störungen als Störungen der Affektregulierung verstanden werden. Dabei wird davon ausgegangen, dass die Persönlichkeitsentwicklung eines Kindes auf dem Erleben spezifischer Beziehungsmuster gründet, die mit der Zeit verinnerlicht werden. Im Erwachsenenalter manifestieren sich diese als für eine Person typische, sich wiederholende Muster, die durch spezifische verbale und nonverbale Verhaltensweisen charakterisiert sind. Diese Ausdrucksphänomene, die beim Interaktionspartner wiederum entsprechende Reaktionen und Gefühle hervorrufen, zeigen sich auch in der psychotherapeutischen Interaktion und sollten sich auch im Laufe einer produktiven Therapie verändern.

Eigener Untersuchungsgegenstand

Untersucht werden Prozesse der Affektregulierung in Konfliktsituationen. Psychotherapeutische Interaktionen werden mit ausgewählten Alltagsinteraktionen verglichen mit dem Ziel, die für eine therapeutische Interaktion spezifischen Merkmale herauszuarbeiten. Unser Schwerpunkt liegt auf der Untersuchung *interaktiver Beziehungsmuster im Kontext von Schuldgefühlen.*

Vom methodischen Vorgehen her bilden Videoaufnahmen von psychoanalytischen Psychotherapien und von Alltagsinteraktionen den Ausgangspunkt. Die interaktiven Phänomene, die wir untersuchen, dauern einige Sekunden bis wenige Minuten. Sie werden von den beteiligten Interaktanden oft nur intuitiv, z. B. als Rollenangebote, »erlebt«. Die Explikation dieser intuitiv wahrgenommenen und für die therapeutische Arbeit außerordentlich relevanten Prozesse ist denn auch weiteres Ziel unseres Forschungsansatzes.

Verfolgt wird ein Ansatz der Verhaltensbeobachtung (Videoaufzeichnungen) mit dem Ziel, Funktionsmodelle über die untersuchten interaktiven Phänomene zu formulieren. Objektive Beobachtungsdaten des mimischen Verhaltens werden mit dem *Facial Action Coding System* (FACS)[2] von Ekman

---

[2] Mit FACS können sämtliche Gesichtsbewegungen, die visuell beobachtbar sind, erfasst und beschrieben werden. Die einzelnen Muskelbewegungen werden mit Nummern gekennzeichnet, und man kann auf diese Weise das, was im Gesicht an Bewegungen abläuft, recht objektiv beschreiben. Lächeln ist z. B. die Nr. 12 in dieser Liste an Bewegungsmustern.

& Friesen (1978) erhoben und mit intrapsychischen und interaktiven Prozessen der Affektregulierung in Beziehung gesetzt.

In einer ganzen Reihe von Untersuchungen der psychotherapeutischen Interaktion (z. B. Bänninger-Huber 1997, 1996; Bänninger-Huber & Widmer 1997, 1998, 1999) konnten verschiedene Beziehungsmuster identifiziert werden, welche die Funktion haben, Perturbationen[3] in der Affektregulierung eines Klienten auszuregulieren. Perturbationen können beispielsweise dann auftreten, wenn ein Klient eine Episode schildert, die früher Schuldgefühle ausgelöst hat, und die nun durch die Erzählung im »Hier und Jetzt« der psychotherapeutischen Interaktion reaktiviert werden.

In unseren Forschungen haben wir zwei Typen von Beziehungsmustern identifiziert:

- Prototypische Affektive Mikrosequenzen (PAMs)
- traps

Prototypische Affektive Mikrosequenzen (PAMs)

PAMs umfassen hauptsächlich nonverbales Verhalten und sind charakterisiert durch häufiges Lächeln und Lachen beider Interaktionspartner. Sie dauern wenige Sekunden und laufen häufig unbewusst ab. PAMs haben die Funktion, Störungen in der Beziehungsregulierung interaktiv auszubalancieren, wie sie durch die Besprechung konflikthafter Themen ausgelöst werden können.

Mit einem *Lächeln* kann dem Partner trotz des Auftretens negativer Emotionen immer wieder emotionale Verbundenheit signalisiert werden. Lächeln dient somit einer Art »Schadensbegrenzung«. Lächeln ist ein sehr ansteckender mimischer Ausdruck, der zur Herstellung affektiver Resonanz benützt werden kann – im Zustand der Resonanz befinden sich beide Interaktionspartner im gleichen emotionalen Zustand.

Lächeln kann in solchen Fällen bildlich gesprochen als »Resonanzfaden« verstanden werden, der dem Interaktionspartner trotz gleichzeitigem Ausdruck negativer Emotionen immer wieder emotionale Verbundenheit signalisiert. Das ist wichtig: Gerade wenn eine Beziehung durch eine verbale Auseinandersetzung bedroht ist, kann mit einem Lächeln auf der nonverbalen Ebene die emotionale Bindung bekräftigt werden.

Lachen als eine andere Schadensbegrenzungsstrategie kann eigene unangenehme Affekte sowie beim Partner auftretende negative emotionale Reaktionen

[3] Perturbation = Störung

unterbrechen oder beenden. Indem ein Lachen den Dialog für eine gewisse Zeit unterbricht (es ist eben schwierig, gleichzeitig zu lachen und zu sprechen), gibt diese kurze Pause einer Person die Möglichkeit, mit eigenen unangenehmen Gefühlen fertig zu werden.

Auch Lachen ist ansteckend und wie das Lächeln eine angeborene Reaktion, die in beiden Partnern resonante positive Affektzustände erzeugt, welche die affektive Bindung zwischen den Personen erhöhen. Nach dem Lachen kann in der affektiven Regulierung sozusagen ein neuer Anlauf genommen werden. Man kann dann wieder beginnen, über schwierige Themen zu reden.

Der Verlauf ist immer typisch – durch das Sprechen über ein schwieriges Thema kommt es zu einer Störung in der Affektregulierung, die der Patient durch folgende Verhaltensweisen auszuregulieren versucht: Auf der verbalen Ebene führt er ein Thema ein, von dem er annimmt, dass es die affektive Bindung zum Therapeuten erhöht, oder er macht eine Art Witz, schaut zum Therapeuten hin, beginnt zu lächeln; und je nachdem, ob der Therapeut das Lächeln aufnimmt oder nicht, sprechen wir von einer gelingenden oder nicht gelingenden PAM. Diese PAMs sind auf der mimischen Ebene charakterisiert durch ganz bestimmte Formen des Lächelns (sog. *felt smiles*), die spontan auftreten. Freude wäre ein Ausdruck spontaner positiver Emotion, bei nicht gelingender PAM erwidert der Therapeut das Lächeln nicht. Oder aber der Therapeut lächelt, aber nur höflichkeitshalber, um zu signalisieren: ich bin bei dir (ohne selbst in einem positiven Affektzustand zu sein).

Das heißt, entsprechend der Reaktion des Therapeuten können also diese drei Typen von PAMs differenziert werden:

- gelingende PAM
- nicht-gelingende PAM
- participation PAM

PAMs sind ubiquitäre Phänomene. In einer ganzen Reihe von Untersuchungen dyadischer Alltagsinteraktionen (z. B. Juen 2001; Mair & Geir 2001; Liebl 2004) konnte gezeigt werden, dass die postulierten Funktionen in ganz verschiedenen Situationen auftreten.
PAMs konnten im Kontext verschiedener Emotionen identifiziert werden:

- Ärger
- Schuldgefühle
- Schamgefühle
- Eifersucht

PAMs treten bei verschiedenen dyadischen Interaktionstypen auf:

- Paare (z. B. Bänninger-Huber, Moser & Steiner, 1996; Langebner 2000; Hochgruber 2000; Köhler 2001, Strasser 2004; Peham 2004)
- Freundinnen und Freunde (Mair & Geir 2001; Gfader 2002; Liebl 2004)
- Mütter und adoleszente Töchter (Peham & Ganzer 2001)
- Mütter und anorektische Töchter (Müller & Schranz 2000)
- Mütter und Kleinkinder (z. B. Juen 2001)

Faszinierend ist, dass der zuvor geschilderte Verlauf bereits bei zweieinhalbjährigen Kindern mit deren Müttern zu beobachten ist. Zum Beispiel, ein Kind gehorcht nicht; es ist dann bereits ab dieser Zeit in der Lage, die Mutter mit einer Art Witzchen zum Lächeln oder Lachen zu bringen. Das scheint zu bedeuten, dass an diesem Phänomen wirklich etwas dran ist.

Phänomenologie von traps

Traps sind durch spezifische Muster verbalen und nonverbalen Verhaltens, insbesondere des Gesichtsausdrucks, gekennzeichnet. Das nonverbale Verhalten des Klienten in traps ist dadurch charakterisiert, dass der Klient den Therapeuten anblickt und insbesondere gegen Ende des traps deutliche bis überdeutliche *Sprecherwechselsignale* zeigt, die den Therapeuten zu einer verbalen Reaktion »verführen«. In einer normalen Interaktion würde es in der Tat zur einem Sprecherwechsel kommen. Traps dauern einige Sekunden bis zu einer halben Minute.

Traps haben die Funktion, die durch die Erzählung reaktivierte negative Emotion des Klienten auszuregulieren, indem sie den Therapeuten zu bestimmten Reaktionen herausfordern. Traps sind Elemente spezifischer Rollenangebote des Klienten an den Therapeuten. Im Kontext von Schuldgefühlen ist dies meist die Rolle einer Autoritätsfigur, welche aufgefordert wird, den vom Klienten präsentierten Konflikt auf eine bestimmte Art und Weise zu kommentieren (z. B. sein Verhalten zu legitimieren), und damit den Klienten von seinen Schuldgefühlen zu entlasten. Zum Beispiel. fragt die Klientin: »Das ist doch nicht so schlimm!?« Damit sollte sie von ihren Schuldgefühlen entlastet werden.

Traps können gelingen oder misslingen. Gelingende traps sind gut, nicht gelingende schlecht. In gelingenden traps reagiert die Therapeutin verbal mit einem Kommentar, wie er von der Klientin erwünscht ist und hilft der Klientin damit, die Reaktivierung des konflikthaften Affekts auszuregulieren. In nicht gelingenden traps hingegen wird eine solche Bestätigung vermieden, die

interaktive Ausregulierung der Schuldgefühle gelingt nicht.
Man kann unterschiedliche Typen von traps unterscheiden:

- Chicken traps
- Legitimation traps
- Self-accusation traps

In *Chicken traps* wird eine Drittperson, z. B. der Ehemann, der Therapeutin auf eine Art und Weise präsentiert, bei der es sehr verführerisch ist, gemeinsam den »bösen Ehemann« zu verdammen – daher der Name »*chicken trap*«: Sie wird wie ein appetitliches Hähnchen serviert, wo dann beide – Klientin und Therapeut – die Drittperson lustvoll »auseinander nehmen«.

In *Legitimation traps* wird die Therapeutin im Rahmen einer Situation, die zu Schuldgefühlen geführt hat, aufgefordert, im erhofften Sinne Stellung zu beziehen: »Es ist doch nicht so schlimm ...«, oder: »Nein, was Sie getan haben, ist doch ganz verständlich ...« Das wäre eine gelingende, wenn auch therapeutisch vielleicht nicht sehr produktive, trap.

In *Self-accusation traps* sagt die Klientin z. B.: »Also warum hab ich das gemacht – das versteh ich überhaupt nicht!« Auch hier ist die Erwartung an das Gegenüber, entlastet zu werden – »So schlimm war das nicht!«

Balance-Hypothese

Gemäß psychoanalytischer Auffassung ist es die Aufgabe des Therapeuten, zwei verschiedene Anforderungen aufrecht zu erhalten. Einerseits hat er die Aufgabe, ein verlässliches Arbeitsbündnis zu schaffen, welches dem Klienten ein grundlegendes Gefühl der Sicherheit und des Vertrauens gibt. Diese Sicherheit ermöglicht es dem Klienten, sein Erleben und Verhalten zu erforschen und die Interventionen des Therapeuten zu verstehen und anzunehmen.

Auf der anderen Seite muss der Therapeut einen Grad an Konfliktspannung aufrechterhalten (z. B. indem er interaktive Rollenangebote des Klienten nicht wiederholt übernimmt). Die Aufrechterhaltung dieser Spannung wiederum ist eine Voraussetzung dafür, dass die intrapsychischen Konflikte des Klienten erkannt und bearbeitet werden können. Wir sprechen deshalb von einer »Balance-Hypothese«: Sicherheit zu vermitteln und gleichzeitig Konfliktspannung auszuhalten.

Entsprechend den Reaktionen des Therapeuten können verschiedene Typen von traps und PAMs differenziert werden, sodass sich unterschiedliche Kombinationsmöglichkeiten ergeben:

Tab. 1: Trap/PAM Kombinationen in der psychotherapeutischen Interaktion (Bänninger-Huber & Widmer, 1999; 2000)

		Trap	
		Nicht-gelingend	Gelingend
PAM	Nicht-gelingend	Klassische Abstinenz	Zurückhaltende Bestätigung
		Konflikt aktiviert Affekt (Schuld-gefühl) occurent (erlebt) Beziehung unsicher	Konflikt desaktiviert Affekt (Schuld-gefühl) weg Beziehung unsicher
	Gelingend	Freundliche Zurückweisung	Alltagsinteraktion
		Konflikt aktiviert Affekt (Schuld-gefühl) occurent (erlebt) Beziehung sicher	Konflikt deaktiviert Affekt (Schuld-gefühl) weg Beziehung sicher

Wenn man z. B. eine nicht gelingende PAM und eine nicht gelingende trap herausgreift: diese Interaktionsform haben wir als »klassische Abstinenz« bezeichnet. Der Konflikt ist aktiviert, z. B. Schuldgefühle sind vorhanden, aber die Beziehung ist unsicher – im Gegensatz etwa zur freundlichen Zurückweisung, bei der die trap nicht gelingend ist, aber die affektive Sicherheit durch das Lächeln gegeben ist.

Eigene Untersuchungen: alltägliche Interaktion

Die Untersuchungen stammen aus alltäglichen Gesprächen von Paaren über Schuldgefühle (z. B. Peham, 2004). Zehn Paare erhielten die Instruktion, sich an Situationen und Ereignisse zu erinnern, in denen Sie jeweils ihrem Partner/ihrer Partnerin gegenüber ein schlechtes Gewissen hatten und darüber zu diskutieren. Die Gespräche wurden auf Video aufgezeichnet.

Ein weiteres Datenmaterial sind Videoaufnahmen psychoanalytischer Psychotherapien. Die hier vorgestellte Klientin ist eine Frau um die 30, die wegen einer länger dauernden depressiven Verstimmung und verschiedenen Beziehungsproblemen therapeutische Hilfe gesucht hatte (s. u.). Die Therapie fand zwei Mal wöchentlich statt und dauerte ca. eineinhalb Jahre. Ich selbst war die Therapeutin. Fünf aufeinanderfolgende Stunden (34.–38. Stunde) wurden einer Mikroanalyse unterzogen.

Zunächst ein Beispiel für zwei nicht gelingende legitimation traps und eine gelingende PAM aus einer Alltagsinteraktion – bei einem Paar, das über Schuldgefühle spricht. Zu Beginn der Sequenz spricht der Mann über ein

Thema, das bei ihm offenbar Schuldgefühle auslöst. Er sagt: »I bi... da hab i eigentlich keine ... kaum, kaum a schlechtes Gewissen, dass i da jetzat bei Familienfeiern weggeh weil was wie? I irgendein KIT-Einsatz is oder irgend...ahhh oder i a Prob hab oder so. Des entwickelt sich ... ja vielleicht is des a Selbstschutz, dass i mi net selber ...«

Obwohl der Mann das Vorliegen von Schuldgefühlen verbal negiert (keine ... kaum, kaum a schlechtes Gewissen), sind auf der Verhaltensebene Indikatoren für die Störung der Affektregulierung beobachtbar – eine Unterbrechung des Dialogs mitten im Wort bzw. Satz, Wortwiederholungen sowie Adaptoren, also Selbstpflegehandlungen, wie sie Streeck in seinem Artikel beschreibt, z. B. Beißen auf die oder Lecken der gespannten Unterlippe.

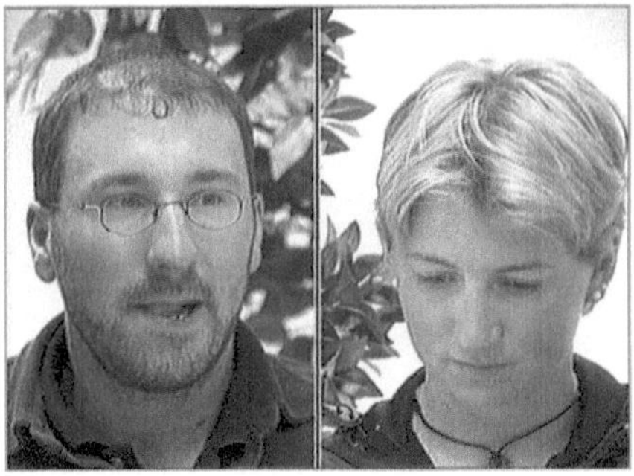

Um diese Störung interaktiv auszuregulieren, initiiert der Mann eine trap. Er fragt: »Oder is des unsensibel?« Dabei schaut er seine Partnerin gespannt und erwartungsvoll an. Seine Partnerin reagiert vorerst weder verbal noch nonverbal auf seine Frage und schaut nach unten. Erst nach einer Pause von vier Sekunden Dauer reagiert sie verbal mit »Na ... kommt mir net so vor, na ... Ich denk ma, des san deine Verpflichtungen, die hast, die akzeptiert a jeder ... und ... des passt.«

Verbal gibt sie ihrem Partner damit die gewünschte Bestätigung dafür, dass sein Verhalten legitim ist und er keine Schuldgefühle zu haben braucht. Ihre nonverbalen Verhaltensweisen relativieren jedoch diese Aussage: Ihr Tonfall ist zögerlich, sie blickt ihren Partner nicht an und zuckt mit den Schultern. Sie schließt ihre Verbalisierung ab mit der AU-Kombination[4] 7+14+20+23, ein Gesichtsausdruck, der als Kontrollversuch interpretiert werden kann.

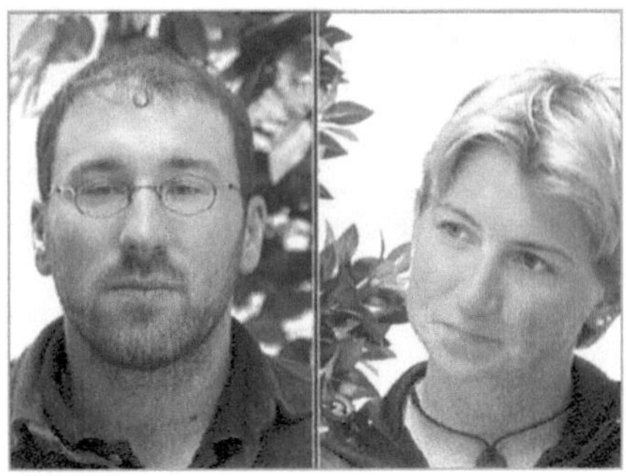

[4] AU = action unit

Diese Verhaltensweisen führen beim Partner offenbar nicht zur gewünschten Schuldgefühlsentlastung (nicht gelingende trap). Der Mann fährt vielmehr mit seiner Rechtfertigung fort und sagt »und so, so richtige unter Anführungszeichen Dinge, Sachen ... die ... di verletzen und wo i a schlechtes Gewissen hab passieren eigentlich fast net, oder?«. Wieder schaut er erwartungsvoll zur Partnerin hin. Erneut verweigert die Frau die gewünschte Entlastung und reagiert auf diesen erneuten trap-Versuch lediglich mit zwei »mhms«. Dabei schüttelt sie den Kopf und schaut Hilfe suchend nach oben.

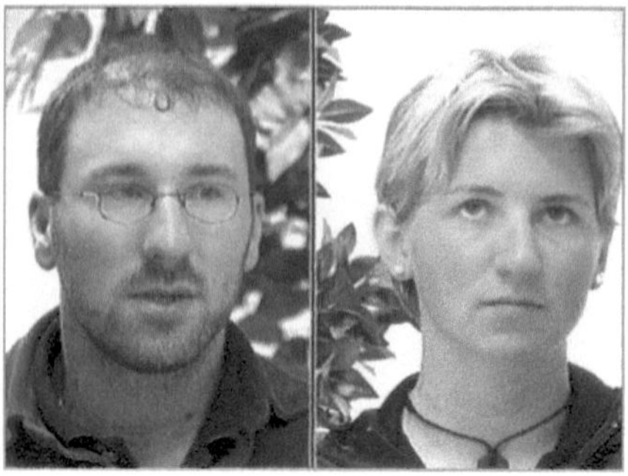

Diese Verhaltensweisen wirken für den Partner offenbar nicht entlastend genug, sodass er nachdoppelt »also irgendwie ...« und gespannt zu seiner Partnerin hinblickt.

Auch dieses Mal gelingt dem Mann die Ausregulierung seiner Schuldgefühle mithilfe der Partnerin nicht (nicht gelingende trap).

Die Partnerin beginnt dann zu lächeln, fährt mit der Zunge über die Lippen und schüttelt den Kopf. Ihr Lächeln kann als sog. *masking smile* klassifiziert werden. Dieser Lächeltyp enthält, parallel zur Innervation des musculus zygomaticus major[5], Indikatoren negativer Emotionen und hat die Funktion, negative Emotionen in einer sozial akzeptablen Form auszudrücken (AUs 6+10+12+23).

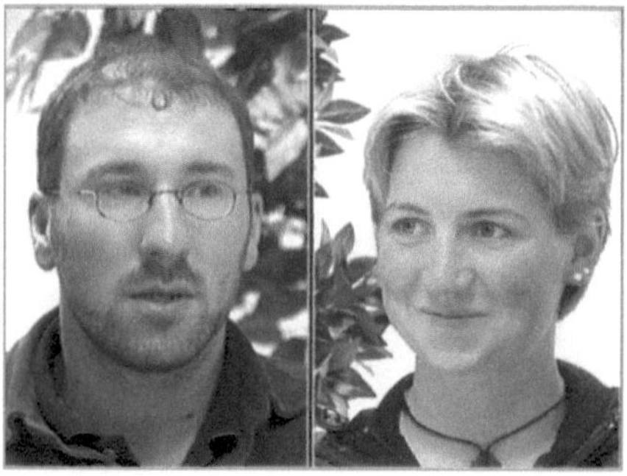

Was sind die Funktionen des Lächeltyps? In seiner *intrapsychischen Funktion* könnte es Ausdruck ihrer Wahrnehmung sein, dass sie ihre Aussage nur ihm zuliebe gemacht hat und diese nicht der Wahrheit entspricht. Dafür spricht, dass sie unmittelbar danach stark errötet. Auch ihr Kopfschütteln könnte ausdrük-

[5] entspr. der AU12

ken, dass sie selber nicht glaubt, was sie gesagt hat. *Interaktiv* betrachtet könnte das Lächeln als freundliches Beziehungsangebot verstanden werden: Sie hat gemerkt, dass ihr Partner verunsichert ist und versucht mit ihrem Lächeln die affektive Nähe wieder herzustellen.

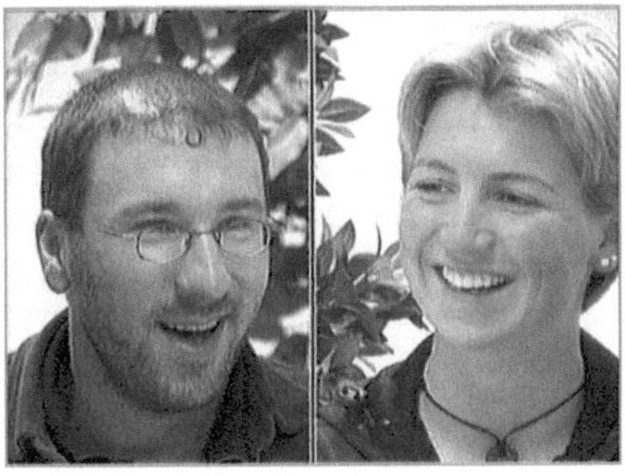

Der Partner bleibt irritiert und nickt fragend. Die Partnerin verstärkt ihr Lächeln und zeigt die AU-Kombination 6+12z+25, ein sog. *felt smile*, und bricht in hörbares Lachen aus. Der Partner zeigt ebenfalls ein *felt smile* (6+12y+26) und stimmt sofort in ihr Lachen ein.

Hier handelt es sich also um ein gelingendes PAM. Durch das gemeinsame Lächeln und Lachen wird ein positiver resonanter affektiver Zustand hergestellt, mit dem es gelingt, die Störung in der Affektregulierung beider Partner auszubalancieren.

Das Beispiel aus der Psychotherapie

Die Interaktionssequenz stammt aus der 38. Therapiestunde, tritt ca. 16 Minuten nach Beginn der Therapiestunde auf und dauert 11 Sekunden. Sie enthält eine nicht gelingende trap und eine participation PAM.[6]

Die Klientin (s. o.) erzählt: Ihre Freundin habe sie für heute Abend kurzfristig zu einem Konzertbesuch eingeladen. Dummerweise finde die Veranstaltung zur gleichen Zeit statt wie ein Weiterbildungskurs, den sie wöchentlich besuche. Nach einigem Zögern habe sie sich aber trotzdem entschieden, den Kurs zu schwänzen und einen vergnüglichen Abend mit ihrer Freundin zu verbringen. Ihr Ehemann jedoch sei über ihren Entschluss »wieder einmal sauer geworden«, schließt die Klientin ihre Erzählung ab.

»Weil es ist ja klar«, kommentiert die Klientin, »er zahlt den Kurs, oder, und ich gehe jetzt noch ...«. Zu Beginn dieser Verbalisierung wendet sie den Blick der Therapeutin zu. Sie schließt den Satz mit einer Pause, während der sie die Therapeutin intensiv anlächelt. Es handelt sich dabei um ein *felt smile*, ein spontanes, unwillkürliches Lächeln, welches darauf hinweist, dass sich eine

6 Auch hier wurden Abbildungen angefertigt und im Vortrag präsentiert. Aus Datenschutzgründen dürfen sie aber nicht abgedruckt werden.

Person in diesem Moment in einem positiven Affektzustand befindet.

Die Therapeutin erwidert ihr Lächeln, wenn auch deutlich weniger intensiv mit einem sogenannten *phoney smile*, einem »Höflichkeitslächeln« und – mit einer leichten zeitlichen Verzögerung – mit einem etwas zögerlich wirkenden »ähä«.

Die Klientin fährt, immer noch im Blickkontakt mit der Therapeutin, fort »...ich mache jetzt einfach Lustprinzip«. Wieder macht sie eine Pause (von 3 Sekunden) und zeigt ein für diese Klientin typisches Lächeln, ein sogenanntes *lemon smile.*

Lemon smiles enthalten parallel zum Lächeln Indikatoren negativer Emotionen (Ärger/Verachtung, entspr. den AUs 7+10+12+15+24). Sie erfüllen einerseits die Funktion, die affektive Bindung zur Therapeutin zu erhöhen (»wir beide verstehen uns«). Gleichzeitig stellen die negativen Affektindikatoren einen Kommentar zum Verhalten des Mannes in der damaligen Situation dar (»wie kann sich mein Mann nur so verhalten«).

Obwohl die Klientin die Therapeutin während dieser Zeit fixiert und ihr Lächeln mit einem dezidierten einmaligen Kopfnicken unterstreicht, zeigt die Therapeutin weder eine verbale noch eine nonverbale Reaktion (außer einem kurzen Zusammenpressen des Mundes im Moment, wo die Klientin nickt).

Im geschilderten Beispiel schlägt das interaktive Rollenangebot der Klientin an die Therapeutin, sich mit ihr gegen den aufgebrachten, gestrengen Ehemann zu verbünden, über ihn zu lächeln oder seine Lustfeindlichkeit zu verurteilen, fehl. Zwar reagiert die Therapeutin auf das intensive *felt smile* der Klientin mit einem höflichen *participant smile*, mit welchem sie der Klientin zu erkennen gibt, dass sie ihr aufmerksam und teilnehmend zuhört.

Aber es gelingt der Klientin nicht, die Therapeutin zu einem verbalen Kommentar über ihren Mann oder zu einem affektiv resonanten Lächeln zu verführen. Dadurch, dass die Therapeutin im Kontext des traps die gewünschte Rolle einer Autoritätsfigur bezüglich der geschilderten konflikthaften Szene nicht annimmt, kann der aktualisierte intrapsychische Konflikt der Klientin, der bei ihr zu Schuldgefühlen geführt hat, nicht interaktiv ausreguliert werden. Die Störung und die damit verknüpften Schuldgefühle bleiben bestehen und können somit weiter thematisiert werden.

Die nonverbale Reaktion der Therapeutin – sie lächelt – andererseits dient dazu, die affektive Bindung zur Klientin aufrechtzuerhalten. Dieses Verhalten bildet u. a. eine Basis für das kontinuierliche Funktionieren der (intrapsychischen) Affektregulierung der Klientin und verhindert eine Unterbrechung in der Beziehungsregulierung.

Analyse der fünf Therapiestunden

Tab. 2: Ergebnisse der Gesamtanalyse

	traps	PAMs
unseccessful	19	3
successful	5	9
participation		2
total	24	14

Es wurden PAMs und traps identifiziert, und zwar immer im Kontext von produktiven Sequenzen. Das waren in diesem Fall Geständnisse. Es wäre zu diskutieren, ob Geständnisse produktive Sequenzen im Kontext von Schuldgefühlen sind.

19 der auftretenden 24 traps waren nicht erfolgreich, 5 waren gelingend. Es gab 14 PAMs: 3 waren nicht gelingend, 9 waren gelingend und 2 waren die »participation form«, d. h. die Höflichkeitsform.

Traten traps und PAMs in Kombination auf (vgl. Abb. 6), waren die traps immer nicht gelingend. Die Reaktionen der Therapeutin konnten wie folgt klassifiziert werden:

- klassische Abstinenz (9)
- freundliche Zurückweisung (4)
- höfliche Zurückweisung (2)

Die Reaktionen der Therapeutin auf PAMs waren heterogener. Auffallend war jedoch, dass PAMs, die unabhängig von einer trap auftraten, regelmäßig gelingend waren.

Was heißt das bezüglich der Balance-Hypothese? Therapeuten scheinen also in produktiven Sequenzen die Konfliktspannung aufrechtzuerhalten, indem sie auf traps nicht die von der Klientin erwünschten verbalen Kommentare geben. Andererseits wird die Arbeitsbeziehung dadurch gestützt, dass die Therapeuten auf die nonverbalen Beziehungsangebote der Klienten wiederholt mit einem Lächeln reagieren. Dies allerdings vorwiegend dann, wenn diese Beziehungsangebote unabhängig vom besprochenen Konflikt gemacht werden – also nicht dann, wenn sie über ihre Schuldgefühle sprechen.

Diskussion

Sowohl in der psychotherapeutischen Interaktion als auch in Alltagsbeziehungen lassen sich PAMs und traps beobachten. In beiden Situationen erfüllen gelingende PAMs die Funktion, Störungen in der Affektregulierung auszubalancieren und die affektive Bindung zwischen den beteiligten Personen zu stärken. Sowohl in Alltagsinteraktionen als auch in der psychotherapeutischen Interaktion haben traps die Funktion, Entlastung von Schuldgefühlen zu erreichen.

In der therapeutischen Interaktion hat es sich als produktiv erwiesen, bei traps verbal abstinent, auf der nonverbalen Ebene aber neutral oder freundlich zu bleiben. Auf diese Weise wird der Klient auf sich selber zurückgeworfen und erhält damit die Chance zur Reflexion seiner Probleme. Dieses Verhalten würde in einer Alltagsinteraktion zu einer Verunsicherung und Distanzierung zwischen den Partnern führen. Hier wäre es günstiger, wenn die Frau verbal reagieren würde; allerdings nicht mit einer Zustimmung, sondern indem sie ihrem Partner gegenüber ihre Wünsche und Empfindungen deutlich ausdrücken würde (z. B. »Manchmal bin ich schon verletzt, wenn du so weggehst ...«).

In unserem Beispiel ist das allerdings nicht der Fall. Die Frau reagiert auf die traps verbal mit Zustimmung, die sie nonverbal aber wieder relativiert. Man könnte vermuten, dass dieses doppeldeutige Verhalten Ausdruck ihres individuellen Problems ist, negative Emotionen (Ärger, Aggressivität) ihrem Partner zu zeigen. Während Paarinteraktionen durch die (möglicherweise problematische) Affektregulierung beider Partner gleichermaßen definiert werden, muss sich der Therapeut in der psychotherapeutischen Interaktion so verhalten, dass die problematische Affektregulierung des Klienten bearbeitet werden kann.

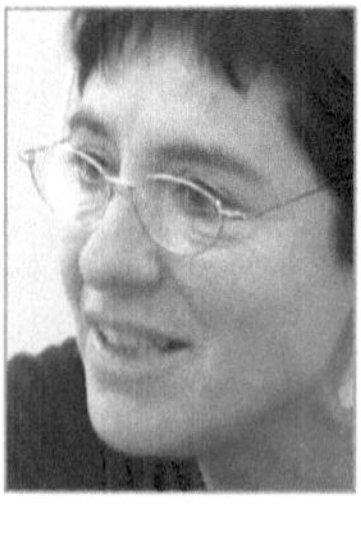

Eva Bänninger-Huber, Prof. Dr. phil., Professorin am Psychologischen Institut der Univ. Innsbruck, Klinische Psychologin, Psychoanalytikerin, Emotions- und Interaktionsforscherin.

Adresse: A-6020 Innsbruck, Universität Innsbruck, Institut für Psychologie, Innrain 52
E-mail: eva.baenninger-huber@uibk.ac.at

Sprachinhalt und mimischer Affektausdruck in der therapeutischen Interaktion

Cord Benecke

Einleitung

Psychische Störungen können zu einem wesentlichen Teil als »Beziehungsstörungen« verstanden werden. Es herrscht weitgehender Konsens, dass (frühkindliche) Beziehungserfahrungen wesentlich zu ihrer Entstehung beitragen, dass sie sich immer auch in Beziehungen manifestieren, und dass sie durch bestimmte Beziehungskonstellationen aufrechterhalten werden, und der Einfluss der Qualität der therapeutischen Beziehung für den Therapieerfolg ist eines der am besten abgesicherten Ergebnisse der Psychotherapieforschung (Orlinsky & Howard 1986; Rudolf 1991; Orlinsky et al. 1994). Die inneren Abbilder früher Beziehungserfahrungen werden üblicherweise als Repräsentanzen bezeichnet. Die Objektbeziehungstheorie spricht von Selbst-Objektrepräsentanzen, die Bindungsforschung von Bindungsrepräsentanzen. Innerhalb der Verhaltenstherapeutischen Forschung finden sich ähnliche Konzepte unter dem Begriff Schemata (Caspar 1996; Grawe 1998).

Es liegen zahlreiche Ergebnisse vor, die zeigen, dass psychischen Störungen unterschiedliche repräsentationale Strukturen, Bindungsrepräsentationen sowie allgemeiner gefasste Beziehungsrepräsentanzen, zugrunde liegen. Demnach sind beispielsweise bei psychischen Störungen signifikant weniger sichere und kohärente Bindungsrepräsentationen zu finden als in Vergleichsstichproben (Steele u. Steele 2001; Buchheim 2002; Dozier et al. 1999), und die Schwere psychischer Störung geht üblicherweise mit negativen Beziehungsrepräsentanzen einher (Albani et al. 1999, 2002; Dahlbender 2002; Leising 2003).

Zum anderen können psychische Störungen auch als »Affektstörungen« betrachtet werden. Es wird sich wohl keine psychische Störung ohne gestörte Affektivität finden lassen; gleichzeitig ist jede Beziehungskonstellation untrennbar mit Affekten verbunden. Eine Konzeptualisierung von Repräsentanzen ohne die Einbeziehung von Affekten ist schlichtweg unmöglich (Benecke et al. 2005).

Innerhalb der Emotionsforschung hat sich die Vorstellung von so genannten Primär- oder Basisaffekten weitgehend durchgesetzt. Ekman (1992) nennt Ärger, Angst, Trauer, Freude, Ekel und Überraschung, für welche die Kulturinvarianz als gesichert erscheint. Gewöhnlich wird auch Verachtung (z. B.

Krause 1990) zu den Primäraffekten gezählt. Diese Primäraffekte zeichnen sich dadurch aus, dass ihnen eine je spezifische Auslösekonfiguration, d. h. eine bestimmte subjektive Bewertung einer Situation oder eines Objektes, ein je spezifischer mimischer Ausdruck sowie ein je spezifischer Regulierungswunsch bzw. eine spezifische Botschaft an den jeweiligen Interaktionspartner zugeschrieben werden kann (z. B. Krause 1997; 1998). Erläuterungen zu den einzelnen Basisaffekten, inklusive der mit den jeweiligen Affekten verbundenen Beziehungswünschen, finden sich auch in Bänninger-Huber (in diesem Band).

Das Mitteilen dieser »Wünsche« geschieht zu einem wesentlichen Teil über den nonverbalen (insbesondere mimischen) Affektausdruck. Um die Funktion von Affekten und ihrer Ausdrucksformen innerhalb einer Interaktion verstehen zu können, ist es zudem wichtig, den Referenzpunkt des jeweiligen Affektes, d. h. auf wen oder was sich der Affekt bzw. das Zeichen bezieht, zu kennen. Ein affektiver Gesichtsausdruck kann sich, grob unterteilt, direkt auf den aktuellen Gesprächspartner, auf die Selbstrepräsentanz oder auf ein mentales Objekt richten. Dem jeweiligen Referenz-Objekt (Interaktionspartner, Selbst, mentales Objekt) gelten entsprechend die dem Affekt inhärenten Bewertungen sowie die Handlungsankündigungen. Worauf sich ein mimischer Affektausdruck bezieht, lässt sich nicht aus dem Zeichen per se ablesen. Der Interaktionspartner braucht Hinweise, wie er den Affektausdruck verstehen soll. Der Referenzpunkt muss aus dem Kontext erschlossen werden (Merten 1996; Benecke 2002). Diese Bedeutungszuordnung gelingt Menschen mit psychischen Störungen oftmals nicht, sondern sie interpretieren die affektiven Zeichen ihrer Interaktionspartner fälschlicherweise ihren inneren Mustern entsprechend.

Empirische Untersuchungen zeigten, dass die Schwere psychischer Störungen mit negativem emotionalem Erleben (z. B. Podar et al. 1999; Albani et al. 2002; Leising 2003; Myin-Germeys et al. 2003) und einer Reduktion von Affektmimik, besonders Lächeln (z. B. Krause 1997; Steimer-Krause 1996; Merten 1996; Schwab 2001; Haak-Dees 2001; Schulz 2001; Merten 2001), einhergeht.

Beziehungsangebote in der Therapie

Allgemein kann davon ausgegangen werden, dass Patienten spezifische »Beziehungsangebote« an ihre Interaktionspartner machen. Das mimisch-affektive Verhalten ist Teil dieses Angebotes und kann als ein »Werkzeug« der Beziehungsregulierung verstanden werden. Es »provoziert« spezifische innere Reaktionen (Gegenübertragung), und interaktive Antworten (Gegenübertragungsagieren). Alltagsinteraktionspartner reagieren meist in der provozierten Weise (Krause 1997), was zu einer Stabilisierung der maladaptiven Muster führt.

Aus der Konzeption psychischer Störungen als »Beziehungsstörungen« mit unbewussten Beziehungsangeboten wurden in den vergangenen Jahren, vornehmlich innerhalb der interpersonellen Theorien und gegenwärtigen psychoanalytischen Vorstellungen, Therapieansätze abgeleitet. So legen die Arbeiten der Mount Zion Gruppe um Weiß & Sampson (1986) nahe, dass ein wesentliches therapeutisches Agens im *plankompatiblen*[1] Handeln und Verhalten von Therapeuten zu sehen sei. Erst eine empirische Falsifizierung seiner pathogenen Überzeugungen auf der spezifischen Ebene der Beziehung ermögliche es dem Patienten, sich auf die diesen Überzeugungen zugrunde liegenden Erfahrungen, mit dem dazugehörigen negativen affektiven Gehalt, einzulassen. Indem der Therapeut sich entgegen den unbewussten Erwartungen des Patienten verhalte, könne der Patient stufenweise Sicherheit und Vertrauen in die Beziehung gewinnen, um dann andere Handlungen zu erproben. Welches Therapeutenverhalten plankompatibel ist und damit eine Sicherheit bietende Bedingung darstellt, sei in hohem Maße patienten- und störungsspezifisch (vgl. Eagle 1988). In ähnlicher Weise verstehen Strupp & Binder (1984) in ihrem Modell Therapie als ein fortgesetztes interaktionelles Aushandeln, die psychische Störung als zwischenmenschliche Inszenierung der innerseelischen Konflikte des Patienten wie auch des Therapeuten. Der Handlungsdialog (Klüver 1983) gestalte sich nach den expliziten und impliziten Beziehungsregeln von Patient und Therapeut. Aus diesen Modellen leitet sich ein kleinster allgemeiner therapeutischer Handlungsentwurf ab, nachdem es in der Hauptsache darum geht, »den Rollendruck zu erspüren ohne ihm nachzugeben, und stattdessen das typische Verhalten anderer zu konterkarieren und somit den maladaptiven Zirkel zu durchbrechen« (Tress et. al. 1994, 347). In diesen Ansätzen wird dem Beziehungsverhalten der Therapeuten, das auf die spezifischen Patientenmerkmale abgestimmt sein muss, eine entscheidende Bedeutung beigemessen (vgl. Grawe

---

[1] Unter dem Plan des Patienten verstehen Weiß & Sampson eine unbewusste Problemlösungsstrategie, in deren Rahmen die jeweiligen Sozialpartner extensiv »getestet« werden, ob sie sich den negativen Erwartungen des Patienten entsprechend verhalten. Dies geschehe zur Vermeidung erneuter Traumatisierung und Verletzung, die durch die Nachhaltigkeit der Provokationen unter Alltagsbedingungen jedoch herbeigeführt wird. All dies geschehe gleichwohl in der unbewussten Hoffnung, die Beziehungspartner mögen den Test bestehen. Plankompatibel ist solches Verhalten, welches den provozierten aber gefürchteten negativen Erwartungen der Patienten widerspricht.

1992 für die Verhaltenstherapie). Damit rückt die Fähigkeit des Therapeuten, sein Interaktionsverhalten störungs-, patienten- und phasenspezifisch zu modifizieren, in den Vordergrund (vgl. Sandler 1976; Kantrowitz 1995).

Untersuchungen zum Zusammenhang zwischen mimisch-affektivem Verhalten und Behandlungsergebnis

Im DFG-Projekt »Multikanale Psychotherapie-Prozeßforschung« unter der Leitung von R. Krause, wurde untersucht, ob erfolgreiche Therapeuten sich dem oben beschriebenen unbewussten Anpassungsprozess entziehen können. Dazu wurde bei elf Kurz-Psychotherapien das verbale und nonverbale Interaktionsverhalten von Patienten und ihren Therapeuten getrennt analysiert und mit Maßen des Behandlungserfolges korreliert. Die zugrunde liegende Stichprobe bestand aus Patienten mit verschiedenen psychischen Störungen unterschiedlichen Schweregrades. Es kamen vier verschiedene therapeutische Verfahren zur Anwendung. Eine Übersicht der Ergebnisse findet sich in Merten (2001). Rasting & Beutel (2004) untersuchten das mimisch-affektive Verhalten von 20 PatientInnen (zehn Frauen und zehn Männer, gemischte Störungsbilder) und ihrer TherapeutInnen während des Erstinterviews und setzten dies in Zusammenhang mit dem Behandlungserfolg.

In beiden Untersuchungen zeigte sich, dass ein hohes Ausmaß an nonverbaler dyadischer Verstrickung (die Mimik des einen erfolgt repetitiv als Reaktion auf die des anderen) sowie hohe nonverbale dyadische Reziprozität (gleiche Qualität der Affekte von Patienten und Therapeuten) mit geringem Behandlungserfolg verbunden war. Merten (2001) fand zudem, dass die Häufigkeit aggressiver Affektmimik der Therapeuten in der ersten Behandlungsstunde positiv mit den Therapeuteneinschätzungen bezüglich Behandlungserfolg am Ende korrelierte. Da es sich in beiden Untersuchungen um sehr heterogene Patientengruppen handelte, konnten Aussagen über die Implementierung von störungsspezifischen Interaktionsmustern und deren erfolgreiche Behandlung nicht gemacht werden.

Wie eine kürzlich durchgeführte Studie von Benecke & Krause (2005a, b; ausführlich in Benecke 2005) nahe legt, müssen die therapeutischen »Interaktionsstrategien« aber u. U. störungsspezifisch modifiziert, d. h. sehr spezifisch auf das Beziehungsangebot der jeweiligen Patienten abgestimmt werden. Untersucht wurden psychodynamische Behandlungen von 20 Patientinnen mit Panikstörungen. Die Psychodynamik von Patienten mit Panikstörungen wird im Wesentlichen vom einem Abhängikeits-Autonomie-Konflikt dominiert, verbunden mit ängstlich-anklammerndem, allerdings von unbewussten Ambivalenzen begleiteten Beziehungsverhalten (Hoffmann & Bassler 1995; Milrod et al. 1997; Scheibe et al. 1997; Hoffmann 1999). Durch das starke Angewiesensein auf eine »sichere« Beziehung, haben die Patientinnen Probleme mit dem Ausdruck von Aggression.

Aus dieser klinischen Charakterisierung leiteten Benecke & Krause (2005a) Annahmen über das mimisch-affektive Verhalten von Panikpatientinnen zu Beginn einer Psychotherapie ab und untersuchten diese anhand einer Stichprobe von 20 Patientinnen und ihren männlichen Therapeuten. Folgende Hypothesen wurden untersucht: Aufgrund der oben beschriebenen Abhängigkeit der Panik-Patientinnen von Sicherheit gebenden Bezugspersonen wurde erwartet, dass das mimisch-affektive Interaktionsverhalten der Patientinnen ihren Therapeuten gegenüber vom Leitaffekt *happiness* dominiert wird, dass sich ansonsten ein eher eingeschränktes affektives Repertoire findet, insbesondere ein weitgehendes Fehlen von *anger*, *contempt* und *disgust*, als Widerspiegelung der Schwierigkeit mit Abgrenzung und Autonomiestrebungen; weiter wurde angenommen, dass sich Panikpatientinnen in ihrem mimisch-affektiven Verhalten von einer gemischten PatientInnengruppe (ohne Panikstörungen) durch das häufigere Zeigen von *happiness* und das seltenere Zeigen von *anger*, *contempt* und *disgust* unterscheiden.

Die Hypothesen konnten im Wesentlichen bestätigt werden, allerdings erwies sich das mimisch-affektive Verhalten der Panikpatientinnen als recht heterogen. Die Patientinnen konvergieren in zwei Cluster, die ein deutlich unterschiedliches mimisch-affektives Verhalten in der jeweils ersten Therapiesitzungen zeigen. Cluster-I-Patientinnen sind insgesamt mimisch sehr aktiv und zeigen sehr viel Freudemimik, aber auch viele negative Affektausdrücke. Das Beziehungsangebot dieser Patientinnen zeichnet sich durch eine lebendige aber auch recht manipulierende affektive Beziehungsgestaltung aus. Ließen sich die Therapeuten in diese affektive Aktivität »verwickeln«, indem sie beispielsweise ebenfalls häufig lächelten, so korrelierte dies negativ mit dem Behandlungserfolg. In dieser Patientinnengruppe erwies sich ein abstinentes Therapeutenverhalten als für die Behandlung günstig. Cluster-II-Patientinnen zeigten dagegen insgesamt eine mimisch-affektive Kargheit. Von dieser Reduktion ausgenommen waren die mimischen Ausdrücke von Freude, Trauer und Verachtung. In der mimischen Kargheit dieser Patientinnen scheint sich eine affektive Beziehungslosigkeit auszudrücken, was durch Fragebogendaten zur Beziehung zur wichtigsten Bezugsperson Bestätigung fand. In dieser Gruppe korrelierte die Häufigkeit des Lächelns der Therapeuten positiv mit dem Behandlungserfolg. Das Lächeln scheint also bei den beiden Panik-Clustern eine ganz unterschiedliche Rolle zu spielen. Diese Ergebnisse können so verstanden werden, dass das Lächeln, insbesondere auch das der Therapeuten, in den Behandlungen mit mimisch aktiven Cluster-I-Patientinnen eine Abwehr bzw. deren Mitagieren im Sinne der Konfliktvermeidung darstellt. Demgegenüber scheint das Lächeln der Therapeuten in den Behandlungen mit den mimisch kargen Cluster-II-Patientinnen eine notwendige Bedingung für die Beziehungsaufnahme zu sein; diese Patientinnen brauchen zumindest am Anfang einen aktiv-positiven Therapeuten, um überhaupt in die Beziehung zu gelangen. In beiden Gruppen verhielten sich die erfolgreichen Therapeuten entgegen der durch das Verhalten der Patientinnen nahe gelegten Beziehungsgestalt, wodurch, so ist zu vermuten, den Patientinnen eine neue Beziehungserfahrung zuteil wurde und in der Folge die ihren pathogenen Beziehungsmustern zugrunde liegenden Konflikte und Affekte bearbeitet werden konnten.

Zusammenfassend sprechen diese Ergebnisse für stark unterschiedliche Beziehungsangebote innerhalb der diagnostischen Gruppe »Panikstörung«. Gleichzeitig korrespondiert die Affektmimik der Patientinnen in den beiden Clustern mit Erleben der Beziehung zu signifikanten Objekten. Auch die therapeutische Beziehung wird unterschiedlich erlebt, sowohl von den Patientinnen als auch von den Therapeuten. In der Erfolgszufriedenheit fand sich hingegen kein Unterschied zwischen den beiden Clustern. Die Therapeuten passten ihr mimisch-affektives Verhalten den clusterspezifischen Beziehungsangeboten an. Schließlich kann aus den sehr unterschiedlichen korrelativen Zusammenhängen zwischen Mimik und Erfolgszufriedenheit innerhalb der beiden Cluster geschlossen werden, dass unterschiedliche Beziehungsangebote unterschiedliche interaktive »Antworten« der Therapeuten erfordern, um einen fruchtbaren Veränderungsprozess zu ermöglichen.

Funktion der negativen Affektausdrücke der Therapeuten

Eine weitere Differenzierung der Funktion mimischer Affektausdrücke, insbesondere auch der negativen, ergibt sich durch die Untersuchung der simultanen Kontexte Blickverhalten, Sprecherrolle und Sprachinhalt. Diese Kontexte der mimischen Affektausdrücke von Therapeuten wurden von Benecke (2002) untersucht. Es ließ sich zeigen, dass sich erfolgreiche von weniger erfolgreichen Therapeuten darin unterscheiden, in welchem sprachinhaltlichen Kontext ihre negativen mimischen Affektausdrücke (Ärger, Verachtung, Ekel) eingebettet sind. Aus der kontextuellen Einbettung der negativen Affektausdrücke wurde ein Interaktionsgewicht ermittelt (je höher das Interaktionsgewicht, um so mehr ist der jeweilige Affektausdruck direkt auf den Patienten gerichtet); erfolgreiche Therapeuten zeigten nicht weniger negative Affektausdrücke als die wenig erfolgreichen, ihre negativen Affekte hatten aber ein signifikant geringeres Interaktionsgewicht. Die deutlichsten Unterschiede zwischen wenig erfolgreichen und erfolgreichen Therapeuten fanden sich darin, über welche Personen sie sprachen, während sie mimisch Ärger, Ekel oder Verachtung zeigen. Es ließen sich deutliche Hinweise dafür finden, dass die negativen Affekte der erfolgreichen Therapeuten zu einem Großteil objektbezogene Funktion haben – sie waren signifikant häufiger als erwartet an das Sprechen über andere Personen gebunden. In einer Einzelfallstudie (Benecke & Krause 2001) konnte gezeigt werden, dass sich die negativen Affektausdrücke des Patienten im Laufe der Behandlung ebenfalls mit dem Sprechen über spezifische Objekte verkoppelt. Die Ergebnisse wurden so interpretiert, dass durch die objektbezogenen Affektmimiken der Therapeuten deren affektive Haltung gegenüber den Bezugspersonen ihrer Patienten sichtbar wird und sich die Patienten wiederum mit dieser Haltung identifizieren können. Es kann eine (Neu-) Verknüpfung von inneren Repräsentanzen und Affekten geschehen, die den Patienten ermöglicht, sich aus ihren dominanten, maladaptiven intrapsychischen und interpersonellen Mustern zumindest ansatzweise zu lösen und ihnen neue Wege der affektiven Beziehungsgestaltung eröffnet.

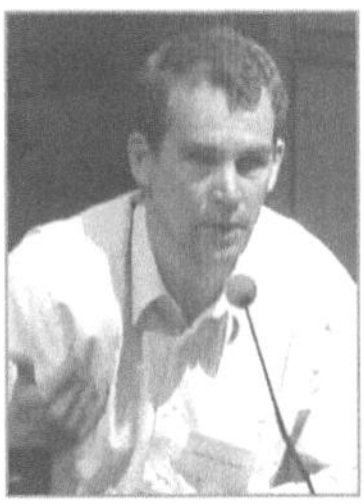

Cord Benecke, Dr. phil. Dipl.-Psych., Psychologischer Psychotherapeut, Psychoanalytiker (DPG). Universitätsassistent am Institut für Psychologie der Universität Innsbruck, langjähriger wissenschaftlicher Mitarbeiter an der Abteilung Klinische Psychologie der Universität des Saarlandes unter Leitung von Prof. Rainer Krause.

Adresse: A-6020 Innsbruck, Universität Innsbruck,
Institut für Psychologie, Innrain 52
E-mail: Cord.Benecke@uibk.ac.at

Therapeutische Einschätzungen nonverbaler familiärer Interaktionen mit kleinen Kindern[1]

Elisabeth Fivaz-Depeursinge

In diesem Beitrag versuche ich zu zeigen, wie wir das Wissen aus unseren langjährigen Beobachtungen familiärer Interaktionen nutzen, um therapeutisch zu intervenieren. Wir haben über die Jahre einen eigenen Ansatz entwickelt – die »LTP«-Situation, bei der es darum geht, eine triadische Situation in vier Sequenzen zu zerlegen: in drei diadische (Mutter + Kind, Vater + Kind, Vater + Mutter) und ein »Spiel-zu-dritt«.

Die Beiträge von Streeck, Bänninger-Huber und Benecke zeigen eindrucksvoll, wie wichtig nonverbale Kommunikation in der therapeutischen Interaktion ist. Hinzufügen möchte ich, dass viele Forscher darüber übereinstimmen würden, dass etwa 90% der Information, die Menschen innerhalb von Beziehungen austauschen, den Weg impliziter Kommunikation geht. Das heißt, der Anteil der verbalen Kommunikation beträgt nur 10%. Es ist also von Vorteil, in der Therapie mit bzw. an der nonverbalen Kommunikation arbeiten zu können!

Zunächst möchte ich eine kurze Einführung geben, wie wir interaktionelle Situationen mit Familien herstellen und welcher Art unsere therapeutischen Prinzipien sind. Ich werde dabei die triadische Interaktion fokussieren. Unser Ansatz beruht auf systemischen Blickwinkeln der Interaktion, und unsere Überzeugung besteht darin, dass therapeutische Situationen eng verbunden sind mit Einschätzungen von Situationen. Zugespitzt formuliert heißt das:

---

[1] Vgl. dazu auch frühere Artikel der Autorin, die in den Tagungsbänden der Symposia 1998 und 2002 sowie in der Zeitschrift »Psychoanalyse und Körper« (2003) publiziert wurden (siehe Lit. Verzeichnis). Im Rahmen dieser Arbeiten wurde die »LTP«-Situation ausführlich dargestellt, sodass wir im Rahmen dieses Beitrags darauf verzichten können. Die jeweilige Spielsituation wird den altersspezifischen Fähigkeiten des Kindes angepasst. Beispielsweise sind es in der »interaktiven Domäne« des Empfindens von sich selbst und des Anderen (vgl. dazu D. Stern 1999) Imitationsspiele, wie das Herausstrecken der Zunge, die die LTP-Situation konstituieren. In der »narrativen Domäne« unterstützen die Eltern das Kind z. B. beim Erzählen einer Geschichte. Darüber hinaus entwickelte die Autorin auch eine pränatale LTP-Situation, mit dem Ziel, die familiäre Interaktion mit dem Fötus in utero darzustellen. Die Übersetzung des Vortrags von Fr. Fivaz-Depeursinge erfolgte mangels eines geschriebenen Manuskripts zum Zwecke der besseren Lesbarkeit in relativ freier Art und Weise.

Wenn wir eine Einschätzung treffen, dann intervenieren wir. Es gibt keine Möglichkeit, das eine vom anderen zu trennen.

Wir versuchen also, Einschätzungen vorzunehmen, die therapeutisch nützlich sind. Es ist also wichtig darauf zu achten, was wir tun, wenn wir eine Einschätzung vornehmen und auch, wie wir es tun.

Wenn wir also mit Triaden arbeiten – mit Müttern, Vätern und Babys – dann versuchen wir einzuschätzen, wie sie als Gruppe, als Einheit zusammenarbeiten. Wir nennen dies dann »Allianz«, in Analogie zur therapeutischen Allianz, zum Arbeitsbündnis. In unserem Zusammenhang sprechen wir von »familiärer Allianz«.

Wir nutzen unterschiedliche Situationen und fokussieren uns dabei auf die intersubjektive Kommunikation. Es geht uns also nicht nur darum eine Familie zu beobachten, sondern auch darum zu erfahren, wie die einzelnen Familienmitglieder das gemeinsame Miteinander erleben.

In unserem therapeutischen Ansatz sind familiäre Ressourcen entscheidend – mehr als das Konflikthafte. Denn wenn man vorhandene Ressourcen nicht aufgreift und unterstützt, kann man auch nicht an Problemen arbeiten. Zuerst muss man darauf achten und herausarbeiten, was gut und richtig gemacht wird, und erst, wenn man die Fähigkeiten bestätigt, wird die Familie sich öffnen und ihre Probleme sichtbar machen. Dies ist oft schwierig für Kliniker, die darin trainiert sind, Konflikte und Probleme in Menschen aufzuspüren. Es ist ein entscheidender Teil unseres eigenen Trainingsprogramms, Ressourcen und Fähigkeiten erkennen und bestätigen zu lernen.

Wichtig ist auch, dass man von diadischen Funktionen auf triadische nicht einfach schließen kann und ebenso wenig umgekehrt. Es gibt also Familien, die zwar als Triade nicht gut funktionieren, als einzelne Diaden aber sehr wohl; und die umgekehrte Möglichkeit gibt es auch. Das gleiche gilt für einzelne Individuen.

In unserem Ansatz verwenden wir systematisch Video-Feed-Back, d. h. wir zeigen den Familien immer die aufgenommenen Videos bzw. Teile davon. Wir wollen den Familien auf diese Weise etwas zurückgeben, was sie uns gegeben haben. Wir schauen uns die Videos gemeinsam mit ihnen an. Das heißt nicht, dass wir all unsere Beobachtungen mitteilen; wir möchten zunächst sehen, was die Familien sehen, und von dieser Position heraus beginnen wir therapeutisch zu arbeiten.

Manchmal, wie bei Familien mit depressiven oder psychotischen Mitgliedern, ist das Video-Feed-Back nicht besonders produktiv. Das Problem ist dann z. B., dass das kranke Familienmitglied die Videosequenzen gar nicht wirklich verfolgt. Dann haben wir andere Wege zu finden – und darauf möchte ich eingehen.

Vor 25 Jahren arbeitete ich mit einer Familie, die mich wiederholt bat, Still- und Fütterungssituationen auf Video aufzunehmen, weil sie dies hilfreich fand – die Mutter, eine Borderline-Patientin, ebenso wie der Vater.[2] Auf dem Video war deutlich zu sehen, dass sich das Baby während des gesamten Stillaktes überhaupt nicht in emotionalem Kontakt mit seiner Mutter befand. Es war auf emotionaler Ebene völlig einsam – und seine Mutter ebenso! Sie verhielt sich während des Stillens komplett starr und war unfähig, auf ihr Kind einzugehen und mit ihm in emotionalen Kontakt zu treten.

In dieser Situation hatte ich als Beobachterin der Stillszene den Eindruck, dass der Vorgang insgesamt unproduktiv war. Nichts veränderte sich. Es war von außen fürchterlich, Mutter und Baby in dieser Kontaktlosigkeit zuzuschauen. Ich entschloss mich daher intuitiv, mich neben sie auf den Boden zu setzen. Ich weiß nicht mehr, was ich damals gedacht habe – ich habe etwas getan, was man »intuitives beelterndes Verhalten« nennt.[3] Da ich sie gut kannte, fiel mir die folgende Intervention leicht. Ich legte meinen Arm um ihre Schulter und begann sie ein klein wenig zu bewegen, zu wiegen. Da nun die Mutter durch mein Wiegen in Bewegung kam, übertrug sich dieses Wiegen auch auf das Baby. Was dann geschah, was sehr interessant: schrittweise veränderte die Mutter ihre Körperhaltung und auch die Art und Weise, wie sie das Baby in ihren Händen hielt.

Hatte sie bis dahin ihr Baby in einer Weise in den Armen gehalten, dass dieses gar nicht in visuellen Kontakt mit ihr treten konnte, so änderte sie nun die Baby-Halte-Position auf eine Weise, die es dem Baby überhaupt erst ermöglichte, in Kontakt mit der Mutter zu treten. Erstaunlicherweise entschied sich das Baby kurz darauf, seine Mutter anzusehen. Dies hatte zur Folge, dass die Mutter ein anderes Gefühl zu ihrem Baby entwickelte und es nun ihrerseits anders ansah als bisher. Gleich darauf begann sie zu ihrem Baby zu sprechen.

Die Patientin, damals schon sehr therapieerfahren, unterbrach nun die Interaktion und wollte mich in Gespräche verwickeln – sie wusste, wie man Therapeuten in eine Falle locken konnte. Ich meinerseits blieb dabei, mich ganz auf die Interaktion zu konzentrieren und der Versuchung zu widerstehen, mit ihr zu sprechen. Ich ließ mich nur auf kurze »small talks« ein, ohne über Wichtiges zu sprechen.

Ich erinnere mich an meine körperliche Wahrnehmung, als ich meinen Arm um ihre Schulter legte: Die Patientin war größer als ich, und sie war schwer. Anfangs spürte ich auf der körperlichen Ebene einen Widerstand, als ich sie versuchte zu bewegen. Ich ging völlig intuitiv vor. Da die auf Video aufgenommene Szene im Krankenhaus stattfand (die Mutter war mit ihrem Baby hospitalisiert), war auch eine Krankenschwester im Raum, mit der ich

---

[2] Die nun beschriebene Interaktion ist keine LTP-Situation.

[3] Orig.: Intuitiv parenting behaviour

ebenfalls in Kontakt zu bleiben versuchte. Ich wusste eine Weile nicht recht, wie ich weitermachen sollte. Dann unternahm ich einen weiteren Versuch, die Mutter sachte zu bewegen und nun war sie fähig, sich auf dieses Angebot einzulassen, mit dem oben bereits beschriebenen Effekt, dass sie ihr Baby nun auf neue Weise halten konnte.

Nochmals: Meine Intervention fand auf komplett impliziter Ebene statt – sie war aber ein Ausgangspunkt dafür, uns Fragen über Interventionen dieser Art ganz generell zu stellen. Als ich die Mutter wieder verließ und mich ein wenig abseits von ihr hinsetzte, war verblüffend, dass das alte Muster der Kontaktlosigkeit zwischen ihrem Baby und ihr sofort wiederkehrte: sie hatte ihre alte Körperhaltung wieder eingenommen, in der es dem Baby gar nicht möglich war, sie anzusehen. Die Berührungs-Intervention schien also der Mutter die Fähigkeit zu vermitteln, sich überhaupt als Mutter zu fühlen, was die Möglichkeit beinhaltet, Signale ihres Kindes zu empfangen und auf sie zu antworten. Mittlerweile haben viele Elternpaare die Erfahrung gemacht, dass es in einem therapeutischen Rahmen leichter für sie möglich ist, bessere Eltern zu sein, und dass sie die therapeutische Begleitung daher wollen. Erst wenn die Eltern diese Erfahrung gemacht haben, akzeptieren sie ein therapeutisches Angebot.

Wir beschäftigen uns mit dem Grad der Integrierbarkeit therapeutischer Veränderung in Familiensystemen. Oft ist diese Integrierbarkeit nahezu null. Im oben beschriebenen Fall habe ich die Familie des öfteren zu Hause besucht, um ihr dabei zu helfen, ihren Job als Mutter allmählich besser zu machen. Das war bei dieser Familie (in der es später auch ein zweites Kind gab) in kleinen Schritten tatsächlich gelungen, wie ich vierzehn Jahre später in Erfahrung bringen konnte – obwohl die Videoaufnahmen an sich gar nicht produktiv gewesen waren.

Man kann natürlich in einem solchen Setting keine radikalen Veränderungen bewirken. Dennoch kann man den Eltern ein wenig dabei helfen, bessere Eltern zu werden. In vielen Fällen kann man sich dabei des Videos in produktiver Weise bedienen.

In unser Institut kommen Eltern mit der Frage nach einer Indikation für psychotherapeutische Begleitung und wohin sie sich wenden können, sog. Systemkonsultationen.[4] Teilweise befinden sich die Eltern, oder ein Teil von ihnen, bereits in Psychotherapie und die Anfrage geht vom Psychotherapeuten selbst aus, der uns als zusätzliche Möglichkeit der Hilfestellung für die Eltern einbringt. Manches Mal kommen die Therapeuten selbst zu uns. Innerhalb von ein oder zwei Stunden versuchen wir, gemeinsam eine Antwort zu finden, mit der die Betreffenden weitermachen können.

---

[4] Orig.: Systems consultation

Im folgenden möchte ich einen solchen Fall mit einem sechs Jahre alten Kind schildern. Der Therapeut war in der Therapie mit dem Elternpaar damit konfrontiert worden, dass das Kind der Eltern tyrannisch und kaum beherrschbar sei. Die beiden Eltern waren extrem klug, und ich war beinahe ängstlich, die Familie zu sehen, zumal die Eltern auch einiges über Psychotherapie wussten. Nach einer Aufwärmphase bat ich sie, mit mir in die vier Stationen des LTP-Spiels einzusteigen. Aufgabe war es, ihrem Kind eine Geschichte zu erzählen – eine Geschichte, die sie schon einmal erzählt hatten, und dabei durch alle vier Stationen zu gehen, d. h. zuerst Mutter und Kind, dann Vater und Kind, dann alle drei gemeinsam und schließlich die beiden Eltern mit dem Kind als Beobachter.

Der Inhalt der Geschichte, die sie dem Kind erzählten, war ausgesprochen sophistisch. Das Kind war ausgesprochen klug und verhielt sich mit seinen sechs Jahren bereits wie ein achtjähriges Kind. Es zeigte ausgeprägtes Interesse für alles Mögliche. Gegen den Inhalt der Geschichte war überhaupt nichts einzuwenden; aber *wie* die Eltern ihrem Kind die Geschichte darbrachten, das war schon auffällig.

Schon im ersten Schritt, in dem sich die Mutter an das Kind wenden sollte und dem Vater der Part des Beobachters zukam, war auf Video sichtbar, dass völlig unklar war, wer mit wem interagierte. Der Vater, der eigentlich nur beobachten sollte, war mitten drin in der Interaktion. Es wurde rasch deutlich, dass hier eine problematische Konfiguration vorlag. Wir wissen nämlich, wenn die dritte Person unfähig ist, sich aus dem Dialog (bzw. Trialog) herauszuhalten, ist dies typisch für bestimmte Schwierigkeiten in der Interaktion.

Da der Vater sich nicht heraushalten konnte, fühlte sich die Mutter in ihrer interaktiven Rolle abgewertet – d. h. als sie es war, die ihrem Kind die Geschichte erzählen sollte. In der zweiten Sequenz, als der Vater an der Reihe war, seinem Kind die Geschichte zu erzählen, war der Vater sehr engagiert, während die Mutter sich manchmal heraushielt, manchmal sich aber auch einmischte. Wieder war unklar, wer eigentlich der aktive Teil war. Das ist aber in einer Familie wichtig, dass klar ist: wer tut was. In dieser Familie war dies ein Teil des Problems; die Eltern konnten die ihnen zugewiesenen Rollen nicht beibehalten, sodass unklar war, wer was tat.

In der Situation zu dritt schien die Mutter meist aus dem Trialog in der Tat vollkommen ausgeschlossen zu sein, nur manchmal konnte sie sich einbringen. Sie schien durch die vorgegebene Situation überfordert zu sein. Sie fand einfach keine Möglichkeit, sich in adäquater Form Platz zu verschaffen. Interessant war, was geschah, als die Eltern miteinander sprachen und dem Kind die Rolle des Beobachters der elterlichen Interaktion zufiel. Es verließ den Stuhl und verführte den Vater, mit ihm weiterzusprechen. Der Vater versuchte sein Kind zu motivieren, für eine Weile allein zu spielen. Während er dies tat, ließ er seine Frau komplett allein und gab somit die ihm zugewiesene Rolle auf, bis er schließlich komplett mit seinem Kind engagiert war. Die mimischen Signale der Mutter waren eindeutig: sie fühle sich ganz ausgeschlossen. Einmal versuchte sie sich einzuschalten und sagte (zum Vater): »Lass ihn doch sein eigenes Ding machen! Du sollst doch mit mir reden!« Aber das brachte nichts – die Situation veränderte sich nicht.

Wir haben dann auf eine Weise interveniert, wie wir es nur in sehr speziellen Situationen tun – eben mit sehr sophistischen Familien. Zunächst bedankte ich mich bei der Familie für ihr Engagement, und dann trat ich hinter den Vater und drehte ihn an den Schultern hin zu seiner Frau. Auf diese Weise sagte ich ihm implizit, ohne es auszusprechen: »Das ist die Richtung, die jetzt für Dich wichtig ist – deine Frau!« Dann trat ich hinter die Mutter, fasste sie an den Schultern, drehte sie in Richtung ihres Mannes und hielt sie in dieser Position für eine Weile fest – stabilisierte also diese Richtung. Das Kind beobachtete gespannt die gesamte Szene, ohne ein Wort zu sagen. Nun forderte ich die Eltern auf, miteinander zu sprechen. Dabei wusste ich, wie schwer es dem Vater fiel, diese Position beizubehalten. Daher ging ich von der Mutter wieder weg und nahm neben ihm Platz, um ihn in seiner Position festzuhalten.

Der Vater war schlau. Er drehte sich nun vom Kind weg und sagte: »Ja keinen Krieg mit dem Kind beginnen!« Darauf die Mutter: »Der Krieg ist hier – zwischen uns!« Und das Kind sagte: »Der Krieg ist überall!«

In wenigen Worten und Gesten waren wir also in der Lage, die gesamte Situation zu verstehen. Das Muster war nun völlig klar. Eine Weile sprachen sie weiter, und die Mutter drückte gegenüber ihrem Mann ihren Ärger aus. Nach einiger Zeit unterbrach ich ihr Gespräch und bat sie, mit mir gemeinsam in der nächsten Stunde das Video anzusehen. Dies war ein Teil des Kontrakts zwischen uns.

Als sie drei Wochen später zur nächsten Stunde wiederkamen (ohne Kind, aber mit ihrem Therapeuten), sagten die Eltern, wie befremdlich die letzte Stunde für sie gewesen sei – ihrem Kind sei es aber mittlerweile viel besser gegangen! Er schlafe nun ganz allein, und ganz allgemein sei er ausgeglichener. Anscheinend hatten wir etwas Wichtiges verstanden. Nun sahen wir uns das Video miteinander an. Wichtig war, dass wir nicht zuließen, dass sie in ihre sophistischen Gespräche hineingingen und sich darin verbreiteten; wir blieben dabei zu fragen, was sie erlebten und wie sie sich fühlten. Das war ein wichtiger Schritt.

Als sie sechs Monate später zu einem Kontrolltermin wieder erschienen, erzählten sie, dass es dem Kind mittlerweile besser ging. Es hatte die Schule gewechselt, es hatte nun Freunde, hatte sogar eine Freundin, und alles schien bestens. Wir ließen die Familie wissen, dass wir nötigenfalls weiterhin für sie da wären, falls ein weiteres Problem auftauchen sollte.

Dieses Beispiel ist kein Einzelfall, sondern zeigt, dass wir mit einfachen, nonverbalen Mitteln manches Mal eine ganze Menge erreichen können.

Nun eine andere Familie. Mit ihr arbeiteten wir länger als zwei Sitzungen. Einer der beiden Eltern war manisch-depressiv. Die beiden wollten in unser Forschungsprogramm integriert werden – nicht weil sie Probleme hatten, sondern weil sie interessiert an unserem Programm waren. Das Kind war damals drei Monate alt.

Die Ressourcen dieser Familie bestanden darin, dass die Mutter mit dem Kind gut spielen konnte, wenn sich der Vater in der Beobachterrolle befand. Sichtbar war, dass der Vater emotionalen Anteil nahm an dem, was Mutter und Kind miteinander taten. Das Kind drehte sich dann auch zu ihm und zeigte ihm sozusagen, was es mit der Mutter erlebt hatte (auf nonverbale Weise durch mimisch-gestische Übermittlung des positiven Affektzustandes), um sich dann zu ihr zurückzuwenden. Man hatte in dieser Sequenz wirklich den Eindruck, dass hier drei Personen miteinander harmonierten.

Im Spiel des Vaters mit dem Kind tendierte dieser dazu, das Kind überzustimulieren. Die Mutter versuchte ihm aus der Rolle der Beobachterin zu signalisieren, dass all dies ein wenig zu viel sei für das Kind, doch er ignorierte ihre Signale. Als sich das Kind dann der Mutter zuwendete, um ihr seine Erfahrung mit dem Vater zu signalisieren, war die Mutter nicht in der Lage, die Erfahrung des Kindes mit dem Vater positiv zu validieren. Sie ignorierte das Kind. Daraufhin versuchte das Kind, die Mutter wieder und wieder emotional zu erreichen. Das Muster verstärkte sich gewissermaßen.

Wichtig war die Situation des Zusammenseins zu dritt. Hier war ein äußerst gutes Zusammenspiel sichtbar. Alles funktionierte wunderbar. Als die Eltern in der letzten Sequenz miteinander sprachen und das Kind in der Beobachterrolle war, war sichtbar, dass sich die Eltern in einen gemeinsamen Dialog einlassen konnten. Aber das Kind war nicht in der Lage, seine Rolle beizubehalten. Es war extrem aufgeregt. Die Eltern ignorierten das Kind nicht, waren empathisch für seinen Zustand, ohne jedoch die zugewiesenen Rollen aufzugeben, sodass das Kind schließlich zu brüllen begann.

Als wir die Familie mit neun Monaten wiedersahen, hatte sich dieses Muster noch zugespitzt. Der Vater wirkte in seiner Überstimulierung des Kindes noch ausgeprägter als zuvor, die Mutter schloss sich noch mehr aus als zuvor, und das Kind brüllte fürchterlich – es war furchtbar. Ihr Sich-Ausschließen ging so weit, dass sie mit dem Kind kaum selbst körperlichen Kontakt aufnahm.

Mit drei Monaten war die Situation dramatisch gewesen. Nun haben wir die Familie wieder gesehen, als das Kind bereits vier Jahre alt war. Das Muster bestand weiterhin, hatte sich weiter verstärkt. Die Mutter wendet sich zunehmend ab, wenn Vater und Tochter interagieren. Interessant ist in diesem

Zusammenhang, dass das Muster bereits bestanden hatte, als die Mutter mit ihrem Kind schwanger gewesen war!

Wir wissen mittlerweile, dass Väter über die gleichen intuitiven Beelterungs-Fähigkeiten verfügen wie Mütter. In der hier vorgestellten Familie verhielt sich der Vater ausgesprochen »mütterlich«, und die Mutter war in der Lage, dieses väterliche Engagement zu genießen. Ich versuche nun, meine Probe-Intervention[5] zu schildern. Wiederum bestätigte ich zuerst die Ressourcen der Familie und bedankte mich für ihr Engagement. Dann begann ich mit beiden Eltern über die Situation zu sprechen. Als nächstes wandte ich mich an die Mutter, indem ich ihr meinen Eindruck mitteilte, dass sie zwar das väterliche Engagement sehr genoss, ihr Baby aber selbst körperlich kaum gehalten hatte. Darauf hin begann sie ihr Baby in die Arme zu nehmen und mir zu erzählen, was sie an Babys mochte. Sie erzählte mir, wie gern sie die Finger und Hände von Babys betrachtete. Eine lange Zeit sprachen wir darüber. Ich erhoffte mir dadurch, einen positiven Einfluss auf ihr Muster auszuüben und vor allem auch das Arbeitsbündnis zu stärken.

Diese Eltern hatten große Angst davor, ein Kind zu haben, aber sie wollten es nicht zugeben. Es brauchte viele Monate, um darüber ins Gespräch kommen zu können. Am Ende des Forschungsprogramms, nach zwei Jahren, sagten sie: Wir möchten uns am Programm nicht weiter beteiligen, werden aber in zwei Jahren wieder vorbeischauen. Die therapeutischen Ergebnisse mit dieser Familie waren in der Tat eher bescheiden – zwar gut genug, aber nicht beeindruckend. Die Muster hatten sich nur ein wenig gelockert.

Nochmals möchte ich hervorheben, dass wir nonverbale Interventionen in der hier vorgestellten Art und Weise nicht systematisch vornehmen, aber hin und wieder doch. Wenn, dann tun wir das intuitiv, d. h. auf dem Wege impliziter Kommunikation. Oft handelt sich dabei um Berührungen, aber auch auf stimmlich-akustischem Weg intervenieren wir – alle Interventionen dieser Art sind Formen eines »Holdings«. Wir glauben, dass es sich dabei um »Moments of meeting« handelt, wie Daniel Stern und die Bostoner Forschergruppe sie beschreiben. Oft werden solche Momente von der Familie als besonders starke Eindrücke erlebt; selten werden sie verbalisiert, aber viele Familien entscheiden sich gerade aufgrund solcher Momente für eine Psychotherapie. Sie sagen uns dann: Wir haben das Gefühl, dass wir bessere Eltern sein können, wenn wir mit euch zusammen sind.

Aus dem Englischen von Peter Geißler

---

[5] Orig.: Trial intervention

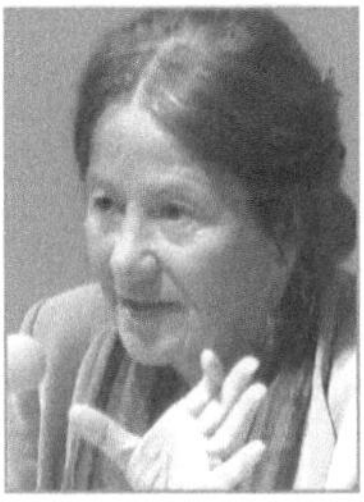

Elisabeth Fivaz-Depeursinge, Doz. Dr. phil., Psychologin, Psychoanalytikerin, Familientherapeutin, Verhaltensforscherin. Director of Research in the Center of Family Studies.

Adresse: CH-1008 Prilly, Centre d'Etude de la Familie, Site de Cery
E-mail: Elisabeth.Fivaz@inst.hospvd.ch

Analytische Körperpsychotherapie und Mikroperspektive

Tilmann Moser

Die Mikroperspektive ist eine der großen Herausforderungen unserer Disziplin. Ihre Fortschritte, vor allem im Bereich des Einsatzes von Video-Technik, sind enorm, und die Frage gilt: Wie lassen sich ihre Ergebnisse in die alltägliche Behandlungspraxis integrieren.

Welche Chancen der Wahrnehmung therapeutisch relevanter Mikrovorgänge hat der normale, tiefenpsychologisch orientierte Körperpsychotherapeut, wenn ihm in der Behandlungsstunde die modernen technischen Mittel nicht zur Verfügung stehen, die uns so viel Einblick in die Feinstruktur der Interaktion verschafft haben?

Zunächst sieht es düster aus, weil unsere Wahrnehmungsfähigkeit angesichts des Tempos psychosomatischer interaktiver Vorgänge uns oft genug im Stich lässt. Wir sollten uns aber durch ein neues, durch die Videomikroanalyse nahegelegtes Ideal, nicht entmutigen lassen. Wir können aus den Mikro-Aufnahmen zwar viel Information und Bildung beziehen und unsere Wahrnehmungsfähigkeit schulen, aber in den Behandlungsstunden selbst sind wir wieder allein und müssen uns auf unser individuelles funktionsfähiges Instrumentarium verlassen.

Trotzdem möchte ich versuchen herauszufinden, wo in den verschiedenen Formen der Aufnahme und Verarbeitung von Mikro-Information vorsichtige Fortschritte der Behandlungstechnik denkbar wären. Es ist offensichtlich, dass jeder Therapeut ohnehin angewiesen ist auf seine ganz persönliche Struktur, seine Schulung, seine Erfahrung und die Schwerpunkte seiner Wahrnehmungs-Kompetenz. Aber er sollte immer fähiger werden, sich multimodal zu orientieren. Das bedeutet auch, dass er in der Lage sein sollte, die Ebenen und die Formen der Aufmerksamkeit zu wechseln. Vereinfacht gesagt, um nur die wichtigsten Formen der möglichen Wahrnehmung zu nennen, könnte er mikroanalytisch zu beobachten lernen. Aber was heißt das? Die unterschiedlichen Kanäle erlauben oder erzwingen unterschiedliche Geschwindigkeiten der Perzeption, zum Beispiel die Beachtung der Übertragung und der Gegenübertragung; falls wir den Patienten auf der Couch abgelagert haben: Veränderungen in der Atmung, kleine Bewegungen, die Veränderungen der Stimme, die Pausen, und unsere eigenen seelischen und somatischen Erregungen. Falls wir den Patienten sehen: die Haltung mit ihren Veränderungen, die reichen Variationen des Blicks, das sichtbare Atmen, Bewegungen, Veränderungen der Mimik, der Haltung, und ähnliches mehr.

In den ersten Jahren meiner Tätigkeit als klassischer Analytiker war ich, im Einklang mit den Supervisoren, ganz konzentriert auf den Fluss der Worte und Sätze und ihrem manifesten sowie dem unbewussten Inhalt. Ich hörte zwar manchmal den Atem, nahm feine Bewegungen wahr, lauschte neben dem Inhalt auch auf den Ton der Melodie, aber all dies war sozusagen Begleitmusik, doch nicht die bedeutsame Sprache des Unbewussten, obwohl schon bei der Atmosphäre und den Gesten der Begrüßung so viel hätte aufgenommen werden können. Im Zentrum stand der TEXT, und die in ihm verborgene Bedeutung. Und noch immer hat Textanalyse eine hervorragende Bedeutung in der Psychoanalyse.

Mit dem Wahrnehmungstempo gab es keine Probleme, die Mikroprozesse blieben eher außen vor, und Übertragung und Gegenübertragung glichen in ihrem Ablauf behäbigen langen Wellen, die manchmal für Tage oder Wochen konstant bleiben konnten. Es herrschte die Annahme vor, dass die Seele eher in langsamen Zyklen fühlt, und bei gut strukturierten Neurosen kann man sich wohl auch auf die sich langsam selbst organisierende Übertragung und eine ebenso langsame Entwicklung der Gegenübertragung verlassen, weil die Introjekte sich Zeit nehmen, um, auch gegen Widerstände, zum Vorschein zu kommen.

Ganz anders bei Störungen, bei denen die Psyche einem wogenden und sich ständig verändernden Gewässer gleicht, zwar von einigen konstanten Entwicklungslinien getragen aber doch in jedem Moment wandelbar, und sei es nur durch die zahllosen möglichen Kränkungen, mit denen uns Bordeline-Patienten konfrontieren, oder mit den überraschenden emotionalen Veränderungen in der Stunde oder in den Intervallen. Es ist geradezu eine Erholungszeit, wenn ich einen gut strukturierten Neurotiker auf der Couch habe und ich mich den eher langwelligen Formen von Übertragung und Gegenübertragung überlassen kann. Mit einem Borderline-Patienten auf der Couch gerate ich viel eher in eine Art »Gegenübertragungssalat«, weil ich mit dem Tempo seiner und meiner inneren Vorgänge kaum mitkomme und auf der Couch nur wenige sichtbare Zeichen seiner inneren Vorgänge habe. Aber auch hier ist klar, dass auch die Konzentration auf Übertragung und Gegenübertragung eine Steigerung im Tempo meiner Wahrnehmungen der Mikroprozesse erlauben könnte. Allerdings muss eine Schulung für diese Prozesse im analytischen Standardverfahren wohl erst noch ausgearbeitet werden. Vorerst erscheint Gegenübertragungsanalyse und Mikroanalyse als ein Gegensatz. Es kommt allerdings darauf an, mit den verschiedenen sinnlichen Äußerungsmodi und unseren Wahrnehmungsmöglichkeiten mit verschiedenen Geschwindigkeiten zu rechnen: Einige Sekunden oder Minuten der ruhigen inneren Reflexion zur Dechiffrierung der Gegenübertragung könnte man schon als durchaus schnell bezeichnen,

während man bei der Analyse des unmittelbar auf den Therapeuten einwirkenden Augenscheins mit Bruchteilen von Sekunden rechnen würde. Auch die von Heisterkamp und Streeck untersuchten *enactments* werden meist sehr spontan mit den Augen aufgenommen, aber wie lang der Weg von der optischen Wahrnehmung zur psychodynamischen Analyse ist, hängt sehr von der Schulung des analytischen Körpertherapeuten ab. Es kann gut sein, dass seine Intuition oder seine Empathie die mikroanalytische Entschlüsselung der Situation viel später nachreicht, weil er sie erst einmal auf sich einwirken lassen muss. Es handelt sich dann um eine Mikroanalyse ex post. Bei ihr werden optische und atmosphärische Eindrücke einem Prozess des screenings unterworfen, bei dessen Wirksamkeit durchaus massive Widerstände im Therapeuten am Werk sein können, etwa bei Verachtung und Ekel. Nicht alles, was wir wahrnehmen, erreicht unsere analytische Kompetenzzentrale. Die Entdecker der interaktionellen Mikroprozesse hatten viel Zeit und die endlose Wiederholung der Bilder zur Verfügung, um ihre Wahrnehmung langsam zu schulen. Der Patient kann beschäftigt sein mit dem Bericht einer schweren Kränkung durch den Vater, sein Gestus mag dabei lebhaft wütend sein. Auf einmal, während er durchaus zornig weiterredet, kann die Stimme dünn und depressiv werden. In der Stimme äußert sich eine andere Übertragungsebene, die er am liebsten verbergen würde, und deshalb redet er weiter über die Kränkung durch den Vater. Aber es hat sich längst die Mutter im Vorfeld einer konturierten Übertragung breit gemacht, die ihn gegen die Härte des Vaters nicht geschützt hat. Die Mikroanalyse hat sogar darüber hinausreichende Aufgaben: sie müsste sogar an der Stimme entziffern können, wie sich der Kampf des Patienten gegen die verräterische Stimmveränderung bemerkbar macht. Sie könnte hilflos kämpferisch wirken, weil der Patient die drohende Depression beim Gedanken an die Unzuverlässigkeit der Mutter noch nicht zulassen will oder kann. Und es sind Minieinbrüche der Depression denkbar, die der Patient rasch zu verscheuchen versucht.
Viel deutlicher wäre das wohl abzulesen am Gesicht.

Ich selbst habe die Ausbildung bei Albert Pesso durchaus als eine Schule des Sehens erlebt. Sein immer wiederholter Satz: »Look what you see« war ein Anreiz, die oft widersprüchlichen Botschaften des Körpers genau zu beobachten und sie mit den verbalen Aussagen in einen Zusammenhang zu bringen. Er selbst nennt seine Vorgehensweise *microtracking*, also eine von Sekunde zu Sekunde beobachtende Haltung in Bezug auf die unzähligen Botschaften des Körpers, aus denen es auszuwählen gilt für eine Vertiefung der therapeutischen Interaktion.

Je mehr Informationen wir durch die Mikroanalyse auf den verschiedenen Sendekanälen erhalten, desto mehr müssen wir auswählen, um eine für uns stimmige Richtung beizubehalten. Viele Informationen wirken auch manchmal wie ein Störfeuer, ein andermal wie ein unbewusstes Korrekturangebot für eine Linie, die wichtiges Material, das auf dem Hauptkanal noch nicht verfügbar ist, einspeisen will. In einem fortgeschrittenen Zustand einer Therapie kann man sich ja auch mit dem Patienten darüber verständigen, welche Spur inmitten der vielen sichtbaren Spuren man mit ihm verfolgen will. Häufig genug gibt es »Wellensalat«, und die verschiedenen Anteile auf den verschiedenen Kanälen stehen sogar in einem rivalisierenden Wettstreit darüber, wem die Hauptaufmerksamkeit zuteil wird.

Jeder Therapeut verfügt über eine gewisse Bandbreite an Kompetenzen. Er muss sich entscheiden, wieviel neue Kompetenzen er in sein Repertoire aufnehmen will und kann. Denn neue Fähigkeiten erfordern eine Einübung, möglicherweise auch eine temporäre Vernachlässigung anderer Kanäle von Erkenntnis und Reaktionsbereitschaft.

Es ist anzunehmen, dass das Prinzip der Mikroanalyse oder der Mikroperspektive sich vom Gebrauch der Videotechnik ausweiten wird auf andere Kanäle der Informationsverarbeitung, diktiert von den Fortschritten der Technik und ihrer Handhabbarkeit in einer gewissen Praxisnähe. Vermutlich gibt es längst Studien, die die Variabilität der Stimme in kleinsten Zeiteinheiten festhalten können. Von dort zur Einspeisung in den therapeutischen Prozess dürfte es nur ein kleiner Schritt sein. Aber wenige Therapeuten werden die Veränderungen des Sprachklangs am Bildschirm verfolgen wollen. Dies geschieht wohl nur zu Forschungszwecken und zur Schulung von Therapeuten, die ihre akustischen diagnostischen Möglichkeiten erweitern wollen. Sehr viele Therapeuten arbeiten ohne Zweifel bereits mit ihrer akustischen Intuition und sind in der Lage, nicht nur Modulationen der Prosodie wahrzunehmen, sondern die Wahrnehmung auch aktiv in die Interaktion einzubringen.

Am schwierigsten erscheint mir als Analytiker und analytischer Körperpsychotherapeut die Mikroperspektive in der Wahrnehmung der Gegenübertragung. Ich halte mich für geschult im Umgang mit der Gegenübertragung, auch mit der Übertragung des Patienten und meiner eigenen auf ihn. Aber bisher hatte ich immer das Gefühl, ich hätte dabei genug Zeit, die ich zur Dechiffrierung und zur positiven Verwendung der Gegenübertragung brauche. Oft genug kann ein Gefühl entstehen, hinter den innerpsychischen Ereignissen herzuhinken, und es setzt dann gelegentlich ein auf mich selbst bezogener Tadel ein, dass ich die Gegenübertragung und ihre Wandlungen nicht früher erkannt habe. Besonders bei der projektiven Identifikation ist eine manchmal längere Phase des passiven Erleidens der vom Patienten ausgehenden Prozesse ja unvermeidlich und offensichtlich. Und trotzdem fasziniert mich der Gedanke, wie der Umgang mit diesen Vorgängen beschleunigt werden könnte. In den entsprechenden Gehirnarealen sind ja längst die entsprechenden Abläufe im Gang, nur muss ich gegenwärtig dort noch antichambrieren, bevor mir ein handlungsleitendes Ergebnis geschenkt wird. Genau genommen geht es um die Beschleunigung der analytischen Introspektion, und da sie in vielen Therapien, vor allem den tiefenpsychologischen, ein Königsweg zum Unbewussten ist, dürfte es nicht mehr all zu lang dauern, bis das Tempo dieser Prozesse bei der Produktion des psychischen Vorausmaterials für Deutungen, empathische Einfühlungsversuche oder aktiven Interventionen zum Forschungsthema wird. Vielleicht so unter der Überschrift der Mikroanalyse der analytischen Introspektion.

Die Parallelität der Erforschung sichtbarer Interaktionen und unsichtbarer Vorgänge im Therapeuten drängt sich geradezu auf, und es ist zu erwarten, dass beide Wege befruchtend aufeinander einwirken können.

Wenn ich mir vorstelle, wie neue Wege durch den Gebrauch von Mikroanalyse leichter begangen werden könnten, so taucht das Bild des gemeinsamen kollegialen Lernens auf, entweder am Bildschirm oder an der Audiokassette oder in der Selbsterfahrung in der Gruppe. Albert Pessos Schule des Sehens habe ich bereits erwähnt, seine Ermutigung zum Beobachten, zum genauen, und manchmal sogar zum zudringlichen Hinsehen auf Bewegungen, die der Patient oder Klient noch gar nicht wahrgenommen haben wollte. Aber der Körper oder die Stimme oder kleine *enactments* redeten schon eine eigene Sprache, während der Patient noch mit dem Exposé seiner Leiden und Verstrickungen beschäftigt war oder mit dem Versuch, auf uns einen möglichst günstigen oder möglichst unglücklichen Eindruck zu machen. Andere therapeutische Schulen haben andere Formen der Einübung des Sehens und Beobachtens, und auch dort finden sich Momente der Mikroperspektive. Denn wenn eine neue fruchtbare Perspektive erst einmal in der Welt ist, tendiert sie dazu sich auszubreiten und neue Felder der Anwendung zu suchen.

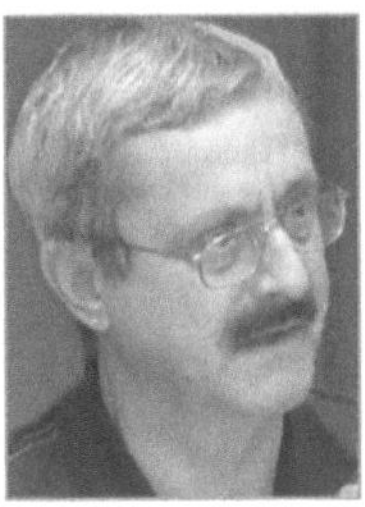

Tilmann Moser, Dr. phil., Psychoanalytiker und Körperpsychotherapeut, zahlreiche Publikationen zur analytischen Körperpsychotherapie, zwei Lehrvideos.

Adresse: D-79117 Freiburg, Aumattenweg 3
E-mail: Tilmann.Moser@gmx.de

Kapitel 2:

Praxeologische Folgerungen für die Makroperspektive

Diskussion

Peter Geißler

Die Diskussion fand im Anschluss an die Arbeitsgruppen nach den Vorträgen von U. Streeck, E. Bänninger-Huber, C. Benecke, E. Fivaz-Depeursinge und G. Downing statt.[1] In den Arbeitsgruppen stand die Zielsetzung im Mittelpunkt, wie denn die Videoforschung in die konkrete psychotherapeutische Arbeit in der Praxis integrierbar sei. Nach einem Bericht aus den fünf Arbeitsgruppen entspann sich eine lebhafte Diskussion, die hier aus Gründen der besseren Lesbarkeit nicht nach ihrem zeitlichen Duktus wiedergegeben wird, sondern schwerpunktmäßig gegliedert nach Hauptthemen, die in der Diskussion angesprochen wurden.

Schwerpunkt 1: PAMs und traps (vgl. Beitrag von E. Bänninger-Huber)

Es fiel nicht ganz leicht, die »PAMs« und »traps« in ein psychoanalytisches Bezugssystem einzuordnen. Beide scheinen sich auf eine Störung der Interaktion zu beziehen. In einer ersten Annäherung könnte man vermuten, dass sich PAMs auf eher gelungene innere Beziehungsmuster beziehen und daher nur zu passageren Störungen der Interaktion führen; sie lassen sich schließlich eher rasch beheben und lassen Veränderungen in der Interaktion zu. Hingegen beziehen sich traps möglicherweise mehr auf negative, spannungsvolle innere Muster, die sich nicht so leicht beheben lassen, sondern bestimmte Übertragungsmuster eher verstärken. Hier ist aber künftig noch einige Übersetzungsarbeit zwischen der forscherischen Perspektive einerseits und der psychoanalytisch-prozessorientierten Perspektive andererseits zu leisten.

---

[1] Neben den genannten Vortragenden nahmen noch folgende Personen an der Diskussion, die von W. Milch moderiert wurde, teil: G. Worm, J. Scharff, G. Heisterkamp, T. Moser sowie Kolleginnen und Kollegen aus dem Auditorium. Ebenfalls aus Gründen der guten Lesbarkeit und der Unmöglichkeit, die Diskussion genauso zu protokollieren, wie sie realiter abgelaufen ist, wurde darauf verzichtet wurde, einzelne Aussagen namentlich zu nennen. In die Zusammenfassung der Diskussion wurden auch einzelne ausgewählte Statements aus Diskussionen direkt im Anschluss an die Hauptvorträge aufgenommen.

Die Forschung belegt, dass sich alltägliche Interaktion von psychotherapeutischer wesentlich unterscheidet, und zwar hinsichtlich des therapeutischen Reagierens auf Angebote des Patienten (v. a. traps). Erst dadurch, dass der Therapeut auf traps *nicht* einsteigt, kann psychotherapeutisch relevantes Material bearbeitet werden – im Alltag würde dieses Nicht-Eingehen zu einer erheblichen Störung in der Interaktion führen.

PAMs sind relativ komplex; sie kommen z. B. in Interaktionen anorektischer Patientinnen mit ihren Müttern viel weniger vor als in normalen Alltagsinteraktionen oder in psychotherapeutischen Interaktionen mit neurotischen Patienten. Dieses Ausbleiben von PAMs ist atmosphärisch sehr deutlich spürbar.

Abstinenz wird aus interaktioneller Sicht anders definiert als im üblichen psychoanalytischen Sinn, nämlich als das Ausbleiben sowohl verbaler Kommentare als auch Lächelreaktionen *(Bänninger-Huber)*.

Traps sind »Störungen« in der Interaktion – und dennoch zugleich Entwicklungsimpulse! Aus einer entwicklungsorientierten Perspektive kann man sagen, dass sich Störungen inszenieren wollen, entweder um bewusstseinsfähig zu werden, oder um auf der Ebene der Selbstregulierung eine positive Antwort zu erfahren. Die Frage kann aufgeworfen werden, inwieweit dies nicht für das gesamte Übertragungsgeschehen gelten könnte.

Damit diese »Störung« in einer neuen Weise positiv erlebt werden kann, ist eine basale Erfahrung notwendig: Angeschaut-werden, Halt erfahren, Trost erfahren, Ermutigung erfahren; all dies sind basale Erfahrungen auf einer Handlungsebene, in einem »atmosphärischen« Bereich, der praxeologisch bisher zu wenig erschlossen ist. Ein anderer Aspekt betrifft das gesamte Setting – in Zusammenhang mit der Interaktionsregulierung. Eventuell müssen benötigen wir sogar neue Begriffe, um die gesamte therapeutische Situation, das gesamte therapeutische »Werk« in seiner regulierenden Kraft angemessen darstellen zu können. Warum ist ein solches therapeutisches »Werk« im einen Fall heilsam und im anderen Fall nicht? Das ist die entscheidende Frage. Wir schaffen ein Werk und versuchen es zusammenzuhalten, und dort wo es unterbrochen ist, versuchen wir, das Gesunde wieder herzustellen. Es geht dabei um eine Form der Zwischenmenschlichkeit und Intersubjektivität, wodurch neue Räume, neue Dimensionen des Erlebens eröffnet werden können – das schafft Spielräume zwischen Menschen, aber auch im Inneren des Patienten.

Schwerpunkt 2: Visuelle Spiegelung vs. körperliches Spürbewusstsein – Anmerkungen zur Gegenübertragungs-Kompetenz des Therapeuten

Über das Video kommen neue Informationen hinzu, und zwar teilweise andere Informationen als die, die man in der körpertherapeutischen Selbsterfahrung und Ausbildung sammelt. Ein Hauptunterschied scheint darin zu bestehen, dass sich die körpertherapeutische Selbsterfahrung mehr am Wahrnehmen und Spüren im Bereich der eigenen Körperlichkeit orientiert – Stichwort eigene Charakterstruktur. Dies heißt natürlich nicht, dass interaktionelle Erfahrungen ausgeschlossen wären. Aber eine gewisse Schwerpunktsetzung dürfte dennoch vorliegen, im Unterschied vielleicht zu der psychotherapeutischen Ausbildung, die den Schwerpunkt sehr auf das Wahrnehmen von Beziehungsvorgängen legt, und zwar über den fantasmatischen Kanal, vielleicht um den Preis des differenzierten Spürens der eigenen Körperlichkeit.[2]

Eine körpertherapeutische Kollegin formulierte folgende provokante These: Je mehr ich mich spüre, desto weniger habe ich das Video-Feedback nötig. Das heißt nicht, dass ich alles spüre, aber dennoch führt der fortschreitende Prozess im Bereich der Erweiterung der körperlichen Gegenübertragungs-Kompetenz dazu, immer mehr auf der Körperebene wahrzunehmen, und zwar auch qualitativ jene Körpersignale, die man in der Videoanalyse zu Gesicht bekommt.

Dieser körpertherapeutischen Überzeugung stellten Kolleginnen und Kollegen aus der Forschung und aus einem mehr psychoanalytischen Arbeitsbereich eine Gegenthese gegenüber. Es liege in der Natur der körperlichen Mikroprozesse, sich der Aufmerksamkeit und Bewusstwerdung zu entziehen, dies sei ja geradezu ihre Funktion! Beziehung könne effektiv genau dadurch reguliert werden, dass bestimmte körperlich-interaktionelle Prozesse eben *nicht* bewusst werden!

Hier scheint sich ein interessantes Spannungsfeld aufzutun, das noch wiederholter Diskussion bedarf. Denn zweifellos ist es ein Beitrag der Körperpsychotherapien, und ein wichtiger, das eigene Spüren zu fördern, d. h. auch sich jener körperlichen Prozesse bis zu einem gewissen Grad gewahr zu werden, die sich der bewussten Wahrnehmung laufend entziehen wollen. Dennoch scheinen diesem Bemühen sehr deutliche Grenzen gesetzt zu sein.

---

2 Jedenfalls könnte dies im klassischen Couch-Setting so sein. Es ist aber mittlerweile schwierig, diesbezüglich Verallgemeinerungen vorzunehmen, sowohl im Bereich der Psychoanalyse als auch der Körpertherapien, weil beide Seiten offensichtlich schon viel voneinander gelernt haben und das jeweilige Vorgehen oft ein »multimodales« ist.

Mit einem sechsten oder vielleicht sogar siebenten Sinn[3] spricht das Unbewusste des Patienten zum Unbewussten des Therapeuten und umgekehrt. Nie ist man so »geläutert«, als dass man diese »Sprache« auch nur annähernd auf eine bewusste Ebene heben könnte, denn: es sollen bestimmte Prozesse nicht gemerkt werden! Noch mehr: Sselbst unter Zuhilfenahme der Videotechnik und noch so ausgeklügelter ganzkörperlicher Kodierungen können wir nie alles, was sich an interaktionellen Prozessen zwischen Menschen vollzieht, wahrnehmen – wir stehen hier grundsätzlich vor Grenzen! Wir können dennoch immer wieder versuchen, den Raum des Wahrnehmbaren zu erweitern. Ein wichtiger Aspekt wäre im Bereich des Nonverbalen, akustische Qualitäten mehr als bislang auf wissenschaftlich fundierte Weise einzubeziehen.

Außerdem kann das Wissen um die eigene (auch körperlich »gegroundete«) Gegenübertragung trotzdem nicht sicher machen, denn: Wwas in der Interaktion passiert, ist etwas anderes, als was über die Sprache symbolisch transportiert und über den Körper symbolisch ausgedrückt wird. Das *eine* ist die Vermittlung bestimmter Botschaften (auch im Sinne einer Körper«sprache«) und das *andere* sind beziehungsregulatorische Prozesse (vgl. dazu den Beitrag von Streeck)!

Schwerpunkt 3: Das Video als Möglichkeit zum Aufzeigen von Ressourcen beim Patienten

Eine in der Diskussion vorgebrachte und von einem Kollegen mit guter Erfahrung erprobte angewendete Möglichkeit besteht darin, in verwirrten Therapiesituationen das Video (oder auch Audio-Cassetten) zu Hilfe zu nehmen und durch dadrurch gleichsam einen »Dritten« einzuführen – eine solche Möglichkeit erhöht in der Regel die Kompetenz des Patienten.

Dem Patienten in schwierigen Situationen das Band mitgeben ist also durchaus möglich – er, der Patient, ist dadurch nicht bloßgestellt (der Therapeut möglicherweise schon). Beim Betrachten des Bandes kann der Patient aber auch Aspekte bei sich selbst entdecken, die ihm helfen, das Wissen um eigene Anteile zu erweitern.

Denn im Video beobachtbare Affekte können sich entweder auf das eigene Selbst oder auf das Gegenüber beziehen; z. B. war bei einer Borderline-Patientin im Video direkt zu beobachten, wie sehr sie negative Affekte auf das

[3] Den Hinweis auf einen möglicherweise vorhandenen siebenten Sinn, weil die Bezeichnung »sechster Sinn« mittlerweile auf die Wahrnehmung elektromagnetischer Schwingungen begrenzt ist.

eigene Selbst richtete, d. h. wie groß ihre Selbstverachtung war. Gleichzeitig war für sie die Tendenz charakteristisch, inhaltliche und auch affektive Botschaften ihres Sinns zu berauben. Interessant war nun folgende Beobachtung: der Therapeut zeigte in *seiner* Mimik genau jene Verachtung, deren sich die Patientin zu entledigen versuchte. Diese Beobachtung führte zu folgender Hypothese: Der Therapeut versuchte anscheinend unbewusst, der Abwehr der Patientin (Affektabspaltung) entgegen zu wirken und ihr die affektiven Bedeutung mimisch gleichermaßen zurückzugeben, indem er in seiner Gesichtsmimik das entsprechende Display hinüber brachte, das eigentlich angezeigt gewesen wäre; d. h. er stellte das dar, was die Patientin an Affektäußerung eben *nicht* zeigte, aber – und das ist wichtig - im Modus einer Fiktion, einer symbolischen Option.!

Die interessante Frage aus einer ressourcenorientierten Perspektive ist nun, ob eine solche Patientin überhaupt in der Lage ist, dieses Display als symbolische Option zu verstehen, oder ob sie vielmehr den affektiven Ausdruck sofort 1:1 auf sich selbst bezieht, d. h. es so erlebt, wie wenn der Therapeut sie tatsächlich verachte! Wenn also von Ressourcen die Rede ist, dann wäre genau darauf zu achten, ob bzw. welche Patienten überhaupt die Möglichkeit haben, ressourcenorientierte Angebote des Therapeuten (dieser Art) anzunehmen und sie auch als Angebote zu verstehen, ohne sie ganz direkt auf sich selbst zu beziehen.[4]

Die Frage ist auch, um was für eine Fähigkeit es sich dabei handelt, die affektiven Reaktionen des Gegenübers als mitgehendes Spiegeln deuten zu können: handelt es sich dabei um eine kognitive Fähigkeit? Oder um eine affektive Kompetenz? Oder um »basales Verstehen« auf einer sensomotorischen Ebene? Liegen dieser Fähigkeit entsprechende Objektvorstellungen zugrunde (d. h. Menschen sind potentiell einfühlsam), und zwar im Sinne einer Vorstellung, oder auf einer basaleren Ebene, die an Vorstellung gar nicht gekoppelt ist?

---

[4] Dieser Punkt der Möglichkeit des Umgangs mit Ressourcen berührt die im Zuge der Traumadiskussion immer wieder diskutierte Frage, inwieweit ressourcenorientierte Angebote bei welchen Patientinnen und Patienten sinnvoll sind oder nicht, und ob sie nicht eigentlich illusionäre Vorstellungen fördern, weil man den Patienten etwas zu geben versucht, was sie aufgrund ihrer Struktur gar nicht integrieren können. In ähnlicher Weise verhält es sich mit »therapeutischen Feed-Back« im Sinne von Gegenübertragungs-Mitteilungen durch den Therapeuten. Nicht alle Patienten sind in der Lage, solche Mitteilungen in ihrer symbolischen Form zu verstehen, sondern erleben sie nur auf einer unmittelbaren Ebene, als 1:1-Mitteilung. Es wäre interessant, genau diesen Punkt mit Gestalttherapeuten zu diskutieren, die ihren Patienten z. T. sehr direkte Mitteilungen aus der therapeutischen Erlebensperspektive heraus geben.

Schwerpunkt 4: Die Bearbeitung von Videos in der Therapie als gemeinsamer Prozess

Bereits das gemeinsame Betrachten von Videos innerhalb des therapeutischen Prozesses kann eine sehr förderliche Funktion haben und »Schemata of being with«[5] oder sogar »Nom moments« nach D. Stern ermöglichen. Es ist eine ganz besondere Erfahrung, so etwas zu tun und zu erleben;, dafür sprechen teilweise jahrzehntelange Erfahrungen, die einige Kolleginnen und Kollegen einbringen konnten. Der Akt des gemeinsamen Anschauens installiert ein Hilfsmoment in der Therapie, das auch auf dem Hintergrund verstanden werden kann, Triangulierung zu fördern. So gesehen ist das Video so etwas wie die »Linse des dritten Objekts«. Eine interessante und wichtige technische Frage besteht darin, auf welche Weise man diese Informationsquelle in der Therapie aktivieren kann, sodass sich daraus eine positive Kooperation entwickelt.[6] *Ein* Aspekt besteht darin, beim Betrachten und Analysieren des Videos zunächst auf gelingende Sequenzen bzw. Ressourcen zu achten und diese anzureden, bevor man auf problematisches Material eingeht.

Von körperorientierten Psychoanalytikern wurden andere, schon verwendete Praktiken eingebracht, die der Spiegelung durch das Video zwar nicht gleich kommen, aber auf ähnliche Prozesse abzielen. Eine Möglichkeit besteht darin, über die Mimik des Patienten und auch des Therapeuten zu sprechen und sich dabei auch den Blick in den Spiegel zunutze zu machen. Z. B. den Patienten zu fragen: »Wie sehen Sie mich?« Oder, wenn der Patient

---

5 In einer Diskussionsbemerkung wurde auf einen weiteren wichtigen Aspekt hingewiesen. Im Zusammenhang mit neurologischen Untersuchungen an Kaninchen (vgl. dazu Freeman 1991) und Untersuchungen der Bostoner Study Group am D. Stern scheint die Annahme immer wahrscheinlicher, dass die traditionelle Überlegung, frühere Beziehungserfahrungen würden im »Hier und Jetzt« mit dem Therapeuten aktiviert, so nicht aufrecht zu erhalten ist. Die Versuche zeigten nämlich, dass sich Erregungsmuster, das auf das gleiche äußere Objekt hin gerichtet sind, zu unterschiedlichen Zeitpunkten unterschiedlich ausfallen. Das könnte bedeuten, dass alte Erfahrungen im Sinne von »Übertragungen« im »Hier und Jetzt« nicht einfach wiederbelebt werden, sondern dass die gegenwärtigen therapeutischen Erfahrungen ganz neue Erfahrungen sind, einzigartig in ihrer Art und Weise. Ich habe bereits früher in meiner Arbeit über Regression (Geißler 2001) auf diese Schwerpunktverschiebung aufmerksam gemacht – die Vergangenheit lebt in der Gegenwart also nicht einfach auf, sondern konstelliert sich kontextabhängig auf neue Weise.

6 G. Downing hat in den letzten Jahren eine eigene Form der »Videomikroanalyse-Therapie« entwickelt, in der er diese Frage behandelt (vgl. Downing, 2003, S. 51-67).

z. B. über eine bestimmte Affektäußerung des Therapeuten irritiert ist: »Machen Sie diesen affektiven Gesichtsausdruck mal nach! Was für ein Gesicht hab ich denn grad gemacht?« Dann passiert meist etwas Interessantes: Der Patient schaut den Therapeuten mit einem Gesichtsausdruck an, mit dem ihn der Therapeut gerade vorher nicht angeschaut hat. Das kann man nun mit Hilfe eines Spiegels verdeutlichen und an dieser Diskrepanz weiterarbeiten.

Zu beachten ist auch, dass die Videoanalyse eine sehr fokussierte und aufmerksame Grundverfassung beider Interaktionspartner beim Betrachten der Sequenzen voraussetzt. Im Gegensatz dazu lässt sich der Analytiker im Couch-Setting bewusst in eine andere Verfassung ein, die einen traumähnlichen Charakter hat.[7] Er erlaubt sich einen Traum zu träumen, wenn der Patient auf der Couch liegt, und genau durch diese veränderte Grundverfassung werden plötzlich Momente spürbar, die im normalen Bewusstseinszustand nicht auftauchen würden. Plötzlich fühlt man sich als Therapeut als Tier, als Monster, d. h. auch diese Verfassung ermöglicht einen Zugang zu unbewusstem Material, genauso wie das Video, evtl. aber zu anderen Aspekten des Unbewussten. Und es gibt immer Grenzen, denn die beschriebene analytische Haltung ist nicht für alle Patienten geeignet – viele Borderline-Patienten profitieren von einem Face-to-face-Setting mehr.[8] Es gelingt ihnen in einem solchen Setting besser, bestimmte Funktionen zu entwickeln, die sie zum Hilfstherapeuten werden lassen, die ihre »Piloten-Funktion«[9], ihren inneren Beobachter, fördern.

---

7 Dieser Traumzustand lässt sich auch im Face-to-face-Setting herstellen, indem der Analytiker die Augen zeitweilig schließt und einen inneren Film in sich ablaufen lässt. Dabei schieben sich erfahrungsgemäß allmählich Elemente in den Vordergrund des Erlebens, die unter dem Druck der »normalen« Interaktion üblicherweise nicht auftauchen würden. Natürlich ist dabei der Signalcharakter des Augenschließens für den Patienten zu beachten und ggf. auch zu bearbeiten, jedoch übernehmen manche Patienten genau diesen Modus und tauchen im Sitzen in ihre eigene Traumverfassung ein. Es ist also eine Frage der bewussten Entscheidung, im Setting vis-a-vis »in der Übertragung« (bzw. in der unmittelbaren Interaktion) zu verbleiben oder den träumerische Modus zu nutzen. Mehr und mehr bürgert sich auch die Möglichkeit ein, innerhalb einer einzelnen Therapie nicht mit einem einzigen Setting zu arbeiten, sondern das Setting in reflektierter Weise zu verändern.

8 Das hat damit zu tun, dass im Couch-Setting – selbst wenn »es funktioniert« – starke dekonstruktive Momente zur Geltung kommen. Aufgrund der Dissoziationsneigung haben Borderline-Patienten offenbar Probleme, die ebenso notwendige Konstruktionsleistung in adäquater Weise zu vollbringen.

9 Ein Ausdruck von A. Pesso

Schwerpunkt 5: Potentiale der Video(mikro)analyse für künftige Psychotherapie und Ausbildung zum Psychotherapeuten

Zu unterscheiden ist zunächst, dass das Betrachten von Videosequenzen nicht das gleiche ist wie die Videomikroanalyse, bei der man sich auch der Zeitlupe und anderer Funktionen bedient. Die Videomikroanalyse ist ein feineres Instrument, bedarf aber sorgfältiger Indikation und auch eines systematischen Ansatzes in ihrer Anwendung.

Etwas Interessantes passiert, wenn man wird als Therapeut mittels Video die Möglichkeit erhält, sich im Falle besonderer Momente in der Therapiesituation die Sukzession im Sprach- und Handlungsverlauf ansehen zu können. Diese Möglichkeit erhöht die selbstreflexive Funktion des Therapeuten grundsätzlich beträchtlich. Videos können uns in letzter Konsequenz viel mehr Mut machen, zu uns zu stehen, so wie wir körperlich sind und körperlich wirken.

Wir brauchen immer einen Dritten, das wird durch das Video deutlich. Daran ändern lange oder mehrfache Analysen ebenso wenig wie zusätzliche körpertherapeutische Erfahrung. Für den Therapeuten ist der »Dritte« immer heilsam, und solche Erfahrungen dem Patienten zur Verfügung zu stellen kann die Ausbildung heilsamer Repräsentanzen fördern, indem sie helfen, traumatische Erfahrungen zu überbrücken und neue Erfahrungen zu ermöglichen.

Man kann z. B. den verbalen Dialog stumm schalten, d. h. die Worte herausnehmen und nur auf die Interaktion schauen und dabei die eigenen körperlichen Prozesse beachten. Hier zeigt sich, dass sich auf der nonverbalen Ebene sehr viel an interaktiven Vorgängen transportiert, und dass dies enorme Konsequenzen für die Gegenübertragung hat. Ständig »rutscht etwas heraus«, was man weder spürt noch bewusst möchte. Die Gegenübertragung ist als körperlich-interaktive Manifestation für den Patienten ständig sichtbar, es gibt nichts zu verdecken und zu verstecken, es ist nur eine Frage der Bewusstmachung der Interaktion –, d. h. wie sehr der Therapeut dies zulässt und in welchem Umfang er sich des eigenen Beitrags zur Interaktion überhaupt bewusst ist.

Für die eigene Supervision ist die Videosupervision unerhört hilfreich, auch wenn die Schamschwelle groß ist – man sieht Dinge, die nicht sehr schön sind, aber man sieht auch sehr schöne Dinge (eine Ästhetik der Interaktion, die ein »Tanz« sein kann, wie zwischen Babyies und ihren Eltern). Die meisten Patienten, auch »schwer gestörte«, haben mit Videos kein Problem, wohl aber viele Therapeuten (das ist eine allgemeine Erfahrung). Die Ängste der Therapeuten sprechen dafür, dass man etwas entdecken wird, was man noch nicht weiß. Sich selber anzuschauen was man da tut, ist aber extrem heilsam und therapeutisch sehr effektiv.

Man kommt durch Videobeobachtung in einen Prozess zunehmender Selbstmonitorierung. Das ist eine Alternative zum »inneren Film«, den man durch das psychoanalytische Training erlernt. In der modernen Psychoanalyse verlagert sich das Interesse zunehmend mehr auf die Wahrnehmung der Gegenübertragung – da tut sich zur Zeit viel. »Innere Filme« ablaufen zu lassen – (seien es solche auf der Basis von Körperwahrnehmungen oder auf der der Fantasieebene) – hier erweitert sich das Spektrum des Möglichen (einschließlich der Möglichkeit, in den bereits beschriebenen träumerischen Zustand[10] einzutreten). Das heißt, es gibt mehrere Möglichkeiten und Zugänge, einer Störung der Interaktion auf die Spur zu kommen. Was man auf dem Video z. B. als Ekel oder Verachtung in der Mimik des Patienten bemerken kann und der Therapeut in der Stunde durch sein Wahrnehmungstraining vielleicht auch körperlich spürt, kann ein Therapeut, der auf einen anderen Kanal eingestellt ist, u. U. durch den Einfluss eines ihn befremdenden Einfalls plötzlich genauso merken, wenn er nur offen genug dafür ist, z. B. durch den Einfall: diesen Patienten will ich nie wieder sehen! Wir brauchen also eine Kultur der Wahrnehmung all dieser Prozesse, die auf körperlicher Ebene stattfinden, aber auch auf fantasmatischer.

Gleichzeitig sind dem Wahrnehmen der interaktionellen Äußerungen und Signale des Patienten immer Grenzen gesetzt, egal auf welchem Kanal man sich gerade befindet. Der Bewusstheit des Therapeuten sind immer Grenzen gesetzt, und aufch bei erfahrenen Therapeuten kommt es immer wieder einmal vor, dass Patienten etwas viel früher merken als der Therapeut selbst (ohne es immer anzusprechen). Das heißt, etwas zu spüren und es nonverbal mitzuteilen, das sind immer zwei Paar Schuhe.

---

[10] Dieser träumerische Zustand als ein veränderter Bewusstseinszustand eröffnet eine innere Welt der Symbole, aber auch vielleicht noch anderer Bereiche, die aus dem normalen Wachbewusstsein üblicherweise ausgeschlossen sind. Er eröffnet somit in gewisser Weise den Blick auf eine »para«-normale Welt. Erinnert sei in diesem Zusammenhang auf den im Editorial angesprochenen Bereich möglicher paranormaler Phänomene, die auch in Psychotherapien vorkommen (wie telepathische Träume des Patienten und/oder Therapeuten). Der Traum ist anscheinend auch eine »Via regia« in andere Bereiche als jene, die uns in der Psychotherapie üblicherweise beschäftigen. In den Lehren Castanedas spielt das Träumen eine zentrale Rolle – dies bleibt für mich als bemerkenswerter Hinweis bestehen, selbst dann, wenn man Castanedas Gesamtwerk bzw. seiner Person gegenüber durchaus kritisch eingestellt sein mag.

Da Patienten in der Regel recht viel von meinen mir nicht immer zugänglichen mimisch-gestischen Signalen bemerken, besteht eine therapeutische Konsequenz darin, sie immer wieder mal daraufhin »anzubohren«, wie sie mich als Therapeuten erleben. Tut man das öfter, gewöhnt sich der Patient daran, solche Mitteilungen auch machen zu können bzw. zu dürfen.

Die Videomikroanalyseforschung scheint auch folgendes zu verdeutlichen: In der interaktionellen Begegnung zwischen Patient und Therapeut treffen unterschiedliche Ausdrucksintentionen aufeinander. In welcher Form dies geschieht, ist stark vom Kontext (therapeutisch gesprochen: vom Setting) abhängig. Früher dachte man, dass sich im verbalen und im nonverbalen Bereich jeweils unterschiedliche Inhalte ausdrücken; diese Vorstellung ist aus heutiger Sicht nicht mehr wahrscheinlich. Das heißt, abhängig vom Setting äußern sich die Ausdrucksintentionen der Interaktionspartner auf eine spezifische Weise – aber sie äußern sich immer! Das heißt auch, dass sich im psychoanalytischen Couch-Setting die jeweiligen Ausdrucksintentionen des Patienten sehr wohl äußern, wenn auch auf andere Weise als z. B. im Face-to-face-Setting. Entsprechende Botschaften werden z. B. prosodisch transportiert.

Schwerpunkt 6: Zur Vorhersagbarkeit psychotherapeutischer Interaktion

Von der Forschung kann man lernen! Korrelationsuntersuchungen, bei denen die Vorhersagbarkeit von Interaktionen in Diaden auf Triaden gemessen wurde und umgekehrt, führten zu dem Resultat, dass eine solche Vorhersage *nicht* möglich ist! Das heißt, eine diadische Interaktion kann gut funktionieren, während das Hinzutreten einer dritten Person die Interaktion zur Entgleisung bringt. Ebenso ist der umgekehrte Fall möglich. Das heißt, wir müssen uns also davor hüten, zu weitgehende Rückschlüsse von einer Situation auf die andere zu ziehen!

Schwerpunkt 7: Grenzen der Anwendbarkeit von Videos

Einerseits sollte – so ein allgemeines Credo – die Videokamera in jeder therapeutischen Praxis stehen und in jeder Supervision zur Anwendung kommen; auch für die Ausbildung von Therapeuten sollte das Video viel mehr eingesetzt werden als bisher. Gleichzeitig sollte seine individuelle Anwendung sorgfältig geprüft werden – es gibt bestimmte Ausnahmen, wann das Video kontraindiziert ist (z. B. kann es sein, dass ein sprachgestörter oder stotternder Patient regelrecht erschrickt, wenn er bestimmte Grimassen in seinem Gesicht unmittelbar sieht, und das könnte sich kontraproduktiv für die therapeutische Arbeit auswirken). Zugleich ist es immer wichtig darauf zu achten, wie die »Antwort« des Patienten auf das Video ausfällt (auf der verbalen *und* der nonverbalen Ebene), und diese Antwort sollte man in die Therapie mit einbeziehen.

Das Video ist eine wichtige und sehr machtvolle Möglichkeit, unbewusste Signalgebungen ebenso wie latente Szenen bewusst zu machen. Aber es ist zugleich nur *eine* Möglichkeit unter mehreren. So gelingt es z. B. dem geschulten Psychoanalytiker, durch die Sukzession der Assoziationen ein Bild zu entwerfen, das eine völlig neue Dimension in das inhaltliche Material hineinbringen kann.

Man darf von der Videoanalyse auch nicht zu viel erwarten – auf keinen Fall so etwas wie konkrete Handlungsanweisungen. Es gibt eben keine »nonverbale Regulierungstherapie«. Man kann auch durch noch so viel Videobeobachtung nicht lernen, das Körperliche zu beherrschen. »Es rutscht einem ständig aus.« Therapeutisch kommen wir auch nicht umhin, das im Video Gesehene ins Mentale zu holen und es zu verbalisieren, d. h. es in der Welt der Repräsentanzen zu verankern – erst dann kann das Nonverbale sich mit unseren Vorstellungen verbinden, sie modifizieren.

Schwerpunkt 8: Intrapsychische vs. intersubjektive Dimension

Jedes mimisch-gestische Verhalten bewegt sich genau an der Schnittstelle zwischen der interpersonellen und der intrapsychischen Dimension. Beide Zugangsweisen sind berechtigt. Vom Aspekt der Wirksamkeit von Psychotherapie gibt es starke Indizien dafür, dass die interpersonelle Dimension sehr wichtig ist. Das. h.eißt, die Art und Weise wie sich der *Kontakt* zwischen Patient und Therapeut[11] gestaltet, und wie im Rahmen dieses Kontakts therapeutische Arbeit im »Hier und Jetzt« an der therapeutischen Beziehung möglich ist, muss als höchst wirksamkeitsrelevant angesehen werden.

Man muss mittlerweile sogar davon ausgehen, dass das real Sicht- und Hörbare einen äußerst prägenden Einfluss auf die Manifestation unbewusster

[11] In der Betonung des »Hier-und-Jetzt-Kontakts zwischen Patient und Therapeut nähert sich die Interaktionsforschung gestalttherapeutischen Sichtweisen.

Inhalte ausübt – also entgegen alter psychoanalytischer Sichtweisen, im Rahmen derer man dachte, die Übertragung entfaltet sich als unbewusster Prozess relativ unabhängig von der Realbeziehung. Diese Sichtweise ist heute so nicht mehr aufrechtzuerhalten.[12]

[12] Die moderne »offene« Psychoanalyse hat dem längst Rechnung getragen und Übertragung mittlerweile als »interaktionelle Übertragung« neu definiert.

Vis à vis.
Psychoanalyse Aug' in Aug', Aug' um Auge

Johannes Ranefeld

> »Das Bild ist unbedingt und
> will auch immer unbedingt,
> dass wir hinschauen.«
>
> (Elfriede Jelinek, Die Presse, 05.08.04, 25, 28)

1. Die Fragen

Mein Beitrag gilt der psychoanalytischen Psychotherapie als panoptische Methode der Psychoanalyse. »Panoptisch«: von überall einsehbar.

Für mich keine Kümmerform der klassischen Kur, keine Legierung des reinen psychoanalytischen Goldes mit unedlen Metallen (Freud).

Aber: Was machen Vis à vis, Blick und Augenschein aus der Freudschen Kur auf und hinter der Couch? Kann man vis à vis von einer panoptischen Psychoanalyse sprechen? Lässt sich von Angesicht zu Angesicht eine dritte »via regia«, ein panoptischer Königsweg zur Erkundung des Unbewussten erschließen? Oder »sieht Ödipus sich selbst erst, nachdem er sich die Augen ausgestochen hat?« (Nach Heinz Pollitzer 1978: Freud und das Tragische, 2003, 57). Ist es methodisch essentiell, dass in der psychoanalytischen Situation wir einander aus den Augen gehen, einander aus dem Blick verlieren?

Vis à vis begegnen wir einander mit Haut und Haaren, haben im Blick, sind im Blick.

»Bilder schaffen Evidenzen« (Hochadel, Die Presse 13.10.03, 32): »Die Worte hör' ich wohl, allein mir fehlt der Glaube«. Wir glauben den Bildern, prüfen die Worte. »Schau', trau' wem« – so viel zum Schicksal so mancher Psychotherapie. (Was wirkt also: Nach einer US-Studie (Die Presse, 07.08.04, K1, Claudia Richter) zu 50 % die Körpersprache, zu 40 % die Stimme, zu 7 % der Wortinhalt.)

Szenen und Bilder produzieren ihren eigenen Sinn, gehorchen ihrer eigenen Logik, zwingen uns die ihrige auf (Der Standard 10.07.04, A3, M. Freund).

Wenn wir lesen, dass Folter üblich sei in asymmetrischer Kriegsführung (Scholl–Latour), wenn der deutsche Professor Wolfssohn sich vor laufender

Kamera für Folter im Kampf gegen Terror ausspricht, dann berührt uns das noch immer anders, nicht so unmittelbar, im Vergleich zu Folter-Bildern.

Szenen und Bildern gegenüber sind wir offen, wenn sie auch uns vorerst nichts offenbaren – sie wirken, vor jeder Reflexion, unmittelbar. Wir denken durch Bilder, in und mit Bildern, bevor noch ein Nach-Denken Bilder zum Sprechen bringt.

»Die Bilder erkennen sich selbst nicht. Dafür sollen wir uns erkennen« (Elfriede Jelinek, Die Presse 05.08.04, 25, 28)

2. »Perdre de Vue« (Pontalis 1988): Aus dem Blick verlieren.

»Kunst spricht zum Geist und nicht zu den Augen« zitiert Almuth Spiegler Jean Dubuffet, »auch wenn sie einen Penis zeigt« (Trojanisches Pferd in Salzburg, Die Presse 26.07.03, 29). Das Salzburger Festspielpublikum 2003 wurde bekanntlich durch die Skulptur eines nackten Mannes, seinen erektierten und ejakulierenden Penis erregt. Nach Protest wurde sie eingehaust, wurde zur Salzburger Schachtel – mit Inhalt. Die Darstellung wurde dem Blick, der Anschauung entzogen, wurde zum Objekt der Vorstellung. Was aus den Augen, ist nicht aus dem Sinn.

In seinen kulturtheoretischen Schriften findet A. Ruhs (2003) den Ursprung der klassischen Kur in Freuds Abkehr von der Logik der Bilder, Abkehr von der Logik der Anschauung. Auf der Couch sei der Patient nicht mehr bloß ein »Subjekt der leidenschaftlichen Äußerung (ebend. S. 150), er werde zum »Subjekt der Aussage«. Patient und Therapeut, bisher anschaulich und anschauend, würden zu »hörigen Subjekten« (ebend. S. 150), unterworfen den Figuren und Bedeutungsnetzen des Sprechens. Der Augenschein werde weitestgehend aus der Begegnung eliminiert, der Analytiker vom Bild fort orientiert. Die Couch schaffe ein »Medium, das sich nicht in der Darstellung, sondern in der Vorstellung erfülle« (ebend. S. 175).

Das sei Freuds »lingustic turn« (ebend. S. 150) gewesen, der Ursprung der eigentlichen Psychoanalyse.

Auf und hinter der Couch: Ich spreche von einer »visuellen Wende«, also von einer Wende vom Optischen zum Visuellen. Im Windschatten der Couch, außerhalb des Fangspiels von Blicken und Augenscheinen, entsteht ein »Leo«.

»Leo« (benannt nach dem Asylrecht Herzog Leopolds des Glorreichen, 1176–1230) ist beim »Fangen«-Spiel ein Platz, auf dem man sich aus dem Spiel nehmen kann. In unserem Fall ein Ort, an dem man sich der optischen Wahrnehmung entziehen kann, nicht mehr im Blick ist und im Blick hat. Was ich aus dem Blick verliere, taucht als Vorstellung in mir auf, vor meinem geistigen Auge, gespeist von Erinnerungen und Fantasien. Dieses Denken ist tagträumend-träumend, bildhaft, szenisch. Es entsteht eine visuelle Vorstellungswelt, in der Vergangenheit, Gegenwart der Kur und Zukunft einander durchdringen und einander bewirken. Erinnerungsfantasien besetzen den aufgegebenen optischen Wahrnehmungsraum.

Visuelles tagträumend-träumendes Denken ist immer Denken in der Übertragung. Gleichzeitig schafft das »Leo« der Couch auch Raum zum Nach-Denken über das Visuelle, gibt Raum für Aussagen über die Übertragung. Wobei man sich auch irren kann: Bis über beide Ohren in der Übertragung meint man, über sie sprechen zu können – und spricht doch nur in ihr.

Man kann sagen, dass der Unterschied zwischen visuellem Denken und Nachdenken dem zwischen Träumen und einen Traum erzählen entspricht.

Entfesseltes visuelles Denken ist Halluzinieren.

Ich also nenne die Freudsche Wende nicht eine »linguistische«, sondern nenne sie eine »visuelle«, indem sie dem wachen Denken den Grenzbereich »Träumen/einen Traum erzählen« eröffnet.

Nun aber zurück zum Vis à vis, das ich auch ein psychoanalytisches Panoptikum nenne. Praktizieren Psychoanalytiker von Angesicht zu Angesicht, was treiben sie dann mit ihren Patienten und diese mit ihnen?

3. Vignette (Ranefeld 2002)

Wir sitzen einander gegenüber, sprechen, hören, schauen, werden angeschaut. Vertrauen wir dem Hören? Doch mehr dem Schauen? Dem, was wir hören; dem, was wir sehen; dem, was wir sagen? Kann ich mich unter seinen Augen irgendwohin verlieren?

Er schaut zum Fenster hinaus, während er spricht und ich ihn anschaue. Jetzt treffen einander unsere Blicke. Er verstummt, schaut mich an, die eine Augenbraue etwas höher als die andere, was auf mich – wie so oft – fragend und ironisch wirkt. Was hat er gerade vorher gesagt? Ja, in etwa: »Den Traum habe ich Ihnen also erzählt, was machen wir jetzt, und was kann mir das helfen?«

Worum es in dieser Passage ging? Die Traumerzählung: Hotelzimmer. In der Mitte des Zimmers ein Waschbecken, verstöpselt, sodass nichts abrinnen kann. Er uriniert ins Becken. Die Zimmertür geht auf. Ein Mann, ihm von früher bekannt, und eine unbekannte Frau treten ein. Die Frau verlässt das Zimmer sofort, der Mann kommt näher. Patient duckt sich hinter dem Waschbecken, zieht die Hose hoch, erklärt, er mache eine Urintrinkkur.

Anmerkung: Patient kann vor anderen Männern am Pissoir nicht urinieren. Hat vor kurzem gelesen, dass volksmedizinische Urintrinkkuren schulmedizinisch obsolet seien. Ist mit seinen Alkohol-Trinkgewohnheiten unzufrieden.

Assoziationen: Urintrinkkuren und Psychoanalyse. Keine Frau im Raum. Von einem Mann ertappt werden. Die Psychoanalyse: eine obsolete Behandlung und eine Peinlichkeit zwischen Männern. Wir blicken einander noch immer in die Augen. Glitzern die seinen spöttisch, arrogant, oder ist das der Lichtreflex vom Fenster? Irgendwie komme ich mir jetzt vor wie er am Pissoir, wenn er nicht kann. Mit diesem Traum sollte ich quasi vor Deutungen übergehen, dickstrahlig spritzen. Jetzt oder nie.

Er rutscht auf dem Sessel, verlagert sein Gewicht. Er hat Kreuzprobleme. »Was kann der Traum mir helfen?«, fragt er. »Hilft wenigstens die Gymnastik im Fitnessstudio?«, frage ich zurück. »Die hilft dem Kreuz auch nichts, aber wenigstens lege ich Muskeln zu«, erwidert er.

Ich lehne mich zurück, unterdrücke den Impuls, die Arme vor der Brust zu verschränken, denke mir, nur jetzt nicht ihm nachlaufen, sonst holst du ihn nie mehr ein, sage: »Wachsen irgendwelche Muskeln, wenn wir unsere seltsamen Gespräch führen?«

Blickkontakt, quasi Pupille in Pupille. Braune Augen hat er, kleine Pupillen. Große Blende, denke ich. Er schiebt die Hemdsärmel hoch. Wird ihm warm? Er schwitzt nicht, auch nicht in den Achseln, aber die Stirn glänzt.
Er: »Es ist ekelhaft, bei Ihnen immer nur zu jammern.
Ich: »Unmännlich, meinen Sie, Sie genieren sich.«
Er: »Ja«. Schaut zum Fenster hinaus. »Ging mir auch so«, sage ich und meine das auch so.

Wir schauen einander wieder an. Ich entspanne mich, merke, dass er jetzt weiche Züge hat. Was ist, schaut er mir jetzt auf meine am Bauch verschränkten Hände oder aufs Hosentürl? »Wird ganz schön persönlich, so eine Therapie«, sage ich. Er, entspannt wie nach einem Geständnis: »Ja, aber glauben Sie nicht, dass das hier ein Vergnügen ist.«

Ich: »Nein, ich weiß, wir achten auf Distanz.«

Er: »Es ist wie beim Urologen, bei einer rektalen Prostata-Untersuchung. Wenn es da persönlich wird, wird es peinlich.« (Aus einer Psychotherapie, Frequenz drei Stunden pro Woche, etwa 17. Behandlungswoche).

Sie haben gehört, keine »splendid isolation« hinter der Couch, nein: mitten auf der Bühne in einem Stegreifstück; gelegentlich Feuer auf der Bühne; zwischen Brandstiftung und Brandschutz die Akteure.

4. Vis à vis – eine sehr persönliche Dienstleistung

Vis à vis: Zweimal Freud. In Freuds Blick der Andere: Wenn auch die Lippen schweigen, »aus allen Poren dringt Verrat« (Fall Dora, S. 147). Freud im Blick des Anderen: »...will ich nicht, dass meine Mienen dem Patienten Stoff zu Deutungen geben...« (Zur Einleitung der Behandlung, S. 193).

Praktizieren vis à vis macht Freuds visuelle Wende/»linguistic turn« (Ruhs) rückgängig. »Optic return« also.

Der Patient zeigt uns, wir zeigen ihm: Augenscheine – »missing links« (Krause 1992, S. 593) einer Kommunikation von unbewusst zu unbewusst.

Auf einer Stegreifbühne sind die Akteure wieder Subjekte leidenschaftlicher Äußerungen, die in aller Anschaulichkeit szenisch zur Darstellung bringen, was Szene ist. Die Logik der Bilder und Szenen hat sie wieder. Das Tandem Bild und Wort treibt den Prozess – nicht unbedingt gleichsinnig – voran, treibt die Akteure vor sich her.

Schauen heißt agieren, unausweichlich. Was im panoptischen Feld der Begegnung agiert wird, wie, warum und wozu, kann den Akteuren im unmittelbaren Geschehen entgehen.

Mimik, Gestik, Ausdrucksbewegungen sind Verhaltensweisen, die spezifische Gestimmtheit und spezifische Handlungsintentionen anzeigen. Sie sind bewusst einsetzbar und unbewusst auslösbar. Sie sind ansteckend. Als Signale haben sie interaktiv Wirkung, schaffen reaktiv Evidenzen, bevor noch ihre Bedeutung bewusst ist. Wirkung geht so vor Bedeutung; auf Wirkung wird reagiert, auf Bedeutung wird geantwortet – verbal und nonverbal. Wort- und Gebärdensprache. Vis à vis reagieren wir aufeinander zuerst und antworten einander dann. Reaktion und Antwort sind interdependent.

Im Schauer von optischen Signalen und Übertragungsauslösern wird reagiert und geantwortet. Mit Laplanche (1988, 139) lässt sich in Hinblick auf eine Kommunikation von unbewusst zu unbewusst fragen: »Was möchte er mir sagen, was möchte er mir zeigen, von dem er selbst nichts weiß?« Das gilt für beide Akteure der Szene, und Unaufrichtigkeit ist noch gar nicht inbegriffen. Bevor wir noch verstehen, geben wir zu verstehen, und der Andere zeigt uns, wie er uns verstanden hat, gerade auch wenn er schweigt und zeigt.

Auf dieser panoptischen Stegreifbühne entwickelt sich im Hier und Jetzt unmittelbar ein szenischer Handlungsstrang.

Vis à vis ist radikale Aktion, Interaktion. Das Tempo ist hoch. Das Moment, also das Bewegende, das Entscheidende, das Moment der Kur vis à vis ist der Moment, der Augenblick, dessen Bedeutung sich im Nachhinein, im Nach-Denken erschließt.

Hier und jetzt: Wo ich bin, denke ich nicht nach, wo ich nachdenke bin ich nicht mehr. Was die Reflexion findet, war vorher schon da und ist schon wieder fort. Jedenfalls ist der reflexive Raum, vis à vis handelnd, eng.

Natürlich denken wir auch vis à vis, im Handlungsgetümmel, also vor dem Nachdenken, einem Nachdenken, das unmittelbares Erleben im Nachhinein zum Erlebnis macht.

Denken und Handeln aus unmittelbarer Wahrnehmung, einer Wahrnehmung, die szenisch-bildhafte Evidenzen schafft, nenne ich intuitives Denken und Handeln. Was in einer Szene gleichzeitig auftaucht, was aufeinander folgt, was einander gleicht, was sich voneinander unterscheidet, schafft uns Evidenzen, schafft unmittelbare Überzeugung einer Gesetzmäßigkeit, schafft unmittelbar Erwartungen auf etwas. Wir verknüpfen ohne nachzudenken nach Gleichzeitigkeit, nach Abfolge, Ähnlichkeit und Unähnlichkeit – und fahren damit meist auch nicht schlecht. So erfassen wir z. B. intuitiv, ob das, was wir hören, mit dem, was wir sehen, zusammen passt. »Die Worte hör ich wohl, allein mir fehlt der Glaube«. War da was zu sehen, das gar das Schicksal einer Therapie bestimmte?

Reflexion läuft der Intuition nach. Intuition ist ein Denken ohne Nachdenken. Holt die Reflexion die Intuition ein, ist es um die Intuition geschehen.

Entsprechend las ich bei Streeck (Auf den ersten Blick, 2004, S. 80): »Erst nachdem – vermittelt über nichtsprachliches Verhalten – die Interaktion abgelaufen ist, kann, was geschehen ist, Gegenstand des Denkens und Erinnerns werden«.

5. Anmerkungen zu: intuitiv – visuell – reflexiv

Wahrnehmen heißt (Riedl 2004, S. 39) etwas für wahr nehmen: aus sinnlicher, optischer, akustischer, olfaktorischer Wahrnehmung unmittelbar etwas erfassen, uns orientieren. Handeln nenne ich »intuitiv« reagieren; ein Denken ohne nachzudenken.

Intuitives Denken beruht zum Teil auf einem Wiedererkennen von Zusammentreffen und Zusammenpassen sinnlicher Wahrnehmungsdaten in Zeit und Form. (So werden wir in den Bildern von Hyronimus Bosch durch das Zusammentreffen von Unzusammenpassendem irritiert.) Mit dem Wiedererkennen treten unmittelbar Erwartungen, Orientierungen, Handlungsintentionen auf.

Im Verlauf unserer Stammesgeschichte hat sich ein erfolgreicher Verrechnungsmodus von Sinnesdaten als Hilfe zum Überleben durch Wiedererkennen entwickelt, dessen Tempo etwa hundertfach dem Modus der Reflexion überlegen sei (siehe Riedl, die Evolutionäre Erkenntnistheorie, 2003, 2004).

Der sinnesdatliche Verrechnungsmodus ist bestimmt durch Erwartungen eines gesetzlichen Nacheinanders (post hoc-propter hoc), einer gesetzlichen Gleichzeitlichkeit (simul hoc-propter hoc); weiters durch das (Wieder-) Erkennen von ähnlich / unähnlich, zusammenpassend oder nicht in Form und Szene, z. B. in Mimik (Augen-, Lippen-, Mundausdruck: »Sein Lächeln erreicht nicht seine Augen«), Gestik und Sprachqualitäten (Melodie, Rhythmik, Tempo, Tonhöhe, Tonfülle, Lautstärke).

Während der Verrechnungsmodus der Sinnesdaten erbkoordiniert ist (als ein a priori), ist die sich ergebende intuitive Orientierung eine erwerbskoordinierte Handlungsintention (Prägung, klassische und operante Konditionierung), also erlernte.

Vis à vis, im Blick und im Augenschein, wirken sinnliche Wahrnehmung, Wiedererkennen, intuitive Gestimmtheit und Handlungsintention unmittelbar, quasi »auf den ersten Blick« (vgl. U. Streeck 2004).

»Naive« Körpersprache ist intuitiv. So ist es »berührend, wie die ältere Körpersprache die jüngere Lautsprache des Lügens überführt« (Riedl 2003). Körpersprache ist aber auch bewusst einsetzbar (Rhetorik, Schauspiel, Politik und Schwindel) und dient vorbewusst und unbewusst der Darstellung neurotischer Konflikte (z. B. beim Lampenfieber, bei Prüfungsängsten, psychosexueller Frigidität und Impotenz).

So können in einem therapeutischen Erstgespräch, das ja immer auch eine Erstbeschau ist, körpersprachlich die Gestimmtheiten erotische Appetenz, Annäherung, Vermeidung, sowie Kampf und Flucht signalisiert und unbewusst dekodiert werden, während neurotisch-konflikthaft eine sadomasochistische Begegnung inszeniert wird, und gleichzeitig dabei die Akteure Honorar, Absagemodalitäten und Sitzungstermine vereinbaren. Was ich also intuitives Denken nenne, ist ein Wiedererkennen von Konstellationen in Bild und Szene vor der Erinnerung (Signal und Reaktion) und ein Erinnern, das sich als Agieren verwirklicht, als ein Agieren in der Übertragung, als Antwort auf sinnliche Übertragungsauslöser der Mimik, Gestik, Szene.

Ein wesentliches Merkmal des sinnlich wahrnehmungsbestimmten Erlebens und des intuitiven Denkens ist die psychische Position des Subjekts vis à vis.

Vis à vis. Die Akteure nehmen einander wahr und nehmen wahr, wahrgenommen zu werden. Panoptische, wenn auch selektive Wahrnehmung, bestimmt das Sein der Akteure und damit ihre intuitive Gestimmtheit, ihre Orientierung, ihre Handlungsintention. Das Sein der Akteure: Wo ich bin, denke ich nicht nach, wo ich nachdenke, bin ich nicht mehr. Die Distanz des »Nach-« erst macht aus dem Erleben das Erlebnis der Reflexion.

Vis à vis zwingt dem Subjekt eine Zentralperspektive des Erlebens auf, konstituiert einen sinnlichen Lebensraum, der panoptisch nach dem Subjekt greift und in den das Subjekt eingreift: entsprechend dem intuitiven Denkmodus, den ich dargelegt habe, vor jeder Reflexion.

In der darstellenden Kunst der Frührenaissance taucht mit Brunelleschi und seiner Abbildung von Santa Maria del Fiori die Zentralperspektive auf.

Das Bild eröffnet einen perspektivischen Raum für den Betrachter, in dessen Zyklopenauge, dem Perspektivitätszentrum, alle Sehstrahlen zusammenlaufen. Der Betrachter schaut in das Bild, und das Bild schaut ihm ins Auge.

Zentralperspektive beherrscht die Stegreifbühne vis à vis, auf der die Akteure einander im Blick haben und nicht mehr aus dem Blick lassen. Vor allem anderen zeigen sie sich einander in einer »Gebärdensprache«, die erstens unwillkürlich Signale und Reaktionen produziert, die zweitens unbewusst Übertragungsauslöser und -antworten provoziert, die drittens willkürlich gewollte Anliegen »schauspielend« vertritt oder tarnt.

Steigt man vis à vis aus der Zentralperspektive aus, begibt man sich ins »Off« der Bühne. Sie kennen das, wenn Sie z. B. ihren Blick vom Gegenüber abwenden, um Ihre Gedanken zu sammeln, um zu erklären, zu verbergen, zu täuschen.

Nun wieder zum Visuellen, zum Denken in Vorstellungen, nachdem man einander aus dem Blick verloren hat. Vor Jahren habe ich den eigentümlichen Zustand des Träumens auf den Verlust der Zentralperspektive, auf die Fragmentierung des träumenden Subjekts und den Zerfall seiner inneren Objekte in Partialobjekte bezogen.

Auf bildhaften Darstellungen des Mittelalters herrscht Bedeutungsperspektive; das heißt Größenverhältnisse, Intensitäten, Anordnungen und Komposition unterliegen nicht der Logik der Sehstrahlen, keiner optischen Logik, sondern der Logik einer religiösen und herrschaftlichen Bedeutung, die auf den Betrachter überspringen soll.

Bedeutungsperspektive bestimmt auch das Träumen, bestimmt Intensitäten, Schärfe, Größenverhältnisse und Bedeutungen dieses Denkens in Bildern. Träumen ist Erleben pur. Träumend erleben Sie, wie Fragmente Ihres Selbst mit Teilen von Tagesresten, mit Erinnerungen und Fantasien Tagesprobleme, psychische Konflikte und Bewältigung von Traumen in einem visuellen Erleben bearbeiten, verwandeln, lösen.

An der Grenze zum Aufwachen, wenn Sie gerade noch im Traum sind, noch der Traum sind, aber bereits beginnen, den Traum sich zu erzählen, wechseln Sie das Milieu; Sie sagen dann: »Ich hatte einen Traum«; es setzt ein Denken in Sprache ein. Erzählend können sie sich die Bedeutungen des Traumes und der Traumelemente deuten, aber sie bedeuten Ihnen aus der Distanz des »Nach« und in der Distanz der Sprache schon viel weniger.

Das visuelle Denken auf und hinter der Couch habe ich dem Denken der Bereiche »Träumen, Tagträumen, einen Traum erzählen« zugeordnet, wobei ein Denken in Bildern von einem Denken in Sprache durchdrungen wird. Reflexion dringt ins visuelle Erleben ein.

Auf und hinter der Couch: die Akteure schaffen also eine visuelle Bühne, auf der ein Stück für zwei hier und jetzt zur Aufführung gebracht wird, gespeist von Erinnerungen, die von Fantasien über Erinnerungen bearbeitet werden. Das gilt für beide Akteure auf der visuellen Bühne.

Visuelles Denken ist dadurch bestimmt, dass aktuelles Hier und Jetzt, Erinnerungen und Fantasien laufend dissoziativ zerlegt und assoziativ wieder zusammengefügt werden – ein Vorgang, der überraschende Ergebnisse zeitigen kann und auch als »Aha«-Erlebnis bewusst wird. Wenn man diese überraschenden Ergebnisse des visuellen Denkens auch »intuitiv« nennen will, so wären sie aber Ergebnisse einer introspektiven Intuition, bei der – wie beim Schlafen und Träumen – der Zugang zur sinnlichen Wahrnehmung und zur motorischen Darstellung weitgehend ausgeschaltet ist; während hingegen vis à vis, von Angesicht zu Angesicht, sinnliche Wahrnehmung und mimisch-gestische Darstellung unmittelbar und intuitiv in Gestimmtheiten und szenische Handlungsintentionen münden – und so die Behandlungs- und Übertragungsgeschichte in Szene setzen, also darstellen.

Damit lässt sich sagen: Vis à vis, auf der Stegreifbühne der Darstellungen, wird die Lebensgeschichte beider Akteure mit sinnlich-mimisch-gestischen Mitteln als Behandlungsgeschichte zur Aufführung gebracht. Auf und hinter der Couch, auf der visuellen Bühne der Vorstellungen, wird die Lebensgeschichte der Akteure mittels Zerlegen und Zusammenfügen von Erinnerungsfantasien traumhaft als Behandlungsgeschichte inszeniert, mit Mitteln und Mechanismen der Traumarbeit gestaltet und mit der Methode der Traumdeutung erhellt.

Visuelles Denken ist ein Denken in Bildern, jenseits der optischen Raumlogik, bedeutungsperspektivisch im Erlebensbereich »Träumen – Tagträumen – den Traum erzählen« positioniert, wobei sprachliche Reflexion ins visuelle Erleben eindringt, es erhellt und – zerstört.

6. Übertragungsanalyse vis à vis, Analyse der Darstellungen, Analyse panoptischer Suggestion

6.1 Übertragungsanalyse heißt die Erfahrung und Erkundung, warum und wozu, wie, wann und womit der eine dem Anderen etwas glauben macht und der Andere sich glauben machen lässt. Es geht also um Suggestion,

Suggestibilität und Suggestivität, um Verführbarkeit und Verführung (siehe allgemeine Verführungstheorie von J. Laplanche, z. B. 2004, S. 898–913, sowie: Ranefeld 2003, Publikation in den »texten« 2004/05).

6.2 Das Material ist die Behandlungsgeschichte, auf der Stegreifbühne »Vis à vis« szenisch dargestellt durch einen medialen Mix aus Gebärdensprache und Wortsprache. In der Wirksamkeit (= Glaubwürdigkeit = Überzeugungskraft) kommen Bild und Szene vor der Sprache. Rhetorik ist aber immer auch szenisch suggestive Darstellung.

6.3 Bild und Szene schaffen Evidenzen, und zwar auf der Ebene der sinnlichen Signale und Reaktionen (aktualneurotische Ebene, im Sinne von z. B. Annäherung vs. Vermeidung) und auf dem Niveau der Übertragung als optische Übertragungsauslöser und Übertragungsantworten (psychoneurotische Ebene).

6.4 Gebärden- und Wortsprache bilden in ihrem Fortgang konvergente und divergente Handlungsstränge, die sich nebeneinander und gegeneinander entwickeln, einander bestärken, schwächen und aufheben. Diese Interferenzen sind zur Sprache zu bringen, wobei der Analytiker nicht darauf warten kann, dass der Analysand damit beginnt. Zum Beispiel sagt ein Therapeut: »So wie Sie mich anschauen, halten Sie nicht viel davon. Sie haben mir wohl zugestimmt. Ich glaube, weil Sie von mir Ruhe haben wollen.« Sie hören, eher keine Fragen an den Patienten, sondern ihn mit einer Einschätzung konfrontieren, die sich weiter klären lässt, auch widerlegen lässt.

6.5 Vergangenheit passiert im Jetzt und Hier, das Medium vis à vis ist die Darstellung. Zwei Akteure: Es treffen zwei Vergangenheiten auf der Stegreifbühne aufeinander. Die Behandlungsgeschichte ist die Geschichte von Übertragung und Gegenübertragung beider Akteure, und diese sucht sich in der Behandlung besonders im wenig kontrollierbaren Medium der mimisch-gestischen und szenischen Darstellungen zu verwirklichen. Wir wissen, was man sagt, lässt sich leichter kontrollieren, als was man zeigt. Was man gesagt hat, weiß man zumindest im Nachhinein oft. Was man gezeigt hat und wie es verstanden wurde, zeigt einem nur der Andere vis à vis, mag er sich auch verstellen, tarnen und täuschen.

6.6 Das Tandem, das die Geschichte und die Akteure vorantreibt, heißt Darstellen und die Darstellungen zum Sprechen bringen. In den Darstellungen sind die Botschaften des Unbewussten, über diese Darstellungen geht die Kommunikation von unbewusst zu unbewusst: der panoptische Königsweg.

6.7 Aber auch die Deutung des Dargestellten erfolgt vis à vis, keineswegs nur mittels der Lautsprache, sondern auch mit den Mitteln Mimik, Gestik usw. Vis à vis bleibt man immer im Bild, ist aber nicht immer im Bild, was sich da tut. Die Distanz des Deutenden zum Geschehen ist vis à vis besonders fragwürdig. Wie viel Deutung in der Übertragung, wie viel Deutung der Übertragung in Wort und Bild? Ist man nicht am objektivsten, wenn man weiß, dass der Subjektivität nicht zu entkommen ist? Dass ich auch in meiner Praxis nicht Herr bin im eigenen Haus? Dass auf eigene Wahrnehmung und Erinnerung nur bedingt Verlass ist?

Zur Übertragungsanalyse via à vis ein Zitat (Maria Abramovic, ORF 2, ZIB 1, 21.08.04): »Wenn man sich mit etwas Unsichtbarem beschäftigt, wird es sichtbar«.

7. Anmerkungen zur Indikation für ein hochfrequentes Vis à vis

Ein hochfrequentes Vis a vis ist ganz allgemein indiziert im Diagnosebereich nach ICD-9: 301 etc., nach ICD-10: F34 und F60, also Persönlichkeitsvarianten bzw. -störungen, die durch folgende Symptomatik gekennzeichnet sind:

- Bei guter, aber rationalisierender und intellektualisierender Reflexionsfähigkeit.
- Bei erlebnisarmer, durch Spaltung, Verleugnung und Entwertung bedeutungsarmer Introspektion.
- Menschen, deren Lebensgefühl zwischen Leere, Leblosigkeit und Sinnlosigkeit und (heimlicher) Grandiosität pendelt
- Menschen, die die Reizarmut des Alleinseins und der Untätigkeit schwer ertragen, in diffuser Angst und Unruhe sich ihrer selbst nicht sicher sind, episodisch panische Zustände erleben, die scheinbar aus dem Nichts sie überschwemmen.
- Menschen deren Selbst- und Selbstwertgefühl nach Zeiten erfolgreicher Funktionsfähigkeit, nach privaten oder beruflichen Veränderungen, im Verlauf des Alterns und der damit verbundenen Absehbarkeit der Lebensperspektiven zusammenbricht.

Im Erstgespräch zeigen sie eher im Hier und Jetzt affektive Lebendigkeit, Neugier, Lust an Verführung, Lust an der Machtdynamik in der Szene. Ihre Behandlungsmotivation beruht zu einem guten Teil auf ihrem Wunsch, sich mit dem Vis à vis zu messen, aber auch von ihm anerkannt zu werden. Diese beiden Aspekte entscheiden zumeist das Schicksal des Erstgesprächs, das, wie wir wissen, eine Erstbeschau ist.

8. Zusammenfassung: Psychoanalyse macht die Augen auf

In der panoptischen Gesprächssituation haben die psychoanalytischen Akteure einander im Blick, sind einander im Blick. Vis à vis sollen Körpersprache und Stimme zu 90% (50% und 40%), der Wortinhalt zu 7% Wirkung haben.

Sinnliche Wahrnehmung lässt uns auf Signale unmittelbar reagieren, auf Übertragungsauslöser unverzüglich antworten. Was ich intuitives Denken nenne, ist ein Wiedererkennen von Signalkonstellationen vor jeder Erinnerung und ein Erinnern vor jeder Reflexion, ein Erinnern, das sich als Übertragungsagieren verwirklicht.

Wir reagieren und agieren intuitiv auf einer Stegreifbühne. In der panoptischen Szene vis à vis sind wir für-und gegeneinander offen, panoptisch ist die Kommunikation von unbewusst zu unbewusst. Erst in der Reflexion offenbart sich uns die Szene. Von einem panoptischen Königsweg zur Erkundung des Unbewussten war die Rede.

Reflexion holt die Intuition nicht ein. Intuitives Erleben leitet vis à vis den Hauptstrang der Behandlungsgeschichte. Das Moment der Kur ist der Moment.

Wort- und Gebärdensprache interferieren, bilden konvergente und divergente Handlungsstränge. Panoptische Übertragungsanalyse ist multimedial und szenisch, bringt Bilder und Szenen zum Sprechen.

Die Subjektposition vis à vis habe ich eine zentralperspektivische genannt, in der die Akteure einander im Blick haben und nicht mehr aus dem Blick verlieren. Die Analyse der Übertragung vis à vis ist eine Analyse der Darstellungen in Bild, Szene.

Auf und hinter der Couch geht es um Vorstellungen; was ich aus dem Blick verliere, was nur mehr meinem Hören zugänglich ist im Jetzt und Hier, erschaffen Erinnerung und Fantasien visuell.

Paradigma des visuellen Denkens ist Träumen, ein Denken in Bildern bei weitgehender Blockade sinnlicher Wahrnehmung und Motorik.

Visuelles Denken folgt einer Bedeutungsperspektive. Tagträumen ist eingeschränktes visuelles Denken. Einen Traum sich oder anderen zu erzählen heißt, sich vom Erleben zu distanzieren, ein Erlebnis nachzuerzählen. Zwischen Träumen und Erzählen pendelt die Behandlungsgeschichte auf und hinter der Couch.

Panoptische Psychoanalyse ist eine methodisch und klinisch anspruchsvolle Anwendung der Psychoanalyse, kein Metier für psychoanalytische Anfänger.

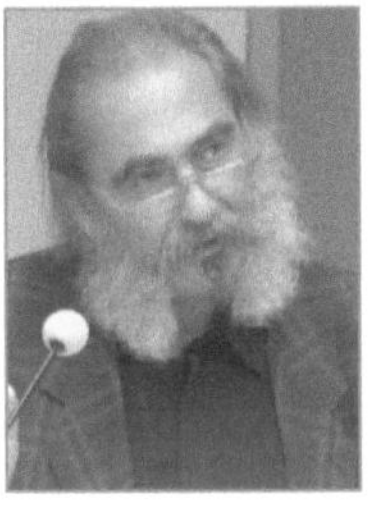

Johannes Ranefeld, Dr. med., Facharzt für Psychiatrie und Psychotherapeutische Medizin, Psychoanalytiker (Wiener Arbeitskreis für Psychoanalyse), Gruppenanalytiker.
Adresse: A-1090 Wien, Michelbeuerngasse 2/5

Unmittelbare Wirkungszusammenhänge in der Psychotherapie

Günter Heisterkamp

> Die Videomikroanalyse der therapeutischen Interaktion enthüllt uns eine Vielfalt an körperlichen ›Mikropraktiken‹ und Mini-Enactments, die wir oft nur staunend zur Kenntnis nehmen können. Aus der ›Mikroperspektive‹ der Interaktion stoßen wir direkt in den Bereich unbewusster Handlungen, wobei wir aufgrund des gegenwärtigen Wissensstandes psychodynamische Theorien unbewusster Prozesse ergänzen müssen um nicht-dynamisches prozedurales bzw. implizites Handlungswissen.
>
> (Peter Geißler)

1. Mittelbares und unmittelbares Wirkungsgeschehen

Das Motto des 4. Wiener Symposiums zu Psychoanalyse und Körper ist von Peter Geißler (2004) in prägnanter Weise vorformuliert worden: Im weitesten Sinne befassen wir uns mit dem interaktiven Geschehen zwischen Patient und Therapeut. Die Wirkungszusammenhänge, die in der Psychoanalyse unter den Begriffen der Übertragung und Gegenübertragung gefasst werden, bilden das Wesensmerkmal und Hauptinstrument des psychoanalytischen Behandlungskonzeptes (Ermann 1996, S. 119ff.; Mertens 1998, 63ff.; Mertens 1998, S. 269ff.; Mertens 1990, S. 165ff. und Mertens 1991, S. 42ff.; Stirn 2002, S.48ff.; Thomä und Kächele 1985, S. 53ff.). Wir versuchen herauszufinden, unter welchen Bedingungen die wie auch immer geartete Teilhabe des Therapeuten an der sich in der psychotherapeutischen Situation etablierenden Wirklichkeit des Patienten heilsame oder auch unheilsame Auswirkungen hat.

Mittlerweile hat sich ein zirkuläres Verständnis von Übertragung und Gegenübertragung entwickelt und – wie Ranefeld (1995) hervorhebt – »[ist] gerade diese Vermengung im Setting der psychoanalytischen und gruppenanalytischen Psychotherapie ein wesentliches Kriterium bewusstseinsfähiger und unbewusster Kommunikation«. Dabei »*wird eine Wirklichkeit wirksam*, ohne dass sie bewusst zu werden braucht« (S. 77, Kursivdruck von mir, G. H.):

> »Eine Situation der Beeinflussung, auch *ohne* dass noch eine einzige psychoanalytische Intervention, sei es ein Konfrontieren, ein Klären, ein Deuten, ein Durcharbeiten, zum

Tragen gekommen ist; eine Situation der Beeinflussung aber auch *neben* psychoanalytisch beschreibbaren Interventionen.« (Ranefeld 1995, S. 79)

Das psychotherapeutische Feld könnte mit Streeck (2000, S. 48ff.; MS, S. 3ff.) etwa folgendermaßen zusammengefasst werden: Der Patient behandelt sein Gegenüber und der Psychotherapeut behandelt den Patienten mit allem, *was* er tut und *wie* er das tut. Das Sprechen selbst *ist* Handeln und kann für das Gegenüber manchmal viel mehr *Behandlung* sein als inhaltliche Mitteilung. Statt dem Patienten im Medium sprachlicher Symbolik vermitteln zu wollen, was er nur in der Dimension des Handelns liest, gilt es, *das eigene Handeln und Mithandeln möglichst so zu gestalten, dass es für den Patienten entwicklungsförderlich ist.*

Wenn das Bezogensein von Patient und Therapeut eine primäre, also eine existentielle Bedingung seelischen Existierens darstellt, worauf Alfred Adler übrigens sehr früh (1908) hingewiesen hat, dann verbleiben Patient und Therapeut immer »in« der Übertragung bzw. Gegenübertragung und eine Bearbeitung »der« bzw. eine Arbeit »an der« Übertragung bzw. Gegenübertragung ist nie in reiner Form möglich. Jeder Versuch, die gemeinsam gestaltete Szene im Nachhinein zu verstehen, ist selbst schon wieder eine Handlungseinheit, die ihrerseits ihre Wirkungen (z. B. der Ermutigung durch eine empathische bzw. der Entmutigung durch eine vom Erleben abstrahierte Finaldeutung) erzeugen. Diese Wirkungszusammenhänge werden von Ranefeld (2004, in diesem Band) besonders für die Face-to-Face-Situation betont, für den »vis à vis radikale Aktion, Interaktion« bedeutet. Dabei befinde sich der Analytiker »mitten auf der Bühne in einem Stehgreifstück«.

Um den Unterschied zwischen mittelbarem und unmittelbarem Verstehen bzw. Behandeln deutlich zu machen, greife ich auf die bekannte Bühnenmetapher zurück: Hier kommt zu dem »*Nachdem*« des mittelbaren das »*Indem*« des unmittelbaren Verstehens. *Indem* Patient und Therapeut eine Szene herausbilden, verstehen sie sich und den anderen, behandeln sie sich und den anderen bereits. Noch während der Patient mit seinem Therapeuten eine Modellsituation ins Bild bringt, wird er oft schon neuer Selbstanteile gewahr, versteht und behandelt er sich bereits selber oder lässt sich unmittelbar berühren – oft ohne dass der Analytiker es überhaupt merkt, und nicht selten merkt der Patient es selber nicht einmal. Da es sich hier um ein *Inter-agieren* handelt und dieses aus entwicklungspsychologischen Gründen einen besonderen regredienten Tiefgang hat (s. u.), reichen diese Wirkungszusammenhänge zwischen Patient und Therapeut weit in den Kosmos des individuellen und auch des archetypischen Unbewussten zurück. Indem Analytiker und Patient miteinander handeln, beleben und bearbeiten sie früheste Leiderfahrungen, aber sie fördern dabei auch vereinzelte frühe Glücksmomente zutage, die zur Grundlage neuer Lebensentwürfe werden können.

Das permanente Probehandeln im analytischen Raum schafft nicht nur den Stoff für die nachträgliche Analyse, es impliziert bereits eine unbewusste Regulierung des »psychischen Apparates« oder eine Selbstbehandlung im Dienste der Individuation bzw. der Prägnanztendenzen eines kohäsiven Selbst. In tiefenpsychologischen Falldarstellungen sind die Phänomene schon in einer bestimmten Weise präpariert und damit hängt eine für die Psychoanalyse typische Verschiebung zusammen. Der Leser wird nicht angeregt, das prozedurale Geschehen auf seine immanenten Wirkungen hin zu verstehen, sondern quasi verführt, diesen Vorgang als Resultat, quasi als analytisches Material aufzufassen, das noch der eigentlichen Bearbeitung bedarf. *Das Ereignis wird zum Ergebnis.* Das ist nicht der Fall bei einem Tröstungsbeispiel, das Streeck berichtet. Darin schildert er eine eigene Tröstungshandlung, auf die ihn die Patientin nachträglich aufmerksam gemacht hatte. Sie fühlte sich nämlich in vielen Situationen, wenn sie Kummer hatte und traurig war, von der beruhigenden Stimme ihres Analytikers gewärmt. Streeck hebt ausdrücklich den unmittelbaren Wirkungszusammenhang hervor: »ich hatte sie getröstet. Das war keine Phantasie, sondern war jedes mal tatsächlich geschehen« (2000, S. 14).

Ich habe in mehreren Veröffentlichungen (Heisterkamp 2002, 2003) auf eine späte Analyseerinnerung hingewiesen, in der ich die liebevolle Stimme meines ersten Analytikers sowie unsere freundliche Begrüßung und Verabschiedung als wohltuend erlebt habe. Was mir damals nicht bewusst oder zugänglich war, wurde mir erst nach weiteren Analysen deutlich: wie heilsam ich diese einladenden und willkommen heißenden Gesten erlebt hatte. Auch wenn sie dem Analytiker nicht aufgefallen waren und keiner sie seinerzeit ansprechen konnte, haben sie dennoch nachhaltig gewirkt. In einer Begegnung mit meiner letzten Analytikerin habe ich einen »bedeutsamen Augenblick« erlebt: Indem ich länger als gewöhnlich in ihre Augen schaute, durchströmte mich die unmittelbare Wandlungserfahrung, in der sich meine Sicherungen verringerten und ich mich in die faziale Sphäre einer mir bedeutsamen Frau ziehen ließ (s. Heisterkamp 2002, S. 35ff.).

Mit diesem unmittelbaren, sich zwischen Patient und Therapeut abspielenden Geschehen, also der szenischen Koproduktion (Streeck 2004, i. d. B.), befasse ich mich im Folgenden. Da der Begriff der Handlung leicht für zielgerichtete und bewusste Aktionen verwendet wird, spreche ich allgemeiner von Wirkungen. Indem ich einmal nur den unmittelbaren Wirkungszusammenhängen nachgehe, begebe ich mich meiner Meinung nach auf einen Weg, auf dem die Integration mikroperspektivischer Befunde in tiefenpsychologische bzw. psychoanalytische Konzepte vorbereitet wird.

2. Basale Dimensionen psychotherapeutischer Behandlung

2.1 Leibliche Fundierung

Die leiblichen Lebensbewegungen sind die Grundlage dessen, was wirklich ist, was wir sind, was unverwechselbar und unausweichlich als Selbst erfahren wird. Wenn auch die menschliche Sprache von unschätzbarer Bedeutung ist, so hat sie doch – mit Oberzaucher gesprochen – »einen immensen Nachteil«: »Das gesprochene Wort kann so gut lügen wie kein anderes Signal« (2004, i. d. B.). Im Laufe der Evolutionsgeschichte entwickelte der Mensch eine hohe Kompetenz, »nonverbale« Hinweise des Verhaltens und Erlebens bezüglich der Bedeutungen seiner Lebenssituationen zu erfassen. Darüber spezialisierte er sich auf die Erfassung und Beurteilung des leiblichen Verhaltens und Erlebens. Der Hörapparat entwickelte insbesondere im Bereich der Obertonschwingungen eine besondere Sensibilität. Die Gesichtswahrnehmung brachte ihre eigenen Kategorien hervor (z. B. »Smiley«), die individuellen Ausprägungen von Bewegungen (wenn man z. B. Fritz Walter oder Di Stefano Fußball spielen sieht) sind nach vielen Jahrzehnten noch deutlich wieder zu erkennen, selbst wenn die Bildqualität äußerst schlecht ist und man auf einem Standbild keinen Spieler näherungsweise wiedererkennen könnte. Insbesondere Körper- und Bewegungstherapeuten zeigen, wie wir dieses evolutionäre Erbe allmählich immer mehr zum Wohle des Patienten zu beachten und zu nutzen lernen.

Wenn ein wesentlicher Teil der Abwehrarbeit quasi Muskelarbeit darstellt, kann eine bloße verbale Bearbeitung der Widerstände, ohne die leiblichen Grundlagen des Widerstehens entwicklungs- und regressionsanalog zu bearbeiten, zu einer doppelbödigen Behandlung führen. Während auf der einen Ebene die Selbstschutzmaßnahmen des Patienten differenziert analysiert werden, wird auf einer basalen Ebene leicht die grundlegende Selbstabtötung im Dienste der Selbstsicherung eben durch die Annullierung der basalen Sicherungs- und Abwehrmechanismen fortgesetzt. In diesem Zusammenhang finde ich den von Downing geprägten Begriff der »affektmotorischen Schemata« (Downing 1996, 2002 und 2003) bedeutsam. Er beschreibt basale Formen leiblicher und emotionaler Bezogenheit, die sich aus dem Wechselspiel früher Interaktion mit den primären Bezugspersonen gebildet haben. Die »affektmotorischen Schemata« bilden gewissermaßen Urformen präverbaler Bezogenheit, aus denen sich alle späteren Formen heraus entwickelt haben.

Es ist wichtig, dass wir in den Therapien an diesen früh entstandenen, aber weiter bestehenden Welten des auftauchenden Selbst und des Kernselbst

(Stern 1992, 1994) arbeiten können, eben über den regredienten Tiefgang durch Handlungen und Inszenierungen. Ohne die Arbeit an diesen Schemata bleibt die psychotherapeutische Arbeit, die sich über die Sprache vollzieht, leicht ohne Grund und Boden, findet nicht zu den Urformen seelischen Existierens und Werdens. Das ist etwas anderes als eine Regression auf eine frühere Entwicklungsstufe (s. Geißler 2001); es hat damit zu tun, dass wir einen handhabbaren und reflexiven Zugang zu den primären Mustern des Bezogenseins finden, aus denen das Selbst sich entwickelt hat und deren Folgen sich im Hier und Jetzt explizit oder implizit artikulieren. Bei den affektiv-motorischen Schemata handelt es sich um unbewusste motorisch-emotionale Überzeugungen. Sie implizieren ein stillschweigendes und stetiges Wissen. Sie entstehen als ausgefeilte Muster der früheren Anpassung an die Interaktion mit den frühen Bezugspersonen. Sie gleichen den von Piaget beschriebenen sensomotorischen Schemata, schließen aber die Dimension der Emotionen mit ein und werden nicht so sehr im Umgang mit Gegenständen, sondern im Kontakt mit anderen Personen entwickelt. Wenn das Körpererleben auf leiblicher Ebene exploriert wird, stoßen wir auf diese Beziehungsmuster.

Dem entsprechen auch die Ergebnisse von Fivaz-Depeursinge, die bei der Beobachtung von Säuglingen mit ihren Bezugspersonen »sehr frühe Zeichen einer vorsprachlichen Intersubjektivität zwischen dem Kleinkind und seinen Spielpartnern« (2003, S. 18) festgestellt hat, die zunächst auf inszenierten und später auf ikonischen (bildhaften) Repräsentationen beruhen. Diese frühen Welten der Selbstwerdung sind uns – worauf uns Stern aufmerksam macht – jederzeit zugänglich, wenn sie auch meistens völlig unbewusst bleiben. Fivaz-Depeursinge hebt hinsichtlich der präverbalen Stufen der Intersubjektivität »die zentrale Rolle der Körpersprache für die Empathie« (2003, S. 8) hervor (s. a. 2004). Besonders durch die leibliche Dimension dieser Wirkungszusammenhänge setzen sich die bis in die Gegenwart hinein unerledigt gebliebenen und im Laufe der Entwicklung nur unzulänglich bewältigten Entwicklungsdefizite und die unzulänglich regulierten Konflikte in Szene. Sie gewinnen, indem sie sich interaktiv herausbilden, eine fassbare, unmittelbar verstehbare und behandelbare Form.

Beispiel Kopfbewegung

Ich denke hier an das Beispiel eines Analysanden, der bereits am Anfang der Analyse betonte, dass seine Mutter für ihn »ein Hort von Geborgenheit« gewesen sei. Nachdem er vorher bereits sehr ablehnend über seinen Vater berichtet hatte und bei den Aussagen zur Mutter den Kopf auf der Couch hin- und herbewegte (als wollte er körperlich sagen: »Das stimmt alles nicht«), griff ich diese Bewegung des Kopfes operativ auf. Ich wusste, dass ich die leiblichen

Andeutungen durch einen zu erwartenden klugen Austausch mit meinem sehr differenzierten Analysanden annulliert hätte. So fand er die Gelegenheit, die tiefe psychologische Bedeutung seiner Kopfbewegung aktiv imaginativ auszuloten. Dabei stellte er fest, dass er den Kopf weiter nach rechts bewegen konnte, während er bei der Bewegung nach links eine Verspannung spürte. Bald darauf erinnerte er sich daran, wie er im Ehebett zwischen seinen Eltern lag und stellte völlig überraschend fest, dass der Vater auf der beweglichen Seite, also rechts von ihm lag, während die Mutter auf der anderen Seite lag. Dabei spürte er mit leibhaftiger Gewissheit, wie er sich bei der Linksbewegung (in Richtung seiner Mutter) verkrampfte und ihm die Rechtsbewegung (zu seinem Vater) sehr leicht fiel. So wurde eine tiefe Spaltung zugänglich. So blieb die psychodynamische Bearbeitung dieses Komplexes in dieser basalen leiblichen Gewissheit fundiert und gleichzeitig wurden Zuneigung und Abneigung in struktureller, d. h. operativer Weise und in urtümlicher Weise angesprochen und bearbeitet.

Wenn der Therapeut diesen Augenblick der Kopfbewegung nur *anspricht*, werden dem Patienten die Möglichkeiten genommen, die impliziten und prozeduralen Erfahrungen zu machen, die in einer konkreten Erprobung liegen würden. Ohne diese bleiben die beim Durcharbeiten gewonnenen Einsichten leicht zu abstrakt. Das körperpsychotherapeutische Vorgehen besteht darin, in den Wirkungszusammenhängen zwischen Patient und Therapeut auch die leiblichen Artikulationen des Selbst gleichwertig mit den mentalen zu berücksichtigen und die behandlungsmethodischen Implikationen zu nutzen. Das Unbewusste des Patienten bzw. das gemeinsame Unbewusste von Patient und Therapeut bilden immer wieder leibliche Andeutungen und Anspielungen heraus. Die Kunst des Therapeuten besteht darin, diese behandlungsmethodischen Implikationen zu nutzen. So regt z. B. Koemeda-Lutz eine Patientin, die über schwere Schmerzen klagt, an, sich ihren Schmerzen näher zuzuwenden und nachzuspüren, welche Empfindungen Bilder, Gedanken und Handlungsimpulse dabei auftauchen (2004, i. d. B.). Unter der psychoanalytischen Perspektive sei hier noch auf die mentalen und leiblichen Gegenübertragungen verwiesen, die die soziale Beziehungsdynamik von Schmerzen besonders reflektieren. Die Schmerzen des Patienten haben einen anderen Sinn, je nachdem, ob sich der Analytiker z. B. besorgt bzw. belästigt fühlt und erfordern entsprechend verschiedene Interventionen.

2.2 Strukturelles Erfassen

Die leiblichen Lebensbewegungen haben einen »regredienten Tiefgang«. Damit meine ich kein zeitliches Zurückkehren, sondern immer eine »Vertiefung« des Erlebens. Erlebenskomplexe, die bisher nicht wahrnehmbar und Strukturen, die bisher nicht fassbar waren, werden erfahrbar, unmittelbar und mittelbar verstehbar, operativ und reflexiv behandelbar. Der Begriff der Tiefe bedarf allerdings noch der Anführungszeichen, weil es sich um eine räumliche Metapher für die Prozesse handelt, in denen Unverstandenes oder Unbewusstes verstanden wird, in denen der Schatten des Seelischen zur Figur des Erlebens wird. *Zur Erfassung basaler Strukturen und Selbstzustände sind die atmosphärischen, die operativen und die leiblichen Artikulationen des Selbst von besonderer Bedeutung. Das gilt sowohl für eine Psychoanalyse im traditionellen Setting* (s. Heisterkamp 2002) als auch für eine leibfundierte analytische Psychotherapie in einem erweiterten Setting (s. Heisterkamp 1999).

Die Frage, wie die Bereiche der Selbstwerdung (die Welt des auftauchenden Selbst, des Kernselbst, die des intersubjektiven Erlebens, die des verbalen Erlebens und die Domäne des narrativen Erlebens) zusammenwirken und wie sie auch zugänglich werden, bleibt m. E. bei Daniel Stern (1992) noch ungeklärt. Meine Vorstellung dazu ist folgende: Die Domänen der Selbstwerdung sind als Grundgestalten oder Grundstrukturen zu verstehen, die auch das Verhalten des Erwachsenen formen und verständlich machen, warum im Agieren potentielle Wendepunkte des Behandelns liegen. Über die unmittelbare Dimension des aktuellen Wirkungsgeschehens zwischen Patient und Analytiker findet sich ein struktureller Zugang zu den »frühen«, bis in das aktuelle Geschehen hinein nachwirkenden Keimformen der Selbstwerdung. *Das komplexe aktuelle Selbsterleben ist jederzeit strukturell rückführbar auf immanente Grundgestalten.* Und umgekehrt können auch diese Grundformen über das aktuelle Selbsterleben modifiziert werden, insofern der nötige *entwicklungsanaloge bzw. strukturelle Zugang* gefunden wird.

Die Eigenart dieser früh entwickelten Keimformen oder Grundmuster seelischer Wirklichkeit ist weder für den Patienten noch für den Analytiker ohne weiteres fassbar. Ihre Bedeutung (»Wissen«) ist implizit und oft nur prozedural ausformbar. Innewerden, Wahrnehmen, Verstehen und Behandeln geschehen hier überwiegend in einem *operativen Modus.* Wenn Patienten und Therapeuten diese pathische Dimension »tiefen« psychologischen Innewerdens und Selbstbehandelns nicht wahrnehmen und durch gnostische Interventionen blockieren, kann sie nicht adäquat wirksam werden. Bei der Bearbeitung der Selbstbehinderungen besteht behandlungsmethodisch das Problem, dass die aktuellen Störungen nicht auf der »Regressionsebene« bearbeitet werden, die dem frühen Entwicklungsniveau der Störung entspricht. Das Problem wird quasi nicht »im Kern« behandelt oder »an der Wurzel« erfasst, sondern es werden nur seine späteren, notdürftigen und konfliktträchtigen »Sprossformen« analysiert. Die aktuellen Probleme können dann zwar lege artis behandelt werden, erreichen aber nicht die Ebene der Grundstruktur oder des Kernselbst. Aus entsprechenden Gründen hält es auch Koemeda-Lutz für wichtig, »dass wir als Therapeutinnen und Therapeuten den affektiven Dialog mit unserem Patienten dort wieder aufnehmen, wo er steckengeblieben sein mag« (1996, S. 151). Das Beispiel der Kopfbewegungen aus dem vorigen Kapitel kann auch hier wieder herangezogen werden. Wenn ein Mann seine Partnerin »als Hort von Geborgenheit« versteht, sie aber latent links liegen lässt, ergeben sich daraus verständlicherweise erhebliche Beziehungsschwierigkeiten. Diese im Kern zu behandeln, bedeutet zu den affektmotorischen Mustern oder den präverbalen Formen des Bezogenseins zurückzufinden bzw. davon auszugehen.

2.3 Selbstschöpferische Lebensbewegung

Das Seelische kam Jahrtausende ohne Psychotherapie aus. Die Errungenschaften der Psychotherapie basieren auf der originären Kompetenz des Seelischen, sich immanent zu verstehen. Wenn die selbstschöpferischen Fähigkeiten eines Menschen stark beeinträchtigt sind, ist heutzutage der Gang zum Psychotherapeuten indiziert, der dabei zu helfen versucht, die festgefahrene oder sich auflösende Lebensbewegung wieder in eine flexible Form zu bringen. Die entsprechende Fähigkeit beim Therapeuten wird besonders angesprochen, wenn die Behandlung mehr als Kunst denn als die Anwendung einer spezifischen Technik verstanden wird. In den Wirkungszusammenhängen zwischen dem Patienten und dem Therapeuten wirken sich beiderseitig schöpferische Potenzen des Seelischen aus. Über die Kreativität des Patienten und die Kunst des Therapeuten sollte auch das Schöpferische der umfassenden Wirkungseinheit, die zwischen ihnen entsteht, nicht vernachlässigt werden.

Alle therapeutischen Bemühungen gründen in einer ontischen Selbstbehandlung des Seelischen. Ich nehme an, dass die Selbstheilungskräfte des Seelischen diese operativen therapeutischen Bedingungen, wenn die Situation es eben hergibt, in einem *Akt von kreativer Selbstbehandlung* selbst schaffen. Die *selbstschöpferischen Suchbewegungen* nutzen, wie mit einer geheimen Intelligenz, die sich bietenden Anregungen. Die Aufgabe des Analytikers wäre in diesen Fällen, die therapeutischen Szenen *entwicklungsgemäß bzw. strukturell zu verstehen* und sein Handeln und Mithandeln im Sinne der allgemeinen Überlegungen Ulrich Streecks (s. o.) realiter so zu gestalten, dass es für den Patienten entwicklungsförderlich ist. Die regressionsanaloge Behandlung findet zu den Bedingungen der Störung und zu den Ressourcen eines Neubeginns zurück. In diesem Sinne spricht auch Rainer Schmidt von einem »rückkehrenden Erinnern« und von einer »schöpferischen Regression« (2002, S. 158f.).

Verletzungsbeispiel

Ich kann von einem eigenen Beispiel berichten, das ich erst relativ spät verstanden habe. Während einer längeren bioenergetischen Analyse bei einem männlichen Therapeuten, bei dem ich mich durchgehend angenommen und verstanden fühlte, geschah eine vergleichbar harmlose Szene, die ich nie vergessen habe und die mir offenbar sehr viel bedeutete. Bei einer körperpsychotherapeutischen Erprobung, bei der ich auf einer Matte auf dem Rücken liegend meine Arme nach links und rechts zur Seite schlug (gewissermaßen um meinen Raum um mich herum freizuschlagen), passierte das Malheur, dass mein rechter Unterarm über die Kante der Schaumgummiunterlage hinaus geriet und ich meine Faust mit großer Wucht auf den Parkettboden der Praxis schlug. Der kurze, heftige Schmerz stoppte abrupt meine Bewegungen. Unvergesslich ist mir geblieben, wie mein damaliger Therapeut erschreckt zu mir hinsprang, mir etwas schuldbewusst riet, meine Hände unter kaltes Wasser zu halten und schnell in einen Nachbarraum lief, um »Mobilat« zu holen. Damit cremte er meine Hand ein und bandagierte sie anschließend fachgerecht. Obwohl ich mir in meinem erwachsenen Ich durchaus der Banalität der Situation bewusst war, spürte ich mit tiefer leiblicher Gewissheit, wie sehr mich seine faktische Sorge um mein leibliches Wohlergehen berührte.

Über die ungewöhnliche Wirkung dieser Erinnerung habe ich mich lange gewundert. Erst meine Überlegungen zum basalen Verstehen in Handlungsdialogen (2002) machten mir die Nachhaltigkeit dieser trotz des schmerzhaften Erlebnisses freudigen Therapieerinnerung verständlich. Ich hatte meinen damaligen Therapeuten unbewusst mit meinem Enactment dahin gebracht, seine mir hilfreiche Einfühlung operativ zu fundieren, seine Empathie gewissermaßen handfest zu machen. Das lässt sich auch gut selbstpsychologisch begründen. *Nach Kohut folgt die Empathie einer Entwicklungslinie, die im frühen Handlungsdialog zwischen Kind und Betreuungspersonen begründet ist:*

> »Sie reicht von frühen Formen – von der Bezugsperson gehalten, berührt und gerochen werden – bis zu der etwas distanzierteren, aber nach wie vor engen Interaktionserfahrung, das Kind mit Worten und Mimik zu halten. Das abenteuerlustige Kind, das sich von der Mutter wegbewegt, um ein neues Gebiet zu erkunden, illustriert dies beispielhaft: Es hält inne und dreht sich um, um sich des bestätigenden und ermutigenden Lächelns der Mutter zu versichern, bevor es weitermacht. Das stolze und beruhigende Lächeln der Mutter stellt nach Kohut eine höhere Form von Empathie dar. Es ersetzt das körpernahe Erleben von Halten und Berühren durch das einfühlsame, aber erlebensmäßig distanziertere Lächeln, in dem sich Stolz und der Glaube an die Fähigkeiten des Kindes widerspiegeln« (Siegel 2000, S. 178).

Brigitte Boothe (2004, i. d. B.) macht in ihrem Beitrag an den Traumerzählungen deutlich, dass körperliche Inszenierungen eindrucksvolle Gestaltungsleistungen des Seelischen sind. Das Träumen wird als eine »schöpferische Selbstheilungsarbeit« am stellvertretenden Objekt deutlich. Das Wunschmodell des Traumes stellt die Evokation des Phantasiegeschehens ganz in den Dienst der psychophysischen Regulierung. Normalerweise kommt die schöpferische Seite des Seelischen in der Psychoanalyse, obwohl sie von Anbeginn an so bedeutsam ist, meines Erachtens zu wenig zum Ausdruck. Der psychische Apparat, wenn ich diese technische Formulierung noch einmal bemühen darf, ist ständig mit seiner Regulierung befasst. Das Ich kann gar nicht anders, als permanent zwischen Es und Überich zu vermitteln. Deswegen ist es verdienstvoll, wenn Brigitte Boothe ausdrücklich die »schöpferische Selbstheilungsarbeit durch das Träumen« in kunstvollen sprachlichen Formulierungen zum Ausdruck bringt. Als Psychoanalytikerin ist sie davor gefeit, die selbstschöpferischen Kräfte, auf die als erster Alfred Adler (1932) hingewiesen hat, als simples Vermögen misszuverstehen. Diese selbstschöpferische Kraft quillt aus der Vermittlung der Dynamik polarer Tendenzen (Über-Ich und Es). Die selbstschöpferische Kraft ist also eine Produktion des Seelischen, die durch die kreative Traumarbeit geleistet wird.

2.4 Interaktive Teilhabe

Wie belastend die interaktive Teilhabe des Therapeuten an der Wirklichkeit des Patienten ist, erfahren wir spätestens in der traumatisierenden Gegenübertragung, wenn wir mitschwingen mit dem drohenden Selbstverlust des Patienten. Die belastenden emotionalen Wirklichkeiten sind vielfältig: Leere, Verstummen, Abgestorbensein, Imprägniertsein, Watteempfinden, Sichbedroht-fühlen, bloßes Funktionieren, Unwirklich-sein, sich hinter Glas fühlen, gelähmt sein vor Angst usw. Über die Übertragung und über die Gegenübertragung nimmt der Therapeut unmittelbar teil an einer verzweifelten Selbstsicherung, die vor einer Selbstauflösung oder Selbstabtötung schützen soll. Das kann so quälend sein, dass suizidale Phantasien oder Tendenzen der einzige Ausweg zu sein scheinen.

Eine zunehmende Reflexion und Einbeziehung organismischer Gegenübertragungen wirft die Frage möglicher Mesalliancen zwischen Patient und Therapeut neu auf. Die Schwierigkeit bzw. Unfähigkeit, sich aus einer basalen (z. B. im respiratorischen und fazialen Austausch fundierten) Kollusion befreien zu können, machen auf neue Formen des Widerstandes gegen die Auflösung der Gegenübertragung beim Patienten und insbesondere beim Therapeuten sowie auf verdeckte Gegenübertragungsbefriedigungen aufmerksam. Es entsteht dann leicht eine doppelbödige Analyse, die auf einer abstrakten Ebene lege artis zu verlaufen scheint, und auf einer basalen Ebene einer die Störung festigenden Konstellation verhaftet bleibt. Dazu passt eine Fallvignette, die von Dornes zur Erläuterung der projektiven Identifizierung angeführt wird:

Im Analytiker breitet sich Angst aus:

> »Ein Patient betritt den Behandlungsraum, legt sich auf die Couch und schweigt. Nach einer Weile breitet sich Angst im Analytiker aus. Nichts wurde bisher gesagt. Wie entstand diese rätselhafte Angst? Der Analytiker beginnt, darüber nachzudenken. Seine Phantasien können in alle möglichen Richtungen gehen. Dem Modell der projektiven Identifizierung folgend, wird er sie als Abkömmlinge unbewusster Phantasien des Patienten verstehen. Er wird ihm vielleicht eine Auswahl davon probeweise anbieten. Das ist nicht unriskant, denn schließlich sind es seine Phantasien, und wieso sollte er den Patienten damit belasten? Andererseits kann er ihn damit auch anregen, über bisher Unsagbares und Undenkbares nachzudenken. Das muss jeweils im Einzelfall entschieden werden. Nehmen wir an, der Analytiker schweigt zunächst, folgt weiter seinen Phantasien und kommt zu dem Schluss, dass sie seine Angst nicht recht erklären. Belehrt von der Säuglingsforschung oder auch ohne sie besonders begabt, lenkt er die Aufmerksamkeit auf seine Körperprozesse. Er bemerkt, dass er auf eine eigenartige Weise atmet – nicht wie sonst, ruhig und tief, sondern kurz, gepresst und angespannt. Dann spürt er seine ungewöhnlich feuchten Hände, und seine Aufmerksamkeit wandert wieder zum Patienten, der immer noch daliegt und schweigt. Er sieht Schweißperlen auf dessen Stirn und bemerkt einen eigenartigen Atemrhythmus. Langsam wird ihm klar, dass der Patient von Anfang an so dalag und er (der Therapeut), ohne es zu merken, den Atemrhythmus des Patienten übernommen hat. Die Angst des Analytikers war eine Folge dieser vom Patienten übernommenen Atmung. Der Patient wollte seine Angst nicht loswerden und hatte auch (noch) gar keine Phantasien darüber, sondern seine Angst transpirierte buchstäblich in die analytische Situation und in/auf den Analytiker« (Dornes 1997, S. 71)

Mit Bezug auf Dornes (1997) und Moser (2001) lässt sich hervorheben, dass sich die Wirkungszusammenhänge, die wir in der Psychoanalyse als Vorgänge der projektiven Identifizierung zu bezeichnen gewohnt sind, weniger über Introjektionen und Projektionen als über »nonverbale«, also leibliche Austauschprozesse vollziehen. Aus ihrer Entwicklungsgeschichte heraus sind sie weniger als intentionale Akte, nämlich unliebsame Affekte oder grandiose Ziele im Therapeuten abzulagern und kontrollieren zu wollen, zu verstehen, sondern als Formen unmittelbarer leiblicher Affektinduktionen. Es handelt sich bei den projektiven Identifikationen um gemeinsame Werke von Patient und Therapeut (Streeck, 2004, i. d. B.). So hat sich in dem obigen Beispiel von Dornes der Therapeut in seiner rollentypischen Offenheit für die Übertragung des Patienten in dessen Angst »hineingeatmet«.

Wenn der Patient eine Möglichkeit erhält, seiner Atemhemmung einmal explorierend nachzugehen, z. B. durch eine wechselweise Vertiefung und Verflachung der Atemkurve, erhält er einen adäquaten Erprobungs- und Anregungsraum, um die Tiefe und Intensität seiner Angst und ihrer Bedeutungen zu eruieren. Wenn der Therapeut ihm darüber hinausgehend eine Berührung anbieten würde, könnte der Patient eine »konstruktive Überraschung« erleben, nämlich wie sich seine Angst durch den unmittelbaren Kontakt mindern würde (Moser 2001, S. 177). Es könnte natürlich ebenso zur Vertiefung und Vereindeutigung des Erlebens führen, wenn ein Patient durch eine Berührung erst nachträglich merken würde, wie viel Angst er tatsächlich vor Nähe hat und wie leicht er aus einer angstvollen Überanpassung heraus dazu bereit ist, anderen Folge leisten.

2.5 Behandlungsmethodische Anspielungen

Die nonverbalen Artikulationen des Selbst enthalten auch behandlungsmethodische Hinweise. Das zeigt sich besonders deutlich an dem bereits erwähnten Beispiel der Kopfbewegungen. Die Andeutungen und Anspielungen, die sich darin artikulieren, lassen sich operativ aufgreifen, indem dem Unbewussten ein entwicklungs- und regressionsanaloger Spielraum geboten wird, um die latenten Bedeutungen ins Bild zu bringen, die die Lebensbewegungen implizit enthalten. Das Seelische kann sich hier in basaler Weise äußern, wieder finden und neu regulieren. Unter diesen Aspekten erweist sich die leibliche Artikulation des Selbst als ein weiterer Königsweg zum Unbewussten. Das wird fast einmütig im Rahmen der Enactmentforschung in der Psychoanalyse konstatiert, wenn auch nur eingeschränkt genutzt. Die auf C. G. Jung zurückgehende aktive Imagination gewinnt in diesem Zusammenhang ebenfalls eine besondere Bedeutung für die Behandlungslehre (Ware 2003a, b).

Die vorausgehenden mental-empathischen Erfahrungen der Patienten sind oft die Auslöser für Enactments, da Patienten unbewusst die *Differenz zwischen hinlänglichen und notwendigen Erfahrungen* spüren und ebenso unbewusst nach Anhaltspunkten für eine operative Bearbeitung im analytischen Setting suchen. Die Überlegungen zu den behandlungsmethodischen Anspielungen oder Andeutungen differenzieren den Adlerschen Lehrsatz (1912), nach dem der Mensch gar nicht anders kann, *als sich auch in der Praxis in seinem unbewussten Bewegungsmuster vorzustellen.* Ich sehe keine wesentlichen Unterschiede zu dem folgenden aus einer klassischen Analyse stammenden Enactment, in dem die im Therapeuten aufkeimende Freude sowohl unmittelbar als auch mittelbar für die Behandlung bedeutsam wird.

Ein Analytiker spürt im Laufe der längeren Behandlung einer Frau, die sich als uneheliches Kind von ihren Eltern abgelehnt und aus ihrer Dorfgemeinschaft ausgestoßen fühlte und sich mithilfe von Distanzierungen vor einer Wiederholung dieser grundlegenden Erfahrung zu schützen versucht, wie froh und stolz er über ihre psychotherapeutischen Fortschritte ist, wie er sich in besonderer Weise auf die Stunden mit ihr freut und dass er sie richtig lieb gewonnen hat. Er muss dieses Gefühl einige Zeit halten, bis er zu ahnen beginnt, dass er und auch seine Patientin dabei sind, eine für diese neuartige Selbsterfahrung, nämlich die des Willkommenseins, herauszubilden. Die Patientin ihrerseits, die sich in der Behandlung zunehmend angenommen und anerkannt fühlt, entwickelt derweil die Phantasie, dass die Lampe, die ihr allmorgendlich schon von weitem aus dem Erker des Behandlungszimmers entgegenleuchtet, von ihrem Analytiker zu ihrer besonderen Begrüßung eingeschaltet worden ist. Als sie nach längerem Zögern diese Phantasie vorsichtig anspricht, werden über die Verschiebung (vom Strahlen des Analytikers auf das Strahlen der Lampe) ihre tiefe Angst vor Ablehnung und die daraus resultierenden Konflikte (Angst vor Zurückweisung, Hoffnung auf Annahme) und Sicherungen (besondere Beachtung) ansprechbar und fundiert bearbeitbar. Die freudigen Gefühle des Analytikers verdeutlichen als konkordante Gegenübertragung, wie sehr ihr bisher das Bild, angenommen und willkommen zu sein, gefehlt hat. Sie stellt aber auch überrascht fest, dass ihre Existenz für den anderen eine Freude bedeuten kann, und sie fängt vorsichtig an, solche Gefühle, wenn sie sie auslöst und sie ihr entgegengebracht werden, auch anzunehmen und zu integrieren. Der Analytiker freut sich mit ihr über diesen Entwicklungsschritt. In einem solchen Beziehungskontext bleibt auch eine bestätigende Antwort aus dem Unbewussten nicht lange aus. Ihr fällt nämlich zum ersten Mal ein, dass es da doch jemand gab, der sich über ihre Geburt gefreut hatte, nämlich eine der Großmütter, die von der Mutter abgelehnte und ausgegrenzte Schwiegermutter. Die Patientin freut sich darüber und der Analytiker mit ihr, dass sie eine ermutigende Ressource ihrer Entwicklung entdeckt hat und beide schauen zuversichtlich auf das Kommende.

Die äußerlich oft wie therapeutische Fehlleistungen anmutenden Enactments sind als *basale Andeutungen oder Anspielungen* für den Therapeuten sehr nützlich. Sie sind gewissermaßen Fingerzeige des gemeinsamen Unbewussten, wie eine von Analytiker und Patient diffus wahrgenommene Engstelle oder Sackgasse des therapeutischen Prozesses erweitert oder umgangen werden könnte. In meinem Buch »Basales Verstehen – Handlungsdialoge in Psychotherapie und Psychoanalyse« (Heisterkamp 2002, S. 68ff.) bin ich ausführlich auf das Beispiel eines Kollegen eingegangen, der sich und seinen schizoid strukturierten Patienten aus seiner Praxis ausgesperrt hatte und der das spontane Angebot seines Patienten zu einer »Räuberleiter« angenommen hatte, um durch das geöffnete Fenster doch noch in seine Praxis zu gelangen und die Behandlung fortsetzen zu können.

2.6 Unmittelbares Verstehen

In Beispielen wie den oben beschriebenen vollzieht sich ein unmittelbares Verstehen, das bisher in der psychoanalytischen Behandlungslehre noch keinen Platz gefunden hat und dem sich derzeit unter dem Stichwort der »Now-Moments« (Stern 1998, 2002) ein kleines Fenster öffnet, das bisher nur einen engen Ausschnitt aus diesem unermesslichen Phänomenbereich beleuchtet. Normalerweise gilt für die psychoanalytische Behandlung das Prinzip der Nachzeitlichkeit. Das lässt sich prototypisch an der Bühnenmetapher psychoanalytischer Behandlung erläutern. Was Patient und Analytiker miteinander machen, wird als Szene objektiviert *und dann* quasi als psychoanalytisches Material analysiert. Dieses sprachlich vermittelte (repräsentische) ist deutlich unterschieden von dem unmittelbaren (präsentischen) Verstehen. In psychoanalytischen Publikationen findet gewöhnlich eine latente Verschiebung vom präsentischen zum repräsentierenden Verstehen statt. Die Inszenierung mit ihrem immanenten operativen Gewahren, Verstehen und Bearbeiten wird zur Szene verdinglicht, die nachträglich angesehen und eingesehen werden kann. Diese Verschiebung hat ihren tiefen psychologischen Sinn. Beim nachträglichen Durcharbeiten einer Szene kann der Analytiker sich wesentlich wirk- und bedeutsamer erleben, als in den oft eher banal erscheinenden Episoden präsentischen Verstehens, die – wenn auch im Kontext der therapeutischen Wirkungseinheit – viel mehr die schöpferischen Kräfte der Selbstbehandlung fokussieren.

Die Tiefenpsychologie der Enactments lässt sich differenzieren und weiterführen, wenn wir *zwischen mittelbarem und unmittelbarem Verstehen bzw. Behandeln unterscheiden*. Die Unterschiede sowie ihre Übergänge lassen sich gut an den Kontakten zwischen Analytiker und Patient zeigen, die im Grenzbereich zwischen dem alltäglichen und dem therapeutischen Raum stattfinden; nennen wir sie Randkontakte. Da die Phänomene des präsentischen Verstehens nicht so leicht zugänglich sind, ist man bei diesem Thema oft auf eigene Analyseerfahrungen angewiesen. Die bisherige Vernachlässigung und insbesondere die Eigenqualität dieser Erscheinungen machen das Verfahren der Introspektion erforderlich. Das implizite Selbstverstehen, wie ich es kurz nennen möchte, bleibt oft sowohl dem Analytiker als auch dem Analysanden verschlossen, obwohl es von grundlegender Bedeutung für alle therapeutischen (und nicht nur für diese) Wirkungen ist.

Es lassen sich zwei Formen des präsentischen Verstehens unterscheiden: eine ausdrückliche und eine unausdrückliche. Weil das Verstehen in dem Begrüßungsbeispiel mit meinem Analytiker den Handlungen lange Zeit immanent geblieben ist, spreche ich hier von einem operativen Verstehen. Davon unterscheide ich ein ausdrückliches Verstehen. Als Beispiel für ein präsentisches Verstehen dieser Art möchte ich den bereits oben erwähnten bedeutsamen Augenblick mit meiner Analytikerin anführen, in dem ich unmittelbar in der Situation der Begegnung einer Wandlung meines Seelischen innewurde (Heisterkamp 2002, S. 37ff.). Jörg Scharff (2004) beschreibt beeindruckend, wie er mit einer Borderline-Patientin das von ihr als höchst bedrohlich erlebte Therapieende und die Trennung von ihrem Analytiker vorweggenommen und probehandelnd durchgearbeitet hat. Indem er mit ihr die anstehende Trennung in einer »inszenierenden Interaktion« vorbereitet, begleitet und analytisch reflexiv nachbereitet, also einen »Rahmen im Rahmen« etabliert, gelingt es der Patientin besser, durch die Differenzierung zwischen dem, was sie erwartete und dem, was sie erlebte, ihre umfassende und omnipotente Negativierung aufzulockern und ihr eine neue Form des Selbst- und des Objekterlebens zu ermöglichen (s. Scharff 2004, S. 65ff.).

Es leuchtet nach den bisherigen Überlegungen ein, dass die Erfahrungen, die die Patientin in der inszenierenden Interaktion mit Jörg Scharff bezüglich des Abschieds von ihrem Analytiker oder das unmittelbare Erleben des Patienten in der Räuberleiterinszenierung auf einer anderen Erfahrungsebene liegen, als wenn sie noch so differenziert als Phantasien durchgearbeitet worden wären. Die unmittelbare Erprobung bietet eine fundiertere Erfahrungsgewissheit als eine noch so differenzierte und empathische Analyse auf handlungsferner Ebene. Wir begegnen in der Psychotherapie immer wieder Patienten, die gerade über diese Erfahrungsgrundlage gar nicht oder nur fraktioniert verfügen, als dass sie daraus überhaupt die entsprechenden Repräsentanzen gebildet haben könnten, beispielsweise die, die für Begrüßung und Verabschiedung, Unterstützen und Unterstütztwerden grundlegend sind. In solchen Erprobungen erhält der Patient die nachträgliche Möglichkeit, aus den operativen Wirkungszusammenhängen heraus selbst neue Formen seiner Wirklichkeit zu erschaffen, also neue Repräsentanzen herauszubilden.

2.7 Adulte Selbstbewegung

Da die Patienten ihr Handeln in der psychotherapeutischen Situation als Erwachsene reflexiv begleiten, erwerben sie bereits während der Erprobung auf der operativen Erfahrungsgrundlage sowie bei der nachträglichen Analyse der Szene ihre fundierten Einsichten. Aus dem operativen Verstehen erwächst das reflexive. Es verhindert ein erlebensleeres Analysieren. Indem die früh entwickelten Beziehungsmuster im aktuellen Wirkungsgeschehen zwischen Patientin und Analytiker aufgespürt und sowohl operativ als auch reflexiv bearbeitet werden, bleibt die Analyse an den Prinzipien der Realität orientiert. Patientin und Psychoanalytiker arbeiten an *der aktuellen Wirklichkeit der Patientin und unter dem vollen Einsatz ihrer adulten Potenzen.*

In allen oben angeführten Beispielen finden die Patienten einen operativen Möglichkeits- und Anregungsraum, in dem sie leibfundierte Erfahrungen (Kopfbewegungen, Verletzung, Schwitzen, Begrüßen, Trennen, Einlassen usw.) sammeln können, in denen tiefe psychologische Einsichten begründet sind und aus denen sie durch eine nachträgliche Analyse abstrahiert und internalisiert werden können. Oft haben sie sich bereits vor der nachträglichen Analyse dem operativen oder präsentischen Verstehen im Vollzug der Handlungseinheit erschlossen und führen in der anschließenden Analyse zu einer ihrerseits wieder heilsamen und wohltuenden Übereinstimmung zwischen Patient und Therapeut.

2.8 Übertragungsanaloge Ermutigung

Mit diesem Abschnitt sind unmittelbare Wirkungszusammenhänge angesprochen, die ebenfalls bereits in den obigen Fallvignetten beschrieben worden sind. Immer wieder gibt es in unseren Behandlungen Interaktionen, in denen sich der Patient direkt von seinem Therapeuten unterstützt und angeregt fühlt. Wir haben in solchen unmittelbaren Ermutigungen durch den Therapeuten eine Entsprechung zu der alltäglichen Situation, in der Eltern ihre Kinder immer wieder anregen, trösten, unterstützen, fördern usw. Dass derartige Interventionen auch entmutigen können, gilt selbstverständlich ebenso, soll aber hier erst einmal nicht weiter verfolgt werden. Diese Form unmittelbar unterstützender Interventionen scheint mir ein in der Behandlungslehre ausgeblendeter Bereich zu sein. Das Ausmaß offizieller Verleugnung (in der konkreten Praxis ist es glücklicherweise meistens anders) wird klar, wenn man bedenkt, wie allgegenwärtig und selbstverständlich die entwicklungspsychologische Entsprechung ist, dass Eltern die Selbstwerdung ihrer Kinder fördern, indem sie sie bei der Bewältigung ihrer Lebensaufgaben begleiten und unterstützen, sich an ihrem

Weiterkommen erfreuen und sie über partielle Misserfolge hinwegtrösten. Wo bleibt da die Entsprechung in der Behandlungslehre?

Wir stoßen hier auf eine Form des Lernens und Werdens, der die psychoanalytische Forschung bisher wenig Beachtung geschenkt hat. Dornes macht in seinen Publikationen (s. Dornes 1993, 1997, 1999, S. 77ff.) auf die Bedeutung niederer Spannungszustände für die Selbstwerdung bzw. die Strukturbildung aufmerksam. Er stellt der analytischen Auffassung, welche die dramatischen Ereignisse der Kindheit betont (Geburt, orales Saugen, Abgestilltwerden, anale Machtthematik, ödipale Dramen), die Auffassung der Säuglingsforschung gegenüber, die die große Bedeutung des »low-tension-learning« (Dornes 1999, S. 79) hervorhebt und mit eindrücklichen Experimenten zeigt, dass die relativ spannungsarmen Alltagssituationen und ziemlich undramatischen Interaktionen mit den Eltern, die einen ganz überwiegenden Teil des kindlichen Lebens ausmachen, von großer, wenn nicht sogar von größerer Bedeutung für die Strukturbildung des Seelischen sind als die kurzen Augenblicke hoher Spannung. Zur Erläuterung möchte ich wieder auf ein konkretes Beispiel einer übertragungsgemäßen Ermutigung eingehen, das ich selber erlebt habe.

Beispiel: Dann friss doch olleene
Einmal antwortete mir meine weise Analytikerin mit einer Anekdote. Ich hatte meinem Nachbarn beim Anschieben des Autos geholfen. Dabei hatte ich vergessen, dass meine Zahnprothese ziemlich locker saß. Als ich mich mit ihm zur Stoßstange bückte, fiel sie mir aus dem Mund. Mir war das zuerst sehr peinlich und ich steckte sie schnell zurück, so als ob nichts passiert wäre. Meine Schilderung auf der Couch entbehrte wohl nicht – wie ich es von mir, aber auch von meiner Analytikerin kannte – eines gewissen Galgenhumors, der bei ihr und mir schon einen gewissen Abstand und eine gewisse Annahme meines Älterwerdens implizierte. Jedenfalls griff wohl meine Analytikerin diesen Tenor meiner Verarbeitung auf, indem sie, statt mit einer Einfühlung oder Deutung zu reagieren, eine Geschichte erzählte:

August der Starke, König von Sachsen, unter dessen Regierung es dem Volk gut ging und der viel für den bürgerlichen Aufschwung getan hatte, galt als weiser, humorvoller und feierfreudiger Potentat. Bei einem großen Essen im Kreis seiner Untergebenen passierte ihm das Missgeschick, dass ihm sein Gebiss in den Suppenteller fiel. Alle seine Gäste und Diener, die ihn immer im Auge hatten, stockte der Atem und es entstand die ungeheuerliche Stille vor dem ungewissen Moment, wie es denn nun weitergehe. Der humorvolle König »rettete« die Situation, indem er mit gespielter Entrüstung und laut genug für die Umgebung zu seinem in der Suppe liegenden Gebiss sagte: »Dann friss doch olleene!« Die gespannte Situation löste sich mit einem erleichterten und herzhaften Lachen des Königs und seiner Untertanen auf.

Auch ich musste nach der Geschichte herzhaft lachen. Und meine Analytikerin lachte ebenso mit. Wir hatten beide unsere Freude. Die geteilte Freude war eine doppelte Freude. Wie in der berichteten Anekdote löste sich auch in unserer therapeutischen Situation die belastende Situation auf. Es ereignete sich zwischen uns ein wohltuendes präsentisches Verstehen. Ich hatte nach dieser anekdotischen Antwort meiner Analytikerin, die selber schon sehr betagt war und sicherlich mit den Problemen des Älterwerdens nur zu gut Bescheid wusste, und nach meiner spontanen Reaktion kein Bedürfnis mehr, über diese Scham des Altwerdens zu reden oder sie durchzuarbeiten, sondern mein Humor und ihr Humor sowie unsere Freude miteinander akzeptierten gemeinsam das Faktische. Auf der operativen Ebene gaben wir uns zu verstehen: Es ist wie es ist, und man kann sogar noch darüber lachen.

Ich finde es interessant, dass uns beiden danach offenbar überhaupt keine Erklärungen oder Deutungen nötig erschienen. Ich erinnere mich nicht daran, dass meine Analytikerin oder auch ich den Versuch gemacht hätten, unsere gemeinsame Freude noch weiter verständlich zu machen. Das kann man als eine Nachlässigkeit der Analytikerin ansehen und/oder als Ausdruck meines Widerstandes. Aber ich glaube, das würde ihr und mir nicht gerecht. Ich nehme an, dass unser Lachen ein Ausdruck davon war, dass sich ein präsentisches Verstehen vollzogen und sie mich im Kontext meiner Übertragung ermutigt hatte. Das wird deutlich, wenn wir heute ex post und außerhalb der Behandlung nach einer Erklärung suchen. Die könnte meines Erachtens darin liegen, dass ich freudig den Unterschied erspürt und entdeckt habe, statt zur anstrengenden Kompensation elterlicher Minderwertigkeitsgefühle genötigt zu werden, aus einer empathischen und sicheren Position des Übertragungsobjektes heraus in liebevoller Weise beruhigt worden zu sein. Ich hatte eine unmittelbare Wandlungserfahrung gemacht. Auf einer operativen Ebene hatten wir, meine Analytikerin und ich, uns sehr gut verstanden.

3. Psychoanalyse und Mikroperspektive

Das Verhältnis zwischen Mikro- und Makroanalyse ist – methodologisch betrachtet – kompliziert. Das deutet Moser (2004, i. d. B.) bereits an: Die Mikroperspektive ermöglicht uns einen differenzierten Einblick in die Feinstruktur der Interaktion, die mit dem bloßen Auge (also während der Behandlung) nicht wahrgenommen werden kann. Die Befunde legen nahe, insbesondere die leiblichen Artikulationen des Patienten sowie die eigenen differenzierter wahrnehmen zu lernen. Der Weiter- und Fortbildung fällt die Aufgabe zu, Bezüge zwischen Gegenübertragungs- und Mikroanalyse herzustellen. Es ist ein langer Weg »von der optischen Wahrnehmung zur atmosphärischen und psychodynamischen Analyse«. Die naturwissenschaftliche Exaktheit der Methode verführt auch leicht zu einem entmutigenden Behandlungsideal des Therapeuten. Weiterhin hat dieser zu beachten, »dass seine Intuition oder seine Empathie die mikroanalytische Entschlüsselung der Situation viel später nachreicht, weil er sie erst einmal auf sich einwirken lassen muss« (ebend.). Obwohl die mikroanalytischen Ergebnisse eine Beschleunigung der analytischen Introspektion nahe legen, taucht die Frage auf, ob das sinnvoll und überhaupt möglich ist. »Besonders bei der projektiven Identifikation ist die Phase des passiven Erleidens der vom Patienten ausgehenden Prozesse ja unvermeidlich und offensichtlich« (ebend.).

Unter dem Aspekt des unmittelbaren Wirkungsgeschehens zwischen Patient und Therapeut deutet sich hier bei Moser bereits der Januskopf experimenteller Forschung an. Indem der Forscher einen spezifischen Augenblick unter einem spezifischen Aspekt aus einem sich ständig bildenden und umbildenden Erlebenskomplex von Übertragung und Gegenübertragung herausnimmt und mit einem erheblichen Aufwand die Reliabilität und die Validität der Befunde zu sichern versucht, bringt er sich in eine diagnostische Distanz zu den Phänomenen der Behandlung, in die er sonst unmittelbar involviert ist. Den erheblichen Bemühungen des experimentellen Forschens entspricht deswegen ein großer Aufwand, die Ergebnisse wieder in die Verlaufsform der Behandlung zu integrieren. In unserem derzeitigen naturwissenschaftlichen Verständnis wird dieser lange und komplizierte Rückweg zu den ursprünglichen Phänomenen oft übersehen.

Die Wichtigkeit der Erforschung mimischer Ausdrucksbewegungen liegt für Benecke darin begründet, dass alle seelischen Störungen letztlich als Beziehungsstörungen anzusehen sind. Aus historischen Gründen möchte ich hier ergänzen, dass der lange in der Geschichte der Psychoanalyse totgeschwiegene und erste Dissident der Psychoanalyse, nämlich kein geringerer als Alfred Adler (1908), es war, der als erster wiederholt auf diese sozialpsychologisch bedeutsame Grundtatsache des Seelischen hingewiesen hat. Er sollte gerade auf einem Symposium in Wien nicht vergessen werden.

Da das zirkuläre Übertragungs- und Gegenübertragungsgeschehen von grundlegender Bedeutung für das psychotherapeutische Werk ist, ist es für den Therapeuten wichtig zu erspüren und zu ergründen, wie und in welche insbesondere leibfundierte Kollusionen er sich immer wieder vom Patienten hineinziehen lässt und wo er aufgrund seiner persönlichen Gleichung seinen Patienten unbewusst entgegenkommt und sich verwickeln lässt. Eine mikroperspektivische Beobachtung derartiger Übertragungskollusionen verweist auf Selbstanteile, die noch der weiteren Bearbeitung bedürfen und stellen damit auch eine wichtige Fokussierung und Anregung, insbesondere für die Weiter- und Fortbildung dar. Wenn der Therapeut immer besser in der Lage ist, frühzeitig sich anbahnende Kollusionen zu erkennen, muss er dennoch die therapeutische Kunst lernen, wie lange er die Übertragung und Gegenübertragung anwachsen lässt, wann er und wie er mit diesen Wirkungszusammenhängen umgeht, sodass sie für die Psychotherapie des Patienten genutzt werden, d. h. auch vom Patienten erfahrbar und verstehbar sind. Eine vorzeitige Intervention kann dabei von Gefahr sein, insofern sie dem Patienten das Beziehungsmuster einer intellektualisierenden Besprechung anbietet. Von zentraler Bedeutung in der Psychoanalyse ist das intersubjektive Geschehen, also die Verlaufsform von Übertragung und Gegenübertragung, insbesondere die Prozesse der projektiven Identifizierung mit ihrer teilweise sehr langen Vorlaufphase und der Phase des Durcharbeitens. Die experimentelle Beobachtung ist nicht dasselbe wie die empathische Mitbewegung.

Benecke macht auch auf die Spannung aufmerksam, die zwischen mikroperspektivischem Experiment und makroperspektivischer Psychoanalyse des Geschehens besteht, indem er sowohl auf die Messgenauigkeit der Untersuchungsverfahren verweist als auch hervorhebt, dass die so gewonnenen Befunde immer kontextabhängig sind, d. h. des psychologischen bzw. psychoanalytischen Verstehens bedürfen. »Der Referenzpunkt muss aus dem Kontext erschlossen werden« (Benecke 2004, i. d. B.). Nach seinen Untersuchungen müssen die therapeutischen Interventionsformen sogar störungsspezifisch relativiert werden, eigentlich sogar innerhalb eines Störungsbildes. So sind z. B. zwei unterschiedliche Gruppen von Panikpatientinnen gefunden worden. Bei einer der beiden Gruppen, die durch eine affektive Beziehungslosigkeit charakterisiert war, korrelierte nämlich im Gegensatz zu anderen Ergebnissen aus mikroanalytischen Untersuchungen von Kurztherapien die Häufigkeit des Lächelns der Therapeuten positiv mit dem Behandlungserfolg. Also: Das Lächeln spielt bereits bei verschiedenen Gruppen von Panikpatientinnen eine konträre Rolle. Lachen ist nicht gleich Lachen, und Lachen ist auch nicht gleich Freude.

Bei Experimenten ist darauf zu achten, dass hier das Seelische leicht von der Eigenlogik der Messmethode her bestimmt und definiert wird. Bezüglich der Messmethode FACS (Facial Action Coding Systems) bzw. EMFACS (Emotion Facial Action Coding System) (Ekman 1988, S. 181 und 223) ist zu beachten: *Die Beobachtungseinheiten sind Gesichtsmuskelbewegungen.* Das wirft die Frage auf: Kann das Messen und Klassifizieren nach diesem Schema unterscheiden zwischen dem Lachen über einen Witz, dem Verlegenheitslachen, dem Abwehrlachen, dem triumphierenden Lachen, der Freude über ein erfahrenes Glück, der Freude über einen Neubeginn usw.? Diese Fragen gelten auch dann noch, wenn wir verschiedene Sorten des Lächelns (z. B. *masking smile, felt smile, lemon smile*, Bänninger-Huber 2004, MS, S. 9ff. oder *felt, false and miserable smiles*, Ekman, Friesen 1982) unterscheiden können und die unterschiedliche Innervierung von Lachmuskeln auch eine Differenzierung zwischen dem nach Duchenne de Bologne benannten »Duchenne Smiles« (Merten 2001, S. 112) und dem »sozialen Lächeln«, zwischen »echtem« und »unechtem« Lachen, ermöglichen. Besonders kompliziert ist die Erforschung des intersubjektiven Geschehens, wenn wir z. B. zu verstehen versuchen, wieso eine geteilte Freude eine doppelte Freude bedeutet und welche Formen des operativen und präsentischen Verstehens diese Wirkungseinheit implizieren (Heisterkamp 2003).

Wenn Bänninger-Huber (2004, i. d. B.) meint, dass mithilfe von FACS sämtliche Gesichtsbewegungen recht objektiv beschrieben werden könnten (das Lächeln z. B. als Bewegungsmuster Nr. 12), bewegt sie sich m. E. in einer naturwissenschaftlichen oder positivistischen Weltanschauung. Sie kennzeichnet das Bemühen des Experimentators, den zu untersuchenden »Gegenstand« möglichst vom Beobachter bzw. vom Vorgang der Beobachtung zu »reinigen«. Mittlerweiler wissen wir aber, dass eine solche Auffassung nicht einmal mehr für die Physik gilt, geschweige denn für eine Wissenschaft vom Verhalten und Erleben. Eine phänomenologische Auffassungsweise ginge von der primär intersubjektiven Auffassung aus, dass das »Gesicht« zunächst das »Gesehene« bedeutet und dass sich erst allmählich aus diesem Kontext heraus das Selbst, und damit auch das individuelle Gesicht, herausbildet. Ohne Bezug auf die Sphären der Wahrnehmung (Sloterdijk 2000) bleiben die messgenauen Ergebnisse experimenteller Forschungen scheinexakt. Das Dilemma jeder experimentellen Forschung sehe ich darin: Umso »härter« die Fakten, umso entfernter sind die Ergebnisse von der therapeutischen Realität. In diesem Dilemma bewegen wir uns immer. So schlimm unempirische Verallgemeinerungen in der Behandlungslehre sind, so schlimm sind auch direkte Anwendungen experimenteller Ergebnisse auf psychotherapeutische Wirkungszusammenhänge.

Die Rückführung mikroperspektivisch gewonnener Ergebnisse zu den Behandlungsphänomenen bleibt aus psychoanalytischer Sicht leicht verkürzt. Wenn es bei Bänninger-Huber, Peham und Juen (2002) bzw. Bänninger-Huber (2004) heißt, dass durch ein gemeinsames Lächeln und Lachen ein resonanter Zustand zwischen Therapeut und Klient erzeugt wird, oder dass der Analytiker eine Balance finden muss zwischen der Erhaltung des Arbeitsbündnisses und der Erhaltung der Konfliktspannung, lässt sich diesen generellen Feststellungen zunächst einmal zustimmen: So ist es. Diese Feststellungen bleiben aber meines Erachtens noch zu weit weg vom Verstehen des Prozess- und Wirkungsgeschehens. Bezogen auf das Lachen fallen mir die hedonistischen Kollusionen zwischen Patient und Therapeut ein, auf die Krause (2003, S. 323) in seiner Taxonomie des psychotherapeutischen Scheiterns hinweist, aber auch die freudigen Begegnungen bei den Ereignissen des Neubeginns (Heisterkamp 2000, 2001, 2003). Lachen oder Lächeln ist immer situationsbezogen. Hier wird neben der Sonnenseite auch die Schattenseite der Erfassung des Seelischen mithilfe des FACS- oder EMFACS-Systems deutlich.

Die in sich durchaus plausible Balance-Hypothese von Bänninger-Huber sähe für alle bisher genannten Beispiele anders aus: für das Tröstungsbeispiel, das Verletzungsbeispiel, das Atembeispiel, das Kopfbewegungsbeispiel usw. Die analytische Kunst besteht gerade darin, diese allgemeine Weisheit auf die konkreten Phänomene des therapeutischen Prozesses zu beziehen. Nehmen wir das konkrete Beispiel des Abwehrlachens, wenn der Analytiker freudige, lustige oder humorige Artikulationen des Patienten nicht konkordant beantworten kann, sondern diffuge oder aversive Gefühle in ihm wachgerufen werden und er merken kann (was man aufgrund der Ergebnisse der Saarbrücker Forschungsgruppe um Krause nicht voraussetzen kann), dass er zu reziproken Antworten animiert wird. Da er günstigenfalls gelernt hat, seine Gegenübertragung kontinuierlich zu beachten, wird ihm die Diskrepanz zwischen den bei ihm ausgelösten anhedonen Gefühlen und den affektiven Angeboten des Patienten auffallen. Er könnte z. B. intervenieren: »Ich merke, dass Sie mich freundlich anlächeln und dass ich dazu tendiere, zurückzulächeln, obwohl ihre Geschichte ganz andere Gefühle in mir auslöst. Was halten Sie davon, dass wir uns diese Situation einmal näher ansehen und zu verstehen versuchen?« Diese Intervention enthält sowohl sein Bemühen, den Patienten verstehen zu wollen (Arbeitsbündnis) als auch die Fokussierung der intersubjektiven Verwirrung (Konfliktspannung). So kann der Patient in den berichteten Episoden allmählich zu den Gefühlen zurückfinden, die ihm im Laufe seines Lebens verloren gingen bzw. aus Abwehr- und Sicherungsgründen hedonistisch maskiert werden mussten. In behandlungstechnischen Seminaren oder in einer szenischen Supervision lassen sich solche Situationen relativ leicht psychodramatisch durchspielen und psychoanalytisch durcharbeiten.

Abschließend greife ich das Bild Mosers vom »kollegialen Lernen« auf, insofern praktizierende Psychotherapeuten und experimentierende Psychotherapeuten sich wechselseitig anregen können. Das Verhältnis ist jedoch nicht ohne Spannungen. In der Zusammenarbeit ist ebenfalls eine Balance zu halten zwischen den typischen Vorgehensweisen: Die eine versucht, mit dem Erlebensprozess des Patienten und dem eigenen empathisch mitzuschwingen, die andere legt sich auf mikroskopische Ausschnitte des Gesamtgeschehens fest, um punktgenaue Beobachtungen zu erzielen. Beide Richtungen, wenn sie quasi auch in zwei verschiedenen Brennpunkten einer Ellipse zentriert sind, kommen ohne einander nicht aus und sollten die aus den verschiedenen Perspektiven resultierenden Wahrnehmungen wechselseitig und kreativ nutzen.

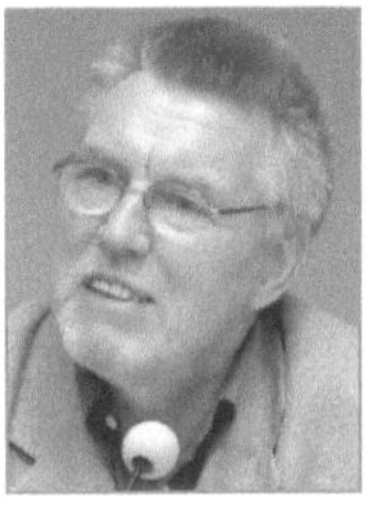

Günter Heisterkamp, Professor Dr. phil., ehem. Professor an der Universität Essen, Psychoanalytiker, Lehranalytiker am Alfred-Adler-Institut Düsseldorf.

Adresse: D-40883 Ratingen, Stolsheide 5
E-mail: Guenter.Heisterkamp@gmx.de

Kapitel 3:

Beiträge aus der Biologie und Humanethologie

Die Evolution des Gedankenlesens

Elisabeth Oberzaucher

Die Fachdisziplin der Humanethologie beschäftigt sich mit menschlichem Verhalten vor dem Hintergrund der Evolutionstheorie. Ziel dieser Forschungsrichtung ist es, allgemeine Phänomene im menschlichen Verhalten zu beschreiben und im Lichte der menschlichen Evolutionsgeschichte besser zu verstehen. Das ambitionierteste Ziel ist wohl der Wunsch, durch dieses Verständnis die Vorbedingung zu schaffen, mit unserem evolutionären Erbe möglichst sinnvoll und human umzugehen.

Die Methoden, die in der Humanethologie zum Einsatz kommen, sind vielfältig. Die evolutionären Wurzeln unseres Verhaltens sollen durch die Untersuchung unserer – evolutionär gesehen – nächsten Verwandten, also der Menschenaffen, ausgegraben werden. Zudem untersucht man so genannte Massenphänomene im modernen Menschen und versucht daraus Rückschlüsse auf die evolutionären Randbedingungen zu ziehen. Nicht zuletzt werden Fossilienfunde herangezogen, um die Bedingungen abzuschätzen, denen unsere Vorfahren ausgesetzt waren und die dazu geführt haben, dass sich nicht nur unsere Anatomie in der heutigen Form ausgebildet hat, sondern auch Wahrnehmungs- und Verhaltensmerkmale.

Die Evolution des Menschen

Die selektiven Randbedingungen, denen die menschlichen Vorfahren über einen substanziellen Anteil der Hominisation ausgesetzt waren, waren vermutlich folgendermaßen charakterisiert: Über Jahrmillionen hinweg lebten unsere Vorfahren in Kleingruppen (mit weniger als 200 Mitgliedern) in Savannenlandschaften Ostafrikas. Der Erwerb von Nahrungsmitteln erfolgte durch Jagen und Sammeln – man geht davon aus, dass es bereits früh eine Rollenverteilung zwischen den Geschlechtern gab, bei der Männer für die Jagd zuständig waren, während Frauen mit gesammelten pflanzlichen Nahrungsmitteln den Großteil der Nahrung bereitstellten.

Die gegenüber den Protohominiden veränderten Lebensbedingungen spielten eine zentrale Rolle bei der Menschwerdung. Die Eroberung der Savanne als Habitat machte das Zusammenleben in größeren Gruppen notwendig, die veränderte Ressourcenverteilung führte zur Arbeitsteilung. Dies war eine neue Herausforderung an die sozialen Fähigkeiten unserer

Vorfahren. Zum einen mussten sie mit einer ungleich größeren Menge an sozialer Information umgehen, zum anderen mussten sie lernen, die richtigen Kooperationspartner zu wählen.

Theoretische Überlegungen zu altruistischem Verhalten

Kooperation spielt in sozialen Beziehungen eine zentrale Rolle. Die Basis für gegenseitiges Unterstützen bilden aus biologischer Sicht folgende zwei Mechanismen: Nepotismus und reziproker Altruismus. Unter Nepotismus verstehen Biologen die Unterstützung von Verwandten, also Individuen, die sich durch geteilte genetische Information auszeichnen. Der Anteil an gemeinsamer Erbinformation hängt vom Verwandtschaftsgrad ab. Eltern teilen mit ihren Kindern durchschnittlich 50% ihrer Gene, Großelten mit ihren Enkeln nur noch 25%. Mit jedem reproduktiven Schritt halbiert sich die genetische Ähnlichkeit.

r = a (0,5)b
r: Verwandtschaftsgrad
a: Anzahl gemeinsamer Vorfahren
b: Generationenschritte

William Hamilton prägte den Begriff der inklusiven Fitness, die zum Unterschied von der Darwin'schen Fitness nicht das Individuum als evolutionär entscheidenden Posten betrachtet, sondern das Gen als Selektionseinheit ansieht. Er lieferte damit ein Modell für Nepotismus, bei dem auch auf Kosten der individuellen Fitness Verwandte unterstützt werden. Dies ist aus biologischer Sicht so lange sinnvoll, als der Gewinn an inklusiver Fitness den Verlust an individueller Fitness übersteigt, also der Quotient aus Nutzen/Kosten größer als der Kehrwert des Verwandtschaftsgrades ist.

So wertvoll dieses Modell für das Verständnis von Helferverhalten unter Verwandten ist, ist sein Erklärungswert auch auf dieses Phänomen beschränkt. Jedoch finden wir nicht nur beim Menschen, sondern auch im Tierreich Helfen unter nicht verwandten Individuen. Hier gehen Individuen zum Teil substanzielle Kosten ein, um andere zu unterstützen, ohne einen unmittelbaren Nutzen daraus zu ziehen. Der Grund, warum solch ein auf den ersten Blick biologisch unsinnig erscheinendes Verhalten gezeigt wird, erklärt sich auf längere Sicht: Zu einem späteren Zeitpunkt kommt es bei vertauschten Rollen zur Rückzahlung dieser Investition. Reziproker Altruismus ist bei Primaten neben dem Nepotismus die Grundlage von Helferverhalten.

Der Helfer geht ein Risiko ein, indem er sich darauf verlässt, dass seine Investition zurückgezahlt wird – es wäre durchaus auch möglich, dass der Nutznießer dieser Situation sich nicht revanchiert. Die Konsequenz wäre, dass der Helfer einen Fitnessverlust erleidet. Unter solchen Bedingungen kann sich Altruismus nicht als evolutionär stabile Strategie etablieren. Sind die Bedingungen jedoch dergestalt, dass auf lange Sicht wiederholte kooperative Interaktionen für beide Partner einen Nettogewinn in individueller Fitness mit sich bringen, hat Altruismus durchaus evolutionär stabiles Potential. Diese Überlegungen wurden in der Spieltheorie getestet. Blindes Vertrauen ist bei Altruismus kein stabiles Muster – wenn man nicht aus schlechten Erfahrungen lernen kann, wird man hemmungslos von Egoisten ausgenutzt. Die Entscheidungsstrategie, mit der sich Altruismus etablieren kann, basiert auf Vertrauen, das aber im Laufe von wiederholten Interaktionen bestätigt werden muss. Die in der Spieltheorie als Gefangenendilemma bezeichnete Situation wird am besten mit anfänglichem Vertrauen, gefolgt von »wie du mir, so ich dir« bewältigt. Auf diese Art schützt sich der Kooperative vor zu hohen Kosten in wiederholten Interaktionen. Was mit dieser Strategie allerdings nicht vermieden werden kann, sind die Kosten des Anfangsbonus, wenn der kooperative Typ auf einen unkooperativen Gegenspieler stößt.

Sicherheitsnetze in der Kooperation

Damit der Anfangsbonus nicht an die falsche Adresse gelangt, sind zusätzliche Kontrollmechanismen vonnöten: Der potenzielle Kooperationspartner mag zwar ein unbeschriebenes Blatt in der dyadischen Interaktion sein, die Erfahrungen anderer können allerdings wertvolle Informationen über seine Verhaltenstendenzen liefern. Durch Austausch von Information über andere wird ein Instrument der sozialen Kontrolle geschaffen. So kann ein unkooperativer Typ nicht den Anfangsbonus aller Gruppenmitglieder ausschöpfen, da sich »herumspricht«, dass das keine sinnvolle Investition wäre. Die Möglichkeit, durch sozialen Austausch Kontrolle auszuüben, bringt zahlreiche positive Effekte für das Gruppenleben mit sich. Kein Mittel ist in diesem Zusammenhang so effizient wie die menschliche Sprache. Innerhalb von kürzester Zeit und mit relativ geringen Kosten kann wichtige soziale Information ausgetauscht werden. Der Selektionsvorteil, den Sprachfähigkeit im sozialen Kontext bedeutet, ist so groß, dass man in den Anforderungen des Soziallebens den eigentlichen Motor für die Evolution der Sprache sehen kann. Der Austausch von sozialer Information folgt wieder einer tit-for-tat-Strategie, und verteilt die Kosten eines nicht erwiderten altruistischen Aktes auf die Mitglieder des Austauschsystems.

Unkooperatives Verhalten kann durchaus auch bestraft werden, wobei die minimale Strafe im Vorenthalten weiterer Unterstützung besteht, aber die Schwere der Strafe durchaus im Verhältnis zum Streitwert gesteigert werden kann. Wenn die Kosten der Strafe höher sind als der Nutzen aus dem Anfangsbonus, ist unkooperatives Verhalten keine fitnesssteigernde Strategie, und wird sich deshalb nicht evolutionär stabil etablieren können.

Auf einer individuellen Ebene gibt es eine Möglichkeit, die Kosten des Anfangsbonus zu minimieren: Der kooperative Typ muss in der Lage sein, möglichst zutreffende Vorhersagen über das Verhalten des anderen zu treffen. Diese Notwendigkeit ist wohl ein Motor der Evolution des Gedankenlesens.

Gedankenlesen

Gedankenlesen in diesem Kontext bedeutet nichts anderes als die Fähigkeit, Intentionen, Einstellungen und zukünftiges Handeln von anderen verlässlich einzuschätzen. Dieses Können ist nicht nur im Zusammenhang von Kooperationen von Bedeutung, sondern spielt eine zentrale Rolle bei Interaktionen mit Fremden. Bei einem ersten Aufeinandertreffen war es im Laufe der Evolution überlebensnotwendig, abschätzen zu können, ob das Gegenüber freundlich oder feindlich gesinnt sei. Diese Fähigkeit der akkuraten Einschätzung ist nämlich die Voraussetzung für die Entscheidung, welches Verhalten dem Interaktionspartner gegenüber angebracht ist. Fehler in diesem Prozess konnten im Laufe der Evolution schnell zu einer lebensbedrohlichen, oder zumindest fitnessminimierenden, Situation führen. Daher war der Selektionsdruck sehr stark, diese Fähigkeiten auszubilden. Dass der moderne Mensch – mit einer bestimmten Variation – das Talent zum Gedankenlesen besitzt, ist also die Konsequenz einer langen evolutionären Geschichte.

Fenster in fremdes Denken

Welcher Mittel bedienen wir uns, wenn wir Gefühle, Gedanken, Einstellungen und Intentionen anderer abschätzen? Es ist uns nicht möglich, direkt in das Gehirn, das Fühlen des Gegenübers einzudringen und uns so die Information zu beschaffen, die dafür notwendig ist. Auch bedienen sich nur die wenigsten von uns einer Glaskugel oder ähnlicher Hilfsmittel. Der Zugang zum Sein der anderen ist für alle Menschen in erster Linie der eines Beobachters, wenn man so will, der eines Verhaltensforschers.

Das menschliche Dasein ist untrennbar mit Verhalten gekoppelt. Auch wenn wir scheinbar aktiv nichts tun, also untätig sind, handelt es sich hierbei um Verhalten. Das Tun ist in erster Linie zielgerichtet, man setzt Handlungen, um etwas Bestimmtes zu erreichen. Die Art und die spezielle Qualität des Verhaltens erlauben einem Beobachter aber auch, sich im Gedankenlesen zu üben. Es dient also gewissermaßen als Signal.

Die menschliche Sprache ist von unschätzbarer Bedeutung, hat aber einen immensen Nachteil: Das gesprochene Wort kann so gut lügen wie kein anderes Signal. Sprache kann zur Vermittlung von Fehlinformation herangezogen werden, denn der Wahrheitsgehalt des Gesagten ist direkt nicht überprüfbar.

Trotzdem können wir – mit variabler Trefferquote – recht gut einschätzen, ob jemand die Wahrheit spricht oder lügt. Und das nicht, weil wir die Wahrheit kennen, sondern weil wir uns anderer Mittel bedienen: Unseres eingebauten Lügendetektors. Sprachliche Information wird also nicht für bare Münze genommen, sondern laufend auf ihren Wert überprüft. Als Prüfgrößen werden nonverbale Verhaltenselemente herangezogen, die nicht so leicht gefälscht und vorgetäuscht werden können. Nonverbales Verhalten ist zu hohem Grad nicht bewusst steuerbar und ist somit ein verlässlicherer Indikator für Einstellungen, Intentionen und Emotionen. Wenn die verbalen Signale nicht mit den nonverbalen übereinstimmen, muss die erhaltene Information genauer überprüft werden.

In sozialen Interaktionen kommt es häufig zu Interessenskonflikten: Die egoistischen Ziele der Akteure sind oft nicht miteinander vereinbar. Aggression ist nur ein Mittel, das zum Durchsetzen der eigenen Anliegen eingesetzt werden kann, und das mit beschränktem Nutzen: Nur unterlegenen Gegenspielern gegenüber kann Aggression zum erwünschten Resultat führen. Sie ist auch nur bedingt geeignet, um andere als soziale Werkzeuge einzusetzen. Manipulation und Täuschung sind oft viel effektiver und kostenärmer. In komplexen Gruppenstrukturen spielen elaborierte soziale Fähigkeiten eine fundamentale Rolle. Der Erfolg von sozialen Strategien hängt immer von der Situation ab, in der sie angewandt werden. Dominanzverhältnisse, Allianzen und andere individuelle Parameter müssen bei der Auswahl der Strategie in Betracht gezogen werden.

Das Funktionieren in der Gruppe ist also eine massive Herausforderung an die intellektuellen und sozialen Fähigkeiten eines Individuums. Es geht hier nicht nur darum, alles verfügbare Wissen zu integrieren, sondern auch darum, laufende Korrekturen einzubringen. Hierbei spielt das Aufspüren von Täuschungen eine besonders wichtige Rolle. Der laufende Einsatz unseres Lügendetektors ist unverzichtbar – permanent werden die Signale des Gegenübers gegenverrechnet und auf ihren Wahrheitsgehalt geprüft.

Nonverbales Verhalten gewährt uns auf verschiedenste Art Einblick in das Gegenüber. Im Laufe der Evolution haben sich durch das Wettrüsten zwischen Sender und Empfänger Signale und sensorische Mechanismen ausgebildet, die den ständigen Wettlauf zwischen dem unehrlich Signalisierenden und dem auf Ehrlichkeit Prüfenden widerspiegeln.

Auf der Suche nach nicht fälschbaren Signalen haben Empfänger Anpassungen auf der Wahrnehmungsebene und im kognitiven Apparat entwickelt. Das menschliche Riechorgan verfügt neben dem bewussten Riechen über ein akzessorisches Riechsystem, das so genannte Vomeronasalorgan (VNO). Das VNO ist spezialisiert auf die Wahrnehmung von Pheromonen (Geruchsbotenstoffen zur intraspezifischen Kommunikation), die individuell und situationsbedingt produziert werden. Da keine kognitive Einflussnahme auf die Produktion von Geruchsstoffen möglich ist, gelten Pheromone als nicht fälschbare, ehrliche Signale. Ähnlich verhält es sich mit der ausgeprägten Sensitivität des menschlichen Hörapparates im Bereich der Oberschwingungen. In diesem Frequenzbereich scheint substanzielle Information über die emotionale Befindlichkeit des Sprechenden zu stecken, was wiederum relevante Information zur Falsifizierung des Gesagten sein kann.

Auch auf der Verarbeitungsebene gibt es Anpassungen an die besonderen Herausforderungen des Soziallebens: So scheint es einen höchst dominanten Gesichtsdetektor zu geben. Die Dominanz dieser Verarbeitungsstruktur zeigt sich in unserer Tendenz, Gesichter überall wahrzunehmen und zu vervollständigen, selbst dort, wo eigentlich gar keine zu sehen sind. Hand in Hand mit dem Gesichtsdetektor arbeitet ein Emotionsdetektor, der auch aus sehr abstrakten Formen emotionale Zustände ableiten kann. Als Beispiel seien hier die so genannten Emoticons genannt; die stark vereinfachten Gesichtszüge sind eindeutig emotionalen Zuständen zuordenbar. Diese Eigenschaft wird in Schaltzentralen genutzt, wo ein Abweichen vom Sollwert mit einem traurigen Smiley signalisiert wird. Es hat sich nämlich gezeigt, dass das Überwachungspersonal auf derart emotionale Signale verlässlicher reagiert als auf klassische Warnzeichen wie Blinken.

Weitere Anpassungen im kognitiven Bereich liegen in der Verarbeitung von Bewegungen. Wohl eines der aufregendsten Forschungsergebnisse der letzten Jahre konnte die Existenz von so genannten Spiegelneuronen beim Menschen nachweisen. Die auch als F5-Neuronen bezeichnete Neuronengruppe im präfrontalen Kortex hat ganz erstaunliche Eigenschaften: Bestimmte Neuronen feuern ganz spezifisch bei der Ausführung bestimmter Bewegungen und werden auch aktiviert, wenn die entsprechende Bewegung von einem anderen ausgeführt wird, also nur gesehen wird. Die F5-Neuronen haben also nichts mit der motorischen Produktion von Bewegungen zu tun, vielmehr kommunizieren sie uns, was wir gerade tun. Durch die Aktivierung bei der Wahrnehmung einer Bewegung können sie als Mittel zur wahren Empathie verstanden werden. Hier passiert nämlich, was bis dahin neurologisch nicht vorstellbar war – das wahrhaftige Teilen einer Befindlichkeit zwischen zwei Individuen.

Neueste FMRI-Studien weisen darauf hin, dass auch die Wahrnehmung emotionaler Gesichtsausdrücke ähnliche neuronale Empathie hervorruft: Das Sehen eines emotionalen Gesichtsausdruckes scheint die entsprechenden emotionalen Schaltkreise zu aktivieren.

Bewegung als ehrliches Signal

Verhalten ist Bewegung. Es erfüllt in der Regel eine Funktion, wie z. B. das Gehen der Fortbewegung dient. Zusätzlich jedoch kann es auch als Signal gelesen werden. So können wir beispielsweise aus der Art, wie jemand geht, einiges an Information ziehen: Von der individuellen Eigenart des Ganges einer Person können wir ablesen, ob es sich um einen Mann oder eine Frau handelt, ist dieser Mensch jung oder alt bzw. leidet er unter Einschränkungen des Bewegungsapparates. Damit nicht genug, sehr spezifische Information liegt in der Gangart: Wie ist der sozioökonomische Status eines Mannes, ist die Person gutgelaunt oder depressiv, welcher Kultur gehört sie an? Die Art und Weise wie sich ein Mensch beim Gehen bewegt ist so sehr von individueller Qualität, dass wir dazu in der Lage sind, aus der Ferne jemanden an seiner Bewegung zu erkennen, lange bevor das bei einer unbewegten Person möglich ist.

Die ausgeprägten individuellen Unterschiede in der Bewegungsqualität legen nahe, dass sie Signalwirkung besitzt. Also nicht nur in einer Geste selbst, sondern auch und vor allem in der Art und Weise, wie sie ausgeführt wird, liegt Information. Die klassische Verhaltensbeobachtung bedient sich der Erfassung des Auftretens bestimmter vorab definierter Verhaltenskategorien. Dies ist ein geeigneter Ansatz, um zu erfassen, was an Verhalten in bestimmten Situationen vorkommt. Die spezifische Qualität, also wie die Verhaltensweisen vollführt werden, kann mit dieser Methode nicht erfasst werden.

Um das Wie und seine Signalfunktion untersuchen zu können, muss daher ein anderer Untersuchungsansatz gewählt werden, der sich völlig von Verhaltenskategorien löst. Es geht nämlich um die »Obertöne« des Verhaltens, um jene kleinen Bewegungen, die nicht bewusst wahrgenommen werden, die aber laufend passieren und unentbehrlich sind. Die Bewegungen in Computeranimationen wirken meist steif und unnatürlich, und das nicht, weil die Bewegung (Verhaltenskategorie) an sich nicht korrekt ausgeführt würde, sondern weil in den meisten Fällen die Obertöne fehlen. Ein ruhig dastehender Mensch schwankt durch das permanente Balancieren wie ein Wolkenkratzer im Wind: Die Schwankungsbreite in Kopfhöhe beträgt bis zu einige Zentimeter. Bewusst nehmen wir dies natürlich nicht war, da dies im Verhältnis zum Körpervolumen doch nur eine geringe Bewegung darstellt.

Ein Ansatz, um die spezifische Qualität von Bewegung zu analysieren, ist die Differenzbildanalyse: Auf Video aufgezeichnetes Verhalten wird hierbei mathematisch abstrahiert. Ein Videofilm kann als Folge von Einzelbildern verstanden werden; für die Differenzbildanalyse wird der Unterschied zwischen aufeinander folgenden Bildern kalkuliert, indem die in ihren Grauwerten abweichenden Bildpunkte gezählt werden. An jenen Stellen, wo sich der Grauwert verändert, hat sich etwas bewegt. Die Zeitdimension kann durch Mittelung über längere Bildfolgen hinweg zugänglich gemacht werden.

Man kann also aus einem sich bewegenden Individuum einen Bewegungsschwerpunkt berechnen, der durch folgende Parameter charakterisiert werden kann: Die Größe des Schwerpunktes beschreibt die Menge an Veränderung, also die Zahl der Pixel, die ihren Grauwert verändert haben. Die Lage des Bewegungsschwerpunktes wird zweidimensional an der x- und y-Achse definiert.

Die Art und Weise, wie sich die Beschreibungsparameter des Schwerpunktes verändern, geben nun eine stark abstrahierte mathematische Beschreibung der Gesamtbewegung eines Individuums. Sie beschränken sich auf die Menge und die Richtung der Summe aller Bewegungen. Man kann also Aussagen über die Bewegungsintensität (Menge an veränderten Pixeln pro Zeiteinheit), die Geschwindigkeit (Dauer von einem Bewegungspeak bis zum nächsten) und den Bewegungsfluss (abgehackte Bewegungen zeichnen sich durch eine größere Anzahl von Minima und Maxima in den Bewegungskurven aus) treffen.

Wiewohl dieser Ansatz massiv abstrahiert und die Information über individuelle Bewegungen völlig außer Acht lässt, scheint in den Mustern der Gesamtbewegung Information zu stecken: Es gibt einen Zusammenhang zwischen den Veränderungsmustern der Schwerpunktsparameter von Körperbewegungen und den Persönlichkeitseigenschaften der sich bewegenden Person. Dieses Ergebnis wurde mehrfach am LBI repliziert. Die Probanden wurden dazu angehalten, 30 Sekunden zu tanzen, während sie gefilmt wurden. Es wurde bei allen Studien auf Musik verzichtet, um keinen externen Rhythmus vorzugeben. Mit der aus der Differenzbildanalyse resultierenden Bewegungsbeschreibung können neuronale Netze trainiert werden, sodass sie die Persönlichkeitsfaktoren klassifizieren können. Die Klassifikation ist natürlich relativ zur Gruppe, mit der trainiert wurde, zu sehen, also ob jemand im Vergleich zur Trainingsgruppe über- oder unterdurchschnittlich in den fünf Dimensionen (Extraversion, Offenheit,

Neurotizismus, soziale Verträglichkeit und Gewissenhaftigkeit) einzuordnen ist.[1]

In der Art wie wir uns bewegen, liegt also Information über unsere Persönlichkeit; dies wirft unweigerlich die Frage auf, inwieweit wir diesen Kanal nutzen, um Stimmungen zu kommunizieren. Eine Studie mit nichtklinisch Depressiven konnte keinen Zusammenhang zwischen Bewegungsqualität und Grad an Depressivität aufzeigen.

Gleich zu gleich gesellt sich gern?

Wie bereits am Anfang dieses Beitrags beschrieben, stellte das immer komplexer werdende Sozialleben für die menschlichen Vorfahren einen besonderen Selektionsdruck dar. Kooperation war nicht mehr nur auf verwandte Individuen beschränkt, vielmehr wurden die Netzwerke reziproken Austausches größer und komplexer. Besonders Frauen, die sich aufgrund der patrilokalen Lebensweise in neuen Gruppen integrieren mussten, waren auf die Kooperation mit nicht verwandten Individuen angewiesen.

Während bei der Interaktion mit Verwandten das Hamilton'sche Prinzip als Absicherung wirkt, ist die Entscheidungsfindung schwieriger, wenn kein Verwandtschaftsverhältnis zwischen den interagierenden Parteien besteht. Hier ist die Notwendigkeit, akkurate Vorhersagen zu treffen, ungleich größer. Besonders am Beginn einer Beziehung ist die Information sehr begrenzt, die für die Erstellung von Prognosen verwendet werden kann. Introspektion und Projektion werden dazu herangezogen, das wahrscheinliche Verhalten des Gegenübers abzuschätzen, indem man sich vorstellt, wie man sich selbst in einer bestimmten Situation verhalten würde und ebendieses Verhalten vom Interaktionspartner erwartet. Der immense Vorteil dieser Vorgehensweise liegt in der Schlichtheit – diese Strategie kann selbst dann angewandt werden, wenn noch nichts über das Gegenüber bekannt ist. Gleichzeitig hat sie aber auch Mängel – nicht alle Menschen verhalten sich in derselben Situation gleich.

Aufgrund des massiven Druckes, Vorhersagen treffen zu können, sind Fehler, die aufgrund von individueller Variation auftreten, immer noch dem Verzicht auf Prognosen vorzuziehen. Die Strategie kann jedoch weiter optimiert werden, indem man Information mit einbezieht, die unmittelbar zugänglich ist: In einer direkten Interaktion sind einige Faktoren bekannt,

---

1 Diese Erkenntnisse wurden von digitalMankind als Produkt für Events umgesetzt: www.digitalmankind.com

wie das Geschlecht, das Alter, die physische Erscheinung, der Geruch und die Bewegungsqualität. All diese Faktoren können dazu verwendet werden, die Prognosen zu verfeinern. Zusätzlich schließen wir aus einem hohen Maß an Ähnlichkeit in diesen Faktoren auf ähnliche Verhaltenstendenzen, was wiederum bedeuten würde, dass die Prognosen, die wir mittels Introspektion und Projektion erstellen, verlässlicher und zutreffender sind, je ähnlicher der Interaktionspartner uns ist.

Der logische Schluss wäre, dass wir bessere Vorhersagen über das Verhalten von ähnlichen Menschen treffen können. Die Notwendigkeit, diese Fähigkeit zu besitzen, würde dann in einer Präferenz für ähnliche Menschen resultieren.

Tatsächlich spielt Ähnlichkeit eine wichtige Rolle für die Ausbildung von spontaner Sympathie bei der ersten Interaktion von Fremden. Beobachtungen von jungen Frauen, die ein neues soziales Netzwerk aufbauen, weisen darauf hin, dass physische Ähnlichkeit und ähnliche Bewegungsqualität positiv mit gegenseitig empfundener spontaner Sympathie zusammenhängen.

Interessanterweise verliert sich dieser positive Effekt von Ähnlichkeit im Laufe einer Beziehung. Dies bestätigt die Annahme, dass Introspektion und Projektion besonders dann zum Einsatz kommen, wenn wenig Information über den Interaktionspartner verfügbar ist. Im Laufe von Beziehungen akkumuliert sich Information über vergangenes Verhalten, allgemeine Verhaltenstendenzen und dergleichen. Diese »empirischen Daten« stellen eine individuell zugeschnittene Basis für das Erstellen von Prognosen dar, und sind somit ab einem bestimmten Punkt der Vertrautheit dem Umweg der Eigenreflexion vorzuziehen.[2]

Zeig mir was du denkst

Im Wettlauf zwischen Sendern, die ihre Motive zu verbergen suchen und Empfängern, die Information über die Intentionen der Sender gewinnen wollen, ist eine Form der Täuschung die gangbarste Lösung für die Sender: Das Abschwächen und Zurückhalten von Signalen. Dies resultiert in einem insgesamt schwächer ausgeprägten nonverbalen Verhalten. Nachdem dadurch dem Empfänger das Gedankenlesen erschwert wird, sollte eine Präferenz für stärker signalisierende Menschen bestehen.

---

[2] Dissertation von E. Oberzaucher am Ludwig-Boltzmann-Institut für Stadtethologie

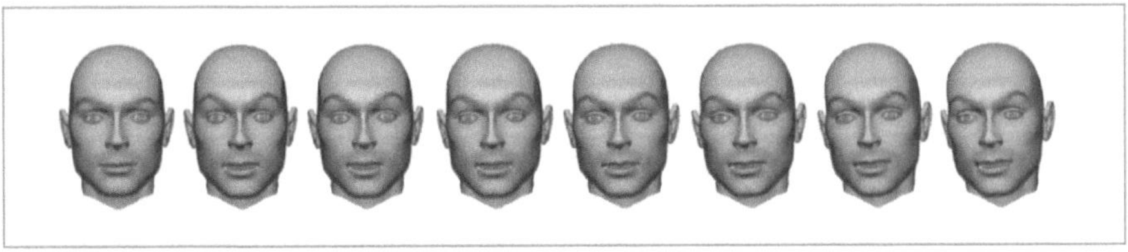

Abb. 2: Bildfolge eines Avatars mit dem mimischen Verhalten einer Probandin. Dargestellt ist nur jeder zweite Frame von einem Teil eines Videos einer Versuchsperson, die Rotkäppchen nacherzählt.

In einer Studie über Expressivität in der Mimik konnte gezeigt werden, dass stärkere expressive Bewegungen im Gesicht sich positiv auf die interpersonale Wahrnehmung auswirken. Hierzu wurden Gesichtsbewegungen von Probanden auf 3D-Computermodelle (so genannte Avatare) übertragen. In einer angeschlossen Bewertungsstudie wurden die Avatare als sympathischer und attraktiver beurteilt, je höher das Ausmaß an Expressivität war.

Stark ausgeprägte Mimik signalisiert die emotionale Gestimmtheit einer Person, und der emotionale Zustand ist einer der Hauptfaktoren, die Verhaltenstendenzen beeinflussen. Wenn also jemand durch Gesichtsausdrücke Einblick in sein Fühlen gewährt, erleichtert er das Erstellen von Prognosen. Und Vorhersagbarkeit ist wiederum eine wünschenswerte Eigenschaft in einem potenziellen Kooperationspartner.[3]

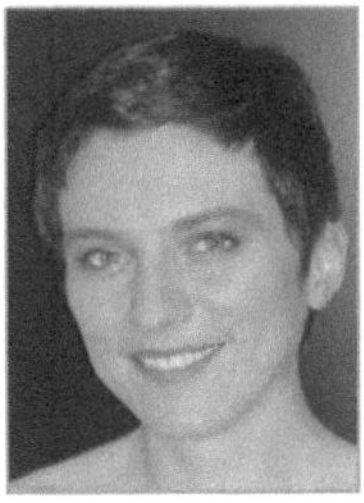

Elisabeth Oberzaucher, Dr., unterrichtet und forscht am Ludwig-Boltzmann-Institut für Stadtethologie und am Institut für Anthropologie der Universität Wien.

Adresse: A-1090 Wien, Institut für Anthropologie der Universität Wien, Althanstr. 14
E-Mail: elisabeth.oberzaucher@univie.ac.at

[3] Dissertation von L.A. Renninger am LBI für Stadtethologie

Wer verführt wen? Überlegungen zur Anatomie des Flirtverhaltens anhand des »Märchens von der klugen Bauerntochter«

Peter Geißler

Prolog: Die kluge Bauerntochter – Zusammenfassung eines Grimm-Märchens[1]

Ein armer Bauer, der mit seiner Tochter allein lebte, hatte kein Land. Da bat er den König um ein Stück Land, das er auch bekam. Als er den Acker bestellte, fand er einen Mörsel. Aus Dankbarkeit wollte er den Mörsel dem König schenken, doch seine Tochter meinte: »Vater, wenn wir den Mörsel haben und den Stößer nicht, dann müssen wir auch den Stößer herbeischaffen, darum schweig lieber still.« Der Vater hörte aber nicht auf seine Tochter, schaffte den Mörsel zum König – und es kam genauso wie die Tochter gesagt hatte. Als er dazu nicht in der Lage war, ließ der König ihn ins Gefängnis bringen. Dort sprach der Bauer: »Ach, hätt ich doch auf meine Tochter gehört!« Die Bedienten hörten das, meldeten es dem König, und der ließ darauf hin die Tochter herbeischaffen. Wenn sie so klug sei, meinte er, wolle er ihr ein Rätsel aufgeben, und wenn sie es errate, dann wolle er sie heiraten. Sie stimmte zu. Er sagte: »Komm zu mir, nicht gekleidet, nicht nackend, nicht geritten, nicht gefahren, nicht in dem Weg, nicht außer dem Weg, und wenn du kannst, will ich dich heiraten.« Da ging die Tochter hin, zog sich aus, umwickelte sich mit einem Fischnetz, borgte sich einen Esel, wickelte ihm den Fischgarn um den Schwanz und ließ sich von ihm fortschleppen. Der Esel musste sie aber in der Fahrgleise schleppen, sodass sie nur mit der großen Zehe auf die Erde kam – war damit nicht im Weg und nicht außer dem Weg. Diese Lösung gefiel dem König, und heiratete sie.

---

1 Das Märchen »Die kluge Bauerntochter« war Ausgangspunkt für einen eigenen Sammelband, den B. Boothe (2004) herausgegeben hat. In diesem Sammelband wurde eine Artikelversion veröffentlicht (Geißler 2004), in der ich mich vor allem auf biologische Aspekte des Flirts, angespielt durch das Märchen, bezog. In der hier veröffentlichten Version beziehe ich mich auf bestimmte Aspekte des Märchens in einem breiteren Zusammenhang.

Nach Jahren hielten Bauern vor dem Schloss, um Holz zu verkaufen. Etliche hatten Ochsen vorgespannt und etliche Pferde. Eines der Pferdefüllen legte sich zwischen die Ochsen. Der Ochsenbauer wollte das Füllen behalten, und es brach ein Zank unter den Bauern aus. Da auch die Bauern von der klugen Bauerntochter (nun Königin) wussten, baten sie diese um Rat. Diese meinte: »Wenn ihr mich nicht verraten wollt, so will ich's Euch sagen. Morgen früh, wenn der König auf der Wachtparade ist, so stellt Euch hin mitten in die Straße, wo er vorbeikommen muss, nehmt ein großes Fischgarn und tut, als fischet ihr, und fischt also fort und schüttet das Garn aus, als wenn Ihr's voll hättet.« Das taten die Bauern, und als der König sie fragte, was sie da täten, meinte einer: »So gut als zwei Ochsen können ein Füllen kriegen, so gut kann ich auf dem trockenen Platz fischen.« Diese Antwort stellte den König nicht zufrieden, er ließ den Bauern einsperren, bis dieser schließlich gestand, dass die Königin hinter all dem stand. Der König war wütend und wollte die Königin in ihr Bauernhäuschen zurückschicken. Doch gestattete er ihr, das Liebste mitzunehmen. Sie gehorchte, ließ ihm aber zum Abschied einen Schlaftrunk geben, der ihn betäubte. Daraufhin ließ sie den schlafenden König in ihr Bauernhaus bringen. Als dieser erwachte und fragte, was los sei, meinte sie: »Lieber Herr König, Ihr habt mir befohlen, ich sollte das Liebste und Beste aus dem Schloss mitnehmen, nun habe ich nichts Besseres und Lieberes als dich; da hab ich dich mitgenommen.« Dem König stiegen Tränen in die Augen, und er sagte: »Liebe Frau, du sollst mein sein und ich dein« – und sie gingen gemeinsam zurück aufs Schloss und heirateten aufs Neue – »und werden sie ja wohl noch auf den heutigen Tag leben.«

Das Märchen als Ausgangspunkt verschiedener Überlegungen

Das Märchen von der klugen Bauerntochter berührt die Frage, wie die Geschlechter – Frau und Mann – zueinander finden. Wie interagieren die Geschlechter? Wer verführt wen? Wer »fällt auf wen herein«? Das Märchen von der klugen Bauerntochter soll Ausgangspunkt einiger diesbezüglicher Überlegungen sein.

Bestimmte Aspekte der Märchenhandlung werde ich dazu nutzen, um das zwischengeschlechtliche Annäherungsverhalten zunächst auf der Grundlage biologischer Befunde zu erörtern. Weiters werden einige relevante Befunde der zeitgenössischen videogestützten Babyforschung herangezogen, um auf die affektiven Mikro-Austauschvorgänge hinzuweisen, die allen menschlichen Interaktionen zugrunde liegen. Dabei enthüllen sich dem Forscher Details, die dem freien Auge in aller Regel nicht zugänglich sind.

Die hier angestellten Gedanken haben eher fragmentarischen Charakter. Ihr Zweck könnte darin bestehen, weitere Diskussion anzuregen. Klinische Implikationen werden nur angedeutet.[2]

Das Märchen: Ebenen der Deutung

In einer ersten Annäherung an die Märchenhandlung scheint es so, dass es die Klugheit der Bauerntochter ist, man könnte sagen ihre Rafinesse, die den Ausschlag gibt, dass sie den Listen des Königs erfolgreich widersteht bzw. ihn mit seinen eigenen Waffen schlägt, indem sie mit noch ausgefinkelterer Klugheit reagiert als er.

Das Spiel zwischen dem König und der Bauerntochter, das man auch als einen Kampf um die Klugheit bezeichnen könnte, spiegelt auf dieser Ebene den manifesten Inhalt einer Interaktion. Dies beginnt zwischen der Bauerntochter und dem König spätestens dann, wenn *er* – durch die Worte des Bauernvaters neugierig geworden – *sie* zu sich rufen lässt. Somit setzt *er* auf dieser manifesten Ebene den ersten Schritt. *Er* startet das Spiel.

Ähnlich wie im Traumgeschehen kann man zusätzlich zu den manifesten Handlungen eine weitere Ebene untergründig ablaufender Prozesse ausmachen, die deutend erschlossen werden können. So wie dem Traumprozess eine latente Ebene von Impulsen, Wünschen, damit zusammenhängenden Ängsten und Abwehrmaßnahmen unterstellt werden kann, kann man auch im Rahmen interaktiven Geschehens eine Ebene unbewusster Handlungen ausmachen, die einen möglichen Interpretationsrahmen für unser Märchen darstellen können. Es wäre dies ein Versuch, das Märchen – ähnlich wie einen Traum – in Hinblick auf unterstellte latente Bedeutungsebenen hin zu entschlüsseln.

Dieser Deutungsweg interessiert mich, und ich möchte einzelne Aspekte der Märchenhandlung dazu nutzen, um auf ein latentes Geschehen aufmerksam zu machen, das Interaktionen zwischen Menschen immer zugrunde liegt:

---

2 Ausgangspunkt meiner Überlegungen zur »Anatomie des Flirtverhaltens« entstanden ursprünglich aus dem Versuch, bestimmte Situationen in der psychotherapeutischen Praxis, aber auch im alltäglichen Erleben »unter der Lupe« zu betrachten. Der Versuch, diesbezüglich wissenschaftliche Literatur zu nutzen, hat mich in die Bereiche der Biologie und Säuglingsforschung geführt. Das soll nicht heißen, dass auch andere Wissenschaften für mein Thema relevant sein könnten, ich beschränke mich aber im Rahmen dieser Arbeit wesentlich auf diese beiden Forschungsgebiete.

auf basale körperliche Austauschvorgänge im Sinne von Handlungen, die in wechselseitige Interaktionsprozesse eingebunden sind.

Diese Ebene latenter Prozesse ist aus psychotherapeutischer Sicht interessant und berührt zugleich eine wichtige Diskussion, die gegenwärtig läuft. In den psychodynamischen Psychotherapien, zu denen neben der Psychoanalyse in all ihren methodischen Verästelungen auch die Gestalttherapie und einige wichtige körperpsychotherapeutische Strömungen hinzuzurechnen sind, geht man traditionell von der Annahme eines dynamischen Unbewussten aus. Seit Freud verstehen wir das Seelenleben als Schauplatz einer fortwährenden Auseinandersetzung unterschiedlicher und teils widersprüchlicher seelischer Regungen. Eines der ersten Freud'schen Modelle, das mittlerweile auch im Laienkreis gut bekannt ist, war das sog. Strukturmodell der Psyche: Triebhafte Impulse des »Es« treffen auf Forderungen unseres Gewissens, des »Über-Ich«, worauf das »Ich« versucht, einen Kompromiss zwischen den unterschiedlichen Strebungen zu finden und sich dabei oft unbewusster Abwehrmaßnahmen (wie Verdrängung, Spaltung) bedienen muss. All dies geschieht unter der Oberfläche – bewusst bekommen wir das alles nicht mit. Unser Seelenleben ist wesensmäßig ein konflikthaftes, sagen die Psychodynamiker. Solche unbewussten Konflikte könnte man sowohl der Bauerntochter als auch dem König unterstellen. Die Handlungsdynamik zwischen ihnen wäre auf dieser Ebene grundsätzlich untersuchbar und deutbar – daraus würde sich eine bestimmte, psychodynamisch geprägte Leseart des Märchens in seinem latenten Inhalt ergeben.

Es gibt jedoch eine zweite Art unbewusster Prozesse, die die Kognitionswissenschaften und die Gedächtnisforschung ins Spiel gebracht haben; und die für ein psychotherapeutisches Verständnis, das sich wesensmäßig an Handlungsabläufen orientiert, neben psychodynamischen Überlegungen *auch* von Bedeutung ist. Es hat sich für unbewusstes Geschehen dieser Art die Bezeichnung »prozedurales Wissen« eingebürgert, womit nichts anderes als ein Handlungswissen gemeint ist, das außerhalb unseres Gewahrseins abläuft. Diese Handlungen laufen als körperliche Prozesse automatisch ab, und sie sind uns nicht bewusst, weil wir sie nicht beachten. Wir missachten diese Körperprozesse aber nicht deswegen, weil wir dieses Wissen verdrängen oder abspalten, sondern wir schenken ihm einfach keine Aufmerksamkeit. Eine gewisse kulturelle Prägung der westlichen Gesellschaft, die auf eine geringere Beachtung körperlicher Prozesse im Vergleich zu intellektuellen Vorgängen hinausläuft, spielt hier sicher eine Rolle. Therapietechnisch gesehen macht es einen gewichtigen Unterschied aus, ob man körperliche Prozesse *entweder* auf der Folie eines psychodynamischen Verstehens zu interpretieren versucht *oder* sie als prozedurale Handlungsabläufe versteht, die nicht abgewehrt werden, sondern die wir nicht beachten.[3]

»Psychodynamiker« unter den Psychotherapeuten konzentrieren sich nämlich in ihrer therapeutischen Arbeit in wesentlichen Aspekten auf die Analyse unbewusster Abwehrprozesse. Mithilfe verbaler Deutungen werden körperlicher Abwehrprozesse (Atemveränderungen, körperliche Schutzhaltungen und dgl.) angesprochen und damit spürbar gemacht. Das ist ein anderes Vorgehen, als wenn man die Aufmerksamkeit auf den Körper in einer Weise lenkt, um allgemein körperliches Spüren zu fördern, ohne jedoch Abwehrprozesse zu unterstellen.

Unbewusstes Handeln im Video

Geht man hingegen von einem nicht-dynamischen Unbewussten aus, macht die Analyse von Abwehrprozessen wenig Sinn. Es geht dann vielmehr darum, die Aufmerksamkeit auf bestimmte Prozesse zu lenken, die wir üblicherweise nicht beachten – eine Arbeitsweise, die z. B. Gestalttherapeuten auf der Basis einer Figur-Hintergrund-Konzeption seelischer Prozesse schon lange praktizieren. Mit dieser Theorie seelischen Geschehens – dem prozesshaften Wechsel zwischen seelischen Aspekten, die in einem Moment in den Vordergrund geraten und dann wieder in den Hintergrund rücken, scheint mir ein jüngeres Modell gut kompatibel, das aus der Beobachtung früher Interaktionen zwischen Säuglingen und ihren elterlichen Bezugspersonen entstanden ist: dem Modell seelischer Domänen, wie es der Säuglingsforscher Daniel Stern konzipiert hat.

Stern geht von der Idee aus, dass sich dem Säugling eine Erlebensdomäne nach der anderen schrittweise eröffnet: zuerst ein »auftauchendes« Erleben des Selbst und der Bezogenheit, das globalen und ganzheitlichen Charakter hat; in einem zweiten Schritt das Erleben eines »Kernselbst« und damit verbundene körperliche Austauschprozesse mit wichtigen Bezugspersonen. Die dritte Domäne besteht in einem intersubjektiven Erleben, gekennzeichnet dadurch, dass eigene Motive und Absichten und jene der Bezugspersonen allmählich spürbar und auch kommunizierbar werden; die vierte Domäne ist

[3] Ob die aus den unterschiedlichen therapietechnischen Sichtweisen resultierenden Vorgehensweisen zu unterschiedlichen Therapieresultaten führen, ist eine andere Frage. Aus der Sicht der vergleichenden Psychotherapieforschung müsste man sie zunächst verneinen, weil alle untersuchten Methoden aufgrund der Wichtigkeit unspezifischer Wirkfaktoren im Großen und Ganzen ähnliche Resultate erbringen. Aber diesbezüglich ist das letzte Wort vielleicht doch noch nicht gesprochen...

die »verbale« – sie dreht sich ganz um den Austausch verbaler Inhalte, und die fünfte und letzte ist die »narrative« Domäne – die Fähigkeit, das eigene Erleben als Geschichte zu konstruieren bzw. auch zu kommunizieren.

Daniel Stern hat dieses neue Domänen-Modell des Erlebens, das man dem traditionellen Phasenmodell der psychosexuellen Entwicklung gegenüberstellen kann, aus Interpretationen von Beobachtungen erschlossen. Beobachtet hat er (und haben viele andere Säuglings- und Bindungsforscher) das interaktive Verhalten zwischen Babys bzw. Kindern und Erwachsenen; wesensmäßig dabei die nonverbale Interaktion, d. h. nicht-sprachliche Aspekte des Austausches zwischen den Interaktionspartnern. Was tun zwei Menschen, die miteinander zu tun haben, laufend, ohne es zu sagen? Und wie kann man diese Beobachtungen der Mikro-Interaktion interpretieren?

Die neue Technik hat uns dabei eine völlig neue Welt erschlossen. Erst aufgrund videoaufgezeichneter Interaktionen haben wir Einblicke in eine Welt subtiler Aushandlungsprozesse bekommen, die dem freien Auge in aller Regel nicht zugänglich sind. Zu rasch und auf zu vielen Ebenen gleichzeitig vollziehen sich nonverbale Austauschprozesse, sodass unsere bewusste Wahrnehmungskapazität völlig überfordert wäre, wollte man all die parallel ablaufenden Phänomene auch nur annähern beschreiben. Diese Phänomene sind jedoch der Ausgangspunkt dessen, was mir zum Märchen von der klugen Bauerntochter einfiel: Was tun die beiden, jenseits des Austausches kluger Worte – wie be-handeln sie sich gegenseitig?

Unbewusstes Handeln: eine biologische Perspektive

Da die hier angestellten Überlegungen nicht nur allgemeinen Charakter haben, sondern in letzter Konsequenz einen Beitrag zu einer Diskussion im psychotherapeutischen Feld leisten möchten, stellt sich eine Frage: Ist es gerechtfertigt, zur Untersuchung von Vorgängen, die letztlich zu psychotherapeutisch relevanten Aussagen führen sollen, die Biologie zu bemühen? Sind biologische Argumente in letzter Konsequenz nicht zum Scheitern verurteilt, weil das eine auf das andere eben *nicht* übertragbar ist, und ein solcher Versuch daher einen Kategoriefehler darstellen würde? Ich denke, der Transfer der Biologie auf den Menschen als psychosoziales Wesen ist in der Tat problematisch, wie auch die Traumaforschung gezeigt hat.

Neuere traumatherapeutische Zugangsweisen berufen sich nachdrücklic auf die Biologie, auf das »Säugetier Mensch«. Auf der Basis einer »Biologie des Vermeidens« sei es z. B. für traumatisierte Patienten, die in posttraumatischen

Phasen an Intrusionen oder Flashbacks leiden, einzig und allein interessant, aus diesen Zuständen wieder herauszukommen. Folglich sei es von therapeutischer Seite einzig und allein richtig, ihnen mithilfe von Stabilisierungstechniken aus diesen qualvollen Zuständen wieder herauszuhelfen, ihnen Vermeidungstaktiken beizubringen; denn »Psychotherapie gegen die Biologie« sei schwierig. Einerseits ist das Anliegen, Patienten rasch zu helfen, durchaus verständlich, denn Intrusionen können für sie in der Tat quälend sein. Problematisch wird es aber, wenn – ausgehend von der Biologie – ein Set an Techniken entwickelt wird, die so eingesetzt werden, dass die implizite Botschaft lautet: »Traumatisierte Patienten kann man *nur* so behandeln – mithilfe dieser Technik – und tut man es *nicht* so, schadet man dem Patienten!« Solche Argumente habe ich in der gegenwärtigen Trauma-Diskussion wiederholt gehört.

Einer solchen einseitigen Sichtweise von Therapie, die die Biologie als Beweismaterial heranzieht, möchte ich widersprechen. Sie wäre m. E. der Ausdruck einer negativen Anwendung der Biologie auf die menschliche Psyche, obwohl viele biologische und gehirnphysiologische Befunde ohne Zweifel interessant und diskussionswürdig sind, auch für Psychotherapeuten. So einfach ist es mit der Nutzbarmachung der Biologie für die Psychotherapie sicher nicht. Ich möchte meine biologischen Exkurse daher nicht in diesem Sinne verstanden wissen – nicht als Beweismaterial zur Erklärung psychischer Prozesse, sondern als zusätzliche Perspektive, die unser Denken anregt. Da sie eine Menge an videogestütztem Befundmaterial hervorgebracht hat, ist sie für diesen Zweck nützlich.[4]

Die biologische Sicht: Unterschiedliche »Investments« bei Frauen und bei Männern

Frauen und Männer werden aus einer biologisch geprägten Perspektive von jeweils unterschiedlichen »Investments« angetrieben. Das »Investment« des Mannes unterscheidet sich klar vom »Investment« der Frau; es ist zunächst geringer, weil die Befruchtung des Eies im Körper der Frau erfolgt und *sie* daher an den Nachwuchs zeitlich länger und auch intensiver gebunden ist. Die erfolgreiche Befruchtung einer Eizelle führt beim Menschen immerhin zu einem neunmonatigen »Investment« für die Frau. Ein relativ kurzes Ereignis steht also einer neunmonatigen Zeitspanne gegenüber – eine enorme Differenz! Hat *sie* ein

[4] Zusammengestellt und nachlesbar ist dieses Material in: Grammer, K. (2000): Signale der Liebe. Die biologischen Gesetze der Partnerschaft. München, Deutscher Taschenbuchverlag.

solches »Investment« auf sich genommen, stehen ihr kaum Alternativen zur Verfügung, oder zumindest weniger Alternativen als *ihm*, wenn man berücksichtigt, dass in unserer heutigen Gesellschaft die Möglichkeit der Abtreibung zumindest teilweise legal möglich ist.

Aus der Grundtatsache, dass ein Mann mehr Nachwuchs erzeugen kann als eine Frau, ergeben sich zwangsläufig weitere Interessenskonflikte. Dasjenige Geschlecht, das mehr in seinen Nachwuchs investieren muss – die Frau – stellt daher automatisch größere Ansprüche an den Partner. *Sie* muss wählerischer sein, und auf der Grundlage dieses Prinzips ist eine *aktive weibliche Partnerwahl* vorgegeben. Das weibliche Geschlecht lässt sich, sowohl bei Tieren als auch bei Menschen, eher mit solchen Männern (Männchen) ein, die bessere oder größere Geschenke bringen, das bessere Territorium zur Verfügung haben, einen höheren Rang besitzen und über eine größere Intelligenz verfügen.

Für Männer sieht die Sache aus einer biologischen Perspektive anders aus: Für sie ist vor allem von Wichtigkeit, dass es tatsächlich *ihr* Nachwuchs ist, für den sie später sorgen, wenn sie sich mit einer Partnerin einlassen. Andersfalls laufen sie Gefahr, in die Gene ihrer Rivalen zu investieren – in eine Partnerin also, die dann doch mit einem Anderen Nachwuchs zeugt oder gezeugt hat, ohne dass *er* davon weiß. Daher fördert die Selektion Anpassungen, die ein solches Risiko mindern.

Demgegenüber steht die Notwendigkeit, dass auch Frauen, die von einem Mann verlassen werden, Anpassungen ausbilden und daher einen Mann suchen müssen, der ihnen bei der Pflege des Nachwuchses hilft. Als Gegenmaßnahme müssen Frauen daher die Fähigkeit haben, entweder Vaterschaft zu verschleiern oder den Mann so zu manipulieren, dass *er* trotzdem investiert (auch wenn er nicht sicher sein kann, dass tatsächlich *er* es ist, der der Zeuger des Nachwuchses ist).

Aus diesen sehr unterschiedlichen Interessen der beiden Geschlechter heraus müssen beide, damit die eigenen Gene überleben können, über Möglichkeiten verfügen, ihren jeweiligen Partner zuerst einmal auszutesten, damit sie die Gefahr minimieren, getäuscht zu werden. Es folgt daraus also ein »biologischer Imperativ«, der die zwischengeschlechtliche Interaktion in folgender Weise strukturiert: Männer sollen Frauen anziehend finden, deren Charakteristika aussagen, dass sie den Nachwuchs des Mannes erfolgreich aufziehen können. Im Gegensatz dazu sollen Frauen Männer anziehend finden, die signalisieren, dass sie gute Versorger und Beschützer sind. Männer sollten – umgekehrt formuliert – eine Ablehnung gegenüber Beziehungen mit promisken Frauen entwickeln, sie sollten nur in treue Frauen investieren. Frauen wiederum sollten die Möglichkeit haben, den Mann zu überzeugen, dass *er* der Vater des Nachwuchses ist, und sie sollten die Investitionsbereitschaft des Mannes ausloten können, bevor sie sich tatsächlich auf ihn einlassen.

Gehen Männer zwar einerseits ein geringeres anfängliches »Investment« ein, so müssen sie doch andererseits intensiver um weibliche Partnerinnen (die sich in der Wahl ihrer Partner zögerlicher geben) werben und auf diese Weise mit anderen Männern mehr oder weniger intensiv konkurrieren. All dies führt zu einem typischen menschlichen Werbeverhalten, das geprägt ist von 1. aktiver weiblicher Wahl, 2. männlichem Wettbewerb und ausgeprägtem männlichem Werbeverhalten, 3. wechselseitigem Austesten von Investmentbereitschaften, 4. Mechanismen, die eine feste Paarbindung garantieren, und 5. männlicher sexueller Eifersucht.

Wie sieht nun dieses Werbeverhalten, der Flirt, im Einzelnen aus?

Der Flirt als Paradebeispiel eines Verschleierungsverhaltens

Die Biologen meinen: Mann und Frau suchen jeweils den für ihre eigenen Zwecke optimalen Partner. Damit ein solcher optimaler Partner gefunden werden kann, ist es aus biologischer Sicht wichtig, Aufmerksamkeit zu erregen. Mann und Frau begegnen sich in gewisser Weise »in der freien Wildbahn« und alles andere an möglichen Motivationen spielt nun keine Rolle. *Er* ist der Jäger, und *sie* ist die Gejagte, die sich auf dieses Spiel einlässt oder nicht.

In dieser Phase des Erregens von Aufmerksamkeit werden zunächst unspezifische Signale ausgetauscht – es ist ein Prozess des unspezifischen Informationssammelns und -sendens, der in Gang kommt, und zwar – wie noch genauer gezeigt wird – mit dem biologisch durchaus sinnvollen Ziel, die eigenen Interessen zu verbergen, die des/der Anderen aber herauszufinden. Das Flirt-Verhalten ist daher die »Stunde der Zweideutigkeit«. Seine motivationale Grundlage besteht im Verschleiern der eigenen Ziele, um Zeit zu gewinnen – Zweideutigkeit und Unverbindlichkeit sind in dieser Phase wichtig. Es geht zunächst nur darum, Interesse zu signalisieren, ohne Verpflichtungen eingehen zu müssen. Wie detaillierte Analysen von Videosequenzen zeigen, bestehen die Geschlechterunterschiede in der Flirtphase darin, dass Männer diejenigen sind, die den Flirtpartnerinnen Vorschläge unterbreiten, und dass Frauen letztlich diejenigen sind, die entscheiden, ob sie sich tatsächlich weiter einlassen möchten oder nicht. Die videogestützten Verhaltenanalysen haben dabei ergeben, dass man von einer *aktiven weiblichen Partnerwahl* auszugehen hat. Denn da *sie* wählerischer ist, kontrolliert zunächst *sie*, mit wem sie eine Flirtinteraktion startet und mit wem nicht.[5]

Wie sieht nun ein flirttypisches Verschleierungsverhalten im Detail aus? Der Kommunikationsträger des Verschleierungsverhaltens ist die nonverbale Handlungsebene, der wortlose Signalaustausch zwischen beiden Personen, vermittelt über nuancierte mimische und gestische Bewegungen, über Körperhaltungen, über Mikroimpulse in unterschiedlichen Körpersegmenten, über Stimm- und Augenausdruck, über die Atmung und noch andere Körpersignale. Im Unterschied zum gesprochenen Wort, das ein größeres Maß an Verbindlichkeit besitzt, weil Worte mehr oder weniger stark kategorisierend wirken, bleibt die nicht-sprachliche Kommunikation in Bezug auf die unterstellte Bedeutung eher global und vage. Viele nicht-sprachlichen Signale, sowohl angeborene als auch erworbene, sind mehrdeutig und bekommen erst in dem Kontext, in dem sie auftreten, ihre spezifische Bedeutung. Das heißt nicht, dass es nicht auch eindeutigere nonverbale Signale gibt, wie z. B. bestimmte Drohgebärden oder – in einer Spätphase des Flirtens – eindeutige sexuelle Avancen. Jedoch scheinen zum Zwecke des Flirtens über weite Strekken in der Tat solche Körpersignale zu dominieren, die offen lassen, wie das Signalisierte tatsächlich gemeint ist. Die nonverbale Handlungsebene steht in dieser ersten Phase ganz im Dienste der Verschleierung wahrer Motive.

Die Videomikroanalyse des Flirtverhaltens bringt eine regelrechte »Anatomie des Flirts« ans Tageslicht. »Flirt« erweist sich als ein bestimmten impliziten Regeln folgender und zielgerichteter Prozess, bei dem man verschiedene Phasen unterscheiden kann.

In der Wahrnehmungsphase des Flirts – so die Biologen – empfindet in der Regel ein Mann eine Frau als schön, als attraktiv, und wird auf sie aufmerksam. Die erste Weichenstellung für die weitere Interaktion besteht zunächst darin, ob die Frau das Interesse des Mannes an ihr bemerkt bzw. ob es dem Mann gelingt, sein Interesse bemerkbar zu machen.

---

[5] Nicht beachtet wird aus der biologischen Sicht heraus der am Beginn einer Flirtsituation mögliche bzw. sogar wahrscheinliche intrapsychische Konflikt beider Interaktionspartner, d. h. das innere Ringen zwischen eigenen Wünschen, damit verbundenen Ängsten und oft auch Schamgefühlen. Das Risiko, sich auf einen potenziellen Partner einzulassen, ist aus psychologischer Sicht mehr als die bloße Angst, die eigenen Gene könnten auf der Strecke bleiben und die Investition würde sich daher nicht lohnen. Aus therapeutischen Prozessen wissen wir genau, wie schwierig und ängstigend es für Patienten in der Regel ist, sich ihre erotischen und sexuellen Wünsche und Fantasien dem Therapeuten/der Therapeutin gegenüber einzugestehen, es sei denn, diese Wünsche und Fantasien entspringen einer Abwehrebene, wie z. B. bei Borderline-Patienten; dann werden sie oft »scham-los« artikuliert.

Ist es *ihm* gelungen, *ihr* Interesse zu wecken, folgen bei der Frau typische unbewusste nonverbale Reaktionen, die den Flirt einleiten. Am Beginn steht meist ein kurzer Blickkontakt, dann sind mehrere Varianten möglich: ein sofortiges Abwenden des Kopfes; eine schnelle Aufwärtsbewegung des Kopfes; ein Heben der Hand, und sie streicht mit den Fingern durch ihr Haar; eine seitwärts abgewinkelte Kopfhaltung, wodurch die offene Halsseite präsentiert wird; Automanipulationen (z. B. ein Glattstreifen der Kleidung), und noch andere Varianten. All diese nonverbalen Reaktionen erfolgen unbewusst[6], und allesamt haben sie das Ziel, Interesse zu wecken und die eigene weibliche Attraktivität zu erhöhen.

Die Biologen weisen diesbezüglich auf folgende Geschlechtsunterschiede hin:

1. Männer machen in der Regel den ersten Schritt, Männer sind es, die im Allgemeinen eine Frau als attraktiv (hier: als klug) empfinden und auswählen. Sie ist es aber, die das eigentliche Flirtverhalten startet.
2. Männer müssen zunächst alles daran setzen, um zu erkunden, ob eine Frau tatsächlich Interesse für sie bekundet – und so wird sie automatisch zum Initiator des Flirts, d. h. allein ihr Interesse kann einen Flirt in Gang bringen; hat sie kein Interesse, passiert gar nichts.
3. Männer wählen Frauen nach deren Attraktivität aus, Frauen nach anderen Merkmalen (wie z. B. sozialer Status, Risikobereitschaft, Intelligenz u. a.).
4. Frauen haben mehr Kontrolle in der Auswahl von Männern, indem sie besser in der Lage sind, nicht-sprachliche sexuelle Signale zu senden und damit den Verlauf des Kontakts wesentlich bestimmen.

Auf die Frage, wer denn die oder der Klügere ist, wenn es um die Partnerwahl geht, haben die Biologen eine eindeutige Antwort: *Die Frau ist die Klügere. Sie* ist es, die entscheidet, die einen »klaren Kopf« behält, weil sie weiß, was sie letztlich will – ihren Nachwuchs durchbringen. *Sie* ist es, die die körperliche Handlungssprache besser zu lesen weiß und damit männliche Täuschungsmanöver entlarvt; und *sie* ist es, die selbst besser täuschen kann – und auch können muss. *Sie* ist es, die eine Fehleinschätzung teuer zu bezah-

[6] Mit »unbewusst« ist in diesem Kontext ausdrücklich »prozedural unbewusst« gemeint, wobei die Biologen von instinktmäßigen und damit angeborenen Verhaltensprogrammen ausgehen, während eine psychologische Sichtweise prozeduraler Abläufe durchaus gelernte, wenn auch automatisierte Handlungsprogramme einschließen würde.

len hätte. *Er* ist es, der auf die hereinfällt, »dessen Hirn in den Flammen des sexuellen Wollens verbrennt«.[7]

Da aus der Sicht der Biologen das Risiko einer Fehlinvestition für beide Interessenten grundsätzlich groß ist, muss eine strategische Vorgangsweise eingenommen werden – von beiden Interaktionspartnern. Und hier haben sich bestimmte Strategien anscheinend besonders bewährt. Die Strategie des Flirts besteht aus Taktiken, die zwar Interesse signalisieren, es aber offen lassen, ob es sich dabei tatsächlich um wahres persönliches Interesse handelt. Die Essenz des Flirts ist daher zweideutiges Verhalten, und der Trick besteht darin, Absichten so zu verpacken, als wären sie Reaktionen. Jeder der beiden Interaktionspartner versucht, sich selbst so wenig als möglich an eigene Aussagen zu binden, dem Partner aber trotzdem Signale zu geben und ihm Interesse zu zeigen – all dies auf einer körperlich-nonverbalen und ganz überwiegend unbewussten Ebene.[8]

Nonverbale Kommunikation: Ein Krieg der Signale?

Die biologische Ausgangshypothese war, dass Männer und Frauen von unterschiedlichen Interessen ausgehen. Diese unterschiedlichen Interessen folgen biologischen Gründen – folgen dem Prinzip »Überleben«. Um zu überleben, ist es notwendig, eigene Interessen auf Kosten der Interessen anderer durchzusetzen. Die eigenen Interessen sollen aber nicht offensichtlich sein, und daraus folgt – so die Biologen – die Notwendigkeit eines

---

7 Dieses prägnante Zitat verdanke ich B. Boothe (persönliche Mitt.).

8 Es sei erwähnt, dass der videomikroanalytisch leicht erbringbare Nachweis der Effektivität verhaltensmäßiger Täuschungsmanöver den in der Körpertherapieszene manchmal immer noch spürbaren Mythos von der Eindeutigkeit körperlicher Signale als leider nicht haltbar aufdeckt. »Der Körper lügt nicht!« – das ist ein Satz, der nicht nur den Laien, sondern auch so machen Körpertherapeuten immer noch fasziniert. In der Bioenergetischen Analyse hat sich daraus ja eine eigene Disziplin – das »Körperlesen« – als Diagnostikum entwickelt. Sicher stimmt es, dass man durch fachkundiges Betrachten des Körpers (einschließlich des Ziehens von Schlussfolgerungen – also von Interpretationen!!) die eine oder andere treffende Vermutung über eine Person anstellen kann. Dennoch gilt zugleich: Mithilfe des Körpers und des körperlich vermittelten Verhaltens kann man wunderbar tarnen und täuschen. Menschen können es, und Tiere (z. B. Schimpansen) tun es ebenso. Und das menschliche Flirtverhalten ist ein Paradebeispiel dafür, wie effektiv und lustvoll dieses Täuschen sein kann. Vielleicht hatten der König und die Bauerntochter ja auch ein wenig Vergnügen daran, sich listenreich aneinander anzupirschen...

»Krieges nonverbaler Signale«, eine Variante des »Kampfes ums Überleben« (der eigenen Gene).

Wenn *er* es ist, der auf sie aufmerksam wird, und wenn *er* ihr zunächst nonverbal zu verstehen gibt, dass er Interesse an ihr hat (durch verlängerten Blickkontakt, durch körperliches Hinwenden bzw. auf sie zugehen, vielleicht auch durch ein kurzes Aufleuchten in seinen Augen), dann ist *sie* es, die auf diese männlichen Signale antwortet – zunächst ebenso auf der nonverbalen Ebene: sie zeigt ihm durch diesen typischen weiblichen Blickkontakt, dass sie ihn bemerkt hat; präsentiert ihm den Hals; macht durch automanipulative Gebärden auf ihre körperlichen Reize aufmerksam. All diese nonverbalen Reaktionen erfolgen unbewusst und verfolgen das Ziel, Interesse zu wecken und die eigene Attraktivität zu erhöhen. Aber es ist kein »offener Aushandlungsprozess« – daher gehen die Biologen von einem »Krieg der Signale« aus. Die wahren Absichten müssen verschleiert werden, um das eigene Risiko zu minimieren.

Nochmals: Biologen behaupten, dass Frauen diesbezüglich – im »Krieg der nonverbalen Täuschungsmanöver« – klüger sind als Männer. *Sie* sind es, die Kontrolle ausüben – trotz der männlichen Dominanz, die im Machtgehabe des Königs auch im Märchen klar zum Ausdruck kommt. Die märchenhafte Darstellung spiegelt wieder, was viele Menschen glauben: Noch immer gehen Männer von der Überzeugung aus, das Gegenteil sei der Fall: *sie* seien es selbst, die die Beziehung steuern und die Kontrolle ausüben. *Männer* erleben sich in der Regel in der Rolle derer, die die Kontrolle haben, die den Prozess des Anbahnens »in die Hand« nehmen.

Das Märchen weist uns, gestützt durch die Biologie, auf das Gegenteil hin: Auch wenn viele Männer an die Wirksamkeit ihrer dominanten Gebärden glauben (und in Männerrunden gern mit ihren Verführungskünsten prahlen), so irren sie – sie unterschätzen die »Klugheit« ihrer Mitspielerinnen. Es ist im Märchen der König, der mit seinem Machtgehabe der Bauerntochter imponieren will, der sich kraft seiner Rolle als König herausnimmt, sie zu fordern. *Er* ist es, der sie herausfordert, und *sie* ist es, die auf seine Herausforderung eingeht, sich auf dieses Risiko einlässt und ihn, man könnte sagen, schließlich »über den Tisch zieht.« Sie hat sich als würdige Mitspielerin erwiesen, nicht als passiver Part, der mit sich geschehen ließ. Sie hat die Szene entscheidend gestaltet. Darin liegt eine Deutungsebene des Märchens: Die Bauerntochter lässt nicht einfach mit sich machen, sondern sie bestimmt das Geschehen entscheidend mit – eine gelungene Form heterosexueller Bezogenheit.

Gelungen erweist sich ein solches Spiel, wenn sich beide Interaktionspartner spielerisch in die Flirtsituation einlassen – aber auch risikobereit. Wenn *er* »spielerisch« seine männlich-dominanten Gebärden nützt, um Aufmerksamkeit zu erregen; wenn *sie* diese männliche Dominanzgebärden als eindrucksvoll anerkennt und ihm – ebenso »spielerisch« – ihre eigenen Reize entgegenbringt – und *ihn* in seinem männlichen Imponiergehabe anerkennt. Getragen wären die Flirthandlungen dabei wesensmäßig von einem Spiel, d. h. einer Freude am Handeln, auf einer Grundlage respektvoller Bezogenheit. *Er* ist von ihren Reizen fasziniert, die ihn teilweise sprachlos machen; *sie* kann seine Männlichkeit wertschätzen und sie als Auslöser für eigene Impulse annehmen, *ohne* das Gefühl, sich ihm unterwerfen zu *müssen*.

Die Bedeutung des Bewegungsverhaltens: Rhythmische Synchronisation von Bewegungen als Grundprinzip

Das nicht-sprachliche Bewegungsverhalten ist für Psychotherapeuten körperlicher Orientierung eine wichtige Informationsquelle. Es gibt uns Orientierung in Phasen des therapeutischen Prozesses, wenn die inhaltlichen Mitteilungen des Patienten vage oder unklar sind. Wir erhalten aufgrund seiner körperlichen Signale Anhaltspunkte dafür, wie er/sie sich fühlt: ob angespannt oder verspannt, ob gelangweilt oder erregt, ob müde oder aufmerksam usw. Wir beachten körperliche Haltungen ebenso wie minimale Bewegungen in unterschiedlichen Körpersegmenten und Atemveränderungen. In einem therapeutischen Setting, bei dem sich Patient und Therapeut von Angesicht zu Angesicht gegenüber sitzen, sind es besonders mimische Signale des Patienten, auf die wir achten. In einem offenen Setting, z. B. während körperlicher Interaktion zwischen Patient und Therapeut, orientieren wir uns nicht nur an der Mimik, sondern auch an gestischen Ausdrucksbewegungen. Die Vielfalt gestischer Signale ist dabei zunächst verwirrend, und es bedarf körpertherapeutischer Schulung, um die gemeinsame »Gestalt« herauszufinden.

Eine Bewegungsform ist aber typisch für psychotherapeutische Interaktion in jedem beliebigen Setting und überhaupt für das Zusammensein von Menschen, die eine Beziehung zueinander aufgebaut haben oder gerade aufbauen: das synchrone Zusammenspiel von mimischen oder gestischen Impulsen.

Es überrascht daher nicht, auch in einer fortgeschrittenen Flirtphase synchrone Bewegungsabläufe anzutreffen. Bei wachsendem gegenseitigen Interesse ist auf dem Wege der Synchronisation eine somit eine erste Verhaltensabstimmung auf der Bewegungsebene zu verzeichnen. Es hat den Anschein, dass sich die Flirtpartner im Versuch, einander zu finden, ihre ersten Proben über (in der Regel unbewusste) körperliche Bewegungen durchführen. Aus der Psychotherapieforschung weiß man, dass die Fähigkeit, sich auf der Ebene nonverbalen gestischen und mimischen Austausches zu finden, ein wichtiger Prädiktor für den späteren Therapieerfolg ist.

Zu unterscheiden sind Bewegungssynchronisation von Verhaltensspiegelungen (Imitationen). Bewegungssynchronisationen beziehen sich auf die zeitlichen Aspekte von Bewegungen innerhalb einer Interaktion, wobei die Ähnlichkeit der Bewegungen irrelevant ist; es wird der Bewegungsrhythmus erkannt, und die Abstimmung bezieht sich auf diesen. Eine in einem bestimmten Rhythmus durchgeführte Bewegung kann z. B. von einer stimmlichen Lautgebung, die dem gleichen Rhythmus wie dem der Bewegung entspricht, gefolgt sein.[9] Damit ist dem Bewegungs-Sender klar, dass der Lautgeber die Grundstruktur, den Grundrhythmus, der Bewegung verstanden hat: die Synchronisation war erfolgreich. Anders bei der Verhaltensspiegelung: Die Zeit spielt hier eine geringere Rolle, es kommt nur auf die Ähnlichkeit in den Bewegungen und Körperhaltungen an.[10]

Im Flirtverhalten zeigt sich: Je höher das Interesse aneinander ist, umso länger und komplexer werden die synchronisierten Bewegungs- und Haltungsmuster. Hohes Interesse zeigt sich demnach nicht daran, wie schnell, wie lange und wie oft ein Paar synchrone Bewegungen macht, sondern welche Form die Synchronisationsfolgen haben, die für jedes Paar relativ spezifisch sind. Beobachtungen weisen darauf hin, dass der Mann wie ein »Oszillator« fungiert, indem er *seinen* Rhythmus sendet, dessen »Leerstellen« *sie* umso dichter ausfüllt, je höher ihr Interesse ist. Frauen übernehmen anscheinend bewegungsmäßig die »Zwischenschritte« im männlichen Bewegungsrhythmus und synchronisieren sich auf diese Weise mit ihm. So ist es auch im Märchen: der König startet den Flirt, gibt als »Oszillator« den ersten Impuls, und sie geht auf diesen Impuls ein.

Solche Synchronisationen sind zu verstehen als Indikatoren nicht-sprachlicher Übereinstimmung. Es ist wie ein gemeinsamer »Tanz«, der hier entsteht – ein Bewegungsmuster im übrigen, das man auch zwischen Babys und ihren Eltern bei gelingender Interaktion videomikroanalytisch nachweisen kann. Viel spricht auch aus evolutionsbiologischer Sicht dafür, dass Rhythmus ein

---

9 In der Säuglingsforschung spricht man diesbezüglich von einer crossmodalen Übersetzungsfähigkeit in der Interpretation von Signalen, die Babys offensichtlich angeboren ist.

10 Die Säuglingsforschung der letzten Jahre hat die Frage aufgeworfen, ob im Säuglingsalter stattfindende Imitationsprozesse möglicherweise bereits Anzeichen für intersubjektive (mentale) Prozesse darstellen und damit über den reinen Akt der Spiegelung von Verhalten hinausgehen. Derzeit wird diese Frage diskutiert, vgl. dazu die Arbeiten von E. Fivaz-Depeursinge.

fundamentales Organisationsprinzip sozialen Verhaltens ist. Synchronisationsphänomene auf der Ebene körperlicher Bewegungen erweisen sich als hochkomplexe Einheiten zyklischer Verhaltensmuster, weit entfernt von rationaler Wahrnehmung und Kontrolle.

Solche Synchronisationen sind, wie schon erwähnt, auch im nicht-gegengeschlechtlichen Bereich gut zu beobachten, wenn man ein Auge auf sie wirft. In psychotherapeutischen Sitzungen beobachten wir im Falle gelingender gemeinsamer Arbeit und guter Atmosphäre ein wechselseitiges Abstimmen im Bereich körperlicher Signalgebungen – ob die Interaktionspartner nun gegengeschlechtlich sind oder gleichgeschlechtlich. Kratze ich mich beispielsweise am Kopf, dann beobachte ich nicht selten, dass sich der Patient ein paar Sekunden oder Minuten später auch am Kopf kratzt; gleiches konnte ich registrieren, wenn ich mir die Nase rieb. Meines Eindrucks nach sind es einerseits automanipulative Handlungen, zwischen denen eine Synchronisierung stattfindet, und körperliche Haltungen, wie z. B. die Art meines oder seines/ihres Sitzens im Stuhl. Synchrone Bewegung ist somit nicht nur zwischen Babys und ihren Eltern ein wichtiges Kontaktsignal, sondern auch zwischen Erwachsenen in jeder denkbaren Geschlechterkonstellation.

Vorstufen sexuellen Verhaltens im Säuglingsalter

Zwar steckt die Erforschung der »infantilen Sexualität« im Sinne Freuds im Bereich der videomikroanalytisch fundierten Säuglingsforschung[11] noch in den Kinderschuhen, aber es gibt erste interessante Ansätze. Zwei Teilbereiche bzw. Fähigkeiten, die mit der schrittweisen Entfaltung eines erotisch-sexuellen Motivationssystems gut in Verbindung zu bringen sind, kann man mithilfe von Videoaufnahmen bislang herausarbeiten:

1. Die Fähigkeit, im körperlichen Dialog zwischen Babys und ihren Eltern Zustände hoher lustvoller affektiver Erregung zu erlangen
2. Die Fähigkeit, dem Gegenüber Zugang zum eigenen Körper zu gewähren

[11] Dies hat damit zu tun, dass noch unklar ist, wie man aus forscherischer Sicht frühe Sexualität definieren könnte. Erste Überlegungen dazu hat G. Downing angestellt. Vgl.: Geißler, P. (2001) Säuglingsforschung und Vorstufen der Sexualität aus der Sicht von G. Downing. In: Geißler, P. (Hg.): Über den Körper zur Sexualität finden. Psychosozial (Gießen), S. 217–221.

Videoaufnahmen der frühen Eltern-Kind-Interaktion zeigen sehr deutlich, ob Eltern in diesen beiden Teilbereichen des Kontaktverhaltens effizient sind oder nicht; die feststellbaren Unterschiede sind dabei beträchtlich. Elterliche Fähigkeiten, sich auf dieser körperlichen Ebene gut in ihre Babys einzufühlen und den körperlichen Dialog angemessen zu fördern, tragen entscheidend zur Entwicklung dieser beiden Fähigkeiten im späteren Erwachsenleben bei. Sie sind grundlegende Bausteine für das spätere Flirtverhalten.

Die erste Fähigkeit, das gemeinsame Herstellen positiv getönter Spitzenaffekte, hat viel mit der Fähigkeit zu tun, sich auf körperliche Rhythmen abzustimmen – kindliche Bewegungen nachzuahmen, aber sie nicht nur nachzuahmen, sondern »crossmodal« zu validieren. In der crossmodalen Validierung, z. B. der Spiegelung einer Kopfgeste des Kindes über die elterliche Stimme, spielt der Transfer von einem Ausdruckskanal in einen anderen die entscheidende Rolle – er ist sozusagen Beleg dafür, dass die Eltern die Qualität der Geste wirklich verstanden haben. Aber nicht nur ein gutes Gespür für körperliche Rhythmen ist notwendig, will man lustvolle Affekte miteinander teilen, sondern auch die Erlaubnis, den Spaß, die Freude mithilfe der eigenen Stimme lustvoll und angstfrei auszudrücken oder in den Augen aufleuchten zu lassen. All diese Kommunikationskanäle sind für Babys entscheidend, da sie auf solche Signalgebungen zentral angewiesen sind. Man kann davon ausgehen, dass sie über ein angeborenes Repertoire an Fähigkeiten verfügen, solche basalen körperlichen Signale verstehen zu können.

Ein wesentlicher Teil des Abstimmungsprozesses zwischen Babys und ihren Eltern vollzieht sich somit im akustischen Bereich – im »vocal maching«. Mütter und Väter, die sich in ihren Lautartikulationen frei und unbeschwert fühlen, ermöglichen ihren Babys in diesem Ausdrucksbereich eine gute Spiegelung und somit ein lustvolles akustisches Kontakterleben.

Für die Ausbildung der zweiten Fähigkeit ist entscheidend, dass Eltern ein gutes Gespür für Abgrenzungsbewegungen ihrer Säuglinge haben bzw. entwickeln. Mangels der Möglichkeit zur sprachlichen Artikulation und auch aufgrund der Tatsache, dass die Bewegungsmöglichkeiten bei Babys aufgrund der neuromuskulären Unreife noch recht begrenzt sind, müssen Eltern lernen, die diesbezüglichen körpersprachlichen Signale ihrer Babys – die in bestimmten Grenzen auch individuell variiert – zu verstehen. Babys zeigen z. B. durch ein leichtes Wegdrehen des Kopfes, dass eine Stimulation für sie zu viel wird, sie zeigen auch in ihrer Gesichtsmimik, ob sie bestimmte Kontaktangebote mögen oder nicht. Und sie zeigen in ihren akustischen Äußerungen, wie sie sich fühlen. Ein genaues Hinschauen und Hinhorchen ermöglicht es Eltern, die affektiven Nuancen ihrer Babys Schritt für Schritt zu erkunden – mit dem Ziel, sich auf die Bedürfnisse ihrer Babys gut einzustellen.

In die Art und Weise, wie Eltern Kontaktangebote machen, fließen unweigerlich eigene Erfahrungen und unbewusste Erwartungen mit ein. So zeigen Videoaufnahmen zwischen Müttern mit Erfahrungen sexuellen Missbrauchs in ihrer Vorgeschichte und ihren Babys, dass sich die Angst, zu viel Intimität könnte bedrohlich sein, deutlich in ihrem Verhalten auswirkt. Diese Mütter haben oft ein Problem darin, Abgrenzungsäußerungen ihrer Babys richtig zu deuten; sie neigen zur Überstimulation und auf diese Weise zur Kontrolle des Kontakts, mit der Folge, dass ihre Babys in der Intensität ihrer Kontaktangebote schrittweise gedämpfter werden – in ihren Bewegungen ebenso wie in ihren akustischen Äußerungen. Diese Babys reagieren mit schrittweisem Rückzug.

Videoaufnahmen dieser Art zeigen, dass Babys die Interaktionen mit ihren Müttern zwar offensichtlich als insgesamt angenehm erleben, jedoch vom Vitalitäts-Tonus her gedämpft, und das sie außerdem durch das übersteuernde Verhalten der Mütter in eine passive Rolle geraten. Aus dem Erleben, dass die eigenen Grenzen nicht angemessen respektiert werden, entsteht ein Art von passivem Rollenverständnis mit der Konsequenz, dass künftige Interaktionspartner auf diese Weise zu dominantem Verhalten geradezu aufgefordert werden. Wir haben es hier mit einer Weitergabe von unbewussten Einstellungen von einer Generation auf die nächste zu tun, die deswegen so schwer erkennbar ist, weil sich die dabei ablaufenden Prozesse auf einer körperlichen Mikroebene abspielen – in einem für unser normales Auge schwer erkennbaren Bereich. Erfreulicherweise erlangen jedoch Videoaufnahmen in der Eltern-Kind-Beratung eine zunehmende Beachtung, sodass künftig ein transgenerationales Weitergeben missbräuchlicher Erfahrungen leichter verhindert werden kann als bislang.

Denn auf unbewusste und subtile Weise verführen diese Mütter ihre eigenen Babys, ohne es zu wollen und zu merken. Die Fähigkeit zu einer abgestimmten wechselseitigen Affektregulierung ist bei diesen Müttern beeinträchtigt. Die Frage ›wer verführt wen‹ ist also eine Frage, die sich bereits im Baby-Alter stellt und wo erste entscheidende Weichenstellungen im vorsprachlichen Alter stattfinden. Die Möglichkeit, sich einerseits lustvolles affektives Kontakterleben zu erlauben und andererseits den Interaktionspartner in abgestimmter Weise »an sich heranzulassen«, bestimmen das spätere Flirtverhalten im jugendlichen und Erwachsenenleben ganz entscheidend – zumindest spricht vieles dafür, dass es sich so verhält.[12]

[12] Geschlechtsunterschiede sowohl zwischen Müttern und Vätern als auch zwischen männlichen und weiblichen Babys in Bezug auf die zwei genannten Dimensionen sind mir bislang nicht bekannt.

Der König und die Bauerntochter: eine lustvolle sexuelle Inszenierung

Nehmen wir an, der König und die Bauerntochter hatten Eltern, die sich auf die kindlichen Bedürfnisse gut abstimmen konnten. Dann wären gute Voraussetzungen dafür geschaffen, dass sich beide auf ein Spiel einlassen, das manches Mal vielleicht vorübergehend kämpferische Aspekte annehmen mag, im Wesentlichen aber ein Spiel bleibt. Auf dieser spielerischen Ebene können dann beide – der König und die Bauerntochter – von ihren geschlechtsspezifischen Inszenierungskünsten unbeschwert Gebrauch machen.

Ein typisches männlich-weibliches Zusammenspiel könnte in etwa so aussehen: *Er* ist sprachlos vom Reiz der Frau, und *er* ist es, der sich von ihr »willig zähmen lässt«. *Sie* scheint zu sagen: Sei du der Starke und lass Dich in meinem Netz an Täuschungsmanövern fangen!« *Er* könnte sagen: Ich lasse mich von Dir fangen, ich erliege Deinen Listen, denn dies gehört zum Spiel (andernfalls wäre es pure Unterwerfung).

Die königliche Gebärde der Dominanz sieht so aus: Er wirft den Vater der Tochter ins Gefängnis. Aber er reagiert auf das dramatische Geschrei des Vaters »Ach, hätt ich doch auf meine Tochter gehört!«, er wird neugierig und lässt die Tochter zu sich rufen. Und die lässt sich dann sogleich in das königliche Angebot des Rätsel-Ratens ein. Der König lockt nicht nur mit dem Angebot der Heirat, sondern auch mit einer sehr paradox wirkenden Herausforderung: Sie soll zu ihm kommen – aber weder nackt noch bekleidet. Es ist ein paradoxes Spiel, das er ihr anbietet – um nichts weniger paradox als die Angebote beider Geschlechter im realen Flirtverhalten. Flirt besteht gerade in der Kunst, sich nicht festzulegen und trotzdem Interesse zu erwecken. Der König tut dies auf seine Weise mithilfe des Rätsels sehr eindrucksvoll, und nicht weniger beeindruckend ist die Lösung, die die Bauerntochter findet.

Es ist dies ein Spiel zwischen dem König und der Bauerntochter, in dem beide immer weiter lizitieren zu scheinen – sich gegenseitig herausfordern, um alles zu geben, um die gesamte Palette der Möglichkeiten, einander zu beeindrucken ausspielen zu müssen: der König in seiner Art und Weise, Macht und Einfluss zu demonstrieren, wie ein Kraftprotz, der zeigt, was er drauf hat; die Bauerntochter, die nicht nur klug ist, sondern auch andere Register zieht: »Ja, lieber Mann, wenn du's so befiehlst, will ich es auch tun« – also eine Gebärde der (Schein)Unterwerfung, oder: Dann »fiel (sie) über ihn her und küsste ihn und sprach, sie wollte Abschied von ihm nehmen« – also zärtlich-zuneigungsvoll, um ihm im nächsten Moment einen starken Schlaftrunk einzuflößen und auf diese Weise über ihn zu triumphieren. Man ist ein wenig an die

Legende von Siegfried und Brunhilde erinnert: Sie will nur den heiraten, der sie besiegt.

Dabei ist – wie im Flirt – der König anscheinend der, der die Spielregeln offiziell bestimmt oder, wie im Falle der Bewegungssynchronisation, durch seine Verhaltensvorgaben die Bauerntochter »in Schwingung bringt«. *Sie* ist es, die klug dieses Spiel aufgreift, durchschaut und sich geschickt an seine Vorgaben anpasst, und ihn dabei noch übertrumpft.

Beide spielen ein Spiel, getrieben von Begehren und Leidenschaft, von sexuellen und aggressiven Kräften. Beide erweisen sich auf ihre Weise als fähige Mitspieler, wobei der eine Part den anderen bedingt und auch ermöglicht. *Er* gibt ihr die Chance, ihre gesamten Fähigkeiten von Witz, Charme und List auszuspielen, *sie* fordert seine Stärke und Dominanz heraus und stellt sich spielerisch auf sein Dominanzangebot ein.

Beide aktivieren ihr gesamtes Arsenal an Fähigkeiten, Leidenschaften und auch Tricks. So gelesen ist es eine unglaublich dynamische Liebesgeschickte, voll von brodelnder Energie, aber aus dem Blickwinkel einer positiven Tönung ihres Begehrens: Sie wollen einander finden; all die Manöver, die beide anstellen, dienen dazu, das Spiel interessant und lebendig zu machen, das Letzte zu geben. Die beiden Mitspieler erscheinen in ihrer Fähigkeit, sich herauszufordern, wie Helden.

Was aber, wenn ihre Fähigkeiten im wechselseitigen Einlassen auf das Spiel aufgrund früher Erfahrungen begrenzt wurden? Wenn sie nicht jene notwendige frühe Spiegelung ihrer Impulse und Affekte hatten, auf deren Basis sich ein gesundes Selbst entwickelt?

Erotisch-sexuelle Inszenierung als Abwehr

Man kann im Märchen von der klugen Bauerntochter durch atmosphärische Tönungen »zwischen den Zeilen« Hinweise auf eine andere Leseart herstellen. Es finden sich Hinweise auf ein Ringen um ein primäres Vertrauen, ohne dass zunächst sicher ist, ob die beiden sich tatsächlich auf einer solche Ebene des Urvertrauens finden können. Und selbst wenn es den Anschein hat, als hätten sie sich gefunden (nachdem der König die Bauerntochter geheiratet hat), ist damit – so die These – noch lange nicht gesagt, dass die beiden tatsächlich beziehungsfähig sind.

Untergründig spielt nämlich eine Rolle, dass sie – die Bauerntochter – ihm, dem König, eigentlich nicht trauen kann. Sie hat den Verdacht, dass er gierig und machthungrig ist; dass er seine Position als König ausnützen wird, um sie zu erpressen; und das tut der König dann ja auch. Er wirft ihren Vater ins

Gefängnis. Also muss sie auf der Hut sein. Was er mit ihrem Vater gemacht hat, könnte auch ihr drohen.

Täuschung und Misstrauen sind Leitperspektiven dieser Betrachtungsweise – Täuschung nicht auf einer lustgetönten sexuell-erotischen Ebene, sondern auf der Ebene basaler Beziehungsgestaltung. Der König verhält sich auf der Folie dieser Interpretation wie jemand, der selbst nicht genügend echte und warme Liebe empfangen konnte. Seine eigenen frühen Bedürfnisse, die sich in körperlich-affektiven Signalen ausdrückten, wurden nicht adäquat gespiegelt und beantwortet, sondern er wurde benutzt – um die unbewussten Bedürfnisse seiner Eltern zu befriedigen. Im Sinne einer Identifikation mit dem Aggressor ist der König als Erwachsener nun selbst ein berechnender, machthungriger und geldgieriger Mann geworden, der darnach trachtet, andere Menschen, wie zunächst den Bauernvater, rücksichtslos auszubeuten. Er wird es auch darauf anlegen, die Bauerntochter für eigene Zwecke zu benutzen – was *sie* an Bedürfnissen hat, spielt für *ihn* eine untergeordnete Rolle.

Der Vater erscheint im Märchen als des Königs Gegenstück – als vertrauensvoller oder gar naiver Mensch, der dem König gegenüber keinerlei Argwohn hegt; nicht so seine Tochter, die sich schon am Beginn des Märchens und auch im späteren Verlauf als misstrauisch und schlau herausstellt. Entweder sie befindet sich auf einer dem König vergleichbaren Ebene der Psychopathologie (wir wissen nichts über ihre Mutter, die in diesem Märchen – zufällig oder nicht – gar keinen Platz erhält), oder aber sie ist eine »reife« Frau und schätzt die Realität – den König – richtig ein und verhält sich entsprechend vorsichtig. Sie weiß, dass man bei einem geldgierigen Mann wie dem König Bedürfnisse nicht wecken sollte. Der Vater weiß das nicht; er will dem König aus Dankbarkeit seinen Fund bringen, die Tochter argwöhnt, dass nicht Vertrauen und Dank, sondern Misstrauen und Verfolgung die Reaktionen des Königs sein werden – und sie behält recht. *Er* geht von einem Grundvertrauen aus, bei *ihr* muss offen bleiben, was sie tatsächlich denkt und empfindet. Jedoch kann man aufgrund ihrer Fähigkeit, sich ebenso trickreich und manipulativ zu verhalten wie der König, die Vermutung anstellen, dass sie ihm strukturell nicht so unähnlich ist.

Der König erweist sich als misstrauisch und erpresst den Bauern in Richtung Herausgabe des vermeintlich Vorenthaltenen. Hier ist ein deutlich paranoider Modus im Spiel, also eine narzisstische Grundstruktur, und die kluge Tochter hat diese Konsequenz richtig vorausgesehen.

Durch die Klage des nun im Gefängnis sitzenden Bauern – »Hätt ich doch auf meine Tochter gehört!« – wird der König neugierig. Er erkennt in ihr allmählich eine würdige Gegenspielerin, die genauso listig, trickreich und manipulativ ist wie er selbst – ein Alter-Ego im selbstpsychologischen Sinn. Dies würde den Modus einer narzisstischen Partnerwahl nahe legen, ausgehend von zwei

Menschen, die aufgrund der gleichen Einschätzung menschlichen Erlebens und Verhaltens strategische Manöver akzeptieren, ja sogar damit rechnen, und sich auf diese bewusst einlassen. Jeder geht davon aus, dass er den Partner/die Partnerin für die eigenen Zwecke gut nutzen kann. Der Nutzaspekt steht hier vor Liebesgefühlen, während im Falle erwachsener Bezogenheit die Freude am Kontakt und die Wertschätzung des Gegenübers mögliche Nutzaspekte überwiegt.

Die Säuglingsforschung scheint Belege dafür zu bringen, dass sich ein solches gesundes Bezogensein auch lohnt, und dass Babys von ihrer angeborenen Ausstattung her dazu in der Lage sind. Einiges spricht dafür, dass wir von einer grundlegenden Motivation in Richtung »intersubjektiver Bezogenheit« auszugehen haben.

Eine rein »biologische Märcheninterpretation« akzentuiert jedoch den wechselseitigen Nutzen, ein Funktionalisieren des Anderen im Hinblick auf eigene Wettbewerbsvorteile hinsichtlich der Weitergabe des eigenen Erbgutes. Menschen scheinen aber, wie uns die Säuglingsforschung nahe legt, nicht als Narzissten geboren zu werden. Vielmehr scheint es so zu sein: Empfangen Babys und Kleinkinder von ihren elterlichen Bezugspersonen zu wenig an authentischer Liebe, an angemessener Abstimmung auf die eigenen Bedürfnisse und an Spiegelung, bilden sich gleichsam lebenslang bestehende Defekte in der seelischen Struktur, die im Erwachsenenleben dazu führen, in anderen Menschen »Mütter« und »Väter« sehen zu wollen, die einem in uneigennütziger Weise das geben sollen, wozu die eigenen Eltern nicht imstande waren.[13] Der Kern der narzisstischen Pathologie ist gekennzeichnet von dieser Sehnsucht nach Bemutterung und Bevaterung und einem Mangel an der Fähigkeit, selbst uneigennützige Liebe zu geben, die man ja selbst zu wenig erfahren hat. Ausbeuterisches Verhalten ist daher die Folge. Zu den Mängeln, unter denen solche Menschen leiden, gehören die Fähigkeit, in Entwicklungen zu vertrauen und dabei Geduld zu haben.

Liest man das Märchen von der klugen Bauerntochter so, dann sind der König und die Bauerntochter tragische Figuren, zwischen denen sich ein Machtspiel entspinnt, bei dem der König zunächst eindeutig »am längeren Ast« zu sitzen scheint – an ihm liegt es kraft seiner Rolle als König, ob er den Vater der Bauerntochter wieder freilassen wird oder nicht. Und er benutzt diese Macht, um sie zu erpressen. Die Bauerntochter befindet sich dabei a

---

[13] Mütter und Väter sind vom Rollenverständnis her Menschen, die ihren Kindern etwas geben, das diese in dieser Form nicht zurückgeben können. Das Eltern-Kind-Verhältnis ist somit grundlegend asymmetrisch. Eine Vielzahl an Eltern-Kind-Konflikten rührt aus der Tatsache, dass diese grundsätzliche Asymmetrie als solche nicht anerkannt werden kann.

priori in der unterlegenen Position, sie muss sich fügen, um das Leben ihres Vaters nicht zu gefährden. Es ist ihre Unterlegenheit in dieser Leseart aber keine spielerisch inszenierte (im Sinne eines weiblichen Angebots an den König), sondern eine faktische. Sie hat Angst vor seiner Willkür.

Erst gegen Ende des Märchens kommen beim König »menschliche Regungen« explizit ins Spiel: als ihm die Tränen kommen. Nun scheint sich sein Herz zu öffnen, denn sie scheint ihn ja wirklich zu lieben; ob das so ist (und zur partnerschaftlichen Realität zwischen beiden wird), bleibt offen, da an dieser Stelle das Märchen ein Ende findet. Wir können es den beiden also nur wünschen. Vielleicht erleben sie nun einen »Neubeginn« (nach Balint), da er endlich merken konnte, dass sie ihn wirklich mag.

Eine alternative Sichtweise des »Ödipus« – erotisch-sexuelle Verführung aus Abwehrgründen

Die Ödipus-Geschichte wurde von Freud zur zentralen Determinante seelischer Prozesse erklärt, d. h. auch zum Zentrum psychopathologischer Entwicklungen, zum Kernkomplex neurotischer Entwicklung, zum Grundpfeiler der Psychoanalyse schlechthin. Ödipus, der Sohn von Laios und Jokaste, wendet sich, bedingt durch die Reifung seiner Sexualität, der Mutter zu und heiratet sie später, ohne zunächst zu wissen, dass sie seine Mutter ist. Der eigentliche Konflikt wird dabei ausgelöst – so die Freud'sche Sicht – durch das Inzestverbot und die damit verbundene Kastrationsangst.

Seitens neuerer psychoanalytischer Strömungen ist die anthropologische Universalität des Ödipuskomplexes bezweifelt worden – Selbstpsychologen sehen sein Auftreten als Resultat einer fehlerhaften »Selbst-Selbstobjekt-Matrix« an, d. h. als Resultat defizitärer Entwicklungen in der frühen Kindheit. Die Säuglingsforscher würden von missglückter Affektabstimmung sprechen. Die in der Ödipussage aufgezeigten Elternbilder sind alles andere als Vorbilder für eine reife Partnerbeziehung – sie entsprechen eher der pathologischen Variante unserer Königs-Bauerntochter-Beziehung.

Wesentlich scheint mir, dass Freud auf die infantile kindliche Fantasie abzielte – die Tatsache, dass die Eltern von Ödipus als gute Eltern versagten, dass sie Ödipus früh aussetzten, dass Jokaste ihn in betrunkenem Zustand überwältigen musste, um von ihm ein Kind zu bekommen – spricht eine eigene Sprache. Auch im Märchen von der klugen Bauerntochter klingt am Ende an, dass sie ihn gewaltsam überlisten muss, im ihn von ihrer Liebe zu überzeugen. Liebe und Gewalt sind aber gewöhnlich Wege des Sich-aufeinander-Beziehens, die nicht so leicht zusammengehen.

In der Therapie wirkt sich die Zentrierung auf die kindliche Fantasie m. E. zulasten des Patienten aus. *Er,* der Patient, ist es, oder *sie,* die Patientin, die erotische oder sexuelle Fantasien auf den Therapeuten/die Therapeutin richten – die Antwort des Therapeuten/der Therapeutin ist zu verstehen als Reaktion in der Gegenübertragung, als Antwort auf Impulse des Patienten.

Eine solche Sichtweise favorisiert ein einseitiges Patient-Therapeut-Verhältnis im Sinne eines Eltern-Kind-Modells. Die psychoanalytische Therapie soll ja auch in der Regression des Patienten auf seine kindlichen Anteile zur Heilung führen. Dabei wird theoretisch ebenso wie praktisch der Umstand weniger gewichtet, dass sich Patient und Therapeut vor allem als Erwachsene in der Therapie begegnen, als Mann und Frau. Wo bleibt ein »Partnermodell« der psychotherapeutischen Beziehung?

Wenn sich dann in der Übertragung des Patienten auf den Therapeuten erotische Fantasien entwickeln, werden diese mittlerweile häufig auf der Abwehrebene verstanden – der Patient/die Patientin benutzt erotische und sexuelle Manöver, um auf diese Weise tiefer liegende Beziehungsdefizite zu verschleiern. Wie in der zweiten Leseart des Märchens dienen Erotik und Sexualität so gesehen den Mitteln von Machtausübung und Kontrolle. Es handelt sich um Befriedigungsformen auf einer Ersatzebene, bei denen die andere Person zum Zwecke eigener Bedürfnisse funktionalisiert wird.

Die Ausgrenzung der Partnerebene im psychotherapeutischen Setting hat zur Folge, dass das erotisch-sexuelle Moment im unmittelbaren Erleben zwischen Patient und Therapeut verschwindet. Natürlich ist das Zulassen dieses Moments jenseits eines geschützten Eltern-Kind-Verhältnisses von Patient und Therapeut risikoloser und vordergründig einfacher. Und nicht umsonst hat die Psychoanalyse klare Regeln des Patient-Therapeut-Umgangs entwickelt, wie man sich diesen Risiken fernhalten kann – sicher um den Preis einer gewissen Verlebendigung des therapeutischen Geschehens. Körperorientierte Settings bieten jedoch hier – dies sei angedeutet – neue Lösungswege an.[14]

Letztlich wird – so meine Überzeugung – die Videomikroanalyse der frühen Interaktion und ebenso therapeutischer Prozesse künftig entscheidendes Befundmaterial ans Tageslicht bringen, um uns dabei zu helfen, diese in der Praxis teilweise schon begangenen Strategien auf wissenschaftliche Beine zu stellen.

---

[14] Erste Ausführungen dazu, einschließlich von Fallbeispielen, sind nachlesbar bei: Worm, G. (2001): Psychotherapie – eine erotische Beziehung? In: Geißler, P. (Hg.): Über den Körper zur Sexualität finden. Psychosozial, Gießen, S. 181–196.

Fazit

Wer verführt wen? Diese Frage wurde im Rahmen der Märchenhandlung gestellt, um aufgrund biologischer und entwicklungspsychologischer Aussagen über das Frau-Mann-Beziehungsverhalten Überlegungen anzustellen.

Verführen und Verführt-Werden stehen im Dienste einer der vitalsten Kräfte, die unser Leben prägen: der menschlichen Sexualität. Weil diese Dimension so zentral für den Menschen ist – aus welchen Gründen auch immer – ist sie anfällig für Störungen, für Abwehrmaßnahmen, für Täuschungsmanöver jeder Art.

In der therapeutischen Situation ist die Dimension des Verführens und Verführt-Werdens eine wichtige, wenn auch nicht immer offenkundige. Um die Therapie lebendig zu machen bzw. lebendig sein zu lassen, müssen Therapeuten dieser zwischenmenschlichen Dimension Rechnung tragen. Sie sollte dabei eine Mischung finden aus Einfühlungsvermögen und Klugheit. Sie wissen aber, dass Tarnungs- und Täuschungsmanöver in diesem Bereich kaum vermeidbar sind.

Der therapeutische Prozess ist auf jeden Fall auch eine Art Verführung: eine Verführung, sich dem Wagnis zu unterziehen, noch einmal zu vertrauen. Neuere Therapiekonzepte, die einerseits den Handlungsaspekt stärker als bislang einbeziehen, und die andererseits dem traditionellen Eltern-Kind-Modell der therapeutischen Beziehung ein Partnermodell an die Seite stellen, führen zu neuen Sichtweisen und auch Lösungswegen – auch wenn diesbezüglich vieles noch am Anfang steht.

Aber diese Anfänge sind wichtig – denn Psychotherapie ist eine besondere Art der Verführung: eine Verführung zum Leben.

Kapitel 4:

Additionelle Beiträge

Die relative Bedeutung von Kognition, Affekt und Motorik im psychotherapeutischen Prozess – eine bioenergetische Perspektive[1, 2]

Margit Koemeda-Lutz

Mithilfe eines Cartoons von F. K.Waechter soll eine erste Annäherung an das im Titel gestellte Thema versucht werden:

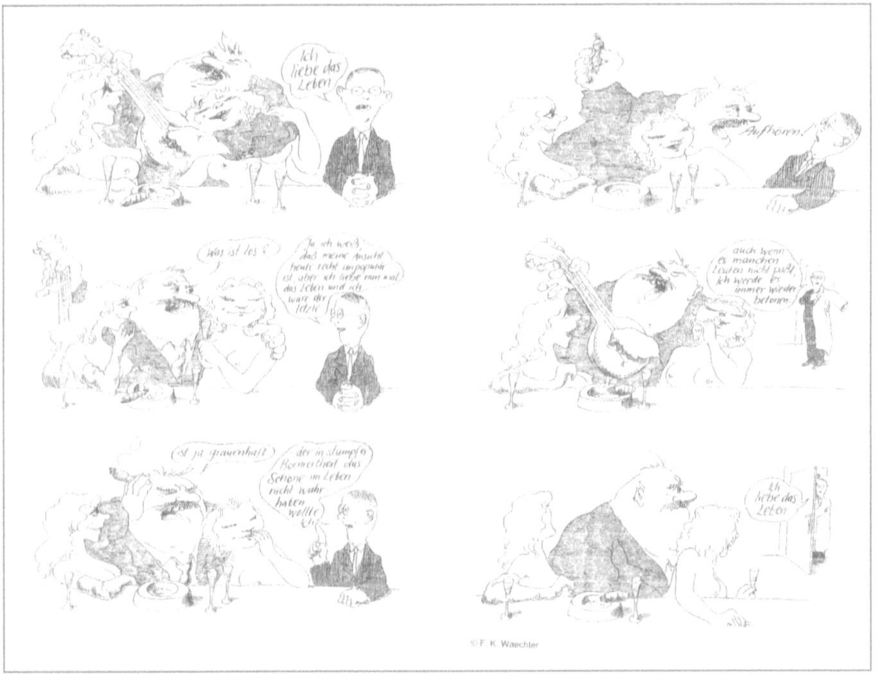
Ich liebe das Leben
Aufhören!
Was ist los?
Ja ich weiß, daß meine Ansicht heute recht unpopulär ist, aber ich liebe nun mal das Leben und ich wäre der letzte
auch wenn es manchen Leuten nicht paßt, ich werde es immer wieder betonen.
ist ja grauenhaft
der in stumpfer Borniertheit das Schöne im Leben nicht wahr haben wollte ich
Ich liebe das Leben
© F. K. Waechter

F. K.Waechter »Ich liebe das Leben«

---

1 Koemeda-Lutz (2002)

2 Überarbeitete Version eines Vortrags beim Wiener Symposium »Psychoanalyse und Körper«, 17.–19.September 2004, Leitthema: »Therapeutische Interaktion: Makro- und Mikroperspektive«

Falls sich eine der gezeichneten Figuren demnächst in psychotherapeutische Behandlung begeben sollte, wäre es wahrscheinlich die rechte. Die Hauptbeschwerde, mit der sich dieser Patient präsentieren würde, könnte etwa folgendermaßen lauten: »Ich gehe vollkommen positiv auf andere Menschen zu und ernte häufig Aggression und Abweisung. Ich verstehe das nicht!« Dann erzählt er eine Geschichte der Art, wie sie dem Cartoon zu entnehmen ist. Wie könnte die Behandlung dieses Patienten beginnen? Drei mögliche Varianten sollen im Folgenden skizziert werden:

Variante A: Die Mitteilungen des Patienten werden auf der sprachlichen Ebene weiter exploriert, etwa durch folgende Frage: »Wessen oder welches Leben lieben Sie?« Und je nach Antwort: »Was genau lieben Sie an Ihrem Leben oder an dem Leben von (…)« Und weiter: »Können Sie eine Situation beschreiben, in der Sie dieses Leben ganz besonders geliebt haben und vielleicht eine andere, in der Sie weniger Liebe empfanden?« Auf dieser Ebene ließe sich etwas darüber erfahren, wie das Erleben dieses Patienten sprachlich repräsentiert ist, wie differenziert und wie komplex sein diesbezügliches Denken ist und ob es mit den Modellen des Behandelnden über menschliche Interaktionen übereinstimmt oder nicht (Bandler & Grinder 1981; Boothe 1991; 1993; Boothe et al. 2002).

Variante B: Immer noch auf der Ebene der sprachlichen Repräsentation kann das gefühlsmäßige Erleben des Patienten exploriert werden. Er soll z. B. möglichst genau beschreiben, wie er sich in dem Moment fühlte, als er den Mann und die beiden Frauen ansprach. Er wird gefragt, was er empfunden habe, als zunächst niemand antwortete. Ob er eine emotionale Veränderung verspürt habe, als er »Ich liebe das Leben« zum zweiten Mal äußerte usw.

Variante C: Die Therapeutin richtet ihre besondere Aufmerksamkeit auf die nonverbalen Aspekte ihrer Interaktion mit dem Patienten: Sie hat den Mann klingeln gehört – zaghaft? rechthaberisch? Sie hat ihn zur Tür hereinkommen gesehen – wie war seine äußere Erscheinung? Sie hat seinen Händedruck gespürt – schlaff? zupackend? warm?, hat seiner Stimme gelauscht, hat zugeschaut, wie er atmete, während er erzählte, hat eine Menge von winzigen Gegenübertragungsreaktionen bei sich verzeichnet – z. B. einen Anflug von Abgestoßensein, eine Mitleidsregung oder eine kleine Irritation. Wie auch immer (…) Sie sagt nun zu ihm: »*Ich liebe das Leben!*« Was für ein wunderbarer Satz! Hätten Sie Lust, ein kleines Experiment durchzuführen?«

Die Therapeutin stellt den sog. »Bioenergetischen Atemschemel« in die Mitte des Zimmers und fragt den Patienten, ob er bereit sei, eine körperlich anstren-

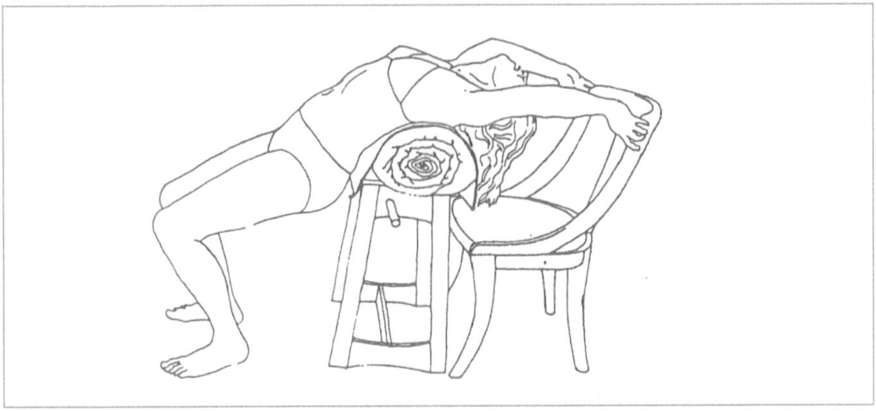

Wechsel von der verbalen auf die Handlungsebene: Rückwärtslage über dem bioenergetischen Hocker (Lowen & Lowen 1979)

gende Übung (Lowen & Lowen 1979; Dietrich & Pechtl 1990) zu machen, die dazu geeignet sei, sein unmittelbares Körpererleben in den Fokus seiner Aufmerksamkeit zu bringen. Anhand dieses besonderen kleinen Ausschnittes von »Leben« ließe sich untersuchen, welche Gefühle er in jedem Augenblick dazu empfinde.

Angenommen, der Patient ist einverstanden, sich auf diese Übung einzulassen, würde man ihn bitten, sich über den Atemschemel zu legen, würde mit ihm gemeinsam schauen, dass er eine Position findet, die sich eine Weile lang (aus-)halten lässt; dann würde die Therapeutin ihm vorschlagen, versuchsweise die Augen zu schließen und wieder zu öffnen, evtl. wieder zu schließen, sich auf seinen Atem zu konzentrieren, wenn möglich das Atemvolumen etwas zu vergrößern, vertieft, aber langsam ein- und auszuatmen.

Unterdessen werden sich wiederum eine Unzahl von klinisch relevanten Beobachtungen ergeben haben, bezüglich der körperlichen Besonderheiten des Patienten (große Dehn- und Biegsamkeit oder Rigidität, spontane Atemmuster usw.), aber auch hinsichtlich der Entfaltung eines ganz speziellen Interaktionsmusters zwischen ihm und der Therapeutin, aus welchem wichtige Hinweise für Formulierungen von Übertragungs- und Gegenübertragungshypothesen hervorgehen (z. B. Ordnet sich der Patient passiv ihren Instruktionen unter oder entspinnen sich erste kleine Machtkämpfe? Liegt Bedrohung in der Luft? Sind Anzeichen von Angst bei ihm zu sehen usw.). All diese Informationen werden die Ausgestaltung des sich entfaltenden Prozesses beeinflussen.

Wenn keine Störungen auftreten, bekommt der Patient einen weiteren Vorschlag, nämlich, die verschiedenen Empfindungen, die während der

Übung auftauchen, zu registrieren und, sofern er bereit dazu sei, diesen Satz »Ich liebe das Leben!« zu denken, zwischendurch laut auszusprechen, auf Besonderheiten in seiner Stimme zu achten, den Satz auch einmal zu singen oder zu schreien, u. U. nur einzelne Worte daraus zu verwenden, wie »Ich«, »das Leben« oder sogar nur Buchstaben, wie »a« oder »e« zu hauchen, zu summen, zu schreien.

Zusammenfassend lassen sich aus den drei vorgeschlagenen Varianten einige Hypothesen ableiten, die die weiteren Explorationsbemühungen und Interventionen leiten könnten:

Zu Variante A: Der Patient könnte erstaunt sein über die Frage »Wessen Leben«? Möglicherweise ist seine »Lebensliebe« auf einer sehr frühen Stufe traumatisiert worden und hat sich vollkommen undifferenziert fixiert. Er fühlt sich angezogen von der erotisch-sexuellen Aura der zwei Frauen und des Mannes und möchte mit ihnen verschmelzen (ersehnt, im Sinne von Keleman (1986, 1987), eine intrauterine Bindung bzw. weist, nach Lowen (1981), eine schizoide Störung auf). Oder die prallen Brüste, sowie die runden Formen des männlichen und der weiblichen Körper verheißen ihm eine bisher nie erfahrene Fülle, die er begehrt. Nach bioenergetisch-analytischer Terminologie (Lowen 1981) litte er demnach unter einem oralen Defizit. Auf jeden Fall könnte man aufgrund der Undifferenziertheit der verbalen Aussage eine frühe Störung vermuten, bei der noch keine stabile Selbst-/Objekt-Differenzierung stattgefunden hat.

Mit dem Vorgehen nach Variante B ließe sich eruieren, inwieweit emotionale Prozesse dem bewussten Erleben des Patienten zugänglich und sprachlich repräsentiert sind und über welche Mechanismen der emotionalen Regulation er verfügt. Man sollte klären, ob dieses »Ich bin so positiv und lieb« und »Warum sind nur die anderen so abweisend und böse?« sein einziges Erklärungsmodell für die gemachte Erfahrung ist. Ob er sich darüber hinausgehender Wünsche und Bedürfnisse, wie z. B. Dazugehören-, Genährt- und Umsorgt-werden-Wollen, bewusst ist. Ob er zusätzliche Gefühlsregungen wahrnimmt, z. B. Frustration, weil bei seinem ersten Kontaktversuch niemand reagiert; oder Angst, als der andere Mann ärgerlich wird.

Mit der dritten Variante C werden die gedanklich-sprachlichen Repräsentationen des Patienten weitgehend als Hintergrundinformationen behandelt. Es wird der Versuch unternommen, mit ihm gemeinsam eine Sequenz unmittelbarer Erfahrung zu inszenieren. Dabei handelt es sich nicht um ein spontanes »Enactment«, wofür das Buch von Heisterkamp (2002) so viele wunderbare Beispiele gibt und zu deren Verständnis und Würdigung es beiträgt, sondern die Therapeutin hat eine hypothesengeleitete Inszenierung vorgeschlagen, durch die die leib-seelische Verfassung des Patienten im Hier und Jetzt bewusst und evtl. verändert werden kann. Über eine Variation von Atemrhythmus und Atemvolumen sowie durch muskuläre Anstrengung wird die gewohnheitsmäßig aufrecht erhaltene Homöostase labilisiert. Es ist möglich, dass dabei Affekte an die Oberfläche kommen und in den Vordergrund treten, die normalerweise unterdrückt und vermieden werden (entweder weil sie zu schmerzlich sind, oder weil sie erfahrungsgemäß negative Reaktionen in der Umwelt auslösen). Tritt der Satz »Ich liebe das Leben!« in Verbindung mit solchermaßen veränderten leibseelischen Zuständen, entlarvt er sich entweder als Schutzbehauptung vor einem viel tiefer empfundenen: »Ich wünschte, ich wäre tot!«, oder solches Erleben führt den Patienten, sobald die Absurdität der Aussage angesichts gesteigerter unangenehmer Körperempfindungen offenkundig geworden ist, zu einem Zusammenbruch, einer Einsicht in die Aussichtslosigkeit der eigenen verzweifelten und bisher verleugneten Lage, die sich etwa umschreiben ließe mit »Ich wünschte, ich könnte leben!

Klopstech (2002) nennt dieses Hand-in-Hand-Gehen einer körperlichen und gefühlsmäßigen Erfahrung mit einer kognitiven Einsicht eine »energetische Einsicht«. Es geht dabei um einen synergetischen Vorgang auf mehreren Ebenen, den man – wenn man eine physikalische Metapher bemüht (Haken 2002, S.84) – auch »Laser-Einsicht« nennen könnte. Ebenso wie beim Laserstrahl die einzelnen Elektronen in Phase schwingen und damit kohärentes Licht erzeugen, wäre vorstellbar, dass bei derartigen »Einsichten« ganz besondere Synchronisierungsvorgänge im Gehirn, wie auch in der gesamten Leib-Seele-Einheit des Patienten entstehen, die eine besonders hohe Energie und Wirkung entfalten.

Exkurs über einige neurobiologische Aspekte menschlichen Denkens, Fühlens und Verhaltens

Nach diesen einleitenden Überlegungen folgt nun ein Exkurs über einige neurobiologische Aspekte menschlichen Denkens, Fühlens und Verhaltens. Die Ausführungen beziehen sich vor allem auf Publikationen von Damasio (1995, 2000), Roth (1994, 2001), Ruegg (2001), Schiepek (2003), Schore (1994), Siegel (1999) und Spitzer (2002) und konzentrieren sich auf Aspekte, die für psychotherapeutische Prozesse besonders relevant erscheinen.

Dazu zwei Leithypothesen:

1. Erfahrungen hinterlassen Spuren:
Soziale Kommunikation und Interaktion, insbesondere psychotherapeutische Prozesse, hinterlassen materielle Spuren im menschlichen Körper.

Menschen, aber auch Tiere, lernen lebenslänglich. Die dabei gemachten Erfahrungen hinterlassen materielle und funktionelle Spuren in unseren Körpern – plastische oder degenerative Veränderungen, Sollwertverschiebungen in funktionellen Regelkreisen sowie Um- und Neuverknüpfungen in neuronalen Netzen. Gemäß Wilhelm Reich (1933) und – in seiner Nachfolge Alexander Lowen, dem Begründer der Bioenergetischen Analyse – prägen individuelle Lebensgeschichten nicht nur die besondere Struktur und funktionelle Organisation neuronaler Netze, sondern auch äußerlich sichtbare Körperhaltungen und Bewegungsmuster.

Das Gehirn bewertet bereits im Mutterleib sämtliche Vorgänge in Körper und Gehirn nach den Regeln des impliziten, assoziativen, unbewussten Lernens gemäß den Kriterien »gut, lustvoll, erfolgreich« versus »schlecht, schmerzhaft, erfolglos« und legt diese Bewertungen im emotionalen Erfahrungsgedächtnis ab (Roth 2003, 2004). In den ersten Lebenswochen und -monaten ist dieses Gedächtnis besonders prägbar. Entsprechend dem jeweiligen körperlichen und insbesondere zentralnervösen Reifezustand entwickeln sich kognitive, affektive und motorische Funktionsmuster und Routinen, die zum Teil genetisch angelegt, zu einem anderen Teil auf die gegebenen Umweltbedingungen und Interaktionsangebote optimal abgestimmt sind (Stern 1992, Dornes 1993, 1997). Daraus formt sich mit der Zeit das, was man Persönlichkeit oder Charakter nennt (Lowen 1981, Johnson 1994).

Eine Studie mit Kaninchen von Freeman und Mitarbeitern (1991) ist in diesem Zusammenhang sehr anschaulich. Die Autoren analysierten EEG-Aufzeichnungen aus rasterartig angeordneten Elektroden.

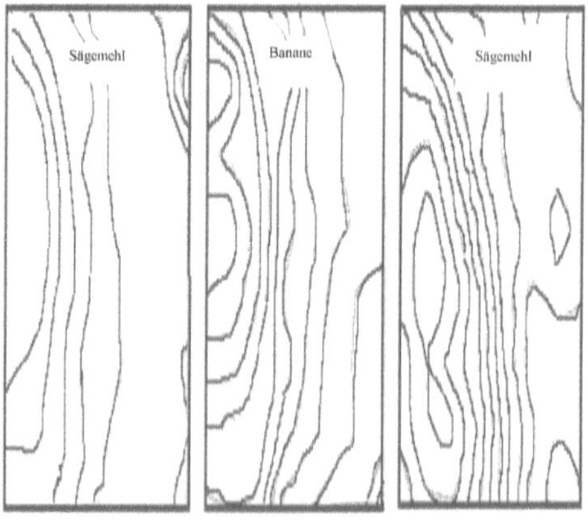

Wechselnde neuronale Aktivitätsmuster bei Kaninchen aufgrund unterschiedlicher Reize in verschiedenen Kontexten nach Freeman et al. 1991.

Dabei zeigte sich, dass ein spezieller Geruch (z. B. Sägemehl oder Bananen) in bestimmten Neuronenverbänden des Riechkolbens kollektive Erregungssalven auslöste. Die Autoren konnten zusätzlich zeigen, dass die Aktivitätsmuster des Riechkolbens weniger durch den Reiz selbst als durch die Erfahrung des Tieres in Verbindung damit bestimmt wurden. Die Erregungsmuster änderten nämlich ihre Anordnung je nachdem, auf welche anderen Gerüche die Tiere ebenfalls trainiert worden waren.

Es handelt sich bei den Grafiken um lokal aufsummierte Amplituden, die – ähnlich wie die Höhenlinien auf Landkarten – Gebiete unterschiedlicher Aktivität angeben. Die Aktivitätskonfiguration bei Kaninchen, die gelernt hatten, den Geruch von Sägemehl mit der Belohnung durch einen Leckerbissen zu assoziieren, änderte sich je nachdem, ob diese Assoziation neu war oder wiederkehrend nach einer Zwischenphase, wo Leckerbissen und Bananengeruch in Verbindung gebracht worden waren (s. linkes und rechtes Amplitudenprofil im Vergleich).

Es gibt außerdem inzwischen eine Reihe von Untersuchungen, die belegen, dass psychische Störungen mit veränderten neuronalen Aktivitäts-Dynamiken einhergehen, d. h. einen somatischen Aspekt aufweisen (z. B. Vaitl et al. 2003). Depressive Erkrankungen, z. B., sind häufig durch eine Hyperaktivität der Hypothalamus-Hypophysen-Nebennieren-Achse charakterisiert. Bei Dauerstress, einer speziellen Umweltbedingung, lassen sich molekulare und strukturelle Veränderungen beobachten: z. B. eine Hochregulation von $alpha_2$-Adrenozeptoren (nach anfänglicher Herunterregulation während 2–10 Tagen), ein Rückgang der Zahl der Verzweigungen von Dendriten der Pyramidenneurone im Hippokampus, eine verminderte Neurogeneserate und eine Reduktion des Volumens der Hippokampusformation. Dauerstress führt zu einem Mangel an Noradrenalin im Gehirn. Die präsynaptischen Adrenozeptoren nehmen ab. Die postsynaptischen nehmen zuerst ab, dann zu. Im Tierversuch ließ sich durch Antidepressiva-Gabe eine Wiederherstellung der neuroplastischen Eigenschaften nachweisen (Fuchs und Flügge 2004).

Auch beim Menschen bewirken pharmakologische sowie rein psychotherapeutische Behandlungen – materiell sichtbare – Veränderungen in Richtung Normalisierung (z. B. Martin Sölch 2004).

Für PsychotherapeutInnen stellt sich also die Frage: Wie können wir uns ein hinreichend genaues, auch (neuro-)biologisch fundiertes Bild von der leibseelischen Verfassung unserer PatientInnen machen? Und davon ausgehend: Wie lassen sich Entwicklungs-, Wachstums- und neu organisierende Prozesse anregen?

2. Zur Rehabilitation eines Begriffs: Das Unbewusste:
Ein großer Teil menschlicher Verhaltenssteuerung sowie intra- und interindividueller Regulation findet ohne Beteiligung des Bewusstseins statt.

Der Begriff des Unbewussten war ein in der akademischen Psychologie empirisch-positivistischer Prägung bis vor kurzem geächtetes Konzept – nichtexistent! Erst in jüngerer Zeit scheint er durch die Seitentür der Neurowissenschaften wieder Eingang in den wissenschaftlichen Diskurs gefunden zu haben.

Jüngste Untersuchungen erbrachten eine genauere Aufklärung der zerebralen Strukturen und Mechanismen, die an der Steuerung unseres Verhaltens beteiligt sind. Freuds Annahme, dass das Unbewusste unser Handeln stärker lenkt als das bewusste Ich, wird durch aktuelle Ergebnisse neurowissenschaftlicher Forschung bestätigt.

Roth (2004, S. 59 f.) charakterisiert Bewusstsein als ein Bündel inhaltlich sehr unterschiedlicher Zustände, die nur das Eine gemeinsam haben, dass sie bewusst erlebt und im Prinzip sprachlich berichtet werden können.« Das Bewusste umfasst (in Anlehnung an Roth 2003, S. 31) folgende Erscheinungsformen:

1. Externe und interne Wahrnehmungen
2. Denken, Vorstellen, Erinnern
3. Gefühle und Bedürfnisse
4. Identitätsgefühl, Ich-Gefühl, Körperselbst
5. Autorschaft und Kontrolle über eigene Handlungen und mentale Akte
6. Verortung des Körperselbst in Raum und Zeit
7. Reales Erleben, Unterscheidung von Vorstellungen

Nach dem bisherigen Stand der Erkenntnis sind alle Bewusstseinszustände an Aktivitäten der Großhirnrinde, insbesondere des assoziativen Kortex gebunden, wo Wahrnehmungsinhalte mit Inhalten des kognitiven und emotionalen Gedächtnisses verbunden werden.

Das Unbewusste manifestiert sich folgendermaßen, wiederum in Anlehnung an Roth (2004, S. 63):

1. Vorbewusste und subliminale Wahrnehmungsinhalte und solche, die außerhalb des Aufmerksamkeitsfokus liegen (alle Reize werden zunächst 250–500 ms unbewusst verarbeitet; die meisten sind zu kurz und zu schwach, um ins Bewusstsein zu gelangen, können aber verhaltenswirksam werden).

2. Alle perzeptiven, kognitiven und emotionalen Prozesse, die im Gehirn des Fötus, des Säuglings, des Kleinkindes vor Ausreifung des assoziativen Kortex ablaufen. Der Hippokampus als »Organisator« des Gedächtnisses und die Großhirnrinde als Speicherort von Gedächtnisinhalten sind erst gegen Ende des dritten Lebensjahres ausgereift.
3. »Vergessene« Inhalte des deklarativen Gedächtnisses (es sind die meisten; trotzdem lenken sie unsere Aufmerksamkeit, unser Denken und unsere Vorstellungen)
4. Konsolidierte Inhalte des prozeduralen Gedächtnisses: z. B. Ich fahre Ski (Während Bewegungsweisen oder Fertigkeiten erlernt werden, findet man eine erhöhte neuronale Aktivität im parietalen und prämotorischen Kortex, später in den Basalganglien und im Kleinhirn (= subkortikale handlungsbezogene Zentren). Solche Handlungen können bewusst gestartet werden, laufen dann aber automatisiert und weitgehend ohne Bewusstseinsbeteiligung ab,
5. Inhalte des emotionalen Gedächtnisses, die unsere Persönlichkeit formen, Konditionierungen (diese können unterschiedliche Generalisierungsgrade aufweisen, z. B. Angst vor Männern, oder nur Angst vor männlichen Autoritätspersonen).

Beispiele für unbewusst ablaufende Regulationsprozesse im menschlichen Körper

Es gibt im menschlichen Körper eine Vielzahl von interdependenten Regelkreisen, die sich ohne Beteiligung unseres Bewusstseins funktionell organisieren und für die Aufrechterhaltung gewisser Sollwerte und Balancen sorgen.

a) Es gibt z. B. ein weitgehend »autonom« funktionierendes **neuronales Geflecht in den Viszera**, das von manchen Autoren (z. B. Gershon 1998, 1999, Mayer 1999) als »zweites Gehirn« oder »Bauchgehirn« bezeichnet wird. Jedenfalls scheinen die afferenten Nervenbahnen zum Gehirn um ein Vielfaches stärker zu sein als die Efferenzen. Oder anders ausgedrückt: Viel mehr Informationen gehen zum Gehirn als umgekehrt. Überspitzt formuliert: Der »Bauch« bestimmt, wie wir uns fühlen.
b) Im **Hirnstamm**, der die vegetativen Funktionen kontrolliert, befinden sich wichtige Schaltstellen, die zwischen Afferenzen aus der Körperperipherie, den Viszera und inneren Organen und Efferenzen zu denselben vermitteln und Regulationen vornehmen, z. T. ohne dass die betref-

fenden Informationen und Vorgänge an höhere Verarbeitungszentren weiter geleitet werden, geschweige denn zu Bewusstsein gelangen (Schiepek et al. 2003).

c) Ein Großteil von Reizverarbeitung und Reaktionsvorbereitung geschieht auf subkortikalen Ebenen, insbesondere im limbischen System. Die Bahnen, die bei der Verarbeitung von visuellen, auditiven, gustatorischen, olfaktorischen und schmerzrelevanten Reizen von der **Amygdala** zum Isokortex, bzw. assoziativen Kortex führen, sind stärker als die in umgekehrter Richtung. Die Amygdala wirkt direkt und via Hypothalamus auf das hormonale und vegetative System ein. In Tierversuchen hat man herausgefunden, dass in bestimmten Kernen der Amygdala Aktivitätsänderungen auftreten, *bevor* zeitlich damit korrelierte Aktionen und Reaktionen im Zusammenhang mit äußeren Ereignissen sichtbar werden (Schulz et al. 1986, Langhorst et al. 1987).

   Eine Vielzahl von externen und internen Wahrnehmungen gelangt nicht in unser Bewusstsein, sondern wird von subkortikalen Zentren verarbeitet (visuelle Reize z. B. von bestimmten Kernen im Hypothalamus) und setzt bereits von dort aus vegetative und motorische Reaktionen in Gang. Ledoux (1993, 1994) konnte zeigen, dass der Anblick einer Schlange zu einer sofortigen Steigerung der Herzrate führt (...) und zwar mehrere Hundert Millisekunden, *bevor* der betreffende Mensch die Schlange bewusst als Schlange identifiziert und Angst empfindet.

d) Verschiedene Studien haben gezeigt, dass Veränderungen in **körpereigenen Rhythmen (Herz, Atem, Hirnstamm, EEG)** eine wichtige Rolle bei der Neuorganisation zentralnervöser Netzwerke und ihrer Musterverarbeitung spielen und auch zu einer Veränderung der Koordination der Subsysteme führen (z. B. Vanderhouten 1998, Vanderhouten et al. 2000, Lambertz & Langhorst 1998, Lambertz et al. 2000, zit. nach Schiepek, S. 6).

e) Besonders wichtig im Zusammenhang mit psychotherapeutischen Prozessen scheint mir die Erkenntnis zu sein, dass das, was wir als Resultate unserer freien Willensentscheidungen erleben, im Wesentlichen durch unbewusste Prozesse vorbereitet und festgelegt wird (Roth 2001, 2003). Ereigniskorrelierte Bereitschaftspotentiale im supplementär- und prämotorischen Kortex treten ca. 2–1 Sekunden *vor* dem dazu gehörigen Verhalten, z. B. einer Fingerbewegung, auf, damit verbundene Potentiale im präfrontalen und Assoziationskortex, deren Beteiligung für motivationale und Bewusstseinsprozesse unerlässlich ist, erst mehrere hundert Millisekunden später. **Bewusstsein** bzw. ein Willensakt fungiert in diesem

Zusammenhang offensichtlich nur als **Epiphänomen** einer im Wesentlichen unbewussten Verhaltenssteuerung. Es konfabuliert nachträglich Begründungen für manifest gewordenes Verhalten.

Die vom Bewusstsein begleiteten kortikalen Prozesse steuern sich nicht selber, sondern werden von subkortikalen Zentren (z. B. Thalamus, mesolimbisches System, basales Vorderhirn, Formatio Reticularis) bestimmt, die selbst völlig unbewusst und »autonom« ablaufen, die z. B. durch eine rhythmische Ausschüttung von Neuromodulatoren (Acetylcholin, Noradrenalin, Dopamin und Serotonin) bestimmt werden. Diese bewirken neuronale Umverknüpfungen, die im Sinne von Ciompi (1982, 1997) oder Horowitz (1987) als weitgehend distinkte Bewusstseinszustände (als Körperpsychotherapeutin ergänze ich: psychosomatische Zustände) erlebbar sind.

All diese Ergebnisse legen m. E. die Schlussfolgerung nahe, dass eine Würdigung und Beachtung des biologischen Fundaments aller seelischen und geistigen Vorgänge unerlässlich ist, um psychotherapeutisch wirksam zu arbeiten – ein Anliegen, das übrigens bereits S. Freud (1895, zit. n. Roth 2003, S. 28) vor Augen hatte, das er aber aufgrund des damals nicht ausreichenden Erkenntnisstandes der Neurologie wieder aufgab (Roth 2004), ein Ziel, dem Wilhelm Reich sein ganzes Lebenswerk widmete und dem sich körperpsychotherapeutisch und psychosomatisch Arbeitende seit je verpflichtet fühlen.

Wie aber genau eine Labilisierung dysfunktionaler Regulationsmechanismen, oder eine Harmonisierung von aus dem Takt geratenen Subsystemen, die dem Bewusstsein nicht zugänglich sind, zu erreichen ist, bleibt weiterhin eine große und schwierige Forschungsaufgabe.

Pharmakologische oder chirurgische Einflussnahmen, Entspannungs- oder Aktivierungstechniken, Yoga-Übungen, Konditionierungen, verbale oder manuelle Interventionen – es gilt herauszufinden, was genau, wann, wo, wie wirkt.

Nach diesem Exkurs zu einigen neurobiologischen Aspekten psychotherapeutischer Prozesse soll nun nochmals gezielt auf die im Vortragstitel formulierte Problemstellung – mithilfe von drei zugespitzt formulierten Fragen – eingegangen werden:

1) Kognition – Führt Einsicht zu Veränderung?

Unter PsychotherapeutInnen dürfte Einigkeit darüber bestehen, dass eine sprachlich-inhaltliche Klärung des zu behandelnden Problems sowie eine bewusste Konzeptualisierung von Therapieprozessen für deren Gelingen unerlässlich sind (Grawe 1998; Silberschatz et al. 1986; Crits-Christoph et al. 1988, Orlinsky et al. 1994). Ob auch für PatientInnen eine bewusste Einsicht in diese Zusammenhänge entscheidend für positive Veränderungen ist, ist weniger deutlich erwiesen (Wallerstein 1986, 1989).

TherapeutInnen machen sich aufgrund sprachlich vermittelter Informationen ein Bild von der Situation ihrer PatientInnen. Sie explorieren aufgrund von Narrativen deren Probleme, Intentionen, Motivationen, Ziele sowie vorhandene Ressourcen.

Bereits dieser Vorgang einer verbalen Informationsübermittlung mag beim Patienten Veränderungen bewirken: in seiner Problemsicht, seinem Aufmerksamkeitsfokus, seinem Selbstbild (die Therapeutin weist auf bisher nicht beachtete Aspekte hin) und in seinem Selbstwertgefühl (jemand schenkt ihm wohlwollende Aufmerksamkeit).

Bloße Appelle an die Einsicht, Dinge in eine bestimmte Richtung zu verändern, genügen in aller Regel aber nicht. Nach Roth (2003, S. 40) müssen sie wirkungslos bleiben,

> »denn sie aktivieren allein die Netzwerke des bewusstseinsfähigen kortikohippokampalen Systems; dieses hat aber auf die verhaltensrelevanten limbischen Netzwerke keinen wesentlichen oder einen nur indirekten Einfluss. (…) Eine Veränderung des kortiko-hippokampalen Systems verändert nur unser deklaratives Gedächtnis, nicht aber unser Verhalten«.

Denn das bewusste Ich kann die Herkunft intentionaler Empfindungen nicht zu den subkortikalen limbischen Zentren zurückverfolgen.

Bewusstes Denken und Planen (lokalisiert vor allem im dorsolateralen, präfrontalen Kortex (Verstand) und dem orbitofrontalen Kortex (Vernunft)) spielt – außer für das Erbringen rein kognitiver Leistungen (z. B. das Lösen von mathematischen Aufgaben oder das Formulieren von Texten) – für langfristige Zielsetzungen und Strategiebildungen eine Rolle. Langfristige Ziele dürften allerdings nur dann erreichbar sein, wenn der Weg zu ihnen, bzw. das dafür notwendige Verhalten, im Einklang mit dem – weitgehend unbewussten – emotionalen Erfahrungsgedächtnis stehen. Menschliches Verhalten besteht zu einem großen Teil aus automatisierten Reaktions- und Verhaltensweisen. Die Möglichkeiten, diese zu verändern, sind begrenzt, da uns die Antriebe dafür weitgehend nicht bewusst sind. Um Entwicklungen und Veränderungsprozesse in Gang zu setzen, sind korrigierende *Erfahrungen* notwendig, die geeignet sind, Inhalte des emotionalen und motorischen Gedächtnisses zu modifizieren.

Was wir durch Psychotherapie verändern können, ist der aktuelle interaktive Vorgang zwischen gedächtnismäßig geprägter Wahrnehmungserwartung und der Verarbeitung aktuellen Erlebens. Wir können dies tun, indem wir einen laufenden Erlebensprozess verlangsamen und auf die Wahrnehmung basaler rezeptornaher Einzelempfindungen fokussieren. Eine Aussage der Art: »Es geht mir extrem schlecht« wird dann durch Fragen nach dem »Wie genau?« zu »Ich atme ja kaum«, »meine Schultern sind nach oben gezogen«, »ich schaue Sie gar nicht an«. Letzteres sind Dinge, die sich verändern lassen: Wenn ich die Schultern entspanne, mein Gegenüber anschaue, mir erlaube, tiefer zu atmen, wie geht es mir dann?

Bewusstsein – die kognitiven Komponenten in psychotherapeutischen Prozessen sind ein Teil davon – ist nach Roth (2004, S. 8) wichtig für die Handlungsplanung in neuartigen Situationen, für die keine passenden Routinen zur Verfügung stehen. Mithilfe unseres Bewusstseins können wir Voraussagen treffen und längerfristige Konsequenzen von Entscheidungen vorhersehen. Bewusstes Wahrnehmen des sich fortlaufend realisierenden Gedanken-, Gefühls-, Haltungs- und Verhaltensstroms kann helfen, automatisierte Verläufe zu verlangsamen, evtl. anzuhalten und zu modifizieren. Einsicht in diesem Sinn kann Veränderungen ermöglichen.

2) Emotionen – Ist Schreien heilsam?

Emotionen sind bezüglich ihrer Entstehung in spezifischen subkortikalen Hirnstrukturen, insbesondere dem limbischen System, verankert und bereiten den Organismus darauf vor, in einer bestimmten Weise mit der Umwelt zu interagieren. Evolutionsbiologisch stellen sie einen Fortschritt gegenüber starren reflexhaften Reiz-Reaktions-Mustern dar, einen zwischengeschalteten Verarbeitungsprozess, der aus einem größeren Spektrum von Reaktionsmöglichkeiten feiner abgestimmte Verhaltensweisen ermöglicht. Motivationen werden eher durch innere Reize ausgelöst, Emotionen durch Umweltreize; beide stimulieren den Organismus zu ganz bestimmten Aktionstendenzen. Emotionen können bewusstseinsfern ablaufen und sind nicht auf linguistische Kodierungen angewiesen. Die an Emotionen beteiligten neuronalen Schaltkreise erlauben eine äußerst rasche Verarbeitung von Umweltsignalen und können zu extrem schnellen Verhaltensantworten (im Millisekundenbereich) führen (z. B. LeDoux 1993, 1994, 1996).

> »Einer der wichtigsten (...) Aspekte der Funktion des limbischen Systems ist sein starker Einfluss auf die verschiedenen verhaltenssteuernden Systeme im Gehirn. Dies betrifft auf kortikaler Ebene die massive Beeinflussung des präfrontalen

Kortex beim Entstehen von Wünschen und dem Reifen von Plänen, sowie die Beeinflussung des prä- und supplementärmotorischen Kortex bei der unmittelbaren Vorbereitung von willkürmotorischen Verhaltensweisen. Auf subkortikaler Ebene kontrolliert das limbische System im engeren Sinne (d. h. Hypothalamus, die Amygdala, mesolimbisches System) den Hippocampus und hierdurch praktisch alle Prozesse des deklarativen, bewusstseinsfähigen Gedächtnisses. Ebenso kontrolliert das limbische System die Basalganglien (...), die ihrerseits den präfrontalen, prä- und supplementärmotorischen Kortex bei der Vorbereitung und Planung von willkürlichen Bewegungen kontrollieren. Auf diese Weise hat das limbische System bei der Verhaltenssteuerung das erste (...) und das letzte Wort! (...) Alles, was wir tun, tun wir im Lichte unserer vergangenen emotionalen Erfahrung.« (Roth 2004, S. 66).

Nach Roth (2003, S. 40) finden limbische Prägungen bereits im Mutterleib und vor allem während der ersten zwei bis drei Lebensjahre statt (»sensible Phasen«). Aber auch später noch, insbesondere während der Pubertät, werden Strukturen von limbischen Netzwerken aufgrund starker emotionaler Belastungen und hohem affektiven Aufruhr, z. B. durch Lebenskrisen oder traumatische Erlebnisse, festgelegt (s. auch Huether 1997). Will Psychotherapie derartige Prägungen beeinflussen und verändern, muss die emotionale Aktivierung beim Patienten ebenfalls hoch sein. Meines Erachtens stellt die verhaltenstherapeutische »Reizkonfrontation« bei Phobikern eine solche Interventionsmethode dar. Abgesehen davon möchte ich aber behaupten, dass es vor allem humanistische Psychotherapierichtungen, insbesondere die Körperpsychotherapien sind, die speziell hierzu eine breite Palette von Techniken entwickelt haben.

In Arbeiten, die sich mit den neurobiologischen Aspekten von Psychotherapie befassen, wird mit hoher Übereinstimmung als Voraussetzung für eine Umorganisation neuronaler Netze »optimaler Stress« (Fujiwara & Markowitsch 2003, S. 194, siehe Abb. S. 197), ein »erhöhtes Arousal«, (Schiepek et al. 2003, S. 10), eine »neuroendokrine Stressreaktion«, Hüther 1997; Hüther & Rüther 2003) genannt.

Durch »emotionalen Aufruhr« kommt es zu einer gesteigerten Ausschüttung bestimmter Neuromodulatoren und Neuropeptide, die zu Veränderungen in subkortikalen limbischen Zentren führt. Es werden (gemäß LeDoux 1993, 1994) neue Einträge im emotionalen Erfahrungsgedächtnis geschaffen, welche – an den alten, dysfunktionalen Prägungen vorbei – vermehrte Wirksamkeit bei der Verhaltenssteuerung gewinnen.

Wie lässt sich nun das limbische System direkt beeinflussen, das Sprache nicht versteht, höchstens ihre emotionalen Komponenten, wie Mimik, Prosodie,

Gestik und sprachlich ausgelöste emotionale Zustände, wie Vorstellungen und Bilder?

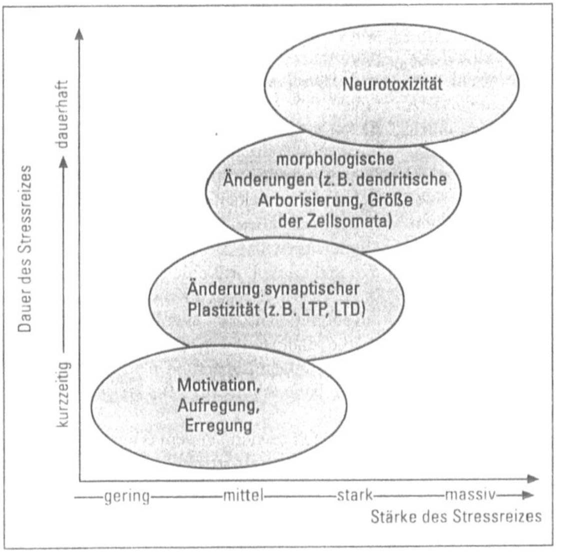

Schaubild nach Kim & Yoon 1998 zum Zusammenhang zwischen Dauer und Stärke von Stressreizen und ihren potenziellen Auswirkungen auf den Organismus.

Es gibt eine Reihe von klassischen bioenergetischen Übungen, die gemäß klinischer Erfahrung dazu geeignet sind, eine allgemeine neurovegetative Erregung zu induzieren. In einem Pilotversuch (Müller & Koemeda-Lutz 2004) am Kantonsspital Münsterlingen konnte die Vermutung bestätigt werden, dass bestimmte bioenergetische Übungen, wie z. B. der »Rückwärtsbogen«, sowie eine induzierte Hyperventilation eine Hypokapnie[3] erzeugen, die sich mittels eines Gerätes zur transkutanen CO_2-Messung objektivieren lässt.

[3] Hypokapnie: Eine Steigerung des Atemvolumens (vertieftes Atmen) bewirkt eine Vergrößerung der Berührungsfläche (Anzahl der Kapillaren) zwischen Lungenoberfläche und Atemluft und steigert damit die Abatmungsrate von CO_2. Eine Erhöhung der Atemfrequenz steigert die Gasaustauschrate. Je rascher CO2-gesättigte Luft abgeatmet wird, desto schneller kann neu herangeführte Atemluft weiteres CO_2 aufnehmen. Dadurch sinkt der CO_2-Wert im Blut.

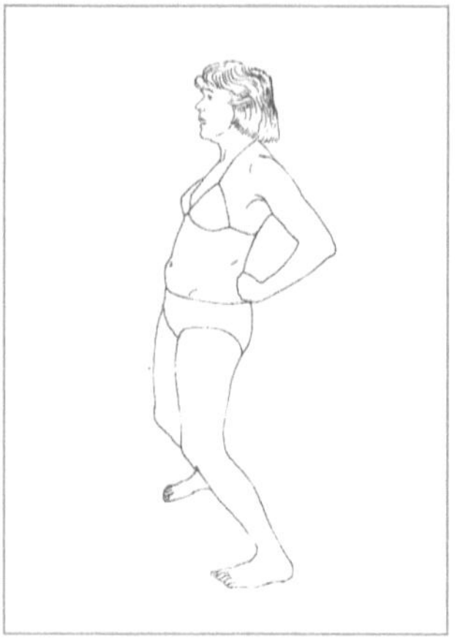

»Rückwärtsbogen« nach Lowen & Lowen (1979)

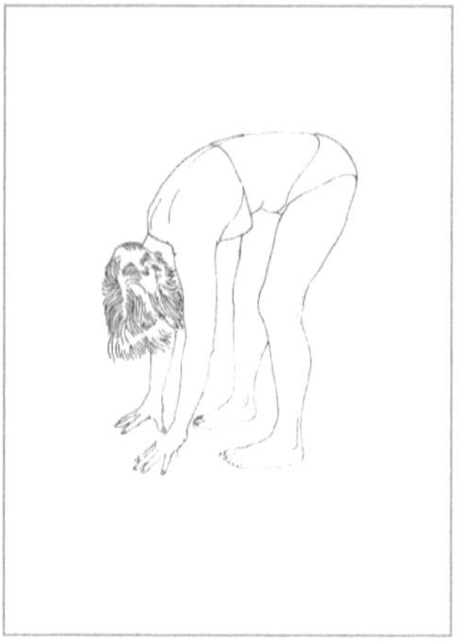

»Elefant« nach Lowen & Lowen (1979)

Beim »Rückwärtsbogen« sank der CO_2-Gehalt von durchschnittlich 5.7 auf 5.1 kPa (Kilo-Pascal), beim Hyperventilieren sogar auf 3.7 kPa. Durch Muskeltätigkeit oder stimmliche Expression normalisierten sich die CO_2-Werte wieder. Beim »Elefant« kam es zwar zu einer vertieften Atmung und zu sichtbaren Vibrationen in der Beinmuskulatur, aber zu keiner Hypokapnie.

Aus neurologischer Sicht erzeugen Hypokapnie-Zustände eine allgemeine neurovegetative Erregbarkeit und vermindern die modulierenden und hemmenden kortikalen Einflüsse. Es kommt zu einer Dominanz limbisch gesteuerter Verarbeitungsmechanismen, was z. B. zu einer emotionalen Überschwemmung führen kann.

Die klinische bioenergetisch-analytische Erfahrung hat vielfach gezeigt, dass oben erwähnte Übungen zu einer Lockerung der Affektabwehr und in der Folge zu einer Bahnung chronisch unterdrückter Emotionen führen können. In Interaktion mit der Therapeutin werden korrigierende Erfahrungen möglich – etwa in dem Sinn: »Die Therapeutin wird nicht böse, wenn ich zornig bin, sie wendet sich nicht ab o. ä. Solche Erfahrungen erzeugen neue Einträge im emotionalen Erfahrungsgedächtnis.

Bei PatientInnen, die aufgrund neurotischer Fehlentwicklungen übermäßige Hemmungen entwickelt haben – dies ist insbesondere bei manchen Schmerzpatienten (Traue 1998) der Fall – können o. g. Techniken mit dem Ziel einer bahnenden Wirkung für den Ausdruck basaler Affekte eingesetzt werden: z. B. Aggressionsausdruck mit dem Ziel einer besseren Selbstbehauptung oder um die eigene Existenzberechtigung wirksamer zu bekräftigen;

oder Ekel, um sich abzugrenzen und eine klarere Selbst-Fremd-Differenzierung zu entwickeln.

Für strukturschwache PatientInnen sind solche Techniken zumindest zu Beginn einer Behandlung eher kontraindiziert. Sie müssen zunächst eine verlässliche Bindung zu einer vertrauenswürdigen Bezugsperson aufbauen, seelische Gefäße bilden, die groß genug sind, um heftige Gefühle zu ertragen, kognitive Fähigkeiten entwickeln, die den Anstürmen subkortikal dominierter Informationsverarbeitungen regulatorische Mechanismen und Techniken entgegensetzen.

Die affektiven Aspekte des therapeutischen Geschehens entfalten sich zumeist auf der nonverbalen Ebene. Auf niedrigem Erregungsniveau werden sie in der Fachliteratur unter Stichworten wie »Empathie« (Lewis 2003), »Right-to-right-brain-communication« (Schore 2000) oder »basales Verstehen« (Heisterkamp 2003) abgehandelt. Auf hohem Erregungsniveau wären all die therapeutischen Prozesse zu subsumieren, die bisher unter dem stark verallgemeinernden, von Klopstech (2004) aber differenzierten Begriff »Katharsis« behandelt wurden.

Gelingt es, Erregung mit der Herstellung von Bedeutung zu verbinden (Greenberg 2002; zit. nach Klopstech 2004, S. 7) oder durch erhöhte Erregung bisher unterdrückten Affekten zum Durchbruch zu verhelfen (vgl. Traue 1998) oder unter hoher emotionaler Erregung neue Verhaltensmöglichkeiten zu bahnen, dann lässt sich aufgrund des bisher Ausgeführten behaupten, dass dies direkten Einfluss auf die genannten subkortikalen Verschaltungen ausübe.

Anschließend an hoch emotionale Arbeitssequenzen sind integrierende Passagen notwendig, die eine Verbindung zu bestehenden Gedächtnisinhalten bzw. deren Modifikation ermöglichen. Nach Klopstech (2004) soll bereits Aristoteles – in Gegenposition zu seinem Lehrer Platon – Leidenschaft und Katharsis eine Einsicht vermittelnde, kritisches Denken schärfende und eine »neue Vernunft« befördernde Wirkung zugeschrieben haben.

3. Motorik – Lieber Kicken statt Hirnen?

»Nur durch Muskelbewegungen können wir auf unsere Umwelt einwirken« schreibt Grawe (1998, S. 181); und an anderer Stelle: »Der Patient verändert sich, wenn er anders handelt« (ders. S. 93). Möglicherweise gibt es zwischen Körperpsychotherapie und Verhaltenstherapie mehr Gemeinsamkeiten als wir bisher angenommen haben? Jedenfalls scheinen solche Aussagen fast zwingend nahezulegen, dass handlungsorientierte Elemente eine Rolle spielen sollten, wenn die funktionelle Organisation einer Person erfasst und verändert werden soll. Solche Überlegungen haben in jüngerer Zeit auch

Eingang in die psychoanalytische Literatur gefunden und werden dort unter dem Stichwort »enactment« abgehandelt. Ein unbedingt empfehlenswertes Buch zu diesem Thema ist das eingangs bereits erwähnte von Heisterkamp (2002). Es trägt den Titel »Basales Verstehen« und ist ein engagiertes Plädoyer für eine achtsame Wahrnehmungsbereitschaft gegenüber den spontanen körperlichen Selbstbewegungen von PatientInnen und ein teils spontanes, teils reflektiertes Sich-Einlassen von TherapeutInnen auf entwicklungsfördernde Handlungsdialoge (s. auch Lewis 2003). In nicht-sprachlichen Interaktionen werden körperlich-interaktive Gedächtnisinhalte leichter aktiviert als im Gespräch. Durch Re- und Neuinszenierungen früher Modellszenen können die entsprechenden, evtl. dysfunktionalen Handlungs- und Bewegungsmuster des Patienten differenziert und modifiziert werden.

Dazu ein kurzes Beispiel: Eine ca. 50–jährige Patientin eröffnet die 38. Sitzung mit Klagen über plötzliche Schmerzen im ganzen Körper. Den Vorschlag der Therapeutin, sich diesen Schmerzen zuzuwenden und zu sehen, mit welchen anderen Empfindungen, Bildern, Gedanken, evtl. Handlungsimpulsen diese verbunden sind, greift die Patientin auf. Sie schließt die Augen, beginnt vertieft zu atmen. Nach einer Weile sagt sie, sie habe das Gefühl, um sich schlagen zu müssen. Im Ausprobieren bemerkt sie, dass ihre linke Seite vollkommen lahm ist, dass sie hier höchstens die Finger ein ganz klein wenig bewegen kann. Und sagt: »Aber mit der rechten Seite muss ich noch viel mehr um mich schlagen«. Sie tut dies. Nach einer Weile wird sie still und meint: »Ich glaube, ich muss wie bei einer tatsächlichen Lähmung meinen linken Arm mit meinem rechten ergreifen und führen.« Ohne den weiteren Verlauf hier detailliert schildern zu können (ausführlichere Darstellung s. Koemeda-Lutz 2003), nur so viel: Es aktualisiert sich eine sehr frühe interaktive Mutter-Kind-Szene mit einer Vielfalt von z. T. widersprüchlichen begleitenden Affekten und motorischen Impulsen: Verlassenheit, Hilflosigkeit, Trauer, Wut, Um-Sich-Schlagen-Müssen. Und dabei entsteht eine neue interaktive Möglichkeit: Dass sich nämlich linker und rechter Arm einander zuwenden und in einen konstruktiven und für beide Seiten befriedigenderen Handlungsdialog treten.

Körperpsychotherapeutische Kunst offenbart sich vermutlich in der Fähigkeit, die spontanen Ausdrucksbewegungen, wie Gestik, Mimik, Handlungs- und Bewegungsmuster, die zumeist unbewusst und automatisiert ablaufen, vor dem erweiterten Spektrum des menschlich Möglichen präzise wahrzunehmen und davon ausgehend PatientInnen eine Erweiterung ihres eingeschränkten oder dysfunktionalen Repertoires anzubieten. »Kathartische« Arbeit auf hohem Erregungsniveau, die mindestens in den Anfängen als spektakuläres Markenzeichen bioenergetischer Arbeit galt, stellt in diesem Kontext nur einen Sonderfall von solchen Handlungsdialogen dar. Sie erfüllt aber in besonderer Weise die von neurobiologischer Seite immer wieder genannte Bedingung der »motorischen Aktivität« und des »erhöhten Arousal«, bzw. der »globalen neuronalen Aktivität« (Schiepek et al. 2003, S. 10), die als Voraussetzung für eine Umorganisation neuronaler Netze gilt. Wenn Psychotherapie auch das allgemeine Ziel verfolgt, Handlungsspielräume zu erweitern, dann sollte sie bahnende und übende Verfahren mit einschließen: Ein Mensch, dessen ausgreifende und zupackende Bewegungen in frühester Kindheit ins Leere gingen, weil häufig niemand da war, muss tatsächlich neu lernen, seine Arme auszubreiten und die Hände bittend zu öffnen. Zunächst muss er sich dem Risiko einer erneuten Frustration und Enttäuschung aussetzen, dann kann die Bewegung selbst eingeübt werden.

Schlussbemerkung

Anhand eines fiktiven Falles wurde eine Annäherung an die Frage nach kognitiven, affektiven und motorischen Komponenten in psychotherapeutischen Prozessen versucht. Es folgte ein Exkurs zu einigen neurobiologischen Aspekten psychotherapeutischer Arbeit. Dabei ging es insbesondere um morphologische und funktionelle Niederschläge von Erfahrungen sowie um das Verhältnis von bewussten und unbewussten Prozessen der Verhaltenssteuerung (nach G. Roth). Dabei wurde auf die besondere Bedeutung des limbischen Systems für die Struktur und Dynamik der Persönlichkeit hingewiesen. Zuletzt wurden die im Titel künstlich separierten Komponenten nochmals mittels dreier zugespitzter Fragen beleuchtet. Neurowissenschaftliche Studien weisen übereinstimmend darauf hin, dass Einsicht und gute Vorsätze allein nicht zu Veränderungen führen, sondern dass neue emotional bedeutsame Erfahrungen gemacht, d. h. das limbische System selbst »angesprochen« werden muss und dass neuroplastische Veränderungen nur unter der Voraussetzung einer gewissen globalen Erregung, sowie einer motorischen Aktivierung gebahnt werden können.

Abschließend sei empfohlen, sowohl kognitive als auch affektive und motorische Aspekte in psychotherapeutischen Prozessen gleichberechtigt zu berücksichtigen und therapeutische Interaktionen auf diesen drei Ebenen zu gestalten und zu reflektieren.

Die letzten Jahre haben große Fortschritte auf dem Gebiet neurobiologischer Forschung gebracht. Interdisziplinäre Brückenschläge zwischen den Neuro- und den Psychotherapiewissenschaften sind versucht worden (z. B. Schiepek 2003, Koemeda-Lutz 2004). Um aber den ursprünglichen Traum von Freud (1895), eine Theorie des »seelischen Apparates« auf der Grundlage der

Neurologie zu errichten, wahr werden zu lassen, werden wohl noch gewaltige Anstrengungen nötig sein. Immerhin ist die Wissenschaft, so scheint es jedenfalls, diesem Ziel schon etwas näher gekommen.

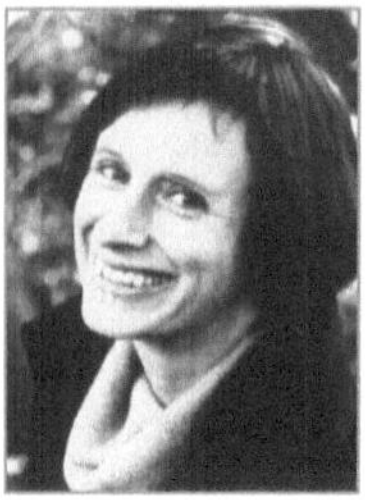

Fotografiert von
Ariane Koemeda

Margit Koemeda-Lutz, Dr., Bioenergetische Analyse, Psychotherapeutin SPV, Lehrtherapeutin und Supervisorin SGBAT.

Adresse: CH-8008 Zürich, Holbeinstr. 20
E-mail: koemeda@bluewin.ch

Über Schwierigkeiten beim Versuch der Integration von Körpertechniken in einen psychoanalytischen Prozess[1]

Peter Geißler

Innerhalb der letzten Jahre zeichnet sich ein fruchtbarer Austausch zwischen psychoanalytischer und psychodynamischer Therapie einerseits und bestimmten Körperpsychotherapien andererseits ab. Konzepte wie »Enactment«, »Szene« und »Handlungsdialog« spielen innerhalb einer modernen Psychoanalyse eine große Rolle; der nonverbale Austausch im Beziehungsgeschehen wird auch für den Psychoanalytiker zunehmend interessanter. Aufseiten verschiedener körperpsychotherapeutischer Zugangsweisen steigt der Bedarf, tiefenpsychologische Betrachtungsweisen sowohl theoretisch als auch praktisch in den therapeutischen Prozess zu integrieren.

Die Bioenergetische Analyse nimmt unter den »energetischen« Körpertherapien eine Sonderstellung ein. Sie hat sich immer schon darauf berufen, psychoanalytisches Gedankengut zu integrieren und die körperliche Analyse um ein psychoanalytisches Vorgehen zu ergänzen. Von der Herkunft der Bioenergetischen Analyse ist diese Bezugnahme auf die Psychoanalyse nicht unverständlich: Alexander Lowen, der Hauptbegründer der Bioenergetischen Analyse, war Wilhelm Reichs Schüler, und Reich war eine Zeit lang einer der engsten Mitarbeiter Sigmund Freuds.

Dass eine Integration bioenergetisch-analytischer und psychoanalytischer Verstehens- und Zugangsweisen allerdings nicht unproblematisch ist, möchten wir im vorliegenden Beitrag aufzeigen und uns dabei einer typischen bioenergetischen Technik zuwenden, der sog. Drucktechnik. Druckvolle Arbeit an Muskelblockaden, die häufig zugleich schmerzvoll ist, sowie auch die Anleitung zu körperlichen Stressübungen gehören zu den zentralen Elementen bioenergetischer Theorie und Praxis und wurzeln in Reichs Idee, den körperlichen »Panzer« lösen zu wollen, um therapeutische Prozesse zu beschleunigen und zu intensivieren. Einerseits haben sich zwar Bioenergetiker der zweiten Generation von bestimmten »klassisch-bioenergetischen« Arbeitsweisen, die einzig und allein auf kathartischen Gefühlsausdruck und ein Durchbrechen des Muskelpanzers abzielen, mehr oder weniger distanziert und plädieren für behutsamere Vorgehensweisen unter Berücksichtung der

[1] Dieser Beitrag entstand unter Mitarbeit von Christine Geißler im Sommer 2002.

therapeutischen Beizehung. In einer Zeit, in der die Bedeutung der therapeutischen Beziehung und der Faktor »Intersubjektivität« schulenübergreifend mehr und mehr anerkannt werden, mutet das klassische bioenergetische Vorgehen als eine aggressive Technik an, vergleichbar mit einer früher praktizierten triebzentrierten Psychoanalyse, die aggressive Widerstandsanalyse betrieb und sich überwiegend dabei auf die Deutung von Masturbationsfantasien, Inzestwünschen, Kastrationsängsten, aggressiven Wünschen usw. einengte. Diese Zeiten sind vorbei, sowohl in der Bioenergetik als auch in der Psychoanalyse.

Dennoch taucht die Idee einer zeitweiligen Arbeit mit Drucktechniken an Muskelmaximalpunkten, denen eine Sonderstellung im organismischen Energiefluss zuerkannt wird, nicht nur in der heutigen Bioenergetik, sondern auch in manchen neueren Integrationsversuchen unter dem Titel »analytische Körperpsychotherapie« auf (vgl. dazu Krüger, 2001, Stoxreiter, 2001). In Verbindung mit solchen affektzentrierten Techniken wird häufig von »energetischer Arbeit« gesprochen.

Es ist nun nicht unser Interesse, ein »energetisches« Arbeiten an sich widerlegen zu wollen. Vielmehr möchten wir einige Aspekte aufzeigen, die es unserer Meinung nach erheblich erschweren, solche und auch einige andere bioenergetische Techniken in ein psychoanalytisch begründetes Vorgehen einzubetten, ohne dabei in einen Eklektizismus zu verfallen. Denn die Verbindung psychoanalytischer und körperbezogener Momente bietet sich zwar als sinnvolle Integration einerseits an, ist aber – vor allem auf der Ebene der theoretischen Begründung – schwieriger, als man zunächst denken mag.

Wir meinen, wenn man erstens von der Universalität unbewusster Prozesse ausgeht, zweitens den Kern analytischer Körperpsychotherapie als körperorientiertes Arbeiten »*in* der Übertragung« betrachtet (wenn auch nicht immer realisierbar, wie z. B. bei Patienten mit ich-strukturellen Störungen), und drittens sorgfältig zwischen *bewusster Absicht* und *möglicher unbewusster Wirkung* unterscheidet, ergeben sich vielerlei potentielle Fallstricke und Komplikationen, die wir kurz und zusammenfassend skizzieren möchten. Unserer Meinung nach sind die Ansichten zur Vereinbarkeit psychoanalytischer Arbeit und »Körperarbeit« kontroversiell und keineswegs ausdiskutiert, aber insgesamt als Projekt lohnenswert. Daher sind Arbeiten wie die zitierten von Krüger und Stoxreiter ausdrücklich zu würdigen. Oft müssen wir uns selbst darauf beschränken, bestimmte Fragen aufzuzeigen, ohne zugleich Antworten und Lösungen anbieten zu können.

Das Spannungsfeld zwischen Psychoanalyse und Körperpsychotherapie

Betrachtet man die therapeutische Praxis vor allem orthodoxer Verfechter der jeweiligen Ansätze, so erscheinen Psychoanalyse von Körperpsychotherapie vom Vorgehen her recht gegensätzlich. Wir unterscheiden daher einen »analytischen Pol« von einem »körpertherapeutischen Pol«, um diese Gegensätzlichkeit kenntlich zu machen. Gemeint ist damit allerdings mehr ein Spannungsfeld als eine Gegensätzlichkeit. Dennoch kann man von zwei zumindest von der Tendenz her unterschiedlichen Vorgehensweisen ausgehen: von einer eher geduldig abwartenden, am Verstehen von sich spontan entwickelnden Prozessen orientierten Zugangsweise, und einer eher aktiven Technik, die den Körper und die Handlungsebene direkt in die Therapie einführt und das Affekterleben oder sogar den Affektausdruck direkt anvisiert. Zwischen diesen Polen existiert natürlich ein breites Spektrum an Übergängen und auch gemeinsamen Schnittflächen des Vorgehens, dennoch stellen sich – so unsere These – in bestimmten kritischen Momenten des therapeutischen Geschehens gleichsam Weggabelungen ein, die entweder in die eine oder die andere Richtung des Vorgehens verweisen und nicht beide Wege zugleich offen lassen.

Vergleichbar ist dieses Spannungsfeld mit einer anderen, im psychoanalytischen Vorgehen existierenden Polarität, nämlich jener zwischen einem »inneren« und einem »äußeren« Verstehen (vgl. dazu Scharff, 2002). Die »innere« Perspektive fokussiert die intrapsychischen Verarbeitungsmechanismen – Denken, Fantasietätigkeit und Abwehrvorgänge, die man nicht direkt beobachten, sondern nur aus klinischem Material indirekt erschließen kann; eine klinische Kontextbildung also,

> »die sich auf das konzentriert, was der Patient subjektiv »geschaffen« hat; wir sehen unseren Patienten unter dem Aspekt seines bewußten und unbewußten Handelns. Wir verstehen ihn als jemand, der etwas mit seinen Objekten »tut«, indem er sie konkret oder phantasmatisch in Gebrauch nimmt« (ebend., S. 2).

Die »äußere« Perspektive fokussiert die frühen Objektbeziehungen sowie interaktive Prozesse zwischen dem Kind und seinen primären Bezugspersonen, unter dem Blickwinkel von Konflikten, erlittenen Defiziten oder Traumata, und findet eine wichtige Fundierung in der Direktbeobachtung des Interaktionsverhaltens, wie sie auch der zeitgenössischen Säuglingsforschung zugrunde liegt.

> »Wir sehen unseren Patienten unter dem Aspekt dessen, wie ihn seine (Primär-) Objekte bewußt und vor allem unbewußt behandelt haben (...) wie ein innerlich

> oder äußerlich abwesendes Objekt, (...) latente oder manifeste Feindseligkeit, (...) desorganisierende Intrusion, (...) (oder) massiv verführendes und mißbräuchliches Verhalten (...)« (ebend. S. 3).

Auch in diesem Spannungsfeld gilt, dass einerseits »niemand (wohl) in Frage (stellt), daß das, was wir aus den Perspektiven »geschaffen« und »gefunden« zu fassen versuchen, stets in komplexer, sich vielfach gegenseitig brechender Weise ineinander verschränkt ist« (ebend. S. 3), dass aber andererseits

> »das Fragen und Verstehen (...) in eine andere Richtung (geht), je nachdem ob es sich in einer auf innere oder äußere Faktoren gerichteten Perspektive entwickelt. Dabei stehen die beiden Ansätze mitunter in einem Ausschließungsverhältnis zueinander – der jeweils andere Zugang figuriert unter der Optik des anderen als falsch und stellt die Wahrheit auf den Kopf« (ebend., S. 27).

Eine vergleichbare Situation finden wir unserer Meinung nach vor, wenn wir von der Spannung zwischen dem »analytischem« und dem »körpertherapeutischen« Pol bzw. Vorgehen sprechen. Auch hier bestehen zwar vielfache Verschränkungen, zugleich aber auch Unvereinbarkeiten, die – so unsere Forderung – zumindest in bewusster Evidenz gehalten werden sollten, im Gegensatz zu anderslautenden Behauptungen, diese Integration liege auf der Hand und sei unproblematisch lösbar.

Darüber hinaus schließen wir uns aus Gründen der Klärung dessen, was wir unter »Psychoanalyse« eigentlich verstehen, der Meinung von Dornes (2002, S. 1) an, wenn er meint, dass es mittlerweile kaum mehr möglich ist, von *der* Psychoanalyse zu sprechen. Psychoanalyse ist ein Sammelbegriff für sehr verschiedene und ebenso divergierende Einzelströmungen geworden. Dornes betont, dass

> »es heute keine unkontroverse Bestimmung dessen, was der Kern der Psychoanalyse ist, mehr geben kann (...) Jede Festlegung auf einen Kern läuft darauf hinaus, *einen* Aspekt ihres heterogen gewordenen Theoriegebäudes als ihr Wesen auszugeben und andere Aspekte als unwesentlich, als Abweichungen oder als Verirrungen (anzusehen)« (Dornes, 2002, S. 1).

Wenn wir im vorliegenden Beitrag von »Psychoanalyse« sprechen, dann konzentrieren wir uns hier in erster Linie auf den Aspekt der unbewussten Beziehungsdeutungen, ohne damit behaupten zu wollen, dies sei *die* Psychoanalyse als Ganzes.

Schließlich möchten wir noch auf eine Einschränkung hinweisen, die mit dem Begriff des Unbewussten, der uns hier zentral interessiert, eng in Verbindung steht. Aus Platzgründen ausschließen möchten wir in dieser Arbeit das interessante Feld des prozeduralen Unbewussten. Aufgrund der neueren Gedächtnis- und der zeitgenössischen Säuglings- und Kleinkindforschung ist davon auszugehen, dass solche Bereiche des Unbewussten, »die aber nicht dynamisch unbewusst sind, sich nicht über das »aha«-Einsichtsmodell aufschließen, sondern (selbst-)beobachtend in ihren eigenen Bezügen analysiert werden müssen und nicht bloß als eine Form des Widerstandes betrachtet werden dürfen« (Scharff, 2002, S. 31), zunehmend an Bedeutung für die therapeutische Theorie und Methode gewinnen werden. Wenn wir in dieser Arbeit von »unbewusst« sprechen, meinen wir die traditionelle Sichtweise des Unbewussten als dynamisches Unbewusstes, als Ort widersprüchlicher, unserem Bewusstsein entzogener Kräfte oder Tendenzen. Therapeutisches Ziel in einem psychodynamischen Vorgehen ist es, unbewusste Tendenzen bewusst zu machen. Aus der Sicht einer psychoanalytischen Therapie, die an den inneren und äußeren Objektbeziehungen ausgerichtet ist, sind vor allem die unbewussten Beziehungsbedeutungen von Interesse.

Allgemeine Bemerkungen zu Körpertechniken

Unbestreitbar weisen körperbezogene Zugänge wie auch andere erlebnisorientierte Interventionen bestimmte Vorteile auf: Intensivierung des Affekterlebens, Förderung der Regression, Stärkung des Arbeitsbündnisses usw.

Körperbezogene Zugangsweisen und insbesondere Drucktechniken können »(...) sehr machtvoll wirken (...), vor allem in der Auslösung von Affekten, der Intensivierung von Übertragungsprozessen und der Induktion tiefer Regressionen (...)« (Stoxreiter, 2001, S. 32). Im Unterschied zur klassischen Bioenergetischen Analyse nach Lowen handelt es sich dabei nicht um *die* therapeutischen Techniken schlechthin, sie sind

> »(...) kein Ersatz für verbales Durcharbeiten von Konflikten, sondern ein unterstützendes Hilfsmittel dort, wo Worte enden. *Das Wort bleibt das primäre Medium des therapeutischen Prozesses* (Hervorh. P. G.). Die(se) (Techniken) umfassen – gemessen an der Häufigkeit verbaler Interventionen – nur einen kleinen Bruchteil therapeutischen Handelns« (ebend., S. 32).

Dass es wichtig ist, mit derartig affekt-, übertragungs und regressionsinduzierenden Techniken achtsam umzugehen, wird ausdrücklich angesprochen:

> »Die Anwendung von KIV (körperbezogenen Interventionstechniken, P. G.) setzt sehr viel Achtsamkeit, den profunden Boden einer Eigentherapie im Rahmen einer

> umfassenden körpertherapeutischen Aus- und Weiterbildung sowie ausreichende Supervision im Umgang mit diesen Techniken voraus. Weitere Vorbedingungen sind eine kollusionsfreie Therapeut-Klient-Beziehung sowie eine neutrale bis positive Übertragungslage von Seiten des Klienten« (ebend., S. 32).

Ebenso wird auf weitere Faktoren, wie klar definiertes Setting, klare Rahmenbedingungen, Arbeitskontrakt und Arbeitsbündnis hingewiesen (ebend. S. 33). Von besonderer Bedeutung bei den Drucktechniken ist die »Stopregel«: »(...) sie ist von allergrößter Wichtigkeit, da sie die beste Absicherung gegenüber Übergriffen und Mißbrauch seitens des Therapeuten darstellt, und eventuelle *sado-masochistische Inszenierungen in statu nascendi unterbindet*« (Hervorh. P. G.). Das Wort »Stop« wird deshalb gewählt, damit der Klient ein bis dato unterdrücktes »Nein« bzw. »Ich will nicht« voll und ganz ausdrücken kann (ebend. S. 33f.).

Es werden außerdem Risken und Gefahren körperbezogener Techniken beschrieben und diskutiert (ebend. S. 34f.). So wird hervorgehoben, dass Körperarbeit auch im Dienste der Abwehr stehen kann; oder dass auf diese Weise anwachsenden Übertragungs- oder Gegenübertragungsspannungen ausgewichen wird. Spezielle Risiken bei masochistischen und narzisstischen Klienten werden erörtert, es wird der Hinweis gegeben, dass größte Vorsicht bei erotischen und sexualisierten Übertragungen gegeben ist und dass dabei die Regel gilt: »Im Zweifelsfall den Klienten/ die Klientin nicht berühren, sondern die sich entfaltende Szene aus angemessener Distanz verbal (durcharbeiten), (...) damit die Gefahr der Reinszenierung eines kindlichen Inzestgeschehens gebannt werden (kann)« (ebend., S. 34).

Das hier vorgeschlagene Vorgehen würde von vielen Körperpsychotherapeuten wahrscheinlich als differenziert eingestuft werden. Aus psychoanalytischer Perspektive stellen sich dennoch eine Reihe von Fragen und liegen Einwände auf der Hand, die wir anhand einiger Kriterien aufzeigen wollen:

- Methodischer Fokus: Anleiten von Körperinterventionen vs. spontan sich entfaltende unbewusste Szenen aufschlüsseln
- Freier Wille/freie Entscheidung vs. unbewusste Handlungsmotive
- Metapsychologischer Hintergrund: Ein-Personen-Psychologie (mechanistisches Verstehen) vs. Zwei-Personen-Psychologie (intersubjektives Verstehen)
- Rollenverständnis des Therapeuten: Ärztliche Autorität vs. Begleiter
- Körperverständnis: Sitz von Blockaden vs. Medium des Dialogs, und Arbeitsschwerpunkt Widerstandsarbeit: Lösung von Muskelblockaden vs. Verstehen des Kommunikationsproblems

- Zugang zum Affekt: direkt über die Lösung muskulärer Blockaden vs. schrittweises Einlassen in die Beziehung (»Übertragungsneurose«)
- Umgang mit Sprachlosigkeit: Aktivierung von Affekten und deren kathartischer Entladung vs. Geduld und Verstehen (auf basaler und symbolischer Ebene)

Methodischer Fokus: Anleiten von Körperinterventionen vs. spontan sich entfaltende unbewusste Szenen aufschlüsseln

Der Körperpsychotherapeut, der eine Drucktechnik anwendet, ist sich in aller Regel durchaus bewusst, dass er Schmerz zufügt. Er geht deswegen behutsam vor, und er sichert sich durch die Vereinbarung der »Stopregel« ab: der Patient kann das Geschehen jederzeit unterbrechen. Diese »Stopregel« wird als sehr wichtig bei der Anwendung von Drucktechniken erachtet.

Es ist allerdings festzuhalten, dass eine solche Vereinbarung auf einer *bewussten* Ebene getroffen wird, die sich deutlich unterscheidet von *unbewussten* Dynamiken (und auch Entscheidungen). Aus analytischer Perspektive müssen wir immer in Betracht ziehen, dass neben bewussten Motiven, die den Patienten zu bestimmten Entscheidungen führen, immer auch unbewusste Motive und Entscheidungsprozesse eine Rolle spielen. Diese unbewussten Motive kann man allerdings nie direkt thematisieren, da sie sich dem direkten Zugriff entziehen. Nur der analytische Prozess kann unbewusste Motive an die Oberfläche bringen.

Man könnte aus nicht-analytischer Perspektive meinen, wenn sich der Patient bewusst dazu entscheidet, sich einer solchen für ihn potenziell unangenehmen Prozedur zu unterziehen, dass er damit auch klar die Verantwortung für sich selbst und seine Entscheidung übernimmt. Aus analytischer Perspektive wäre dem zu widersprechen: die bewusste Übernahme der Verantwortung ist eben nur die bewusste Ebene; parallel zu dieser existieren ebenso unbewusste Vorgänge, die den bewussten Gedanken möglicherweise konträr entgegenlaufen. Etwas zugespitzt formuliert: auch wenn der Patient sich bewusst auf die Drucktechnik einlässt und auch wenn die bewusste Entscheidungsfindung darauf abzielt, jeglichen Übergriff zu vermeiden, so kann der Patient auf unbewusster Ebene die Prozedur sehr wohl invasiv erleben. Man könnte sogar noch einen Schritt weitergehen und behaupten, dass die Anwendung der Drucktechnik bei bestimmten, entsprechend vorstrukturierten Klienten einen inneren Spaltungsprozess begünstigt: einerseits möchten sie, auf der Grundlage einer magischen Heilserwartung, dem Therapeuten glauben und stimmen daher seinem Vorschlag zu; auf der anderen Seite erleben sie das Zugefügt-Bekommen und Erdulden von Schmerz sehr wohl als invasiv, müssen diesen Bereich ihres Erlebens jedoch vom Bewusstsein abschirmen, weil sie auf bewusster Ebene eindeutig und explizit zugestimmt haben. So gesehen würde es für diese Patienten sehr schwierig sein, im weiteren Therapieverlauf den abgespaltenen Teil zur Sprache zu bringen; er würde wahrscheinlich aber ein unbewusstes Eigenleben führen und sich entweder in der Therapiesituation oder außerhalb von ihr Ventile verschaffen, z. B. als vom Bewusstsein und Verstehen.

Noch eine Frage stellt sich: kann man in einem analytischen Geschehen, in dem sich auch der Therapeut auf eine gemeinsame Regression einlässt, sich also von den unbewussten Szenen des Patienten und auch den eigenen »infizieren« lässt, ausschließen, dass die Idee, eine Drucktechnik anzuwenden, nicht das technisch verbrämte Äquivalent eines sadistischen Impulses darstellt, der sich beispielsweise im Zuge einer projektiven Identifizierung im Therapeuten manifestiert? Besteht nicht in einem so tiefgreifenden Geschehen wie dem analytischen sehr leicht die Möglichkeit, dass der Therapeut, ohne es zunächst bewusst zu bemerken, in die Rolle des Aggressors gerät und durch Anwendung einer Drucktechnik gerade in die sadomasochistische Inszenierung des Patienten hineingeraten und diese wiederholen würde? Die Drucktechnik und ihre Wirkungen, so befriedigend diese einerseits im Erleben des Patienten wären, würden auf diese Weise eine pathogene Inszenierung gleichsam zementieren und mit der pathogenen Szene verbundene Abwehrmechanismen zusätzlich verstärken. Wie schon hingewiesen, würde sich dadurch eine innere Spaltung verstärken, auch wenn auf einer mehr oberflächlichen Ebene möglicherweise eine Weile produktiv gearbeitet werden könnte. Die Beantwortung der beiden gestellten Fragen hängt nicht unwesentlich damit zusammen, wie bedeutsam man die Wirkungskraft unbewusster Beziehungsprozesse einschätzt. Je mehr Gewicht man ihnen beimisst, umso weniger könnte man derartige negative Möglichkeiten ausschließen. Unserer Meinung nach kann auch ein noch so genaues Verstehen des therapeutischen Prozesses das Risiko einer pathogenen Wiederholung kaum verhindern. Wenn man, im Bewusstsein der enormen Reichweite unbewusster Vorgänge, diese Einwände als potenzielle Gefahrenmomente akzeptiert, dann würde man alle anderen Alternative eher in Erwägung ziehen als eine Drucktechnik anzuwenden.

Freier Wille/freie Entscheidung vs. unbewusste Handlungsmotive

Folgender Aspekt ist auch zu bedenken: aus therapeutischer Sicht wird eine regressive Tiefung in der Regel begrüßt. Jede Übertragungsentwicklung in der

Therapie ist deswegen auch ein regressives Geschehen. Je mehr man mit dem Patienten *in* der Übertragung arbeitet, umso umfassender regrediert er in der Beziehung zum Analytiker. Einerseits wird diese Beziehungsregression ausdrücklich begrüßt, man »stellt die Arbeit an der Beziehung in den Mittelpunkt. Gemeint sind vor allem die unbewussten Beziehungen zu historisch und gegenwärtig wichtigen Bezugspersonen, die Beziehung zu sich selbst und zum Therapeuten« (Stoxreiter, 2001, S. 33). Gelingt dieser Tiefungsprozess, regrediert der Patient zunehmend mehr auf ein infantiles Niveau.

Wenn man diesem Gedanken der Regression folgt, stellt sich eine weitere Frage: Wie soll der Patient aus dieser Regression auf eine *infantile* Ebene heraus eine Entscheidung treffen können, die auf einem *erwachsenen* Niveau angesiedelt sein sollte? Wie kann der Patient unterscheiden, ob er jetzt aus dem »Kind« heraus spricht oder aus der Erwachsenenperspektive? Kann sich der Therapeut darüber wirklich immer sicher sein, diese Unterscheidung treffen zu können? Wir befürchten, dass Patienten in einem Zustand der sich entfalteten Regression, in der Übertragungsneurose, durch die Frage, ob sie sich der Druckprozedur unterziehen wollen oder nicht, überfordert sind und daher eine solche Entscheidung nicht auf einer reifen Ebene ohne weiters treffen können, und dass daraus negative Folgewirkungen und Komplikationen für den späteren Therapieverlauf wahrscheinlich entstehen. Dadurch, dass der zugefügte Schmerz ein reales Ereignis ist, dass also die »Als-ob«-Dimension, die für das analytische Arbeiten so wichtig ist, vorübergehend völlig außer Kraft gesetzt wird, ist aus unserer Sicht für den Patienten längerfristig der Keim für eine schwierige innere Situation gelegt, die Abwehrprozesse begünstigen, anstatt sie bewusst zu machen.

Besonders dramatisch könnte sich die Drucktechnik bei Patienten mit sadomasochistischen Potentialen auswirken, die man leider nicht immer sofort diagnostizieren kann, sondern die erst im fortschreitenden Therapieprozess sichtbar bzw. in der Gegenübertragung spürbar werden.

Metapsychologischer Hintergrund: Ein-Personen-Psychologie (mechanistisches Verstehen) vs. Zwei-Personen-Psychologie (intersubjektives Verstehen)

Man könnte auch einwenden, dass gerade das Bekenntnis zu einem interaktionellen Übertragungsbegriff (vgl. Bettighofer, 1998), der kennzeichnend ist für analytische Körperpsychotherapie und auf dessen Grundlage eine gewisse Involvierung des Therapeuten in die unbewusste Beziehungsdynamik unter zeitweiliger Aufgabe des »Als-ob«-Moments ausdrücklich vorstellbar ist, einen Freiraum eröffnet, sich in die vom Patienten induzierte Szene hineinziehen zu lassen, ohne gleich verstehen zu müssen, im Vertrauen darauf, dass sich das Verständnis zu einem späteren Zeitpunkt durch genaue Analyse wieder herstellen lässt. Aus interaktioneller Übertragungsperpektive darf also zunächst gehandelt werden, ohne sogleich verstehen zu müssen.

Dennoch kommt dem Moment des realen Schmerz-Zufügens als Handlung eine besonderer Stellenwert bei. Während es sich bei der interaktionellen Übertragung und Gegenübertragung um Handlungen innerhalb sich entwickelnder Szenen geht, ist die Drucktechnik eindeutig eine Technik und damit von einer szenischen Handlung zu unterscheiden. Die Drucktechnik ist eine »technische« Antwort auf einen bestimmten Punkt in einem therapeutischen Prozess; an diesem Punkt liegt ein Konvolut bewusster und unbewusster Beziehungsprozesse vor, deren Sortierung viel Zeit in Anspruch nehmen würde. Wenn der Patient, was durchaus denkbar ist, die Drucktechnik auch als Antwort auf ihm unbewusste Beziehungsangebote versteht, könnte er sich durch das Moment des realen Schmerz-Zufügens auf eine Objektebene degradiert fühlen und quasi zu einem Stück Fleisch werden, an dem eine Technik vollzogen wird. Die Konsequenzen für die daraus möglichen unbewussten Folgerungen wären möglicherweise verheerend.

Man könnte einwenden, dass auch verbale Interventionen Schmerz zufügen und weh tun können, und dass man auch über die verbale Ebene pathogene Reinszenierungen nie ausschließen kann. Dieser Einwand erscheint uns berechtigt, auch Worte können Heil oder Unheil anrichten, doch werden Worte immer aus der Distanz, quasi von außen, vermittelt; ihr invasives Potential ist daher *qualitativ unterschiedlich* von einer Faust, die sich druckvoll in die Muskulatur des Patienten hineinbewegt. Eben weil die unmittelbare Arbeit am Körper des Patienten *in* der Übertragung eine sehr hohe affektverdichtende Wirkung entfalten kann und ihre Indikation daher sehr sorgfältig gestellt werden muss, wohnt jeder Drucktechnik ein ungemein hohes destruktives Potential inne, sodass sich aus unserer Sicht das Risiko, auf dieses – sicher sehr effektive – Mittel zurückzugreifen, kaum lohnt, zumal in der Regel dem analytisch geschulten Therapeuten doch Alternativen zur Verfügung stehen.

Die wichtigste Alternative besteht darin, das aktuelle therapeutische Geschehen dort, »wo Worte enden« (Stoxreiter, 2001, S. 32), analytisch anzugehen, d. h. zu untersuchen, mit dem Ziel, schließlich doch ein Verständnis für die Situation zu entwickeln. Zu berücksichtigen sind dabei neben den Möglichkeiten des verbal-kognitiven Verstehens ebenso basal-präsentische Verstehensmodi (Heisterkamp 1998, 2002).

Gerade ein intersubjektives Verstehen des therapeutischen Prozesses richtet sich im Grunde gegen jede Anwendung von »Technik«: »Meine Technik besteht darin, alle Technik fahrenzulassen!« (Yalom, 1998, S. 16). Techniken haben ihre Berechtigung in Ausbildungsvereinen von Psychotherapeuten und Psychoanalytikern, wenn es darum geht, eine gewisse Strukturierung des therapeutischen Handelns vorzuüberlegen. In der konkreten therapeutischen Situation und unter Zugrundelegung eines intersubjektiven Paradigmas wirkt eine Technik wie die Drucktechnik wie ein Relikt aus einer Ära der Psychotherapie, in der man von einem mechanistischen Verstehen im Rahmen einer Einpersonen-Psychologie ausgegangen ist – also heute längst überholt.

Wird der Patient technisch behandelt, dann wird er (zumindest vorübergehend) zum Objekt gemacht, wie der Patient beim Arzt, der sich die Spritze geben lässt. Sich zum Objekt machen zu lassen oder sich als Subjekt mit eigenen Motiven, Wünschen und Ängsten in einem schmerzlichen Prozess langsam zu emanzipieren, sind zwei recht unterschiedliche Wege.

Rollenverständnis des Therapeuten: Ärztliche Autorität vs. Begleiter

Ein therapeutisches Vorgehen wie die Druckpunkttechnik erinnert uns an ein medizinisches Vorgehen; wie wenn man sich vom Arzt eine Injektion verabreichen lässt. Man weiß, dass man die unangenehme Prozedur der Injektion in Kauf nimmt, weil man sich Erleichterung verspricht, oder weil man aufgrund einer ärztlichen Empfehlung die Notwendigkeit einer solchen Prozedur einsieht und zur Kenntnis nimmt. Der implizite Beziehungsmodus, der durch die Druckpunkttechnik vermittelt wird, hat mit einer Induktion von Heiler- oder Magierfantasien im Patienten zu tun, auch wenn in der konkreten Durchführung noch so behutsam und umsichtig mit dem Patienten umgegangen wird. Der Therapeut wird zum Magier, der mit mir Dinge tut, deren Wirkung ich nicht absehen kann, wie der Arzt, dem ich einfach glauben muss, weil ich nicht Medizin studiert habe. In dieser Heilerfantasie, die sich bis zu einem gewissen Grad unausweichlich einstellen wird, liegt ein Versprechen: etwas, das außerhalb meiner eigenen Kontrolle steht, wird mir von einem Anderen, dem man vertraut, den man vielleicht sogar idealisierend erhöht, zugefügt. Man selbst befindet sich dabei in der Rolle dessen, der mit sich geschehen lässt. Eine Beziehungsdynamik wird auf diese Weise induziert, die sehr unsymmetrischer Natur ist, und die man auch nur schwer analysieren kann, und zwar aus zweierlei Gründen: einerseits würde die verbale Analyse den Handlungsfluss unterbrechen. Wenn Handeln angesagt ist, kann man zugleich schwer analysieren; man könnte es eventuell hinterher tun. Oder man analysiert mögliche implizite Beziehungsdynamiken *vor* einem

Vorgehen; dann würde die Wahrscheinlichkeit andererseits groß sein, dass sich daraus ergibt, eine solche Technik *nicht* anzuwenden, vor allem dann, wenn es beim Patienten um Wünsche geht, sich passiv hinzugeben bzw. die Verantwortung für das eigene Tun aus der Hand zu geben. Nicht selten sind derartige unbewusste Wünsche und Fantasien aber genau diejenigen, die mit der Psychopathologie des Patienten stark verschränkt sind und in die Therapie geführt haben. Die Anwendung einer solchen Technik käme aus dieser Perspektive einer Wiederholung gleich, die noch tiefer in die pathogene Dynamik hineinführt und nicht aus ihr heraus. Schließlich geht es doch darum, dass der Patient schrittweise Verantwortung für das, was er tut und unterlässt, übernehmen soll. Genau darin besteht einer der zentralen Lernprozesse in jeder Psychotherapie.

Zumindest sehen wir das Risiko, dass die Induktion einer Magier-Fantasie im Patienten einen zwiespältigen Charakter hat: dass es sich einerseits dabei um eine heilsversprechende, aber andererseits auch um eine potenziell aggressive und bedrohliche Autorität handelt, zu der man aus dem inneren Erleben des Patienten wird.

Körperverständnis: Sitz von Blockaden vs. Medium des Dialogs, und Arbeitsschwerpunkt Widerstandsarbeit: Lösung von Muskelblockaden vs. Verstehen des Kommunikationsproblems

Was geschieht, wenn der Patient »nicht nachgibt«, wenn die Drucktechnik nicht zu einer Öffnung führt, sondern der Patient sich verhärtet, dem Druck des Therapeuten widersteht? Auch dann entsteht, zumindest potenziell, eine für die künftige Analyse schwierige Situation, weil wir davon ausgehen müssen, dass das Versagen der Drucktechnik gleichbedeutend ist mit einem unbewussten Triumphgefühl aufseiten des Patienten, der sich (vorübergehend) mächtiger als der Therapeut erwiesen hat, mit allen sekundären Folgewirkungen wie unbewussten Schuldgefühlen wegen dieses Triumphes, Rachebefürchtungen usw. Die von uns erlebte Praxis im Umgang mit Drucktechniken (als Lehranalysanden in unserer Bioenergetischen Ausbildung) hat uns gezeigt, dass derartige unbewusste Fantasien kaum jemals an die Oberfläche gelangen und therapeutisch genutzt werden können. Im Gegenteil: indirekt wurde dem Patienten vermittelt, dass er das angestrebte Ziel, spontan loslassen zu können, leider noch nicht erreicht habe, also noch nicht so weit wäre sich hinzugeben (...) – eine Art von verdeckter Schuldzuweisung also. Erwähnenswert erscheint uns auch der

Umstand, dass die meisten Kollegen, die eigene Erfahrung in der Patientenrolle mit Drucktechniken haben, diesen Techniken (bzw. ihren Anwendern!) aus langjähriger Distanz heraus ziemlich zwiespältig gegenüber stehen, auch wenn oft die Erinnerung an etwas Faszinierendes geblieben ist. Man könnte es vielleicht auch so ausdrücken: die Anwendung von Druck und Schmerz erzeugt Übertragungsdynamiken, die sehr schwer aufzulösen sind und zeitlebens – vergleichbar mit der Anwendung psychoaktiver Drogen – einen zwiespältigen Nachgeschmack hinterlassen.

Zugang zum Affekt: direkt über die Lösung muskulärer Blockaden vs. schrittweises Einlassen in die Beziehung (»Übertragungsneurose«)

Was geschieht, wenn der Therapeut eine Drucktechnik beim Patienten anwendet? Über den durch den Druck ausgelösten Schmerz erhöht sich einerseits auf zunächst oft unspezifische Weise der innere Aktivierungszustand des Patienten; zugleich kommt sehr häufig eine assoziative Dynamik in Gang, es treten Affekte, teils sehr starke Affekte zutage, Erinnerungen an früher erlebte (und oftmals verdrängte) traumatische Szenen werden wieder wach, nicht selten kommt es zu einer kathartischen Affektentladung, z. B. von Trauer oder Wut. Dabei ist der gefühlsmäßige Prozess im günstigen Fall ein ganzkörperlicher und wird vom Patienten in der Regel hinterher als wohltuend und belebend erlebt. Es scheint so zu sein, dass durch das Unterlaufen oder Durchbrechen von Widerständen mittels der Drucktechnik eine Art Ich-Überschwemmung einsetzt, die jedoch – zumindest kurz- und mittelfristig – einen positiven therapeutischen Effekt bewirkt: »Es passiert viel«, Gefühle werden wiederbelebt, die man schon lange in dieser Intensität nicht mehr wahrgenommen hatte. Die »klassische Bioenergetik« lebte geradezu von solchen Situationen, wie Koemeda-Lutz (1996) kritisch und selbstkritisch meint: Ich

> »habe festgestellt, daß bei meiner Beurteilung eigener therapeutischer Arbeit sich das Offenbaren von Gefühlen als implizites Gütekriterium etabliert hat. Psychotherapie-Stunden, in denen Patienten geweint haben oder offen ärgerlich geworden sind, in denen die Ängste von jemandem greifbar im Raum stand (...) empfand ich als »gute« Stunden« (ebend. S. 143).

In diesen Worten wird offensichtlich, dass zumindest der »klassischen Bioenergetik« ein kathartisches Therapieziel zugrunde liegt und im Sich-Ausdrücken-Können von Gefühlen der therapeutisch wirksame Faktor gesehen wird. Auch wenn sich Bioenergetiker der zweiten Generation von diesem Primat Lowens deutlich distanzieren, auch wenn einerseits klargemacht wird: »*Das Wort bleibt das primäre Medium des therapeutischen Prozesses*« (Stoxreiter, 2001, S. 32, Hervorh. P. G.), so finden sich dennoch Anzeichen eines Glaubens an die Wirkung kathartischen Gefühlserlebens, wenn andererseits folgender Gedanke hervorgehoben wird: »Für die therapeutische Arbeit auf der körperlichen Ebene gilt folgende Hypothese: Alles, was sich vollständig und erschöpfend ausdrücken kann, wird sich wandeln und auflösen. Heilung geschieht, wenn Unausgedrücktes seinen umfassenden Ausdruck findet« (ebend., S. 33), wobei eingeschränkt wird, dass »diese Auffassung (...) nur für solche Klienten (gilt), die eine intakte Ich-Struktur mit ausreichend guten Ich-Funktionen aufweisen. Bei Personen mit schweren strukturellen Defiziten ist vorerst keine kathartische, sondern eine strukturaufbauende Arbeit notwendig, damit Affekte und Einsichten gehalten werden können« (ebend., S. 33). Wir möchten diesem kathartischen Prinzip gleich an dieser Stelle ein körperbezogenes Arbeiten gegenüberstellen, das eine Erweiterung der analytischen Arbeit auf die Körperebene darstellt und daher nicht auf kathartische Effekte abzielt, sondern eben analytisch-explorierende Ziele verfolgt, wobei sich Gefühlskatharsis als Nebenprodukt ereignen kann; sie ist aber nicht das eigentliche Ziel.

Sicher ist es so, dass eine affektive Involvierung in den therapeutischen Prozess wichtig ist. Die Drucktechnik zielt nicht auf den Schmerz an sich ab, sondern an Sekundäreffekte, wie Affekte, Szenen und Assoziationen, die durch den körperlichen Schmerz getriggert werden. Derartige Sekundäreffekte tauchen – wenn die Übertragungslage günstig genug ist – relativ verlässlich auf. Insofern stimmt es, dass die Drucktechnik ein machtvolles Mittel ist, um den Prozess dort voranzubringen, wo Worte enden. Wenn Worte enden, dann kann dies einerseits bedeuten, dass man in Erlebnisschichten eingedrungen ist, die nonverbaler Natur sind und mit Worten schwer erfasst werden können; es kann andererseits aber genauso gut sein, dass das gemeinsame Verstehen zum Erliegen gekommen ist, dass der therapeutische Prozess vorübergehend stagniert. Ist dies der Fall, würde ein analytisches Vorgehen eher darin bestehen, entweder geduldig abzuwarten oder sich vorsichtig tastend vorwärts zu bewegen, um den Stillstand und dessen unbewusste Bedeutung in der Beziehung zwischen Patient und Therapeut schrittweise erfassen zu können – vielleicht auch unter Anwendung experimenteller Zugangsweisen, wie z. B. szenischer Elemente. Einen therapeutischen Stillstand auf druckvolle Weise beseitigen zu wollen – und die Drucktechnik ist zweifellos eine solche, die Druck auf den Patienten ausüben soll – steht zu einem analytischen Vorgehen in einem gewissen Widerspruch.

Umgang mit Sprachlosigkeit: Aktivierung von Affekten und deren kathartischer Entladung vs. Geduld und Verstehen (auf basaler und symbolischer Ebene)

Anstatt zu sagen »wo Worte enden« (s. o.), empfehlen wir davon auszugehen, dass es Situationen gibt – in jeder Therapie – in der das Verständnis für das therapeutische Geschehen endet. Therapie ist ein dermaßen komplexes und vielschichtiges Geschehen, dass es immer wieder Situationen geben wird, in denen das Verstehen zumindest vorübergehend begrenzt ist – dies noch dazu in einem therapeutischen Ansatz, der mehrere Möglichkeiten des Vorgehens in Betracht zieht und nicht zu sehr schulengebunden ist, denn

> »die bewusste oder unbewusste Orientierung an bevorzugten Figur-Hintergrund-Organisationen kann in der klinischen Praxis auch hinderlich sein. Es ist von Vorteil, wenn sich das »selected fact«, auf das der Analytiker im Feld von Übertragung und Gegenübertragung zum Aufschluß des Verstehens wartet, über das vorbewusste Zusammenspiel mit ganz differenten, ja widersprüchlichen Hintergrundkonzepten einstellen kann« (Scharff, 2002, S. 1f.).

Dennoch wird es in aller Regel über kürzer oder länger zu einem Verstehen kommen können, wenn beide – Patient und Therapeut – zugleich genügend Geduld und genügend Engagement aufbringen. Die Anwendung einer Drucktechnik würde in gewisser Weise der analytischen Logik, auf das Sich-Einstellen gemeinsamen Verstehens zu warten bzw. daran gemeinsam zu arbeiten, widersprechen. Es ist eine andere Logik, die hier Platz greift, die mit dem Umgang mit Widerständen in Verbindung ist, eine Logik, die bereits in Reichs Charakteranalyse (1933) ansatzweise anklingt: nämlich dass Widerstände im Therapieprozess in gewisser Weise aggressiv angegangen werden sollten, dass es also darum geht, Blockaden zu beseitigen, um einen ungehinderten Fluss (im Therapiegeschehen, später: in der energetischen Zirkulation) wiederherzustellen. Diese m. W. erstmals von Reich vorgeschlagene aggressive Technik der Widerstandsanalyse steht aber in deutlichem Kontrast zu einer modernen intersubjektiven Verstehen des therapeutischen Prozesses (vgl. Stolorow e. a., 1996), das dem Umgang mit Widerständen einen völlig anderen Akzent verleiht und vor allem die unbewussten Ängste des Patienten (und des Therapeuten!) zum Fokus des Verstehens macht.

Conclusio

Man könnte ferner einwenden, dass die Wirkung einer Intervention entscheidet, ob sie angemessen war oder nicht. Die wichtigste Frage in der Therapie ist wohl immer: »Funktioniert es?« (Yalom, 1998, S. 51). Wichtig wird diese Frage dann, wenn ein Patient die Anwendung bzw. Erprobung einer Drucktechnik ausdrücklich wünscht. Tatsächlich ist dieser Einwand nicht so leicht zu entkräften, wie es zunächst scheint; er hat mehr für sich, als man zunächst annehmen würde, weil ja im Rahmen eines »offenen Settings« ein gewisses Maß an Experimentieren und Ausprobieren per definitionem inkludiert ist. Trotzdem ist nicht ein »anything goes« (vgl. Scharff, 2002, S. 32) im Sinne einer Beliebigkeit gemeint, sondern das Eingehen eines wohlüberlegten und dosierten Risikos, unter Abwägung sämtlicher Alternativen, einschließlich der Notwendigkeit auch zu überlegen, was geschieht, wenn man dem Wunsch des Patienten *nicht* folgt und die Anwendung der Drucktechnik verweigert. Diese Konstellation wird jedoch in aller Regel selten der Fall sein, in den allermeisten Fällen kommt der Vorschlag zur Drucktechnik vonseiten des Therapeuten.

Zusammenfassung

Die uns wichtigsten Aspekte möchten wir nochmals zusammenfassend hervorheben. Die Anwendung von Drucktechniken in Kombination mit der Stopregel unterscheidet unserer Meinung nach nicht klar genug zwischen bewusster Absicht und unbewusster Wirkung. Die meisten von uns kennen aus eigener leidvoller Erfahrung das, was gut meinende Eltern langfristig bei uns angerichtet haben. Dieses »Gut-Meinen« scheint uns vergleichbar zu sein mit der Idee, druckvoll ins Therapiegeschehen einzugreifen. Was auf der bewussten Ebene Ausdruck von Engagement des Therapeuten und Mut zum Einlassen aufseiten des Klienten ist, kann auf unbewusster Ebene eine Vielzahl destruktiver, unüberschaubarer und schwer analysierbarer Komplikationen bewirken. Im psychoanalytischen Denken gehen wir von einer Eigendynamik in der Regulierung regressiven Geschehens aus. Der Patient lässt sich gegenwärtig gerade so weit ein, wie es ihm seine Ängste oder sein Über-Ich ermöglichen. Die »Stops«, die er setzt, erfolgen unbewusst, und genau um die Analyse dieser unbewussten »Stops« geht es in einem analytischen Prozess. Sich an einem bewussten »Stop« des Patienten zu orientieren käme aus analytischer Sicht dem Versuch gleich, einen schon längst entgleisten Zug durch einen Prellbock aufhalten zu wollen. Wieder läuft unser Argument auf eine andere, auf eine weitreichendere Einschätzung unbewusster Prozesse hinaus, als sie einem Vorgehen zugrunde liegt, das sich an bewussten Entscheidung und Abgrenzungen des Patienten orientiert und sein Vorgehen an bewussten »Jas« und »Neins« des Patienten orientiert. Auch wenn die gewählte Technik noch so machtvoll sein kann, folgt sie doch einem anderen Verstehen bewusster und unbewusster Logiken. Die inhärente Fiktion besteht in einem Abgeben einer Art von Eigenverantwortlichkeit an den Patienten, die ihm letztlich eine Bürde überträgt, die er aufgrund des regressiven Charakters einer gut laufenden Psychotherapie nicht tragen kann, vergleichbar damit, dass Kinder verschiedener Altersstufen in aller Regel nicht Entscheidungen übernehmen können, die ihre Eltern angehen. Die Anwendung von Drucktechniken birgt insgesamt so viele komplizierende Momente, dass in aller Regel einer Alternative der Vorzug zu geben ist.

Nachtrag

Wie sich erst kürzlich in einer AKP-Diskussionsrunde herausstellte, gibt es offensichtlich unterschiedliche Definitionen darüber, was man unter Arbeit »an« der Übertragung und Arbeit »in« der Übertragung versteht. Hier soll meine eigene Definition klargestellt werden, auch wenn ich nicht sicher bin, ob sie der Definition des psychoanalytischen Mainstreams entspricht. Ich verstehe unter Arbeit »an« der Übertragung die Bearbeitung von Übertragungsaspekten, wenn der Fluss der therapeutischen Arbeit einer Störung unterliegt, oder auch, wenn die Erzählungen des Patienten über dritte Personen Querverbindungen zum »Hier und Jetzt« der therapeutischen Beziehung nahe legen (sog. Außer-Übertragungsanspielungen, z. B. wenn ein Patient über die Ängste seinem Chef gegenüber redet; dann kann das auf unbewusster Ebene bedeuten, dass er eigentlich seine Übertragungsängste mir gegenüber anspielt); beides kann man deutend bearbeiten – es wäre dann Arbeit »an« der Übertragung. Hingegen verstehe ich unter Arbeit »in« der Übertragung ein kontinuierliches Halten des gesamten therapeutischen Geschehens im »Hier und Jetzt«, um dabei – im Wechsel zwischen Einlassen und Reflektieren – all das, was sich zwischen uns – dem Patienten und mir als Therapeut – inszeniert, zu erspüren und schrittweise zu verstehen. Diese Arbeit »in« der Übertragung setzt nicht nur eine bestimmte Technik, sondern auch eine ausreichende Stundenfreqeuenz voraus.

Der Körper in der Psychoanalyse – Zur Entwicklung nach W. Reich

Thomas Horst Loew & Katrin Anne Fuchs

Kaum ein Thema in der Psychoanalyse ist so ambivalent besetzt wie das des Umgangs mit dem Körper. Seit Beginn des psychoanalytischen wissenschaftlichen Austauschs wurde es zigfach in unterschiedlichster Form aufgegriffen. In den letzten Jahren ist diese Diskussion – nicht zuletzt durch die Entwicklungen im Feld der Körpertherapie und der Körperpsychotherapie – nun sehr aufgelebt. Kernpunkt ist dabei eine »Psychologisierung des Körpers, der bei dieser Entwicklung wieder das Primat für alles bilde«, und nun neben dem Erleben und Verhalten eine Grundlage des Seelischen des Menschen darzustellen scheine. (Geuter 1998)

Aus der Sicht des Typus Körperpsychotherapeut, der die aktive Arbeit mit und an dem Körper des Patienten ins Zentrum seiner Bemühungen rückt, erscheinen die psychoanalytischen Behandlungen mit der Betonung des Verbalen und kognitiv Intellektuellen auf den ersten Blick wenig körperbezogen. Betrachtet man diesbezüglich die Entwicklung der Psychoanalyse, wird man feststellen, dass dies nicht immer so war.

Der Körper in der psychoanalytischen Theorie – ein historischer Abriss

Freuds ursprüngliches Behandlungskonzept war – im Gegensatz zu der gerade beschriebenen Position – geradezu körperbezogen und die direkte Körperintervention für ihn selbstverständlich. In seinen ersten Theorien setzte er den Leib mit einem Behältnis gleich, das »ein verborgenes Geheimnis« hüte, welches »durch Stimulation oder Verstärkung hervorgebracht werden« könne, wobei bei dem folgenden Beispiel die Grenze zur hypnotischen/suggestiven Technik sicher fließend ist: 1895 beschreibt er in einer Falldarstellung einer Frau mit Geruchshalluzinationen (Lucy R.), dass er, immer wenn der Redefluss gestockt habe, der Patientin auf den Kopf gedrückt habe mit den Worten: »Wenn ich loslasse, fällt ihnen was ein!« Erst in der weiteren Entwicklung löste er sich von der körperlichen Stimulation und rückte die Übertragungsgedanken in den Vordergrund. (Bittner 1992)

Seit den Anfängen der Psychoanalyse werden Mitteilungen der Analysanden zu Körperphänomenen oder auch direkt Beobachtbares im Sinne eines technischen Zugangs einbezogen, z. B. über die formalen Elemente, die Körperkontakt beinhalten, wie die Begrüßung oder Verabschiedung, den damit verbundenen Stimmungsgehalt der Assoziationen und dann auch das Wahrnehmen von Körperlichem, bis hin zum Umfang eines passageren Symptoms im Rahmen der Analysestunde (Balint 1966).

Körperliches Geschehen und Erleben fließt auch heute noch auf vielfältige Weise sowohl in die Theorie als auch die Behandlungspraxis mit ein, wird von den Psychoanalytikern aber primär in seiner psychologischen Bedeutung wahrgenommen (Bittner 1986).

In den frühen psychoanalytischen Modellen Freuds und seiner unmittelbaren Schüler war der Körper zunächst ein sexueller Körper: Ganz im Vordergrund standen hierbei die Unterschiede zwischen Mann und Frau. Später richtet sich die Aufmerksamkeit auf *die Entwicklung* des geschlechtlichen Körpererlebens und seiner Bedeutung für den Selbstwert und die Objektbeziehungen. Das Interesse fokussiert in der Folge auf den kindlichen Körper. In einer späteren Phase richtet es sich dann ganz auf die Interaktion mit der Mutter, z. B. bei der Körperpflege, und wendet sich damit eigentlich dem Körper der Mutter zu (McDougall 1987). Freud vertritt dabei explizit die Meinung: »Das Ich ist vor allem ein körperliches.« [Freud, zit. nach Bittner, 1992 #95].

Als das Körpererleben wird der unmittelbare Ausdruck körperlicher Wahrnehmung verstanden, die dem inneren Idealbild, dem Körper-Imago, in der Regel höchstens näherungsweise entspricht (Poeck and Orgass 1967).

Ein weiteres technisches Konzept ist die »Besetzung« des Körpers im Sinne eines Selbstobjekts, d. h. einer narzisstischen. In der weiteren Entwicklung der Analyse verschiebt sich dann die eher triebtheoretisch untermauerte Perspektive in Richtung psychologische Konstrukte. Nicht mehr der Körper, sondern das Ich (die Summe der Ich-Funktionen) wird besetzt. Im Weiteren flossen dann Narzissmus-Konstrukt und Selbst- Konzept zusammen (Kohut, zit. nach Bittner 1992). Dieser Prozess findet seinen Niederschlag in den Begriffen des Körperbilds und des Körperselbsts (Reiff 1988).

Aktuellere Autoren, wie Matthias Hirsch, sehen den Körper eher in seiner Kommunikationsfunktion besonders den Körperausdruck, daneben die Themenfelder wie die Beziehung zwischen dem Körper, dem Ich und dem Gesamtselbst im Sinne eines Entwicklungsmodells. Dieses geht von einer Differenzierung des Selbst aus einem ungetrennt psychophysischen Stadium, in dem affektives und körperliches Erleben nicht unterschieden werden aus, später entwickelt es sich in Richtung der Auftrennung des Körpererlebens vom psychischen Erleben, das zeitlich parallel zum Erkennen und Abgrenzen äußerer Objekte zu beobachten ist. Im nächsten Schritt würde dann die Bildung einer Repräsentanz des integrierten Gesamtselbst, in dem psychischen und körperliches Selbst zwar getrennt, aber doch auch verbunden sind, vollzogen. (Hirsch 1994)

Ein besonders wichtiges modernes Thema ist der beschädigte oder kranke Körper in der therapeutischen Beziehung, der im Therapeuten eher Gefühle von Betroffenheit, Helfenwollen und vor Schaden bewahren wollen auslösen kann und auf der anderen Seite aber auch Wut, Aversion, Kränkung. Ein wichtiger Abwehrmechanismus, den der Patient hier einsetzt, ist die projektive Identifikation, die der Patient selbst nicht spüren kann, wohl aber der Therapeut. Auch das Phänomen der Dissoziation von negativen Affekten oder deren Verschiebung ins Körperliche, die unterschiedlich starr sein kann, wäre hier anzusiedeln. Hier kommt dann letztendlich auch das Thema des Körperkontaktes ins Spiel, die im Sinne der symbolischen Gesten durchaus auch in der orthodoxen psychoanalytischen Therapie zum Einsatz kommen, wie das Handgeben oder Händeschütteln in ihrer Charakteristik oder Dauer (Hirsch 1994).

Essentials psychoanalytischer Technik

Heutzutage spielen Körpererleben und Körperfantasien eine große Rolle in psychoanalytischen Behandlungen, werden technisch aber den Grundprinzipien entsprechend behandelt, d. h. als Abwehrphänomene verstanden, also Widerstand gegen die Behandlung, als unbewusste Botschaften in der Beziehung zwischen Analysand und Analytiker auf vielfältigen Ebenen, die sowohl als Phänomene der Übertragung als auch der Gegenübertragung verstanden werden können und in spezifischen Überlegungen zur Deutungstechnik ihren Niederschlag finden.

Oder anders formuliert: Das Essenzielle psychoanalytischer Therapie ist *das Ermöglichen eines Erlebens von Interaktion auf der Beziehungsebene*, des Bewusstwerdens der Beziehungsmuster, wobei auf sehr basale Aspekte der Beziehungsgestaltung geachtet werden sollten (Mutter-Kind-Interaktion) und dann das entsprechende emotionale Durcharbeiten mit einem Gegenüber. Letzteres unter der Vorgabe, dass alles, was in der psychoanalytischen Beziehung passiert, Ausdruck der Übertragungskonstellierung ist (Balint 1966). In der Folge führt dies zu einer Reorganisation der inneren verfügbaren Beziehungsmuster. Der interaktionelle Blickwinkel erlaubt es, in der aktuellen Beziehung tiefer verwurzelte Verzerrungen wahrzunehmen, die unter Nutzung der Übertragungs-/Gegenübertragungsaspekte in der Beziehung bewusst werden können.

Ein weiteres wichtiges psychoanalytisches Prinzip die *Abstinenzregel.* Sie beschreibt die Grundhaltung des Psychoanalytikers, von sich als Person möglichst wenig preiszugeben, um möglichst viele unterschiedliche Projektionen zu ermöglichen. Sie beschreibt neben der Grundregel der freien Assoziation vielleicht das zentrale Paradigma psychoanalytischer Behandlungen. Damit ist implizit verknüpft, dass ein Psychoanalytiker die Patienten körperlich nicht berührt, da die direkte Berührung aus psychoanalytischer Sicht im wahrsten Sinne des Wortes viel anrührt: Alte Traumata können aktualisiert werden und die unbewusste Interaktion wird durch die emotionalen Komponenten, die die Berührung auslöst, manipuliert und kann damit als Handlungs- und Kontaktverbot verstanden werden (Bauriedl 1998). Aus diesem Denken heraus wird verständlich, dass die Körperpsychotherapie, die die konkrete Berührung beinhaltet oder den intellektuellen, selbstreflexiven Anteil in den Hintergrund oder das forcierte Erleben in den Vordergrund rückt, von orthodoxen Psychoanalytikerinnen und Psychoanalytikern massiv kritisiert wird. Das traditionelle Berührungsverbot in der Analyse ist nicht nur, aber auch, abgeleitet aus dem hippokratischen Eid heraus, dass nur die Verpflichtung zur sexuellen Abstinenz dem Patienten gegenüber die Offenheit, die notwendig ist und das Verbot der sexuellen Handlung, die das Zurverfügungstellen des Körpers zur Diagnostik und das offene Berichten erlaubt. Bei der analytischen Therapie kommt dazu, in der Übertragung, möglicherweise auch im Sinne einer Übertragungsliebe, das Aussprechen auch der intimsten Gedanken, z. B. um Bedürfnisse zu äußern, zu ermöglichen. Diese Grundhaltung brachte es auch mit sich, dass ärztliche Psychoanalytiker ihre Patienten auch nicht mehr körperlich untersuchten, zeitweise auch jede körperliche Berührung mit den Patienten vermieden (Kind 1985).

Bei der Bewertung der Angebote spielt das Setting – Einzeln oder in der Gruppe – aus psychoanalytischer Sicht eine zentrale Rolle. Gruppenangebote wären die konzentrative Bewegungstherapie oder die Feldenkrais-Methode: Da der Rahmen weniger Intimität zulässt und die Angebote weniger direkt sind, kaum konkrete Berührung beinhalten, nähmen die Übertragungs- und Gegenübertragungsvorgänge ab; Patienten sollte es in diesem Setting leichter fallen, die zuträgliche Distanz aufrecht erhalten zu können (Kind 1985).

Technischer Umgang mit Körperphänomenen in der Psychoanalyse

Es lassen sich drei grundsätzlich unterscheidbare Vorgehensweisen von einander abgrenzen:

1. Umgang mit Körperthemen, die versprachlicht werden,
2. Körperphänomene beim Patienten und
3. die Körpergegenübertragung.

Körperthemen

Sprachlich werden Körperthemen, wie Körperrauminhalte, z. B. Fäkalien oder Körperteile, die in der Darstellung oft wie tot wirken, Thema. Klinisch imponiert, dass derart abgespaltenen Körperteile oft negativ besetzt werden. Körperöffnungen können beispielsweise hinleiten zum Themenkomplex fehlende Abgrenzung, Verschmelzung (Müller-Braunschweig 1991). Ähnlich kann auch mit berichteten Sinneswahrnehmungen umgegangen werden. In der Konsequenz handelt es sich also um die Darstellung von Beziehungsstörungen. Eine technisch interessante Möglichkeit sind die Fantasiewelten, die sich über die Körpermitteilungen eröffnen (Plassmann 1996).

Körpergegenübertragung

Grundlage des hypothetischen Wirkmodells ist die Annahme, dass die Mitteilungen von Körpererleben im Sinne der Signaltheorie als vorverbale Erfahrungen verstanden werden können, die über den Brückenschlag von leiblichen Interventionen zu einer leibhaften Sprache und letztendlich zu einer Symbolisierung führen können und damit unbewusstes bewusst werden lassen.

Sinnvoll erscheint es dabei, eine *habituelle* von einer *situativen Körpersprache* zu unterscheiden (Herdieckerhoff 1985; 1986).

Die der Ichpsychologie nachfolgende modernere Theorie der Psychoanalyse ist begründet in dem Konzept der Selbst- und Objektrepräsentanzen und deren Beziehungen untereinander. Die jeweils möglichen Selbst-/Objektbeziehungen sind die Grundlagen der Übertragung oder induzieren Abwehrphänomene. Auf der körperlichen Ebene kommt es in der Konsequenz zu einer Art *paradoxen Stimulierung* des anwesenden Objektes, z. B. des Therapeuten, im Sinne einer Über- oder Unterstimulation, die dieser in der Gegenübertragung wahrnehmen kann. (Herdieckerhoff 1985).

Vorstellbar sind Phänomene, die auf einer Selbstregulierung der durch die Übertragung ausgelösten Selbst-Objekt-Beziehungs-Niederschläge auf der emotionalen respektive emotional-äquivalenten oder korrelativen sensorischen respektive vegetativen Ebene angesiedelt sind (Blankenburg 1983).

Ein Body-»Talk« wäre die körperempathische Antwort auf das unmittelbare Angebot im Sinne einer körperlich-sprachlichen Akzentuierung der verbalen und nonverbalen Botschaften, im Sinne eines situativen Aspekts.

Habituell können wir von einer »Body-Language« sprechen. Sie umfasst die jeweiligen spezifisch sensorisch-vegegativen Äußerungen des Körpers auf Beziehungsangebote, bzw. deren psychosomatische Abwehr.

Spezifische Deutungstechnik

Die Umsetzung dieser Erfahrungen könnten nach Plassmann nach folgendem Konzept geschehen: Diese »Deutungen zweiter Ordnung« sind demnach Prozessdeutungen, die sich über Körperthemen einführen lassen, wobei hier z. B. die Wahl und den Wechsel der Kleidung über den Verlauf einer Therapie oder auch so unmittelbare Erfahrungen, wie beispielsweise der Körpergeruch oder die Wahl des Parfums oder deren Änderungen durchaus mit einbezogen werden können.

Ein Ansatz dabei ist, Körpersymptome, die als Widerstand gedeutet werden, im Kontext der Beziehungsentwicklung zuzuordnen: Hand, Nacken, distale Gelenke, Bewegungen der Augäpfel, Bilder, Gefühle haben dabei unterschiedliche Bedeutungen.

Bei Körperphänomenen ist auch die zeitliche Zuordnung interessant, die sich zwar immer im hier und jetzt realisiert, aber durchaus auch eine »ex post« Bedeutung haben kann.

Vogt kritisiert eine zu wenig reflektierte Wahrnehmung der Gegenübertragung und agierende Umsetzung der Impulse durch den Therapeuten, der in manchen Schilderungen von Therapieprozessen eher dem Patienten »vorläuft« an Stelle »ihm langsam nachzugehen« und zur Reflexion zu ermuntern. Eine therapeutische Technik kann die Einbeziehung von Objekten in die Patient-Therapeut-Interaktion sein, die zwar eine Übertragungsverschiebung bedeuten kann, eine Erweiterung des Übertragungsrahmens und der Übertragungskonstellation, aber auch eine Erweiterung des Spektrums und damit ein eleganteres Umgehen mit der Auflösung von Widerständen (Vogt 2002).

Wie sieht die Zukunft der Psychoanalyse aus?

Das aktuelle psychoanalytische Lager ist mindestens zwiegespalten: Neben der beschriebenen, das Wort in den Vordergrund setzenden Fraktion, existiert auch eine ganz aktive, die der Körperintervention, insbesondere der Bewegung, dem Szenischen und der Arbeit mit den Empfindungen einen großen Stellenwert beimisst und die Erkenntnisse der Entwicklungspsychologie, der Säuglingsforschung, der pränatalen Psychologie und der klinischen Erfahrung der Körperpsychotherapie integriert (Geißler 1998). Hier wird sich in Zukunft noch einiges entwickeln und hoffentlich gegenseitig befruchten.

Thomas Horst Loew, Facharzt für Psychosomatische Medizin und Psychotherapie, Psychiater, Psychoanalytiker und Körperpsychotherapeut (Funktionelle Entspannung), lehrt als Universitätsprofessor an der Universität Regensburg.
Adresse: Schwerpunkt Psychosomatik
Medizinische Klinik II
Klinikum der Universität Regensburg
Franz-Josef-Strauß-Allee 11
93053 Regensburg
E-mail: thomas.loew@klinik.uni-regensburg.de

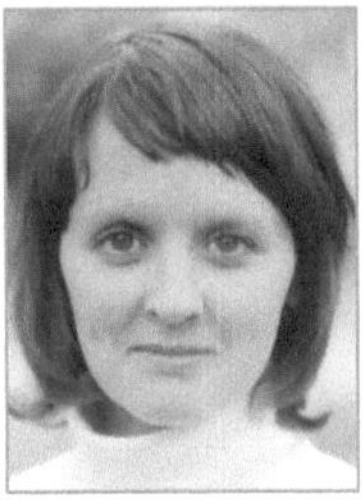

Katrin Anne Fuchs, Dipl. psych., Psychologin und wissenschaftliche Mitarbeiterin von Prof. Loew
Adresse und E-mail s. o.

Erste Überlegungen zu einer erweiterten Selbst-Psychologie: Intersubjektives Feld, Vitalitätskonturen, präsentisches Verstehen und »Now-moments«

Peter Geißler

Dieser Aufsatz wurde als Arbeitspapier im Februar 2002 verfasst.

1.

Für den selbstpsychologischen Ansatz ist das »intersubjektive Feld« charakteristisch. Nach selbstpsychologischer Auffassung konstituieren Klient und Therapeut gemeinsam ein »intersubjektives Feld«, an dem sie gleichberechtigt teilhaben. »Was gesagt wird oder nicht gesagt wird, was geschieht oder nicht geschieht, alles ist eingebunden in ein intersubjektives System« (Stolorow et al. 1996, S. 5). Nicht nur die Wirksamkeit psychoanalytischer Behandlung, sondern auch deren Reichweite soll auf diese Weise wesentlich erweitert werden.

Aber nicht nur ein wachsendes Interesse für das intersubjektive Feld ist unter dem Einfluss vor allem der Säuglings- und Kleinkindforschung der letzten zwanzig Jahre zu verzeichnen. Auch die Dimensionen »Körper« und »Handlung« werden für eine moderne Psychoanalyse zunehmend interessant. Nicht umsonst bürgert sich seit einigen Jahren der Begriff »Enactment« mehr und mehr in den psychoanalytischen Sprachgebrauch ein und löst das früher vielfach verwendete und negativ getönte »Agieren« sukzessive ab.

War Agieren einstmals automatisch mit Abwehr und Widerstand verbunden, so rückt zunehmend mehr der kommunikative Aspekt des Handels in den Mittelpunkt der Betrachtung. In diesem überwiegend unbewussten und nonverbalen Handeln »werden vielfach Erlebnisse wiederholt, die nun, in der Beziehung zum Therapeuten, eine *szenische* Form finden und sich in einer relativ umgrenzten Handlungs- und Erlebniseinheit inszenieren« (Müller-Braunschweig 2001, S. 11).

Allerdings geht es in der Psychoanalyse in der Regel noch immer um ein Handeln, *»das nicht bewusst und aktiv durch den Therapeuten angeregt wird (...)* sondern im Verlauf des analytischen Prozesses »entsteht« und *dann* beachtet und evtl. verbalisiert wird« (ebend. S. 10). Nimmt man jedoch die beiden

Dimensionen »intersubjektives Feld« und »Integration kommunikativer Aspekte auf körperlich-nichtsprachlicher Ebene« im Rahmen eines psychoanalytischen Prozesses ernst, entstehen neue Formen eines viel selbstverständlicheren Umgangs mit dem Körper, die das Körpererleben, den Körperausdruck aber auch die Dimension des Handlungsdialoges betreffen. Davon soll in diesem Beitrag die Rede sein.

2.

Zentral für die selbstpsychologische Theorie sind die Begriffe »Selbst« und »Selbsterleben«. Um den selbstpsychologischen Ansatz um die Dimension des Körpers und der Handlung zu erweitern, bedarf es einer dafür geeigneten Definition des Selbst. In einer solchen Definition des Selbst sollte der Aspekt der **Aktivitäten** des Selbst explizit enthalten sein, um auf diese Weise eine künstliche Trennung zwischen Handlung und Nicht-Handlung, die im Allgemeinen charakteristisch für die psychoanalytische Auffassung ist, zu vermeiden. Denken, Reflektieren und Verbalisieren werden der üblichen psychoanalytischen Auffassung zufolge nicht als Handlungen im engeren Sinn verstanden. Bei aller heute vielfach selbstverständlichen Beachtung der nonverbalen Kommunikation und Interaktion zwischen Patient und Therapeut sind diese Faktoren doch noch ausschlaggebend dafür, warum Psychoanalytiker vielfach ein Unbehagen spüren, wenn es um konkretes, vom Patienten *und/oder* Therapeuten angeregtes Handeln im psychoanalytischen Setting gehen könnte.

Stolorow et al. (1996) definieren das Selbst in folgender Weise:

> »Das Selbst (...) ist eine innere seelische Struktur, durch die das Selbsterleben Kohärenz und Kontinuität erfährt und kraft derer das Selbsterleben seine charakteristische Form und dauerhafte Organisation annimmt. Wir fanden es wichtig, **zwischen dem Konzept des Selbst als seelischer Struktur und dem Konzept der Person als ein sich erlebendes Subjekt und Verursacher seiner Handlungen scharf zu unterscheiden**. Während das Selbst-als-Struktur tatsächlich in den Bereich psychoanalytischer Forschung fällt, liegt der ontologische Begriff der Person-als-Handelnde unserer Ansicht nach jenseits dieses Bereichs« (Stolorow 1996, S. 34).

Eine solche Definition des Selbst erscheint wenig geeignet, die Handlungsdimension in ein um diese erweitertes Vorgehen mit einzubeziehen, weil in diesem Verständnis des Selbst die Dichotomisierung eines erlebenden und eines handelnden Selbst qua definitionem eher noch zementiert wird. Das

Selbst als Initiator von Handlungen ist nach der Auffassung Stolorows durch unscharfe Begriffe wie Persönlichkeit und Charakter erfasst, hingegen meine das Selbst in einem engeren Sinn nur ein solches, »das sich auf die Struktur des Selbsterlebens bezieht« (ebend. S. 34). Körperliche und körpernahe Prozesse wie körperliches Ausdrucksverhalten, körperliche Bewegungen und körperliche Haltungen oder Lautäußerungen würden in diese Definition nur so weit hineinfallen, als sie den Aspekt des Erlebens betreffen, nicht aber deren aktiv-initiierten Anteil. Wir brauchen daher eine andere Selbst-Definition, die Aktivitäten des Selbst theoretisch und praxeologisch besser erfassen kann, anstatt scharf zwischen einem »Selbst als Struktur« und einem »Selbst als sich erlebendes Subjekt und Verursacher von Handlungen« zu trennen.

Nützlich für unsere Zwecke scheint uns eine Definition Daniel Sterns zu sein. Für ihn ist das Selbst

> »ein invariantes Gewahrseinsmuster, das nur anlässlich der Aktivitäten oder psychischen Vorgänge des Säuglings zum Vorschein kommt (...) Es ist das organisierende, subjektive Erleben dessen, was wir später verbal als das »Selbst« bezeichnen (...) Dieses organisierende subjektive Erleben ist das präverbale, existentielle Pendant zu einem objektivierenden, selbstreflexiven, verbalisierenden Selbst« (Stern 1992, S. 20).

In dieser Definition ist der Aspekt der **Aktivitäten** (in diesem Falle des Säuglings) und damit körperlicher Prozesse, Verhaltensweisen und Handlungen – Heisterkamp (1993) nennt sie alle zusammen **Selbstbewegungen und leibliche Selbstartikulationen** – integraler Bestandteil einer Selbstdefinition, womit sich diese allgemeine Konzeptualisierung des Selbst als Arbeitsdefinition für unsere Zwecke gut zu eignen scheint.

3.

Ein rudimentäres Selbsterleben existiert wahrscheinlich schon in der vorgeburtlichen Lebensperiode. Sicher ist, dass Selbsterleben in einer präreflexiven Form bedeutend früher existiert als Selbstbewusstheit und Sprache. Letztere wirken zu einem späteren Zeitpunkt auf präverbales, existenzielles Selbsterleben und auf Selbstempfindungen ein und »lassen so nicht nur erkennen, dass sie nach wie vor Bestand haben, sondern wandelt sie auch in neue Erfahrungen um« (Stern 1992, S. 19). Zu frühen Vorformen des Selbsterlebens, deren wichtigster Bestandteil sowohl körperliches als auch affektives Erleben darstellt, gesellen sich im Laufe der kindlichen Entwicklung zusätzlich körper- und affektfernere Erlebensweisen. Trotzdem bilden die ursprünglichen Vorformen des Selbsterlebens den Grundstock unserer Erfahrung von uns selbst, sie sind das »basale Urgestein der Erfahrung« (Stern 1992).

Frühe Vorformen des Selbsterlebens gründen sich sowohl auf das Resultat von Lernvorgängen, Integrationsleistungen und Entwicklungssprüngen als auch auf deren Prozess selbst.

> »Das Auftauchen von Organisation ist nichts anderes als eine Form des Lernens (...) Der Säugling macht viele einzelne Erfahrungen, die für ihn vielleicht von herrlicher Klarheit und Lebendigkeit sind (...) Werden die mannigfaltigen Erlebnisse nun auf irgendeine Weise gekoppelt (...) so erlebt der Säugling das Auftauchen von Organisation« (Stern 1992, S. 72f.).

Und

> »die erste Organisation (...) betrifft den Körper: seine Kohärenz, seine Handlungen, Gefühlszustände und die Erinnerung an all dies (...) Unmittelbar zuvor jedoch ist die Bezugsorganisation für ein Selbstempfinden noch im Entstehen begriffen (...) sie taucht auf. Das Empfinden eines auftauchenden Selbst betrifft also den Prozeß und das Resultat einer sich entwickelnden Organisation. Es umfaßt das Kennenlernen der Beziehungen zwischen den sensorischen Erlebnissen des Säuglings. Aber darum geht es im Grunde bei allen Lernprozessen. Das Lernen dient sicherlich nicht allein dem Zweck, ein Selbstempfinden zu entwickeln; aber ein Selbstempfinden wird eines der vielen wichtigen Nebenprodukte der allgemeinen Lernfähigkeit sein« (Stern 1992, S. 73).

4.

Welche Rolle spielen die Affekte in all diesen Überlegungen? Stolorow et al. (1996, S. 93ff.) machen im Rahmen ihrer Kritik an der Kohut'schen Sichtweise der Selbstobjekt-Funktion deutlich, dass die Integration der Affekte in die Selbststruktur zentral wichtig ist. »Wir nehmen an, dass Selbstobjekt-Funktionen grundsätzlich zur Integration von *Affekten* in die Selbstorganisation beitragen und daß das Bedürfnis nach Selbstobjekt-Bindungen ganz wesentlich zum Bedürfnis nach empathischen, positiven Reaktionen auf affektive Zustände in allen Phasen des Lebenszyklus gehört« (ebend. S. 93).

Denn das Selbst ist eine Organisationsform von Erleben. »Das Selbst ist von dieser Warte aus betrachtet eine seelische Struktur, durch die das Selbsterleben Kohärenz und Kontinuität bezieht und aufgrund dessen es seine charakteristische Form und dauerhafte Organisation annimmt« (ebend. S. 93). Die Affektivität spielt dabei eine zentrale Rolle, für Stern (1992) ist sie eine »Selbst-Konstante«, die zur Entwicklung des Gefühls eines Kern-Selbst während der ersten fünf Lebensmonate beiträgt. Außerdem sei »interpersonale Affektivität« der intensivste Ausdruck intersubjektiver Bezogenheit. Interpersonale Affektivität lege Form und Ausmaß desjenigen Teils der inneren Welt fest, das das Kind zu teilen vermag (Stolorow et al. 1996, S. 94).

Affekte sind Organisatoren des Selbsterlebens während der ganzen Entwicklung (ebend. S. 94), sofern sie positiv konnotiert werden und auf eine haltende Reaktion durch die Sorgepersonen treffen. Ist das nicht gewährleistet, droht Selbstfragmentierung, und es werden Schutzmechanismen gegen Affekte notwendig, um die Integrität einer zerbrechlichen Selbststruktur zu bewahren (ebend. S. 95). Daraus ist zu folgern, »daß sich Selbstobjekt-Funktionen in grundlegender Weise auf die affektive Dimension des Selbsterlebens beziehen und daß das Bedürfnis nach Selbstobjekt-Bindungen dem Bedürfnis nach spezifischen, notwendigen Reaktionen auf unterschiedliche Affektzustände während der ganzen Entwicklung entspricht« (ebend. S. 95).

Der Umgang der Pflegepersonen mit Affekten des Säuglings ist entscheidend dafür, ob eine künftige Verwendung von Affekten als Selbstsignal gelingt oder misslingt. Die Eltern müssen fähig sein, affektmodulierend zu wirken, um Spitzenaffekte des Kindes abzupuffern. »Diese Modulierung und Eindämmung der Affekte ermöglicht erst ihre Nutzung als Selbstsignal, statt in traumatischer Weise die Kontinuität des Selbsterlebens zu unterbrechen« (ebend. S. 100). Und: »Wenn die Sorgeperson in der Lage ist, diese wichtige Selbstobjekt-Funktion durch Nutzung ihrer eigenen affektsignalisierenden Fähigkeit vorzuleben, tritt ein Internalisierungsprozeß ein, der in der Fähigkeit des Kindes gipfelt, seine eigenen emotionalen Reaktionen als Selbstsignale zu nutzen« (ebend. S. 100).

Wichtig scheint uns hier der zusätzliche Hinweis zu sein, dass für den Vorgang der erfolgreichen Modulierung von Affekten, sei es nun in der frühen Säuglings-Eltern-Interaktion oder aber im therapeutischen Geschehen, ein Gewahrsein für körpersprachliche Elemente ungemein wichtig ist. Dieses Gewahrsein der eigenen Körperlichkeit, diese Aufmerksamkeit für nicht-sprachliche Kommunikations- und Zugangsformen zum Säugling vs. Patienten, schließt aus unserer Sicht Aspekte von Handlung, Bewegung und körperlicher Präsenz, z. B. körperlichenHalt, ganz selbstverständlich mit ein, weil erst dann – jedenfalls in bestimmten Situationen – eine wirksame Affektregulierung möglich ist. »So ist eine gewisse rudimentäre Fähigkeit, Affekte als Selbstsignale zu nutzen, ein wichtiger Bestandteil der Fähigkeit, auftauchende, störende

Gefühle zu tolerieren. Ohne solche selbstsignalisierenden Fähigkeiten tendieren Affekte dazu, traumatische Zustände anzukündigen« (ebend. S. 100).

Sind Schutzmaßnahmen notwendig, werden Sektoren des kindlichen Erlebens abgeschnitten.

> »In solchen Fällen bewirkt das Auftauchen von Affekten oft schmerzhafte Scham und Selbsthaß, die ursprünglich durch das Fehlen positiver, bestätigender Reaktionen auf die Gefühle des Kindes entstanden sind. Emotionalität wird dabei als einsamer und unannehmbarer Zustand erlebt, Zeichen eines verhaßten Defekts innerhalb des Selbst, der irgendwo ausgelöscht werden muß« (ebend. S. 101).

Wir sind nun an einem heiklen Punkt angelangt, nämlich beim Übergang vom nonverbal-kommunikativen zum verbal-sprachlichen Austausch und dessen Bedeutung für die Selbststruktur. Wenn das Kind sprechen lernt, sind, so Stolorow et al., empathisch abgestimmte sprachliche Artikulationen wichtig. Ihre Bedeutung besteht »nicht nur darin, dass sie dem Kind helfen, seine Gefühle in Worten auszudrücken. Viel grundlegender erleichtert sie die allmähliche Integration von Affektzuständen in *kognitiv-affektive Schemata* – seelische Strukturen, die umgekehrt wieder entscheidend zur Organisation und Konsolidierung des Selbst beitragen. Die sprachlichen Artikulationen der Eltern, welche die anfänglich körperlich erlebten Affekte betreffen, dienen damit also einer vitalen Selbstobjekt-Funktion, indem sie die Strukturierung des Selbsterlebens fördern« (ebend. S. 101). Noch mehr: »Das Fortbestehen psychosomatischer Zustände und Funktionsstörungen bei Erwachsenen kann man unter diesem Aspekt als Überbleibsel solcher Blockierungen der affektiven und der Selbstentwicklung sehen« (ebend. S. 102).

Diese Argumentation scheint uns in dieser Form unvollständig und auch einseitig zu sein. Denn obwohl es richtig ist, dass mit dem Gewinn der verbalen Sprache das Selbsterleben auf neue Weise strukturiert und ganz entscheidend bereichert wird, so gilt gleichzeitig auch, dass mit dem Hervortreten der Sprache als neue Domäne im Vordergrund der Bewusstheit der mögliche Preis, der mit dieser neuen Entwicklung einhergeht, nicht bedacht wird. Wir verweisen hier auf die exzellente Argumentation Daniel Sterns (1992, S. 247ff), der hervorhebt, wie sehr durch die kategorisierende Wirkung der Worte und der Sprache die Ganzheitlichkeit des nonverbalen Erlebens aufgebrochen oder sogar zerstört werden kann. Wir finden es außerdem für nicht zufällig, dass Stolorow et al. in psychoanalytischer Manier nun von *kognitiv-affektiven Schemata* sprechen und dadurch »zwischen den Zeilen« zum Ausdruck bringen, dass ihnen das motorische Substrat dieser Schemata nicht mehr vorrangig wichtig erscheint. Unserer Auffassung nach ist es aber entscheidend, die grundlegende Verbindung von

Kognition, Affekt und Motorik immer im Auge zu behalten und nach Möglichkeit auch begrifflich auszudrücken. So gesehen können im Erwachsenenleben auftretende psychosomatische Symptome auch als lärmender Versuch verstanden werden, die früh misslungene Erhaltung der Ganzheitlichkeit des Erlebens nachhaltig in den Fokus unserer Aufmerksamkeit zu bringen, wenn auch in deformierter Art und Weise. Psychosomatische Symptome sind aus dieser Sicht ein kreativer Versuch, die Ganzheitlichkeit des Erlebens zumindest in bestimmten Aspekten zu erhalten.

5.

Körperliche Prozesse sind früh in einen dialogischen Austausch zwischen dem Säugling und seinen elterlichen Bezugspersonen eingebunden. Stern nennt diese Art des Erlebens, die unmittelbar aus der Begegnung mit Menschen hervorgeht, *Vitalitätsaffekte* (Stern 1992) bzw. in einer späteren Diktion *Vitalitätskonturen* (Stern 1998). Vitalitätsaffekte bzw. -konturen sind »schwerbestimmbare Qualitäten« (Stern 1992, S. 83), die sich am ehesten mit »dynamischen, kinetischen Begriffen (wie)... »aufwallend«, »verblassend«, »flüchtig«, »explosionsartig«, »anschwellend«, »abklingend«, »berstend«, »sich hinziehend« usw.« (ebend., S. 83) beschreiben lassen. Wir erleben diese Vitalitätsaffekte bei uns selbst und bei anderen Menschen, wenn wir ihnen in Kontakt sind, unentwegt, wenn auch in der Regel nicht auf bewusster Ebene. Doch lösen sie zumindest unbewusst eine bestimmte Art des Fühlens und damit des Selbsterlebens aus. Im Gegensatz zu kategorialen Affekten, die kommen und wieder gehen, sind Vitalitätsaffekte ubiquitäre Begleiter und Verursacher des Selbsterlebens und betreffen alle elementaren Vorgänge des Lebens, wie »Atmen, Hungrigwerden, Ausscheidungsprozesse, Einschlafen und Aufwachen oder Kommen und Gehen von Emotionen und Gedanken« (Stern 1992, S. 84). »Die unterschiedlichen Arten des Fühlens, die durch diese lebenswichtigen Vorgänge ausgelöst werden, wirken die meiste Zeit auf den Organismus ein. Ihnen können wir uns nicht entziehen, ob sie uns nun bewusst sind oder nicht« (ebend., S. 84).

Wir wissen mittlerweile, dass schon Säuglinge während der Domäne des auftauchenden Selbsterlebens Vitalitätsaffekte von sich selbst und von anderen Personen wahrnehmen (Stern 1992, S. 71ff). Vitalitätsaffekte sind besonders im Zuge elterlicher Verhaltensweisen, wie pflegerische Handlungen, für den Säugling spürbar.

> »Die einzelnen Vitalitätsaffekte können in einer Vielzahl elterlicher Handlungsweisen zum Ausdruck kommen, die keine »regulären« Affekte darstellen: in der

Art, wie die Mutter das Baby aufnimmt, wie sie die Windel auseinanderfaltet, wie sie ihr Haar oder das Haar des Babys glattstreicht, wie sie nach dem Fläschchen greift, wie sie ihre Bluse aufknöpft. Der Säugling taucht in diese »Vitalitätsgefühle« ganz und gar ein« (ebend., S. 84).

Zweifellos sind diese Vitalitätsaffekte Bestandteil des affektiven Erlebens. Sie treten in Verbindung mit kategorialen Affekten auf, aber auch ohne diese. Sie sind charakterisierbar durch einen bestimmten hedonischen Tonus und durch eine spezifische Aktivierungskontur im Sinne neuronaler Feuerungsraten in den an der Aktivierung beteiligten Muskeln und Muskelgruppen. Für den Säugling ist das Erleben von Vitalitätsaffekten wahrscheinlich ein wichtiger und sein Selbsterleben entscheidend strukturierender Teil der Selbsterfahrung. Auch wenn Vitalitätsaffekte wahrscheinlich im Laufe der sich später entwickelnden zusätzlichen Erlebensdomänen eher in den Hintergrund treten, so sind sie doch immer, wenn auch im Hintergrund, konstituierend für unsere Selbsterfahrung Zeit unseres gesamten Lebens.

Wegen der großen Bedeutung, die Vitalitätsaffekte für unser Selbsterleben zeitlebens besitzen, sind wir der Ansicht, dass körperliche Aktivierungen und leibfundierte Selbstbewegungen im Sinne von Vitalitätsaffekten integraler Bestandteil des Selbsterlebens sind und somit der Begriff der »Person-als-Handelnde« (vgl. Stolorow et al. 1996, S. 34) *im* Bereich einer psychoanalytischen Forschung liegt. Wenn der theoretische Überbau der Selbst-Psychologie auf drei Säulen ruht (Stolorow et al. 1996, S. 30), nämlich auf

der Anwendung der empathisch-introspektiven Untersuchungsmethode als definierender und begrenzender Bereich psychoanalytischer Untersuchung;
der zentralen Betonung des Primats des Selbsterlebens;
dem Begriff der Selbstobjekt-Funktion und der Selbstobjekt-Übertragung,

so scheint uns der die bisher übliche selbst-psychologische Theorie überschreitende Gedanke von großer Bedeutung zu sein, dass das Selbsterleben in seiner fundamentalsten Dimension erst dann empathisch verstehbar ist, wenn es sich in den ihm eigenen »Aggregatzuständen« (Moser 1989) ausdrücken darf. Zu bedenken ist dabei folgendes: Die beiden am frühesten sich entwickelnden Bereiche des Erlebens sind das »auftauchende Selbsterleben« und das »Kern-Selbst-Erleben« (Stern 1992). Beiden Formen des Erlebens bzw. Empfindens ist gemeinsam, dass sie ganz wesentlich auf den Bereich körperlicher Austauschvorgänge und eigener Körperwahrnehmungen fokussiert sind. Sie bilden gemeinsam lebenslang das »basale Urgestein« unserer Erfahrung, bleiben als solche aber die meiste Zeit unbemerkt im Hintergrund, während unsere bewusste Aufmerksamkeit auf andere Lebensthemen gerichtet ist. Jedoch halten wir es aufgrund ihrer basalen Bedeutsamkeit für konsequent, den auf basalen Wahrnehmungen fußenden Körperprozessen sowohl in theoretischer als auch praxeologischer Hinsicht Rechnung zu tragen.

6.

Zwei weitere Fragen sind in diesem Zusammenhang von Interesse. 1. Wie kann man sich die Entwicklung des Selbsterlebens des Menschen entwicklungsgeschichtlich vorstellen? Gibt es hier, wie in der Freud'schen Vorstellung der psychosexuellen Entwicklung, nacheinander folgende Entwicklungsphasen, die einander ablösen? 2. Muss man in der therapeutischen Praxis weiterhin davon ausgehen, dass konflikthafte oder defizitäre Entwicklungen in früheren Lebensphasen auf dem Wege der Regression innerhalb der therapeutischen Beziehung zwischen Patient und Analytiker reaktivierbar und behandelbar sind?

Unsere Position lehnt sich diesbezüglich an die bahnbrechende Arbeit von Daniel Stern an. Stern (1991, 1992) beschreibt fünf »Domänen« des Selbsterlebens (Kurzfassung bzw. überblickshafte Darstellung in Geißler, 2001a, S. 145ff):

- die Domäne des auftauchenden Selbsterlebens
- die Domäne des Kern-Selbsterlebens
- die Domäne des intersubjektiven Selbsterlebens
- die Domäne des verbalen Selbsterlebens
- die Domäne des narrativen Selbsterlebens

Diese Domänen des Selbsterlebens tauchen entwicklungsgeschichtlich zwar in einer vorgegebenen, angeborenen Reihenfolge auf – die Domäne des auftauchenden Selbsterlebens ab der Geburt, die Domäne des Kern-Selbsterlebens ab dem 3. Lebensmonat, die Domäne des intersubjektiven Selbsterlebens ab dem 7. Lebensmonat, die Domäne des verbalen Selbsterlebens ab dem 15. Lebensmonat und die Domäne des narrativen Selbsterlebens ab dem 3. Lebensjahr. Es handelt sich bei diesem Modell von Domänen des Selbsterlebens jedoch **nicht** um ein Phasenmodell, auch wenn sich die einzelnen Domänen in zeitlicher Reihenfolge hintereinander entwickeln. Sie bleiben jedoch als Domänen des Selbsterlebens lebenslang bestehen, sind grundsätzlich lebenslang differenzierungsfähig, und jede Domäne baut auf den vorhergehenden auf. Die Domäne des auftauchendes Selbsterlebens baut wahrscheinlich bereits auf vorgeburtlichen Erfahrungen auf, von denen wir annehmen, dass es sich dabei um früheste Vorstufen selbstorganisierender Prozesse handelt.

So sind die einzelnen Domänen des Selbsterlebens zwar ursprünglich hintereinander als organisierende Prinzipien wirksam geworden; doch keine dieser Domänen bildet sich zurück oder verschwindet, sie tritt nur in den Hintergrund der Aufmerksamkeit des Subjekts. Die konsequente Fortführung dieses Gedankens läuft darauf hinaus, dass der zeitliche Begriff der Regression als einem Zurückgehen auf der Zeitachse, für Freud der wichtigste Gesichtspunkt in seinem Regressionsverständnis, an Bedeutung verliert. Wollen wir weiterhin bestimmte, innerhalb der therapeutischen Situation zu beobachtende Prozesse als regressive Prozesse verstehen, dann wäre diese Regression mehr eine Veränderung der seelischen Organisation im Sinne eines Dominierens vom Standpunkt der Komplexität aus einfacherer Mechanismen als eine Regression als Zurückgehen auf einer Zeitachse. Und außerdem gilt: »Es gibt keinen Zweifel daran, dass archaische Modalitäten der seelischen Organisationen Erwachsener mit denjenigen korrelieren, die in den seelischen Organisationen der Kindheit gefunden werden. Gleichwohl sind diese archaischen Modalitäten nicht identisch mit den Manifestationen und Geschehnissen beim jungen Kind« (Stolorow et al. 1996, S. 49).

So hat beispielsweise auch der Autismus erwachsener schizophrener Patienten kein Gegenstück in der Kindheit. »Die Psychopathologie Erwachsener ist daher nicht genau als zeitliche Regression zu früheren normalen Phasen beschreibbar« (ebend. S. 50). Außerdem: Wenn sich herausstellt, dass der autistische Erwachsene unter einem ähnlichen Zustand leidet wie das Kind, ist der Begriff Regression nicht zutreffend, da der Zustand augenscheinlich die ganze Zeit über wirksam war.

Darüber hinaus ist der Begriff der Regression aus vielerlei anderen Gründen problematisch (vgl. dazu Geißler 2001a). Stolorow et al. (1996, S. 51) heben zwei Gesichtspunkte hervor, die die Fragwürdigkeit von Regression belegen:

> »Die Vorstellung zeitlicher Regression wird meistens im Hinblick auf die psychosexuelle Entwicklung angewandt. Diskussionen, in denen Psychopathologie als Regression auf die orale, anale, phallische oder ödipale Phase verstanden werden, setzen voraus, dass die vorherrschenden motivationalen Prioritäten des Patienten mit denen des Kindes in früheren Entwicklungsphasen identisch sind. An dieser Stelle gibt es zwei fragwürdige Annahmen. Die erste bezieht sich auf die Linearität der psychosexuellen Entwicklung, auf die Vorstellung, dass im Erwachsenen frühere Motive normalerweise zugunsten der späteren aufgegeben werden oder verschwinden. Es wird die Annahme vertreten, Reife erfordere Verzicht und solch

> ein Verzicht sei tatsächlich möglich. Das Konzept der zeitlichen Regression impliziert daher das Versagen dieser Verzichtsleistung. Die zweite fragwürdige Annahme ist, dass der Erwachsene, dessen Motive von psychosexuellen Wünschen und Konflikten beherrscht werden, sich wie ein Kind verhalte, das die entsprechenden psychosexuellen Phantasien durchläuft.«

Wir wenden uns daher sowohl gegen ein undifferenziertes Regressionsparadigma als auch gegen den Mythos des »Kindes im Patienten« ganz allgemein. Der Mythos des Kindes im Patienten geht von der simplifizierenden Annahme aus, dass ein erwachsener Zustand durch einen kindlichen ersetzt wird (ein Mythos, mit dem im übrigen so manche körperorientierte Therapien arbeiten), was man in dieser Form sicher nicht sagen kann (vgl. dazu Geißler, 2001). »Regression« und das »Kind im Patienten« werden aus unserer Sicht künftig den Stellenwert gelegentlich nützlicher Metaphern weiterhin einnehmen. Die ihnen zugrunde liegenden metapsychologischen Annahmen werden sich jedoch durch immer differenzierter werdende Beobachtungen und Beschreibungen therapeutischer Interaktionsprozesse auf der Mikroebene des Verhaltens weiterhin verändern und zu neuen und differenzierteren Konzeptbildungen führen. Erste Ansätze für solche, dem neuen Wissensstand eher angemessene Konzeptbildungen, sind durch Anwendung der Säuglingsbeobachtung auf die klinische Situation bereits im Entstehen begriffen, wie z. B. die Konzeptualisierung affektmotorischer Bindungs- und Differenzierungsschemata sowie Körperstrategien (Downing 1996, Geißler 2001b).

Für die therapeutische Praxis ergibt sich jedoch eine weitere Schwerpunktverschiebung. Gehen wir nun von fünf Domänen des Selbsterlebens aus, von denen jede jederzeit grundsätzlich aktiv ist, wenn auch nicht im Fokus der bewussten Wahrnehmung, so ist es letztlich eine Frage der Ausrichtung unserer Aufmerksamkeit, welcher der fünf Domänen wir gerade unsere Aufmerksamkeit schenken. Wir sollten sogar vielleicht mehr davon ausgehen, dass manche psychopathologische Vorgänge besser dadurch charakterisierbar sind, die Aufmerksamkeit bewusst auf einzelne Domänen des Erlebens zu richten und dort eine Weile zu halten, als durch psychodynamische Annahmen. Zusätzlich sei angedeutet, dass die Hervorhebung des Aspekts der Aufmerksamkeit im Sinne einer optimalen Fähigkeit des Oszillieren-Könnens zwischen den einzelnen Domänen des Selbsterlebens die Grundlagen für einen neuen Gesundheitsbegriff bereitstellt. Darüber hinaus hat eine solche Sichtweise, die sich bestimmte gestalttheoretische Überlegungen zunutze macht, den Vorteil, dass durch die grundsätzliche Gleichzeitigkeit aller fünf Domänen des Selbsterlebens keine Hierarchie zwischen diesen besteht und einer Gefahr von impliziten Wertungen auf theoretischer Ebene wirksam begegnet wird – Wertungen, die im traditionellen Regressionsverständnis sehr wohl noch immer eine Rolle spielen dürften.

7.

Solche Wertungen spielen, so unsere Annahme, neben anderen bereits angedeuteten Gesichtspunkten noch immer eine Rolle, warum die konsequente Einführung des Körpers und der konkreten Handlung in die Interaktion zwischen Patient und Therapeut noch immer problematisch erscheint. Sichtbar wird diese Schwierigkeit bei modernen Theoretikern, wie Streeck (2002), die trotz einer differenzierten Beachtung nonverbaler Prozesse im therapeutischen Geschehen den körperlichen Austauschvorgängen die Dimension der **Bedeutung** absprechen möchten; es handle sich dabei **nur** um beziehungsregulatorische Prozesse.

Ausgangspunkt für solche Überlegungen sind schwer gestörte Patienten mit strukturellen Störungen, bei denen die Erfahrung in Worten keinen sprachlichen Ausdruck finden kann, sondern sich unmittelbar im Handeln ausdrückt.

> »Erfahrungen sind nicht symbolisch repräsentiert, sondern als Interaktionsrepräsentanzen Teil des impliziten Gedächtnisses (...) Sie geben sich (...) in der Art und Weise zu erkennen, wie die Patienten sich selbst und wie sie ihre Umwelt *behandeln* und wie die Umwelt auf sie reagiert« (Streeck 2002, S. 5).

Die Folge ist:

> »Manchmal gerät die therapeutische Beziehung zu einem ständigen wechselseitigen *Be*handeln. Die Patienten hören das, was der Therapeut sagt, dann nicht mehr im Hinblick darauf, was die Worte inhaltlich bedeuten, sondern im Hinblick darauf, was er durch die Art, wie er sich äußert, über die Beziehung ausdrückt« (ebend. S. 5).

Auf diese Weise kann der Therapeut die beobachtende Position, die gemäß dieser Vorstellung die eigentlich wichtige ist, nicht wirklich einhalten: »Der Therapeut ist dabei nicht teilnehmender Beobachter, sondern zuerst Teilnehmer und kann erst in einem zweiten Schritt Beobachter werden... im Rückblick auf ein Geschehen, das er selbst mitgestaltet hat« (ebend. S. 5). So drängt sich folgender Schluss auf: »Weil Verhalten und Handeln gerade keine Symbole sind, müssen sie zuerst Erfahrung werden (...)« (ebend. S. 6).

Herhalten und Handeln haben keinen Symbolwert; es wird ihnen in dieser

Sichtweise die Dimension der Bedeutung aberkannt. Der therapeutische Prozess hat aus dieser Sichtweise heraus konsequenterweise darin zu bestehen, von der Erfahrung zur Bedeutung zu gelangen, vom Spüren zum Verstehen, und dies, obwohl Streeck sehr wohl einräumt: »Was für die therapeutische Situation mit Patienten mit schweren strukturellen Störungen zutrifft, dürfte grundsätzlicher gelten und ist nicht spezifisch für die therapeutische Arbeit mit diesen Patienten; es tritt hier nur deutlicher in den Vordergrund« (ebend. S. 6).

Fazit: Der Austausch nonverbaler Botschaften ist vor allem Face-to-face ununterbrochene Begleitmusik und gehört zu den Mitteln, »mit deren Hilfe die Interaktion *reguliert* wird« (ebend. S. 9). »Stellt man dies in Rechnung, lässt sich die Auffassung, dass der Psychotherapeut mehr oder weniger objektiver Beobachter der seelischen Welt des Patienten ist, nicht aufrecht erhalten. Er kann nicht neutraler Beobachter im therapeutischen Prozess sein (...)« (ebend. S. 9).

Zu betonen ist, dass sich in Streecks Argumentation sehr wohl ein Perspektivenwechsel zugunsten einer Anerkennung nonverbal-interaktiver Prozesse und eines intersubjektiven Verstehens der therapeutischen Situation zeigt. Nicht umsonst bezieht sich Streeck an einer Stelle seiner Arbeit auf Stolorow, wenn er abwägt, ob man bestimmte interaktionelle Prozesse eher als Widerstandsmanifestationen oder als Hinweise auf das ubiquitäre wechselseitige, interpersonelle Geschehen verstehen sollte (ebend. S. 12). Neigt man der zweiten Auffassung zu, dann kann der Psychotherapeut

> »über den Patienten nichts unabhängig von seiner eigenen Person und von seinem eigenen Einfluss auf sein Gegenüber erfahren. Ereignisse, die auf die Interaktion von Patient und Psychotherapeut zurückzuführen sind, bedeuten dieser Auffassung zufolge nicht, dass der therapeutische Prozess von einem idealen Verlauf abweicht, vielmehr weisen sie auf dessen konstitutiven interaktiven Charakter hin« (ebend. S. 13).

Fast könnte man meinen, Streeck sei im Begriff, den therapeutischen Raum für konkretes Handeln zu öffnen, wenn man lesen kann: Die beiden Domänen sind eng miteinander verschränkt, »sie interpretieren sich wechselseitig« (ebend. S. 14). »Die nichtsprachliche Interaktion ist gleichsam die Matrix, innerhalb derer Patient und Psychotherapeut sich ausdrücklich miteinander verständigen (...) Wenn körperlich-gestisches Verhalten die Regie im therapeutischen Dialog übernimmt, kommt es leicht zu Inszenierungen bzw. Enactments« (ebend. S. 14).

Sogar die mittlerweile legitime Möglichkeit, sich als Therapeut ins Geschehen unmittelbar verstricken zu lassen, wird explizit angedacht. Denn nichtsprachliche Erfahrung und sprachliche Erzählung können sehr wohl miteinander verbunden sein, oder

»zwischen Erfahrung und sprachlich-symbolischer Erzählung kann (...) eine breite Lücke klaffen. Ob das so ist und welche Funktion die körperlich-gestischen Elemente der kommunikativen Handlungen des Patienten haben, erfährt der Psychotherapeut, wenn er sich ihrer Wirkung aussetzt und sich, ohne blind mitzuagieren oder bloß Bedürfnisse des Patienten zu befriedigen, in das interaktive Geschehen hineinziehen und sich verstricken lässt. Dann kann sich *Verstehen* entwickeln – *nachdem* Patient und Therapeut sich wechselseitig behandelt haben« (ebend. S. 15).

Hier ist aber auch die gegenwärtige Grenze des Andenkens markiert. Es ist in Streecks Arbeit kein Gedanke anzutreffen, der erkennen lässt, dass er eine Öffnung des Settings hin zu konkreter, den Körper des Patienten und des Therapeuten unmittelbar miteinbeziehender Interaktion anstrebt. Ebenso wird die Dimension des präsentischen Verstehens im unmittelbaren Handlungsdialog von Streeck nicht thematisiert (Heisterkamp 1998, Geißler 2001a).

Gegenseitiges Sich-Behandeln ist aus Streecks Sicht letztlich eine vorübergehende Möglichkeit des nicht-verbalen Kommunizierens und Tuns im therapeutischen Geschehen, aber kein gleichwertiger therapeutischer Weg. Wir gehen hier einen entscheidenden Schritt weiter, indem wir vier Behauptungen aufstellen:

1. Wenn sich Patient und Therapeut gegenseitig be-handeln, dann geschieht zwischen ihnen eine fruchtbare Form der Begegnung.
2. Dass eine solche Form der Begegnung therapeutisch höchst relevant ist, erfordert ein neues Begreifen des Verstehens im psychotherapeutischen Prozess: das präsentische Verstehen.
3. Momente des präsentischen Verstehens sind nicht nur therapeutisch höchst fruchtbar; sie wirken sogar, ohne dass eine nachträgliche Symboliosierung in explizite, verbal ausgedrückte Bedeutungen erfolgt, bzw. sogar noch mehr: der Versuch, Momente präsentischen Verstehens zu verbalisieren, kann eine zersetzende Wirkung auf solche Verstehensprozesse haben und ist *nicht immer* angezeigt.
4. Präsentisches Verstehen in der unmittelbaren Interaktion geschieht spontan, und zwar dann am ehesten, wenn das therapeutische Setting grundsätzlich offen für den Handlungsraum ist.

8.

Es scheinen uns noch einige Überlegungen zum Begriff »Aufmerksamkeit« von Bedeutung zu sein (vgl. dazu auch Voigt u. Trautmann-Voigt 2001, S. 41ff). In Bezugnahme auf neurologische Prozesse sprechen Voigt und Trautmann-Voigt von Aufmerksamkeit als dem »prominentesten Teil von erhöhtem Bewusstsein«. Dabei seien Vorgänge der primären und sekundären sensorischen und motorischen Kortexareale ständig wirksam und werden nie bewusst. Bewusst sind immer nur die Vorgänge, die im assoziativen Kortex ablaufen. Der assoziative Kortex sei für symbolisch-analytische Leistungen zuständig und ein bestimmtes Areal darin für die Sprache, genauer gesagt für die »Ebene der ersten Sprachverwendung«, die auf Syntax und Logik zentriert ist und deren Mittel Kognition und Reflexion sind.

Unsere Aufmerksamkeit ist aber – dies wissen wir aus der Säuglingsforschung – grundlegend eine mehrmodale. Unsere bewusste Aufmerksamkeit kann somit auch auf andere Ebenen der Sprachverwendung gerichtet sein, wie auf die zweite Ebene der Sprachverwendung, die Symbolik, oder die dritte Ebene, die Motorik und die prozeduralen Schemata. Normalerweise laufen prozedurale Schemata ohne spezielle Aufmerksamkeit automatisch-stereotyp ab, wie die meisten unserer Bewegungen, Haltungen, Haltungsveränderungen, Atmung, Verhaltensweisen in vielen Kontexten. Es handelt sich im Wesentlichen um Bewegungsautomatismen. Diese Automatismen laufen aber nur deswegen automatisch ab (Voigt u. Trautmann-Voigt 2001, S. 42), weil das Gehirn bei jeder neuen Anforderung (Lernaufgabe jeder Art) immer zuerst nach vorgefertigten Lösungen sucht. Findet es eine vorgefertigte Lösung, wird sie aktiviert, und die Aufgabe wird ohne größere Aufmerksamkeit gelöst. Umstrukturierungsleistungen vollbringt das Gehirn erst, wenn man die Aufmerksamkeit aus den gewohnten Bahnen herausbringt, z. B. indem man paradoxe Aufgaben stellt, die die normale und alltägliche Aufmerksamkeit zwangsläufig unterbrechen. Oder indem man zugleich Aufgaben auf mehreren Ebenen der Sprachverwendung stellt, weil das Gehirn dann keine fertigen Lösungen in Form fester Netzwerke besitzt. Es kann eine neue Leistung nur dann vollbringen, wenn sich neuronale Netzwerke synaptisch umknüpfen und dadurch neue neuronale Netzwerke entstehen.

Wie kann man die Aufmerksamkeit in neuer Weise ausrichten? Wir denken hier in zwei Richtungen, die wir an späterer Stelle noch ausführen möchten:

1. die Neuausrichtung der Aufmerksamkeit der körperlichen und der Handlungsebene in einem dafür besonders geeigneten »offenen Setting«
2. die Ermöglichung von unmittelbaren und existenziellen Begegnungen zwischen Patient und Therapeut im Sinne von »Now-moments«

Zuvor aber noch einige Vorüberlegungen zum impliziten Wissen.

9.

Für unsere Überlegungen ist entscheidend, ob es eine »Körpersprache« gibt und, wenn ja, inwieweit Körpersprache und Wortsprache integrierbar sind.

Zweifellos kann man mittlerweile davon ausgehen, dass es ein nonverbales Signal- und Kommunikationssystem gibt, auf dessen Weg etwas kommuniziert wird. Jedoch, so Stern in einem Interview mit Trautmann-Voigt (1998), sind verbal-sprachliche Verständigung und »Körpersprache« zwei grundsätzlich verschiedene Kommunikationssysteme, und dieser Unterschied muss erhalten bleiben, will man den Gedanken einer Integration fortführen. Es ist wichtig zwischen »eigentlicher Sprache und eigentlicher Bewegung« klar zu unterscheiden. Durch Bewegung wird nichts symbolisch zum Ausdruck gebracht – obwohl es sich sehr wohl um Kommunikation handelt. »Es handelt sich zumindest um sehr verschiedene *Sprachformen*« (ebend. S. 74).

Wichtig ist, so Stern, was man mit einer Bewegungserfahrung **macht**. Viele Bewegungen sind ethologisch eingebaute Bewegungen, wie die meisten unserer Handlungen. Aus sich heraus sind diese Bewegungen noch keinerlei Fortschritt in der Therapie, wichtig ist eben, was man mit ihnen macht.

> »Der Nutzen der Kommunikation in Bewegung ist deshalb sehr groß, weil wir dadurch einen Zugriff auf eine spezielle Erfahrungsschicht erhalten. Danach schalten wir wieder auf einen anderen Modus um. *Dann* geht es darum, was wir mit der Erfahrung selbst – z. B. verbal – machen« (ebend. S. 75).

Wir würden im Sinne des schon weiter oben Gesagten verdeutlichend unterstreichen: Das verbale Bearbeiten der Kommunikation im Handlungsdialog ist *eine* Möglichkeit, aus ihr etwas zu machen. Im Sinne präsentischen Verstehens ist die nachfolgende Verbalisierung aber *nicht* erforderlich, das Nicht-Gesprochene kann für sich selbst zu einem Evidenzgewinn führen.

Präsentisches Verstehen tangiert die Erfahrungsdimension impliziten Wissens, einen Bereich des Unbewussten jenseits unbewusster Vorgänge im Sinne eines klassisch-konfliktzentrierten psychoanalytischen Verstehens unbewusster Dynamiken. Implizites Wissen ist nicht dynamisch, sondern deskriptiv unbewusst, es ist eine Frage der Aufmerksamkeit und nicht von Abwehrleistungen, dass wir an implizite Vorgänge in der Regel einfach nicht denken. Darüber hinaus entziehen sie sich auch leicht der sprachlichen Erfassung. Implizites Wissen ist

> »weder verbal noch symbolisch. Es ist unbewußt, aber keineswegs irgendwie verdrängt. Man *denkt* einfach nicht daran. Es ist auch gar nicht *erforderlich,* impli-

zites Wissen in Worte zu fassen... Implizites Wissen kommt nicht so ohne weiteres an die Oberfläche, um dann mit Worten benannt zu werden« (S. 83).

Die Bedeutung impliziten Wissens ist durch die Befunde der Säuglingsforschung und insbesondere der Videomikroanalyse interaktiver Prozesse erst so richtig deutlich geworden. Auch Bindungsmuster sind implizites Wissen, für das Baby genauso wie für die Eltern. Es ist »hervorzuheben, daß wir den Reichtum dieser Welt erkennen können, wenn wir uns mit Babys befassen« (Stern 1998, S. 83). Ein Beispiel für implizites Wissen: »Wie umarmt man einen anderen Menschen? Dieses Wissen ist implizit, und es ist unmöglich, es zu *erklären*. Solche Situationen können nur evoziert werden und sie sind nicht wirklich in Worte zu fassen« (ebend., S. 83).

Dennoch macht implizites Wissen den Löwenanteil am kommunikativen Austausch zwischen Menschen aus, und damit auch in der therapeutischen Situation. »Meine Behauptung geht dahin, daß das meiste, etwa neunzig Prozent von dem, was wir klinisch beobachten, aus implizitem Wissen besteht« (ebend., S. 84).

Wenn der Anteil impliziten Wissens an therapeutischen Vorgängen tatsächlich so groß ist, so wäre die logische Schlussfolgerung, genau diesen Vorgängen viel mehr Aufmerksamkeit als bislang zu schenken und, falls erforderlich, radikale Schlussfolgerungen zum therapeutischen Vorgehen, z. B. zur Gestaltung des therapeutischen Settings ins Auge zu fassen. Belastet ist das psychotherapeutische, insbesondere das psychoanalytische, Verstehen therapeutischer Vorgänge durch die Dominanz des verbalen Reflektierens. Den Analytiker interessiert das Nachträgliche.

> »Erkenntnistheoretisch gibt es überhaupt keine Möglichkeit für einen Analytiker, sich vorzustellen oder zu verstehen, was *während* der eigentlichen Handlung, des eigentlichen Aktes *wirklich passiert* ist. Man muß das Ereignis also erst einmal symbolisch begreifen. Ein Teil unseres Problems besteht genau darin, daß wir nicht wissen können, was während eines Ereignisses passierte, denn das, was passierte, war implizites Wissen« (ebend., S. 85).

10.

Diesbezüglich können wir aus der Säuglingsforschung eine Menge lernen und zu Schlüssen kommen, die unser therapeutisches Vorgehen in einer neuen Weise ausrichtet, sodass die überragende Bedeutung unbewusst-impliziter Vorgänge gewürdigt wird. Interessant sind in diesem Zusammenhang wieder die schon weiter oben erwähnten Vitalitätskonturen, deren frühe Wahrnehmung durch den Säugling Zeugnis davon ablegt, welche Fähigkeiten und Ressourcen in uns allen vorhanden sind. Vitalitätskonturen sind ein Medium des Affektausdrucks; man kann sich ihnen nicht entziehen, und sie prägen das intersubjektive Feld.

> »Ein besonders interessanter Punkt bei diesen Vitalitätskonturen ist ihre Gerichtetheit. Sobald das Baby wahrnehmen kann, daß Menschen Absichten und Ziele haben können, kann es diese Absichten auch verstehen. Denn es geht nur darum, daß man den *Endpunkt* eines gerichteten Prozesses definieren kann« (Stern 1998, S. 86).

Gerade die Beachtung der Vitalitätskonturen zeigt uns, wie sehr das Erfassen von Bedeutungen bereits früh in uns angelegt ist, wenngleich die Art der Bedeutungen im implizit-prozeduralen Wissensbereich nicht identisch ist mit symbolisch-verbalen Bedeutungen. Ein Unterschied bleibt also bestehen, dennoch ist die Leistungen des Babys, bezogen auf das Erfassen-Können von Vitalitätskonturen, gegen Ende des 1. Lebensjahres erstaunlich:

> »Das Baby hat bereits ein Format... bzw. einen Rahmen, in den es diese Kontur einbauen kann (...) Warum ist es so einfach für das Baby zu erfassen, daß Menschen Ziele haben? (...) All das hat damit zu tun, daß von Anfang an *Bewegungen interpretiert* werden. Das Baby *erkennt* diese *zeitlichen Strukturen,* in die sich das Ziel und später das Motiv einpaßt. Die Kontur wird sozusagen »weitergeschoben«, oder anders ausgedrückt: das Ziel scheint die Kontur »an sich heranzuziehen«, bis der Endpunkt erreicht ist« (ebend. S. 86f.).

Das Erstaunliche daran ist, dass das Baby ein Motiv verstehen kann, ohne die ausgeführte Bewegung je gesehen zu haben! Denn »es hat die Vitalitätskontur verstanden und hat gewußt, worum es dabei geht (...) Das Baby versteht die Absicht und will sie nachahmen« (ebend., S. 87).

Die Vitalitätskontur stellt eine dramatische Spannungslinie in allen kleinen Lebenshandlungen dar: sie hat einen Anfang, einen Höhepunkt und ein Ende. So ist die Vitalitätskontur von Bewegungen und Handlungen vergleichbar mit nichtverbalen Erzählungen. Das Baby kann auf der Basis frühen Verstehens von Vitalitätskonturen schrittweise besser menschliche Motive in einen Gesamtrahmen einordnen. Dies geschieht immer wieder und so lange, bis sich vollständige Narrative entwickelt haben (eben., S. 87).

Im Wechselspiel der Interaktionen zwischen Baby und Eltern dauern die einzelnen Vitalitätskonturen meist relativ kurz. Lächeln oder die Wendung des

Kopfes, Wieder-Hinblicken, all dies sind Vitalitätskonturen. Wie viele das Baby davon zusammensetzen kann und wie lange dieser Prozess dauert, wissen wir allerdings nicht (ebend., S. 88).

Entscheidend ist, dass die Vitalitätskontur implizites Wissen *während* eines Ereignisses betrifft; Reflexion und Gedanken beziehen sich hingegen auf die Abwesenheit eines Ereignisses, auf Nachträgliches, also auf etwas anderes (ebend., S. 88). Wenn wir implizites Wissen therapeutisch nutzbar machen wollen, ist es daher erforderlich, das Hauptaugenmerk auf das gegenwärtige Erleben im »Hier und Jetzt« und ebenso auf die Dimensionen Handlung, Bewegung und alle anderen Formen leiblicher Selbstausdrucksformen zu richten. Um diese neue Gewichtung in angemessener Weise in der therapeutischen Situation realisieren zu können, bedarf es dafür notwendiger Modifikationen des therapeutischen Settings und auch Vorgehens.

11.

Denken wir in diese Richtung konsequent weiter, dann ergibt sich logischerweise eine neue konzeptuelle Fassung von Vorgängen im »Hier und Jetzt«. Wiederum hat Daniel Stern auch hier die Rolle eines Vordenkers eingenommen. Er führt Begriffe wie »moving along« und »now-moments« ein und meint damit (Stern 1998, S. 90f.): Ich bin in einem Zustand A, habe implizites Wissen über ihn. Zum Beispiel rede ich mit dem Patienten. Wir, Patient und Therapeut, bewegen uns im Hier und Jetzt, wissen aber nicht wo es lang geht, wir tasten uns gemeinsam vorwärts. Wir wissen den Kurs nicht und plötzlich entsteht ein Punkt, an dem einer von uns beiden überrascht ist oder berührt ist – das ist ein »Now-moment«. Während des »moving along« wissen beide hingegen die ganze Zeit nicht, wo es als nächstes hingehen wird. Beide Interaktionspartner versuchen sich aber ständig zu finden, und dabei gibt es ständig erforderliche Korrekturbewegungen. So ist es zwischen Säuglingen und Eltern, genauso ist es in der therapeutischen Situation: ein ständiger Wechsel von Suchen – Sich-Verlieren – Suchen – Sich-Finden usw. Mit anderen Worten, Interaktion ist ein nonlineares dynamisches System, verstehbar in Begriffen der Chaostheorie.

Ein solches Verstehen therapeutischer Vorgänge läuft auf eine Zuspitzung intersubjektiven Aufeinander-Bezogenseins hinaus, und zwar jenseits aller Technik. Denn entscheidend für ein solches Vorgehen ist, dass beide Interaktionspartner sich vollständig auf die spontane und improvisierte Interaktion einlassen, anstatt Routinetechnik anzuwenden. Welches Setting als ein grundsätzlich offenes, den spontanen Bewegungsimpulsen größtmöglichen Raum gebendes Setting, könnte besser geeignet sein, diesen improvisierten Interaktionsraum möglichst weit zu öffnen? Allerdings ist zu betonen, dass eine solche Öffnung des Settings ein verlässliches Arbeitsbündnis, eine klare Funktionsverteilung und einen sicheren, haltenden therapeutischen Rahmen voraussetzt.

Wenn die beiden Interaktionspartner die mit dieser Öffnung des Handlungsraumes verbundene Verunsicherung und Angst tolerieren können, ist die Voraussetzung für stimmige Kontakte bzw. »Now-moments« in optimaler Weise gegeben. Now-Moments sind geladene Situationen, in denen der Angstpegel steigt, vor allem aufseiten des Therapeuten. Beide, Therapeut und Patient, sind ganz in der Gegenwart.

> »Dieser Jetzt-Augenblick wird oft als Bedrohung oder als Herausforderung für die übliche Arbeitsweise empfunden. Die Beziehung wird plötzlich auf den Tisch gelegt (...) Es gibt eine große Chance für eine positive therapeutische Veränderung, und es gibt auch das Risiko, daß die ganze Therapie den Bach runtergeht (...)« (Stern 1998, S. 91).

So geht es also entscheidend darum,

> »entweder dieses Moment zuzulassen oder sich hinter der bewährten Technik zu verschanzen (...) Wenn dieser Moment zugelassen wird und echt und wirklich authentisch gehandelt wird (...) dann ist dieser Augenblick der Begegnung (»moment of meeting«) präsent (...) In einem solchen Moment der Begegnung ist der intersubjektive Kontext zwischen beiden Beteiligten verändert. Beide befinden sich an einem neuen Ort in ihrer Beziehung, und unmittelbar in diesem Moment werden sie »hochgeworfen« in einen neuen Zustand impliziten Wissens über ihre Beziehung« (ebend., S. 92).

Nochmals: Die Möglichkeit der existenziellen Begegnung zwischen Patient und Therapeut im »Hier und Jetzt« hängt entscheidend davon ab, dass beide Interaktionspartner sich voll auf den sich entfaltenden und vom Effekt her völlig offenen Prozess des gemeinsamen Miteinander-Seins und Miteinander-Handelns einlassen. Alle fixen Setting-Vorgaben, sei es das settingmäßig definierte Liegen des Patienten auf der Couch und das vorgegebene Dahinter oder Daneben-Sitzen des Analytikers, sei es das settingsmäßig fixierte »Vis-a-vis-Sitzen auf Stühlen in einer mehr oder weniger fixen Distanz, engen den beidseitigen Improvisationsraum entscheidend ein. Und jede vorgefertigte und standardmäßig angewandte Technik wirkt ebenso kontraproduktiv in Bezug auf die vielen sich entwickelnden, auftauchenden Möglichkeiten, die sich im

»Hier und Jetzt« ganz spontan entfalten können. Vorausgesetzt der Therapeut ist in der Lage, die durch eine solche Offenheit des Settings entstehende Unsicherheit und Angst zu ertragen, und vorausgesetzt, er fühlt sich genügend »geerdet« (im metaphorischen Sinn) in seinem Körper und in den vielen Variationen der konkret-handlungsmäßigen Interaktion, wird auf diese Weise das intersubjektive Feld zwischen Patient und Analytiker in all seinen vorstellbaren Dimensionen begehbar, mit dem Resultat maximaler therapeutischer Effizienz. Sicher sind diagnostische Überlegungen seitens des Patienten mit ins Spiel zu bringen, vor allem, wenn die die Ich-Grenzen des Patienten (und des Therapeuten!) belastende körper- und handlungsbezogene Arbeit *in* der Übertragung ins Spiel kommt, doch stimmen wir mit Stolorow (1996, S. 171) überein, wenn er davon ausgeht, dass pathogenetische Kategorien wie z. B. »Borderline« auch eine gewisse Feldabhängigkeit aufweisen, d. h. der Grad der Störung innerhalb eines gewissen Spektrums von der Fähigkeit des jeweiligen Gegenübers abhängt, sich auf die der jeweiligen Patientenstruktur eigenen Besonderheiten empathisch einzustellen. Störungen bzw. Selbstbehinderungen des Patienten liegen so »in einem Phänomen, das innerhalb eines intersubjektiven Feldes auftaucht und besteht (...) (und dies auf der Grundlage eines) brüchigen, verletzlichen Selbst in einer mangelhaften, archaischen Selbstobjekt-Bindung« (ebend., S. 171).

Aus den großteils fehlgeschlagenen und dennoch sehr aufschlussreichen Experimenten Ferenczis können wir wiederum den Schluss ableiten, dass eine ins Extrem gesteigerte »mütterliche« Haltung verzärtelnder Verwöhnung keinesfalls langfristig für den Patienten förderlich ist. Von therapeutischer Seite ist zu fordern, dass der Therapeut ein klares Wissen um die eigenen Fähigkeiten aber auch Grenzen besitzt und auch die Grenzen im Sinne haltgebender Begrenzungen in die gemeinsam gestaltete Interaktion einbringen kann und sogar soll. Auf der Grundlage eines nonverbal fundierten impliziten Wissens um Rhythmus, Takt und Zeitstruktur ist der Therapeut in der Lage, diese so notwendigen Begrenzungen zum richtigen Zeitpunkt und in der angemessenen Dosis in die Interaktion einfließen zu lassen. Erfreulicherweise verfügen wir heute über einen neuen »interaktionellen« Übertragungsbegriff, der einen guten theoretischen Rahmen für all diese Überlegungen abgibt und *realen Interaktionen* im Hier und Jetzt der therapeutischen Situation, einschließlich von vorübergehenden Verwickelungen zwischen Patient und Therapeut, Raum gibt (vgl. Bettighofer, 1998).

Abschließend scheint uns noch der Punkt von Bedeutung zu sein, dass Versprachlichung ein wichtiger, aber nicht ein unbedingt immer notwendiger therapeutischer Vorgang ist. Manches Mal sprechen Handlungen selbstredend für sich, ohne sie in Worte fassen zu müssen, ohne sie in Worte fassen zu sollen.

Stern: »(...) die meisten Veränderungen im impliziten Wissen über eine Beziehung sind möglich, ohne daß man darüber sprechen muß. Sie müssen nur durchgeführt werden, umgesetzt werden« (Stern 1998, S. 95). Und: »Ich denke, das Explizitmachen bewirkt wesentlich weniger, als wenn man einmal einen solchen »moment of meeting« *hatte*. Das gibt solch einen »Pack-An«, woran man die Dinge des Lebens festmachen kann« (ebend., S. 96).

Regression, interaktionelles Verstehen und prozedurales Unbewusstes: einige Gedanken

Peter Geißler

Hinführung

Regression ist ein in allen psychodynamischen Therapienformen wichtiges Phänomen. Historisch betrachtet entwickelte sich die Vorstellung einer Regression schon in der frühen Psychoanalyse in Anlehnung an die damals vorherrschende organdynamisch-psychiatrische Auffassung von Gehirnprozessen, als man mit Regression den Abbau gehirnorganischen Geschehens meinte. Sicher war es kein Zufall, dass Freud und Breuer auf diese Metapher zurückgriffen, denn Ideen eines biologischen Atavismus und der Rückentwicklung morphologischer Strukturen waren für das Evolutionsdenken der Biologie des späten 19. Jahrhunderts kennzeichnend.

Der Regressionsbegriff hat innerhalb der Psychoanalyse im Laufe der Jahrzehnte vielerlei begriffliche Erweiterungen und theoretische Differenzierungen erfahren, seine Verwendung hat sich aber nicht auf die psychodynamischen Verfahren beschränkt. Auch die Gestalttherapie und andere humanistische Verfahren bedienen sich dieses Begriffs. So hat der Regressionsbegriff auch vor den neuen Körpertherapien nicht Halt gemacht, wurde allerdings erst mit Verzögerung in deren theoretischen Begriffsrahmen aufgenommen. Dies mag damit zu tun haben, dass sich Reich, der Urvater aller Körpertherapien, methodisch und auch begrifflich immer weiter von seinem ursprünglichen Verfahren, der Psychoanalyse, entfernt hatte. Beispielsweise taucht Regression als Konstrukt der Bioenergetischen Analyse bei Lowen einigermaßen systematisch in der »Angst vor dem Leben« (Lowen, 1981) auf und nicht in seinen früheren theoretischen Arbeiten.

Dies überrascht ein wenig, denn Regression ist ein für alle körpertherapeutische Verfahren zentrales Phänomen, weil die Körpernähe der therapeutischen Arbeit zu einer besonderen Form der Affektintensivierung führt und regressive Prozesse, besonders wenn es um kathartische Gefühlsentladungen geht, dabei sehr augenscheinlich werden. Zugleich ergeben sich aus dieser Praxis heraus auch entscheidende Missverständnisse oder sogar Fallstricke: »(...) keine andere therapeutische Tradition [hat] die Funktion und Bedeutung von Regression derart überschätzt wie Teile der körpertherapeutischen Szene« (Marlock, 1993, S. 147). Während »gutartigen« regressiven Prozessen einerseits eine große therapeutische Chance innewohnt, können sich im Falle »maligner« regressiver Entwicklungen äußerst destruktive bis sadomasochistische Inszenierungen zwischen Klient und Therapeut einstellen, die oftmals kaum mehr lösbar erscheinen. Körpertherapeutische Zugangsweisen sind im Hinblick auf maligne Entwicklungen eher anfällig, einerseits weil die körperliche Nähe und die mit ihr einhergehende Affektverdichtung an die Fähigkeiten des Therapeuten große Herausforderungen stellen, andererseits weil bestimmte theoretische und konzeptuelle Teile der neuen Körpertherapien »noch weitgehend fragmentiert und unterentwickelt [sind] (...) [und] vielfach gerade in bezug auf das Phänomen der Regression (...) von recht simplizistischen und primitiven Erklärungs- und Handlungsschablonen [bestimmt werden]« (ebend., S. 148). Ein differenzierter Umgang mit regressiven Prozessen ist daher in der körpertherapeutischen Praxis eine »Conditio sine qua non«.

Regression ist nicht gleich Regression ...

Im Zusammenhang mit Traumvorgängen und seiner ursprünglichen Vorstellung des psychischen Apparates als Reflexvorgang konzeptualisierte Freud 1900 Regression als typisches Traumgeschehen. Seiner damaligen Vorstellung nach hatte die Seele einen sensiblen und einen motorischen Pol. Die seelische Erregung verlaufe vom sensiblen zum motorischen Ende, von der Wahrnehmung zur Motorik. Dies ist die normale, progrediente Richtung der Erregung, die sich im Traum umkehrt, wenn es zur halluzinatorischen Belebung von Erinnerungsbildern kommt. »Heißen wir die Richtung, nach welcher sich der psychische Vorgang aus dem Unbewußten im Wachen fortsetzt, die progrediente, so dürfen wir vom Traum sagen, er habe regredienten Charakter« (Freud 1900, S. 518, 547).

Zur Erklärung von Traumvorgängen benutzte Freud zunächst eine topische Konzeption des psychischen Apparates: die Seele als Raum mit verschiedenen Bereichen, vergleichbar mit einem Haus, in dem es verschiedene Zimmer gibt. Auch Regression wurde zunächst unter einem topischen Gesichtspunkt gesehen: als Bewegung von einem seelischen Raum zum anderen. Mehr und mehr rückte jedoch in der Theoriebildung Freuds der zeitliche Gesichtspunkt in den Vordergrund, und zeitliche oder genetische Regression war es, die oftmals auch von anderen Therapieschulen übernommen wurde. 1914 wird Freud endgültig veranlasst, eine topische, zeitliche und formale Dimension von Regression zu unterscheiden. Topisch versteht er Regression vor allem, wie sie den Traumvorgang bestimmt; zeitlich ist sein Regressionsverständnis an die von ihm damals bereits konzipierten Phasen der psychosexuellen Entwicklung angelehnt und meint die Rückkehr von einer späteren zu einer bereits überwundenen Entwicklungsphase; diese zeitliche Regression spielt implizit im Theoriegebäude der Bioenergetischen Analyse mit eine Rolle, denn auch hier ist von bestimmten Entwicklungsstufen mit spezifischen Bedürfniskonflikten die Rede, welche wiederum typische charakterstrukturelle Verarbeitungen zur Folge haben. Formal ist Regression für Freud Ausdruck einer umschriebenen Destrukturierung von Verhaltensweisen, d. h. dem Verlassen einer reiferen und in der Regel strukturierteren Funktionsweise zugunsten einer weniger reifen bzw. unstrukturierteren. Aus der Sicht der klassischen Psychoanalyse sind somit körperliche Vorgänge jeder Art regressiver Natur, zumal sie das sprachliche Ausdrucksniveau verlassen. Modernere psychoanalytische Sichtweisen sehen den Übergang von sprachlichen zu körperlichen, besonders nonverbal-körperlichen Prozessen auf differenziertere Weise, darauf kann aber im Rahmen dieser Darstellung nicht eingegangen werden.

Regression ist ein wichtiges Phänomen, sowohl im Alltag als auch in der therapeutischen Situation. Sie kann vieles bedeuten: ein Sich-Entziehen, ein Stagnieren aus Angst vor dem nächsten Reifungsschritt, Rückkehr zu Stärkung, Geborgenheit oder Regeneration, oder ein Wiederanknüpfen an eine früh gestörte Beziehung. Es gibt Regressionen, die die ganze Person umfassen, oder solche, die sich auf bestimmte Ich-Funktionen, das Es oder das Über-Ich beschränken. Es gibt Regressionen, die sich spontan einstellen, aber auch solche, die lange andauern. In einem tiefenpsychologischen Kontext behandelt man Regression immer auch als Ausdruck der Übertragungsbeziehung, und oft werden deren Vorboten zunächst in der Gegenübertragung, auch körperlichen Gegenübertragung, wahrgenommen, die auch schon erste Informationen über die zu erwartende Tiefe der Regression verrät (Moser, 2002). Auf die beiden Möglichkeiten, dass Regression sowohl ein unentbehrliches Einlassen in den therapeutischen Prozess (»taktische Regression«) als auch einen Abwehrvorgang im Dienste des Widerstandes darstellen kann (»strategische Regression«), hat neben psychoanalytischen Autoren auch Boadella (1991, S. 157ff.) hingewiesen.

Zu der Vieldeutigkeit des Phänomens der Regression und den damit verbundenen Problemen der Eingrenzung seiner Bedeutungen gesellt sich eine weitere Komplexitätsstufe hinzu: Man sah darin sowohl 1. einen Vorgang der Krankheitsentwicklung als auch 2. eine (potenziell heilsame) Entwicklung innerhalb des therapeutischen Prozesses. Sowohl die Entstehung der Neurose als auch ihre Behandlung gehen gemäß dieser Vorstellung in eine regrediente Richtung. Dieser Umstand und seine nahezu inflationäre Verwendung des Begriffs in den letzten Jahrzehnten haben dazu geführt, dass Regression als begriffliche Bezeichnung mittlerweile an Trennschärfe verloren hat; nahezu jeder psychische Vorgang kann mit regressiven Prozessen in Verbindung gebracht werden. Als Kuriosum sei erwähnt, dass Freud neben seiner Unterscheidung von topischer, zeitlicher, formaler und später auch libidinöser und phylogenetischer, auch eine *bioenergetische Regression* beschrieb, der zufolge sich bestimmte seelische Phänomene aus entwicklungsgeschichtlichen vormenschlichen Lebensformen ableiten lassen, wie z. B. der Vorgang der Autotomie bei Salamandern und Eidechsen (in Analogie zur Kastration) oder der Totstellreflex bei niederen Tieren (in Analogie zu Trance und Stupor).

In den letzen Jahren hat sich unter dem Einfluss der Säuglings- und Kleinkindforschung und der von dieser ausgehenden Perspektivenverschiebung und Theoriebildung, z. B. der Konzeption von präverbalen Interaktionsrepräsentanzen, sog. Rigs (Stern 1992), auch bei denjenigen Autoren, die diesen Begriff weiter verwenden, eine Wegentwicklung von einem zeitlichen Regressionsverständnis bemerkbar gemacht. Man spricht heute anstelle von zeitlicher besser von *struktureller Regression* und meint damit eine Aktivierung früherer Denk- und Erlebnisstrukturen im Sinne einer Niveauminderung seelischer Prozesse. Innere Schemata bzw. Repräsentanzen enthalten ganz unterschiedliche Ebenen der Abstraktion, der Integration und der Verarbeitung durch Symbolisierungs- und Gedächtnisprozesse entsprechend jeweils altersgemäßen Verarbeitungsmodi.

> »So kann in der Übertragung bei einem strukturell gefestigten neurotischen Patienten z. B. eine relativ hohe Verarbeitungsform eines Rigs aktualisiert werden, wohingegen Borderline-Patienten eher dazu neigen, auch die frühen Vorformen der Rigs, also gelebte Momente und direkt im Gedächtnis gespeicherte interaktionelle Erfahrungen zu aktivieren, die traumatischen Charakter hatten. Auf dieser strukturell sehr tiefen Regressionsebene sind es praktisch einfache unverarbeitete Erinnerungen mit intensiven affektiven Begleitreaktionen ohne symbolische Verarbeitung, deren Aktualisierung sehr schnell und affektiv intensiv sein kann« (Bettighofer 1998, S. 49).

Regression und implizite Annahmen

Es ist wichtig, sich vor Augen zu halten, dass in der Vorstellung einer Regression bestimmte implizite Grundannahmen verborgen sind. Die Verschleierung solcher Grundannahmen, die auf einem jeweiligen Menschenbild fußen, haben unter Körperpsychotherapeuten, aber nicht nur unter diesen, da und dort zur Verwendung eines »undifferenzierten Regressionsparadigmas« und einem einseitigen vergangenheitsfixierten Regressionsverständnisses geführt (vgl.

Petzold et al. 1999, S. 174ff.). So gibt es zwar »keinen Zweifel daran, daß archaische Modalitäten der seelischen Organisationen Erwachsener mit denjenigen korrelieren, die in den seelischen Organisationen der Kindheit gefunden werden. Gleichwohl sind diese archaischen Modalitäten nicht identisch mit den Manifestationen und Geschehnissen beim jungen Kind« (Stolorow et al. 1996, S. 49). Wie wir mittlerweile wissen, hat der Autismus erwachsener schizophrener Patienten kein Gegenstück in der normalen kindlichen Entwicklung, wie dies z. B. in der Mahler'schen Entwicklungstheorie durch die Verwendung der Phasenbezeichnung »autistisch« implizit unterstellt wurde. Die dem seinerzeitigen psychoanalytischen Menschenbild immanente Grundannahme bestand darin, dass neurotische Fehlentwicklungen im Erwachsenenalter auf normale phasenadäquate Vorgänge im Rahmen der kindlichen Entwicklung zurückzuführen seien, was insgesamt zu einer Pathologisierung des Kindlichen, des Infantilen, führte, mit der Auswirkung auf die psychoanalytische Technik Freud'scher Prägung, die in der Regression des Patienten nur einen (wohl oder übel) notwendigen Weg, einen Umweg zur seelischen Gesundung des Patienten sah. Körper- und humanistische Psychotherapien haben diesbezügliche wichtige Gegenbewegungen eingeleitet. Aber auch in einer modernen Psychoanalyse bzw. einer zeitgemäßen analytischen Körperpsychotherapie sind solche Vorstellungen mittlerweile überholt, »die Psychopathologie Erwachsener ist (...) nicht genau als zeitliche Regression zu früheren normalen Phasen beschreibbar« (Stolorow et al. 1996, S. 50).

Die Vorstellung einer zeitlichen Regression war nicht nur für Freud die wichtigste; auch viele Körpertherapien haben Techniken und Zugangsweisen entwickelt, die darauf abzielen, in einer Art Rückführung auf die Ebene des »inneren Kindes« im Patienten vorzudringen, dessen Defizite erspürt, benannt und betrauert werden sollen. Dabei wurde die Rolle der positiven korrigierenden Erfahrung durch eine beelternde Haltung des Therapeuten, häufig in Form unterstützender Berührung, betont. Sie erweist sich bei genauerer Betrachtung jedoch als Medaille mit zwei Seiten. In positiver Weise kann das Erleben körperlicher Präsenz und die Lenkung der Aufmerksamkeit auf den nonverbalen Erfahrungsmodus frühe präverbale Szenen, und besonders traumatische Szenen im Sinne entwicklungsadäquater Sinnerfassung, besonders fruchtbar und vertiefend sein; bestimmte emotionale Aspekte, wie ganzkörperliche Trauer, können auf kaum eine andere Weise so unmittelbar wiedererlebt werden. Und bestimmte Körpererinnerungen stellen sich im Großen und Ganzen nur in solchen Settings ein, die den körperlichen und handlungsmäßigen Assoziationen genügend Raum geben (vgl. dazu die von G. Downing beschriebene »Körperregression«, Downing, 1996). Nicht selten fehlt aber in körpertherapeutischem Handeln, vor allem im regressiven Sog von Gruppenprozessen, ein dialektisches Beachten der zweiten Seite der Medaille, nämlich dass dadurch genauso Abhängigkeiten und Infantilisierungen, ebenso wie Machtausübungen aufseiten des Therapeuten, möglich werden bzw. unbewusst ins Spiel kommen. Besonders bedenklich sind diesbezüglich frühe und eher primitive intensive Idealisierungen des Therapeuten vonseiten des Patienten, die kollusive Entwicklungen und emotionale Abstürze des Patienten in späterer Folge gerade vorprogrammieren. Diese Gefahr »ist umso größer, je mehr das therapeutische Konzept eine regressive Orientierung aufweist« (Marlock, 1993, S. 149) – wie das in zugespitzter Form in der »regressiven Eindimensionalität der Janovschen Urschreitherapie« (ebend.) besonders deutlich wird.

Über die Bedeutungen des »inneren Kindes« hinaus spielen noch weitere implizite Annahmen potenziell eine Rolle:

> »Die Vorstellung zeitlicher Regression wird meistens im Hinblick auf die psychosexuelle Entwicklung angewandt. Diskussionen, in denen Psychopathologie als Regression auf die orale, anale, phallische oder ödipale Phase verstanden werden, setzen voraus, daß die vorherrschenden motivationalen Prioritäten des Patienten mit denen des Kindes in früheren Entwicklungsphasen identisch sind. An dieser Stelle gibt es zwei fragwürdige Annahmen. Die erste bezieht sich auf die Linearität der psychosexuellen Entwicklung, auf die Vorstellung, daß im Erwachsenen frühere Motive normalerweise zugunsten der späteren aufgegeben werden oder verschwinden. Es wird die Annahme vertreten, Reife erfordere Verzicht und solch ein Verzicht sei tatsächlich möglich. Das Konzept der zeitlichen Regression impliziert daher das Versagen dieser Verzichtsleistung. Die zweite fragwürdige Annahme ist, daß der Erwachsene, dessen Motive von psychosexuellen Wünschen und Konflikten beherrscht werden, sich wie ein Kind verhalte, das die entsprechenden psychosexuellen Phantasien durchläuft« (Stolorow et al. 1996, S. 51).

Beide Annahmen sind kritisierbar, eine psychoanalytisch geprägte Verzichtsideologie kann aber genauso schädlich sein wie eine emotionale Verwöhnung, die in die suchtartige Spirale einer malignen Regression führt. Je mehr der Befriedigungsaspekt im Rahmen korrigierender Erfahrungen betont und je weniger zwischen originären und Ersatzbedürfnissen unterschieden wird, umso eher werden sich ungünstige Regressionen einstellen.

Für Lowen, Begründer der Bioenergetischen Analyse, spielt Regression auf theoretischer Ebene zunächst keine Rolle und taucht in seinem frühen theoretischen Werk *Körperausdruck und Persönlichkeit*, in dem er sich mit der Psychoanalyse auseinander setzt, im Stichwortverzeichnis nicht einmal auf. Erst in der viel später geschriebenen *Angst vor dem Leben* führt Lowen Regression begrifflich ein: »Bei der Bearbeitung der Probleme der präödipalen Periode wird der Patient ermutigt, auf ein infantiles Niveau zu regredieren. Zum Beispiel liegt der Patient auf einem Bett und streckt beide Arme nach seiner Mutter aus. Zugleich wird er angewiesen, »Mama« zu sagen und sich dem Gefühl hinzugeben, das diese Worte andeuten (Lowen 1981, S. 223).

Manches Mal wirkt Lowens Sprache in Bezug auf den Umgang mit regressiven Prozessen ein wenig gewaltsam, wenn er eine seiner Techniken wie folgt umschreibt:

> »Um diesen unbewußten Widerstand zu durchbrechen, muß man oft mit der Hand auf die angespannten Muskeln des Kiefers und der Kehle Druck ausüben. Wegen der Verspannung wird dieser Druck als schmerzhaft erlebt; aber unter diesem Druck entspannen sich die Muskeln und ermöglichen es der Stimme, stärker und lebendiger zu werden. Es ist ebenfalls nötig, daß der Patient tief atmet, sodaß die unterdrückten Gefühle aufgeladen werden. (...) In fast allen Fällen machen es diese Maßnahmen möglich, daß die unterdrückte Sehnsucht nach der Mutter durchdringt. Sie ist von tiefem Schluchzen begleitet, dem Weinen eines Säuglings nach seiner Mutter, die nicht da war, die nicht reagiert hat. Wenn dies geschieht, erlebt der Betreffende sich in einem Aspekt seines Seins als Säugling (...) Das ist Regression in der Therapie« (Lowen 1981, S. 224).

Dennoch ist es ein Verdienst Lowens, mit der Konzeption des »Grounding« eine Methodologie in die Bioenergetische Analyse eingeführt zu haben, die – über die konkret-körperliche Metapher des »Auf-dem-Boden-Stehens« hinaus in ihrer existenziellen Dimension eine Verbindung zum Realitätsprinzip geschaffen hat, die man durchaus als Gegenpol gegenüber infantilisierenden Regressionen verstehen kann.

Jay Stattman kennzeichnet die positive »funktionale« Regression wie folgt:

> »Die wesentliche Aufgabe von Therapie (...) besteht darin (...) Lernprozesse zu initiieren und zu organisieren, die dem Klienten helfen, seine Fixierungen zu lösen und seine Potentiale zu entfalten. Die Kunst von Therapie liegt in der Fähigkeit, die therapeutische Beziehung und die Auseinandersetzung des Klienten mit seiner körperlichen und psychischen Realität in kreative Lernsituationen umzusetzen (...)« (Stattman in Marlock 1993 S. 164).

Regression und Säuglingsforschung: die »Körperregression«

Der bis heute theoretisch wohl bestfundierte Beitrag, regressive Prozesse im Patienten in einem körperbezogenen Therapiesetting theoretisch zu fassen und methodisch zu begründen, stammt m. E. von Downing (1996). Er bezieht sich dabei auf theoretischer Ebene auf interaktive Prozesse zwischen Säuglingen und deren elterlichen Bezugspersonen und begründet die Herausbildung präverbaler motorischer Überzeugungen, die nur in einem für körperbezogene Interventionen offenen Setting entwicklungsanalog gefördert und verdeutlicht werden können, durch bewegungs- und verhaltensmäßige Austauschprozesse und Regulierungsvorgänge, die er »affektmotorische Schemata« nennt. Wichtig ist dabei eine grundlegend aktive und interaktionsinitiierende Grundverfassung des Säuglings – wir sprechen heute von einem »kompetenten Säugling« (Dornes, 1992).

Affektmotorische Schemata werden vom Kleinkind benutzt, um erste frühe Repräsentanzen des Selbst und des »Anderen« zu bilden. In der von den Säuglingsforschern vertretenen Sichtweise werden reale Ereignisse sehr ernst genommen.

> »Reale Ereignisse beeinflussen die Evolution der affektmotorischen Schemata des Kleinkinds nachhaltig, und diese wiederum erzeugen gemeinsam seine frühen Selbst- und Objektrepräsentanzen (...) Das bedeutet nicht, daß die Phantasie keine Rolle spielt. Natürlich kann das Kind reale Ereignisse verzerrt wahrgenommen haben. Emotionen beinhalten eine Einschätzung, und Einschätzungen können fehlerhaft sein (...) Trotzdem würden wir davon ausgehen, daß der Kern der Phantasie, wie verzerrt sie auch sein mag, in den meisten Fällen eine objektive Wahrheit birgt« (ebend., S. 132).

Im therapeutischen Zugang zu frühen affektmotorischen Schemata und motorischen Überzeugungen bevorzugt Downing die Arbeit auf der Matte, wobei er differenzierte Überlegungen anstellt zu Eröffnungsmomenten der Körperregression, dem sich dabei manifestierenden »Netzwerk« im Sinne verschiedener Ebenen des Bewusstseins (verbal-kognitive, bildliche, emotionale, empfindungsmäßige und bewegungsmäßige Ebene), zu Selbst- und Objektpol, anfänglichen motorischen Impulsen, körperlichen Mikropraktiken, zum Umgang mit Emotionen während körperregressiver Prozesse und der erforderlichen therapeutischen Grundhaltung (Downing 1996, S. 214ff.).

Andere analytisch-körperpsychotherapeutische Kollegen arbeiten weniger mit einem Setting auf der Matte, sondern nutzen im Rahmen eines »offenen Setting« sowohl die spontane Nähe-Distanz-Regulierung als auch körperassoziative Phänomene innerhalb der therapeutischen Beziehung, um die stattfindende Beziehung zu verkörperlichen, und dies bei entsprechender Ich-Stärke durch Betonung einer systematischen Arbeit *in* der Übertragung. Dem verbalen Deuten und Durcharbeiten szenischer Interaktionen wird dabei insgesamt ein großer Stellenwert eingeräumt.

Ein Fallbeispiel[1]

Hr. Z. ist ein Patient, mit dem ich seit zwei Jahren arbeite – in einem offenen Setting. Er kommt aus dem Süden Österreichs angereist und hat eine längere Wegstrecke zurückzulegen, sodass unsere Sitzungen nicht ganz regelmäßig stattfinden, im Schnitt alle 10 Tage. Er hat eine fünfjährige hochfrequente Couch-Analyse bei einer Frau hinter sich, die er als durchaus positiv erlebte, möchte aber bei mir als männlichem Therapeut, von dem er wusste, dass ich auch körperbezogen arbeite, noch bestimmte Erfahrungen machen, die in der Couch-Analyse weniger Platz hatten. Er meinte damit körperliche Spannungszustände in allen möglichen Gelenken, die nicht selten schmerzhaft waren.

Das Setting mit Hrn. Z. wurde offen definiert, und ich arbeitete mit ihm von vornherein oft *in* der Übertragung, was bei ihm deswegen gut ging, weil er eine »Couch-Erfahrung« hinter sich hatte. Er war also das Reflektieren unterschiedlicher Übertragungsanteile schon gewohnt und betrieb es teilweise von sich aus. Auch die Abwehranalyse erwies sich aus dem gleichen Grund als gut möglich. Auf der körperlichen Ebene haben wir viel mit Spüren gearbeitet, gelegentlich auch mit Interaktionen, bei denen häufig rivalisierende Impulse des Patienten im Vordergrund standen. In der Gegenübertragung spürte ich zeitweilig eine starke Tendenz, ihn zu dominieren.

In den letzten Wochen hatte sich die Übertragungsspannung verdichtet, ohne dass klar war, worum es eigentlich ging. Einige Hinweise schienen anzudeuten, dass der Patient mir näher kommen wollte. In diesem Zusammenhang möchte ich auf eine besondere Form des Handelns aufmerksam machen – auf ein Enactment.

Dazu eine beschreibende Erklärung: Wenn Patienten in meine Ordination kommen, haben sie viele Möglichkeiten, wo sie ihr Auto abstellen können, weil um mein Haus herum viel Platz ist. Der Patient hatte sein Auto die längste Zeit weitab vom Hauseingang abgestellt. Dann war er mit seinem Auto Schritt für Schritt nähergerückt, er hatte diesen Impuls und damit verbunden auch diverse Ängste, die wir verbal durchsprachen. Sie deuteten insgesamt auf ödipale

[1] Dieses Beispiel wurde am 3. Juni 2004 in Weimar vorgetragen. Titel des Vortrags: Analytische Körperpsychotherapie – ein eklektischer Ansatz?

Themen hin. In den letzten Stunden hatte er gewagt, sich mit dem Auto ganz direkt vor die Haustür zu stellen – entsprechend war seine Befangenheit bei der Begrüßung im Vorzimmer deutlich spürbar.

In der Stunde, von der ich nun berichten will, sagt er, dass er heute seine körperlichen Spannungen wieder stark spürt. Und dass er heute auf dieser Ebene weitergehen wolle – auf der körperlichen. Ich folge diesem Wunsch und bitte ihn, seinen Körperassoziationen zu folgen, ohne dass wir das Setting im Gegenübersitzen verändern. Ich verhalte mich insgesamt dennoch abwartend, und mache keine Übung daraus, sondern schaue, was er selbst tut. Das kann ich deswegen tun, weil er nach den beiden Therapiejahren dieser Form von Assoziationen schon selbst vertrauen gelernt hat.

Zunächst spürt er, dass er sich am liebsten zusammenziehen, zusammenkrümmen möchte. Das probiert er zunächst auch aus – alles im Sitzen. Dann wird ein Gegenimpuls deutlich: er spürt, dass er sich entfalten möchte, und wagt, diesem Impuls zu folgen, was ihm sichtlich schwerer fällt als dem ursprünglichen Impuls. Ich habe den Eindruck, dass genau dieser Impuls der eigentlich basalere ist, der ihm mehr Angst bereitet. Schließlich sitzt er mir ganz offen gegenüber, mit geöffneten Beinen, und mit einer Öffnung im Brustbereich und in den Schultern und Armen. Er schaut mir dabei aber kaum direkt in die Augen. Er verbalisiert, dass die Öffnung einerseits gut tue, dass hier aber noch etwas Anderes sei. Er wisse aber nicht was.

Hier ist der Scheideweg. Früher hätte ich als Bioenergetiker an diesem Sich-gut-Fühlen weitergearbeitet, d. h. an der weiteren Öffnung; ich hätte ihn zu dem Schritt ermutigt, die Atmung zu öffnen, zu vertiefen, sich weiter Raum zu nehmen – mit anderen Worten, die neue und für ihn lösende Körpererfahrung zu stützen und auszubauen. Ich hätte dabei die Rolle des Ermutigers und Begleiters dieser körperlichen Prozesse eingenommen, und der Patient wäre ziemlich wahrscheinlich mit dem Gefühl einer positiven Erfahrung nach Hause gegangen. Das war in vielen vergleichbaren körperlichen Prozessen bei Patienten so gewesen, und Patienten waren hinterher oft sehr entlastet und dankbar. In der Bioenergetischen Art der Arbeit hätte ich das Ziel dieser »Übung« darin verstanden, ihm zu helfen, Affekte zu spüren und auch zu lösen. Während solcher Erfahrungen ist es sogar möglich, wenn man als Therapeut entweder sehr behutsam oder sehr pushend ist, dass die Affekte stark werden und sich auch kathartisch entladen. Dies ist das magische Element der Körperarbeit – das Heranführen an Affekt, an den Schmerz, an die tiefe Erfahrung. Von der Grundtendenz her nutzt sie körperliche Vorgänge als Ressource und strebt nach Lösung, nach Befriedigung, nach Entspannung.

In meinem neuen, analytischen Verständnis gehe ich anders vor: Ich rücke die Beziehung aktiv in den Vordergrund. Ich frage ihn, wie sich diese Öffnung *hier* –

mir gegenüber jetzt anfühlt. Sofort spüre ich, wie sich die Atmosphäre verdichtet – keineswegs entspannt – im Gegenteil! Die Übertragungsspannung, die sich in den letzten Stunden aufgebaut hatte, liegt nun intensiv atmosphärisch im Raum – so intensiv, dass der Patient in seinen Assoziationen und Worten stockt. Eine Schweigepause folgt. Ich spüre, wie auch ich in der Gegenübertragung befangen bin, merke latent, dass diese geöffnete Haltung bei ihm auch mich nicht unberührt lässt. In meinen inneren Bildern geht es um Empfangen, und ich spüre einen leichten Anflug von Schamgefühl auch in mir. Mir fällt assoziativ ein, dass der Patient in den letzten Stunden öfter von seiner schwangeren Schwester berichtet hatte – wie sehr deren Schwangerschaft ihn berühre. Ich suche nach Worten und teile ihm schließlich meine Gegenübertragungsbilder mit – Bilder des Empfangens, die mir seine körperliche Haltung zu vermitteln scheinen. All dies spielt sich innerhalb einer kurzen Zeit ab, die aber sehr ausgedehnt wirkt, weil sie so intensiv ist.

Darauf schweigt er neuerlich, um mir eine Weile später unter großen Schamgefühlen stockend mitzuteilen, dass er sich mit etwa fünf Jahren öfter gewünscht habe, ein Mädchen zu sein. In den weiteren Assoziationen kommt er auf homoerotische Gefühle und Wünsche zu sprechen, die sich für ihn vorbewusst wahrnehmbar in den letzten Wochen verdichtet hatten. Er kann mich während dieses »Geständnisses« kaum ansehen. Mit einem Mal wird die Inszenierung, die sich in den letzten Wochen eingestellt hatte und deren Ausdrucksform das beschriebene Enactment war, schlagartig deutlich – die Befangenheit zwischen uns wird auf dieser Folie gut verstehbar.

Technisch ist in diesem Vorgehen der wichtige Punkt, dass sich die »Körperarbeit« stark an der aktuellen Beziehungsdynamik orientiert, die ja in aller Regel große unbewusste Anteile hat. Das Vorgehen kann daher in einer so verstandenen Therapie nur tastend analytisch-explorativ sein, womit es sich m. E. doch von anderen tiefenpsychologisch orientierten Körpertherapien unterscheidet, die eher aktive Interventionen bevorzugen, die zu bestimmten körperlich-affektiven Erfahrungen führen.[2]

2 Zu dieser Ansicht gelange ich mehr und mehr durch die mittlerweile vielen Diskussionen im Rahmen unserer Arbeitsgruppe, des AKP. Die Kollegen, die ein eher aktiveres Vorgehen bevorzugen, sprechen gern von »herausgeforderter Übertragung«, wenn sie zeigen möchten, dass sie sehr wohl auch »in der Beziehung« arbeiten. Diese »herausgeforderte Übertragung« spielt sich jedoch m. E. auf einer bewusstseinsnäheren Ebene ab – denn unbewusste Prozesse sind per definitionem nicht durch Übungen anzuleiten; sie kristallisieren sich in kleinen Dosen und auf teils sehr verschlungenen Wegen allmählich heraus uns haben oft nur flüchtigen Charakter – man kann sie kaum wirklich fassen. Der grundlegende technisch-methodische Unterschied liegt in der verbalen Abwehr- und Widerstandsanalyse – der Stellenwert, den man ihr einräumt, legt fest, wie viel konkret-körperlicher Handlungsspielraum im jeweiligen Vorgehen vorhanden ist.

Will man hier also den Regressions-Begriff bemühen, dann müsste man von einer Aktivierung der Übertragungsregression sprechen: von einer Aktivierung fantasmatischen Materials – der homoerotischen Wünsche des Patienten als Kern einer positiven Vaterübertragung, samt allen begleitenden Abwehrformen gegen das Bewusstwerden dieser Übertragung. Das Vorgehen zielte in diesem Sinn nicht auf eine Intensivierung körperlich-regressiven Geschehens ab, obwohl die Ermutigung, den körperlichen Impulsen zu folgen, als Einleitung dessen gesehen werden kann, was im Anschluss geschah. Die Art dieses therapeutischen Vorgehens orientiert sich aber nicht an einer bewussten Vertiefung des körperlich-affektiven Erlebens (im Sinne von »Lass es zu!«), sondern am Widerstand im aktuellen Hier und Jetzt; es wäre genauso möglich gewesen, dass der Widerstand weiter bestehen geblieben wäre, und dann hätte ich dort weitergearbeitet; dass sich der Widerstand »gelöst« und der Patient seine unbewussten bzw. vorbewussten Wünsche »preisgegeben« hat, war in dieser Form von mir nicht beabsichtigt und auch überraschend. Das Unbewusste hatte dennoch die ganze Zeit schon »gesprochen«, und zwar in Form des beschriebenen Enactments. Ich frage mich, ob es gerechtfertigt ist, eine solche Form des Sich-Ausdrückens »regressiv« zu nennen.

Regression und diagnostische Überlegungen

Ein Sich-Einlassen-Können in das therapeutische Geschehen aufseiten des Klienten erfordert eine dialektische Grundhaltung aufseiten des Therapeuten: dem Klienten zu vermitteln, dass er regredieren darf, dass eine »Regression im Dienste des Ich« bzw. eine »Regression im Dienste der Progression« erlaubt und sogar erwünscht ist; dass aber gleichzeitig Rahmenbedingungen gelten, die implizit oder explizit verdeutlichen, dass Regression nur die *eine* Seite der Veränderungsprozesses darstellt.

Nicht zuletzt diagnostische Unterscheidungen, vor allem im Hinblick auf den Grad der Integrität der Ich-Struktur, erlauben es, die Intensität und auch das Tempo der Regression des Klienten, z. B. durch Setting-Maßnahmen, gezielt zu steuern. Seitens der Psychoanalyse wird schon seit langer Zeit darauf geachtet, dass die analytische Couch nur für Patienten reserviert ist, deren Ich nicht zu sehr von einer einsetzenden Regression bedroht wird. Die Widerstandsfähigkeit des Ich gegenüber regressiven Schwankungen ist auch in einem analytisch orientierten körperpsychotherapeutischen Ansatz ein zentrales Unterscheidungskriterium, ob man sich als Therapeut für die das Ich belastende »Arbeit *in* der Übertragung« entscheidet, oder für Beziehungsarbeit »*an* der Übertragung«, z. B. im Rahmen szenischer Interventionen, die wesentlich Ich-schonender sind. Andere Verfahren, wie z. B. die Pesso-Methode, haben bestimmte Rituale entwickelt (»desengagement«, bei Marlock, 1993, S. 156), die die Eingrenzung der Inszenierung im »Hier und Jetzt« symbolisch verdeutlichen helfen. Das »Grounding« der Bioenergetischen Analyse ist in einem ähnlichen Sinn zu verstehen, indem es auf theoretischer Ebene das Realitätsprinzip einführt und auf methodischer Ebene das Stehen auf dem Boden sowie in einem übertragenen Sinn das »Sich-Verwurzelt-Fühlen« im Lebensprozess.

Regression in einem interaktionellen Verständnis der therapeutischen Beziehung

Seitens psychoanalytisch orientierter Vertreter körperbezogener therapeutischer Zugänge zum Klienten wird seit einiger Zeit (und in Vorstufen schon bei Sandor Ferenczi und Michael Balint) auf die Notwendigkeit hingewiesen, Regression auch und vor allem als interaktionellen Prozess zu begreifen. Dies heißt, dass sich Klient und Therapeut ständig in einem interaktionellen Aushandlungsprozess befinden und dass auf dieser Mikroebene unentwegt körperliche Botschaften ausgetauscht werden. Dass auf diese Weise Signale des Patienten, aber auch des Therapeuten, unentwegt in die wechselseitigen Regulierungsvorgänge einfließen und dadurch die körperliche Realität des Therapeuten stark ins Spiel kommt – jedoch in der Regel unbewusst für ihn selbst und den Klienten –, hat in einer modernen interaktionsorientierten Psychoanalyse mittlerweile dazu geführt, den Übertragungsbegriff neu zu bedenken, ihn von einseitigen Betrachtungsweisen zu entfrachten und nun von einer »interaktionellen Übertragung« zu sprechen.

So kann die Regression des Klienten in einem solchen Verstehen z. B. dazu genutzt werden, in einer Konzentration auf die leiblichen Äußerungen des Klienten und des Therapeuten den Handlungsspielraum im realen und/oder im Fantasiebereich von Klient und Therapeut auszuloten und therapeutisch zu nutzen, unter Beachtung subtiler Abwehr- und Widerstandsvorgänge auf der intrapsychischen und auch körperlichen Ebene. Setzt man hingegen nicht so sehr an der Abwehr des Klienten und den dahinter stehenden Ängsten, sondern mehr an seinen körperlichen Impulsen an, ergibt sich eine mehr am Handlungsfluss orientierte Methodologie, wobei Ängste und Widerstände eventuell erst im Anschluss an Interaktionsprozesse analytisch exploriert werden. Je nach der Schwerpunktsetzung im theoretischen Verstehen und im Menschenbild des jeweiligen Therapeuten – ob er eher defizitorientiert ist, d. h. von einem »heilen« Kern ausgeht, oder aber eher konfliktorientiert – wird sich auch die Einschätzung der korrigierenden emotionalen Erfahrung, ihres Stellenwertes und ihrer methodischen Herstellung, z. B. durch aktive Berührung seitens des Therapeuten, im Detail unterscheiden. Offenkundig wird aber in der konkreten analytisch-körperpsychotherapeutischen Praxis immer mehr, dass dem Ödipuskomplex auf der Handlungs- und Reflexionsebene nicht mehr jene Bedeutung zukommt, wie dies im klassisch-analytischen Verstehen der Fall ist. Vielmehr wird unter Bezugnahme auf die Säuglingsforschung und die Kognitionswissenschaften von experimentell operationalisierbaren Interaktionsrepräsentanzen ausgegangen, die frühe Interaktion repräsentieren und sich in der therapeutischen Beziehung spontan inszenieren. Im Zuge regressiver Prozesse gilt vor allem auch abgespaltenen, nicht-integrierten Repräsentanzen ein großes Augenmerk. Sie zeigen sich oft nur in zunächst unverständlichen Affektäußerungen oder einem körperlichen »Agieren«, das man nun aufgrund eines erweiterten Verstehens positiv nutzen kann.

Das für konkret-körperlich-interaktionelle Sequenzen offene Behandlungssetting stellt an den Therapeuten im Umgang mit regressiven Erscheinungen oft hohe Anforderungen, weil durch die auf der Körperebene bevorzugt stattfindenden Affektverdichtungen der Therapeut in seinem »Containing« enorm gefordert wird. Diesbezüglich hilfreich ist auf theoretischer Ebene ein interaktionelles Begreifen der Übertragung, wodurch ein partielles Aufgeben der »Position des beobachtenden Dritten« nicht nur erlaubt, sondern sogar erwünscht ist. Der Therapeut agiert also ständig mit, er kann sich dem gar nicht entziehen und soll es auch nicht; aber er soll zumindest zeitweilig sein »Mitagieren« der Reflexion und v. a. auch potenziell der gemeinsamen Bearbeitung im Therapieprozess unterziehen. Das ist kein leichtes Unterfangen, sondern fordert vom Therapeuten viel Selbstsicherheit und Erfahrung – Sicherheit, auch Ohnmacht, Hilflosigkeit und Scham ertragen zu können. In diesem Sinn sind auch die von Daniel Stern (1998) konzipierten »Now-moments« zu verstehen, deren Bedeutung darin bestehen, dass sich das intersubjektive Feld zwischen Klient und Therapeut in einem solchen Moment entscheidend verändert. Nur wenn auch der Therapeut bereit ist, dieses Risiko des Nicht-Wissens zu ertragen, wird sich der therapeutische Prozess von einer intersubjektiven Ebene zur nächsten weiterbewegen können.

Anstatt zeitlicher Regression – Vordergrund und Hintergrund

Die Säuglingsforschung der letzten zwanzig Jahre hat uns ein neues Säuglings- und Menschenbild vorgelegt. Wir sprechen heute von einem sozial-interaktiv kompetenten Säugling. Parallel dazu hat sich quer über die Therapielandschaft hinweg ein humanistisch orientiertes Verständnis nicht nur in der psychotherapeutischen Behandlungspraxis, sondern auch in der Theoriebildung durchgesetzt. Dieser schleichende Paradigmenwechsel hat sowohl die Psychoanalyse als auch die Körpertherapien erfasst. Nicht umsonst ist innerhalb der psychoanalytischen Bewegung die selbst-psychologische Bewegung stark im Aufwind, in der körpertherapeutischen Szene haben sich tiefenpsychologische Vorstellungen des therapeutischen Geschehens mittlerweile fix etabliert, klassische ein-personen-psychologische Vorgangsweisen wurden durch objektbeziehungstheoretische entscheidend ergänzt.

Hinzu kommen neue Entwicklungsgesichtspunkte, aufgrund deren man nicht wie bisher von einem Aufeinander-Folgen bestimmter Entwicklungsphasen mit zugehörigen zentralen Entwicklungsthemen ausgehen kann. Sowohl der Freud'schen psychosexuellen Entwicklung als auch der Lowen'schen Theorie der Charakterentstehung liegen derartige Modelle zugrunde. Heute gehen wir weniger von Entwicklungsphasen aus, sondern von zunächst hintereinander einsetzenden Domänen des Erlebens, die jedoch zeitlebens erhalten bleiben und ständig in einem bestimmten Vordergrund-Hintergrund-Verhältnis zueinander gesehen werden sollten. Es sind dies die Domäne des auftauchenden Erlebens, des Kern-Selbst-Erlebens, des subjektiven Erlebens, des verbalen und des narrativen Erlebens (Stern, 1992). Wir sind, mit anderen Worten, bei einem Verstehen wieder angelangt, von dem Freud ursprünglich ausgegangen ist: von seelischen Räumen, zwischen denen man sich bewegt und die ständig in einer Vorder-Hintergrund-Relation zueinander stehen. Jedoch, im Unterschied zu einem dynamischen Verstehen im Sinne von Impuls und Abwehr, geht es bei dieser Sicht seelischer Prozesse weniger um die Aufhebung von Verdrängung oder Spaltung, sondern mehr um die Schulung und Ausrichtung unserer Aufmerksamkeit speziell auf den uns im Erwachsenenalter oft kaum vertrauten Bereich der körperlich-prozeduralen Prozesse. Säuglingsforschung, Kognitionswissenschaften und Körperpsychotherapie greifen auf diese Weise sinnvoll ineinander über.

Eine solche Verschiebung der Sichtweise hin zu einem prozeduralen Handlungswissen, das nie verdrängt wurde, sondern das einfach kaum beachtet wird, hat weitreichende Auswirkungen auf theoretische ebenso wie praktische Überlegungen bis hin zu einer Neufassung des Unbewussten. Bringt man die Idee einer Vordergrund-Hintergrund-Relation, ähnlich wie in der Gestalttherapie, ins Zentrum der Überlegung, dann macht auch die Vorstellung einer Regression im Sinne seelischer Kräftespiele, mit Vorwärts- und Rückwärtsbewegungen hin zu Fixierungspunkten, nur mehr wenig Sinn.

Ebenso zu überdenken wäre die Theorie der Charakterstrukturen, deren Entstehung sich wesentlich auf ein dynamisches Kräftespiel stützt.

Vorläufiges Fazit

Charakterstrukturen sind von der ursprünglichen Idee Reichs her das Resultat seelischer Dynamiken, d. h. letztlich von Triebkonflikten. Die neue Betonung prozeduraler Körperprozesse legt eine andere Deutung nahe: es handelt sich bei den Charakterstrukturen um früh erlernte affektiv-körperliche Gewohnheiten, die immer stärker automatisiert werden und sich wegen ihres hohen Grades an Automatisierung immer stärker der bewussten Aufmerksamkeit entziehen. Sie sind aber grundsätzlich bewusstseinsfähig, wenn man die Aufmerksamkeit auf sie zu richten lernt – und zwar *ohne vorhergehende Widerstandsanalyse*. Vielmehr besteht der therapeutische Lernprozess darin, die Aufmerksamkeit, die bei Erwachsenen gewohnheitsmäßig im Bereich der »verbalen Domäne« liegt, auf die das »nonverbal-interaktionelle Erleben« richten zu lernen – d. h. den Fokus der Aufmerksamkeit verschieben zu lernen. *Abwehrmechanismen* werden dieser Sichtweise zufolge mehr als *kognitive* Operationen verstanden, die gleichsam als Parallelentwicklung zu verstehen sind und eine bereits fortgeschrittene Gehirnentwicklung voraussetzen. Daniel Stern sprach nicht umsonst von zwei »parallelen Welten« bzw. Wirklichkeiten, die das Erleben des etwas älteren Kindes und auch des Erwachsenen prägen.

Obwohl diese beiden parallelen Welten insgesamt ein Ganzes bilden, scheint es sich aus methodischen Überlegungen heraus doch zu bewähren, sich entweder schwerpunktmäßig auf die Welt kognitiver Prozesse in all ihren dynamischen Zusammenhängen und Facetten zu beziehen, wie das speziell alle psychoanalytischen Verfahren tun, oder auf die Welt prozeduraler körperlicher Prozesse, im Sinne der Schulung eines körperlichen Spürbewusstseins wie in den meisten Körpertherapien. Wegen der Komplexität jedes dieser beiden Lernprozesse und der diesen Lernprozessen zugrunde liegenden unterschiedlichen Logiken tendiere ich mehr und mehr zur Annahme, dass es viel Sinn macht, diese beiden Verfahrensweisen zu trennen und nicht zu vermischen. Psychotherapeutische Erfahrung sollte m. E. für die meisten Patienten sowohl psychoanalytische (tiefenpsychologische) Erfahrung beinhalten als auch Erfahrung in körperorientierten Psychotherapie, *aber in getrennten Settings.*

All dies waren insgesamt eher fragmentarische Überlegungen. Die Gegenüberstellung eines dynamischen und eines impliziten Unbewussten, ihre Relation zueinander und damit verbundene praktische Überlegungen, gehören für mich zu einer der spannendsten Herausforderungen der nächsten Jahre.

Und all dies hat natürlich Auswirkungen hinsichtlich dessen, was wir »Regression« nennen. Mehr und mehr setzt sich in mir die Überzeugung durch, dass »Regression« im Großen und Ganzen keine besonders glückliche Bezeichnung für die beschriebenen Prozesse ist; dennoch werden wir mit diesem Begriff vermutlich weiterleben müssen.

Er ist nicht nur durch das traditionelle psychoanalytische Triebmodell mit all seinen impliziten Menschenbildannahmen vorbelastet und schafft dadurch immer wieder, zumindest potenziell, bestimmte Wirklichkeiten. Die Verlagerung des Verstehens von einer »vertikalen« Sicht (oberflächlich – tief) zugunsten einer Vordergrund-Hintergrund-Relation legt nahe, jene Prozesse, die wir »regressiv« zu nennen pflegen, noch einmal, auch unter Einbeziehung moderner neurowissenschaftlicher Befunde, zu überdenken. Es wäre dann vielleicht weniger ein »tief« im Sinne von »tief unbewusst« interessant, und es wäre auch nicht unbedingt notwendig, durch konsequente Deutung von Abwehr das »Tiefe« nach oben zu befördern. Vielmehr ginge es dann u. U. um ein (Wieder)Erlernen einer bestimmten Form der Ausrichtung unserer *Aufmerksamkeit* gegenüber einer inneren Wirklichkeit, die wir einfach im Alltag zu wenig beachten.

Vielleicht hat diese Form der Aufmerksamkeit sogar mit einer »träumerischen Verfassung« einiges gemeinsam – einer Verfassung, die mehr unser sinnlich-globales Erleben priorisiert und weniger unser analytisch-kategorisierendes Denken. Von einer solchen »träumerischen Verfassung« wird im übrigen auch von Psychoanalytikern in Zusammenhang mit dem Couch-Setting gesprochen[3] – anderes als in einer Psychoanalyse »Aug-in-Aug«.

---

[3] Vgl. dazu die Diskussion in diesem Tagungsband.

Kunst und Körperagieren: Warum man Literatur- und Psychotherapieforschung verbinden sollte. Nebst einer kleinen Sammlung ungewöhnlicher Fachliteratur-Empfehlungen für die Geisteswissenschaften.

Harald Weilnböck

> Ein kleiner Ritsch und rot bist du. [...] tut schon weh. Soll ja weh tun. Weißt erst, dass es dich gibt, wenn du spürst. Tut gut, wenn es weh tut. [...] Schlitz es auf das Glitschhautding, dann kann das Raus rein und das Rein raus. Jetzt siehst du von draußen hinein und von drinnen hinaus.
>
> (Walter Kohl: *Ritzen*, Jugend-Theaterstück)

Zur kulturellen und gesellschaftlichen Signifikanz Körperagierens

Die Formen des Körperagierens – insbesondere die Selbstverletzung/ Selbststimulation, aber auch Magersucht, Bulimie, Adipositas, Hypochondrie, selbst verursachte Krankheiten (sog. Münchhausen-Syndrome), psychogener Schmerz – sind vielleicht deshalb nie wirklich ins Licht der Literaturwissenschaften gerückt, weil auch der Mainstream der Psychoanalyse sich hierfür nie recht zuständig fühlte. Patienten mit vor-symbolischem Agieren via Körperreaktionen und Handlungen gegenüber dem eigenen Körper sind dem mittleren, borderlinen Funktionsniveau der Psyche (unterhalb der Psychoneurosen) zuzuordnen; sie wurden deshalb zumeist als ›nicht analysierbar‹ eingeschätzt und an die Medizin und Psychiatrie verwiesen. Da die Psychoanalyse andererseits die einzige, wenigstens zeitweise einigermaßen akzeptierte Brücke zwischen Literaturwissenschaft und Psychologie darstellte – eine Brücke, die seither kontinuierlich abgebaut wird (Weilnböck 2004b/ i) – sind die Phänomene des Körperagierens, der Selbstverletzung und Haut(-selbst)stimulation den Philologien lange Zeit weitgehend fern geblieben. Sie hätten ihr freilich stets nahe liegen müssen. Man denke bereits an Kleists Penthesilea, die – »Küsse und Bisse« reimend und verwechselnd (575) – dem geliebten Achilles »den Zahn (...) in seine weiße Brust schlägt«, sodass ihr nebst ihren Hunden das Blut »von Händen und Mund [herab troff]«, nur um sich kurz darauf selbst zu töten (565); man denke an die Haut- und Körperzerreißungsfantasien des ›Schneekapitels‹ in Thomas Manns *Zauberberg* oder an Musils Helden Törleß, dessen Internatserfahrungen sadomasochistische Szenen des Auspeitschens einschließen, die Törleß mit einem gewissen »Schauer« wahrnimmt (in Benthien 242ff.). Man denke aber auch an weniger augenfällige Belege z. B. bei Theodor Storm, wo der Schimmelreiter Hauke Haien seinem Pferd unzählige Male die Sporen gibt und schon als Halbwüchsiger einen Kater und Spielgefährten würgte, »nicht achtend, dass die starken Hintertatzen ihm den Arm zerfleischten« (21).[1] Auf jeden Fall wird man sich leicht an die Foltermaschine aus Kafkas *Strafkolonie* erinnern, in der jene ausgeklügelte »Egge« mit unzähligen Nadeln dem Sträfling auf der gesamten Körperoberfläche das Urteil in die Haut einschreibt und ihn schließlich tötet.

In den kulturellen Repräsentationen der jüngeren Vergangenheit tauchte das Phänomen der Selbstverletzung der Haut, wenn überhaupt, dann als schockierende Szene des Grausens auf: So fügte sich im Film *Ich hab' dir nie einen Rosengarten versprochen* (Anthony Page 1977) eine jugendliche, als schizophren diagnostizierte Frau, am abseitigen Ort, in der öffentlichen Toilette, mit der Zigarette Verbrennungen am Oberarm zu. Dabei ist die Protagonistin – beruhigendermaßen – eindeutig nicht der Normalität, sondern dem semantischen Feld der Psychotischen zugewiesen. Heutige Zeiten geben sich in allem etwas cooler. Das Spaltprodukt dieses coolen Touchs jedoch ist der erhitzte, blutige Zugriff des Körperagierens auf die eigene Haut. Praktiken des »Schneidens« und »Ritzens« der Haut sind gerade bei Jugendlichen, ohne dass dies bisher viel Aufmerksamkeit gefunden hätte, zu einem soziokulturellen Pathologie-Trend geworden. Das Schneiden stellt eine »neue Dimension bewusster Selbstverletzung [dar], die in der Häufigkeit Magersucht und Bulimie längst überholt hat« (*Die Zeit* Nr. 33, 8. Aug. 2002, Dossier-Bericht S. 9ff.). Der zunächst so verblüffende Erfolg des im obigen Motto zitierten Jugend-Theaterstücks (*Ritzen*) ist also keineswegs überraschend. Darüber hinaus sind bestimmte Praxisformen, die »Haut zu ritzen oder zu schneiden (›cutting‹)«, ein Teil der internationalen Jugendkultur geworden. Dabei ist aus den Psychotherapiewissenschaften bekannt, dass »das Gefühl des Kontakts mit dem warmen fließenden Blut als

[1] Zu Storm demnächst in systematischer Weise bei Stein 2005, zu Mann siehe Fischer/Kittler (1978), zu Musil siehe Benthien (S. 242ff.).

wohltuend« beschrieben wird (Hirsch 1998, S. 16). Das Blut des eigenen Körpers, das sich im Inneren befindet, wird als schützende »Sichterheitsdecke« wahrgenommen, die man – so eine Patientin Plaßmanns – ständig »mit sich herumtragen kann«, um sich gegebenenfalls von außen her zu bedecken, indem man die Haut »ritzt« und das Blut »über die Haut laufen [lässt]« (in Hirsch 1998, S. 12, 17).

Ein genaueres Verständnis von Körperphänomenen und Gesten des Körperagierens stellt also ein Desiderat dar, das die Philologien und die Psychologie gleichermaßen betrifft und dem schon deshalb günstigerweise mit einem wissenschaftlichen Zugang der integrativen (und nicht nur additiven) Interdisziplinarität entsprochen werden sollte. Auch wird der folgende Blick in die jeweilige Fachliteratur zeigen, dass durchaus beiderseits ein Interesse am anderen Bereich aufkeimen zu wollen scheint, das jedoch gerade in den Geisteswissenschaften auch vielfach konflikthaft verstellt zu sein scheint und häufig aus verschiedensten Gründen scheiterte. Dies ist umso bedauerlicher, als sich seit Anfang der Neunzigerjahre das Feld der Psychotherapie-Wissenschaft, der modernen Psychoanalyse und der Entwicklungspsychologie der frühesten Lebensphasen sowohl in Theorie als auch Forschungsmethodologie auf eine Weise tief greifend verändert hat, die verdiente, auch von den Geistes- und Kulturwissenschaften wahrgenommen und genutzt zu werden.

Hieran beteiligt waren und sind vielfältige, auch klinisch-experimentell und empirisch arbeitende Forschungsrichtungen (die allerdings nicht dem dort allgemein gültigen positivistischen Psychologie-Verständnis verpflichtet sind):

1. Die Selbstpsychologie (Kohut), die die frühen Primärbeziehungen und die sich daraus ergebende narzisstische Selbst-Beziehung der Person – ihr ›Kern-Selbstempfinden‹ – in den Blick nimmt,
2. die Objektverhältnis-Theorien und Beziehungsanalysen (Balint, Fairbairn, Winnicott, Kernberg, Bauriedl u. a.), die die zu psychischen Objekt- und Selbstrepräsentanzen verinnerlichten Beziehungserfahrungen betonen,
3. die Bindungs- und Säuglingsforschung (Stern, Lichtenberg, Dornes), die die experimentalpsychologische Erforschung der frühesten, präsymbolischen und proto-narrativen Interaktionsprozesse zwischen Kind und Mutter/ Eltern betreibt,
4. die medizinisch-naturwissenschaftliche Neurophysiologie, die die Verarbeitung von ›sensoaffekt-motorischen Mustern‹ und ›Körpererinnerungen‹ hirnphysiologisch beschreibt, und, eng damit verbunden,
5. die neueren Modelle von Intersubjektivität, Handlungsdialog/ Enactment und (Gegen-)Übertragung, die die prä- und para-verbale Interaktion als

wechselseitiges, symmetrisches Geschehen begreift und mit mikroanalytischer Präzision zu erfassen sucht (Bohleber/ Drews 2001, 347ff., Buchholz/ Streeck 1999), ferner

6. die klinisch-psychologische sowie psychoanalytische Psychotraumatologie (Fischer/ Riedesser, Hirsch), die sich mit den Wirkungen von psychotraumatischen Ereignissen/ Erlebnissen und Entwicklungsstörungen beschäftigt (vgl. auch Weilnböck 2001a) sowie
7. die analytische Körperpsychotherapie (Geißler, Zeitschrift und Symposium *Psychoanalyse und Körper*), die, der Psychotraumatologie verbunden, die Interaktionsebene der Körpererfahrung in den analytischen und therapeutischen Prozess mit einbezieht und inzwischen die älteren, neo-Reichianischen Konzepte des kathartischen Körpers zugunsten eines dialogisch-interaktiven Körperbegriffs überwunden hat.

Dabei sind es insbesondere die beiden letztgenannten Bereiche, die analytische Körperpsychotherapie und die Psychotraumatologie, die in jüngster Zeit die psychoanalytische Theoriebildung nachhaltig beeinflussten und deren hohe Relevanz auch für kulturwissenschaftliche Fragen – nicht nur über Motive des Körperagierens – unübersehbar ist. Ihnen gemeinsam ist eine interaktionale, beziehungsanalytische Perspektive, die in den neueren psychoanalytischen Metapsychologien und Therapiewissenschaften seit der Entstehung der Objektverhältnis-Theorien fest etabliert ist, jedoch in den überwiegend text- und nicht handlungstheoretischen Geisteswissenschaften keine Entsprechung hat (sieht man von den eher randständigen, nicht in die Literaturinterpretation integrierten Forschungsbemühungen zur Literaturdidaktik und Lesesozialisation ab; für einen Überblick vgl. z. B. Charlton/Schneider 1997, Groeben 1999a/b und Eggert/Garbe 1995). Die Psychotraumatologie begreift ihren Gegenstand, die seelische Verletzung, interaktional, nämlich als »unterbrochene Handlung« und als gewaltsamen Kollaps einer Interaktionsszene, aufgrund dessen es bei der betroffenen Person zu Wiederholungszwängen, re-traumatisierenden Flashback-Erinnerungen, Albträumen oder anderen selbst-schädigenden Inszenierungsmustern kommt.[2] Die analytische Körperpsychotherapie begreift die einschlägigen Symptomatiken des Körperagierens in einer interaktionalen, psychosozialen Dimension als Inszenierungen von »Zwei-Personen-Stücken

[2] Die Basisdefinition akzentuiert ein »vitales Diskrepanzerlebnis zwischen bedrohlichen Situationsfaktoren und den individuellen Bewältigungsmöglichkeiten, das (...) eine dauerhafte Erschütterung von Selbst- und Weltverständnis bewirkt« und vielfältige psychische und psychosomatische Symptome verursachen kann (Fischer/Riedesser 1998, S. 116).

mit sich selbst« (Hirsch 1998, S. 6): In Zuständen der starken psychischen Bedrängnis stellt sich der eigene Körper dem Subjekt als äußeres Objekt gegenüber und agiert mit ihm die destruktiven Objekterfahrungen der frühen, sprachlich-narrativ nicht erinnerlichen Zeit aus. Das innerpsychische Geschehen wird zur konkreten szenischen Außenhandlung. Wenn – wie oben – das wohltuend warme, fließende Blut des Körperinneren als außen liegende »Sichterheitsdecke erscheint und der Schmerz als Beruhigung empfunden wird, leben eigentlich frühe, präverbale Erfahrungsszenen von Mangel und Konflikt wieder auf. Sie können aber als solche vom Subjekt nicht erkannt und symbolisch-narrativ gedacht/ formuliert werden. Dabei versichert der Schmerz das Selbst seiner psychischen (Haut-)Grenze und lindert die latenten psychosenahen Ängste und Körperspannungen. Gleichzeitig erfolgt eine rächende Aggressionsattacke gegen das versagende frühe (Mutter-)Objekt, dies jedoch paradoxerweise am eigenen Körper.[3] Im selbstverletzenden Körperreflex wird »der Leib als Partner missbraucht« (Hirsch 1998 mit Blankenburg, S. 6), und es zeigen sich tief greifende, symbiotische Abhängigkeits-Autonomie-Konflikte, die eine interaktionale Genese als Beziehungsgeschehen haben.

Die genannten Symptome stellen also keine endogene Psychodynamik dar, sondern haben hohe gesellschafts- und kulturtheoretische Relevanz. Gerade für die Patientenpopulationen mit dem Krankheitsbild der offenen Selbstbeschädigung der Haut konnte vielfach nachgewiesen werden, dass die Mütter/ Eltern »sämtlich psychisch schwer krank« waren und zumeist Depression, Suizidalität, Alkohol- oder Medikamentenabhängigkeit aufwiesen (Hirsch 1998, S. 95). Die PatientInnen waren somit als Kinder – fremdindikatorisch belegbar – »schweren Deprivations- und/ oder Missbrauchserfahrungen« ausgesetzt. Diese reichen von »massiven Realtraumata in Latenzzeit oder Pubertät«, zumeist »gewalttätigen Misshandlungen« oder »sexuellem Missbrauch während der gesamten Kindheit und Pubertät«, bis hin zu den subtileren Beziehungstraumata, wie sie z. B. die systematische »Parentifizierung« von Kindern, also deren Einsetzung in Eltern- und Partnerfunktionen, darstellt, mittels derer das Kind als »Selbstobjekt« der Eltern zu deren prekären »Selbstregulation« eingesetzt wird (ebd.). Ferner gilt: Nicht nur sind die Symptome des Körperagierens interaktional-sozial bedingt, sie haben auch

---

[3] In ähnlicher Dynamik verlangt die/der Essgestörte exzessiv nach Nahrung, die sich dann jedoch auf einer anderen, psychisch abgespaltenen Erfahrungsebene als so vergiftet darstellt, dass der Körper sie gleich wieder ausstoßen muss. Und der Hypochonder in seiner ständigen Angst vor tödlichen Erkrankungen ist unbewusst eigentlich von der Panik vor dem psychischen Zerfall getrieben, der aufgrund der frühen Defizite an versorgender Präsenz so bedrohlich nahe rückt.

psychosoziale Folgewirkungen, die den Kreislauf von (psychischer) Gewalt, Retraumatisierung und Trauma-Transmission weiter treiben und das umgebende gesellschaftliche Leben mit hohen Kosten belegen. Denn es ist nach den Erfahrungen Sachsses »der zentrale psychische Mechanismus der projektiven Identifikation«, mittels dessen die PatientInnen mit Körperagieren »ihr Selbst und ihre Objektbeziehungen regulieren« (Sachsse in Hirsch 1998, S. 102). Da der Mechanismus der projektiven Identifikationen stets dissoziative, affektiv hoch brisante und aggressionslatente Gruppen- und Sozialdynamiken zur Folge hat, die im Bereich des gesellschaftlichen Handelns überaus destruktive Wirkungen zeitigen, sollte bei Phänomenen des Körperagierens mit gesellschaftlichen und soziokulturellen Relevanzen gerechnet werden. Dies gilt umso mehr, wenn die betroffenen Personen über hohe Intelligenz, Leistungsfähigkeit und entsprechend große Aktionsmöglichkeiten verfügen, wie dies bei borderlin/ dissoziativ strukturierten Persönlichkeiten nicht selten der Fall ist.[4] Beispielgebend für den Bereich der Politik denke man aus den letzten Jahren an die insititutionellen und gesellschaftlichen Schäden, die der Fallschirm-springende – also körperagierende – FDP-Parteipolitiker Jürgen Möllemann insbesondere mit seinen rechtspopulistischen und antisemitischen Äußerungen anrichtete, bevor er sich am Tage der Intervention der Steuerbehörden das Leben nahm.[5]

Eine dementsprechende kulturwissenschaftliche Grundlagenfrage müsste also erwägen, ob Formen der »medialen und literarischen Interaktion« beschrieben und konzipiert werden können (eventuell aber nicht notwendig im textinhaltlichen Umfeld von Phänomenen des Körperagierens), die in projektiv-identifizierender Weise fungieren. Gibt es ein literarisches/ filmisches Ausagieren, das bewirkt, dass die AutorInnen und LeserInnen weniger in ihren durcharbeitenden, (selbst-)therapeutischen Potenzialen angesprochen werden und vielmehr die dissoziativen/ borderlinen Abwehrmechanismen aktiviert sowie re-traumatisierende, wiederholungszwanghafte Wahrnehmungs- und Interaktionsformen ästhetisiert bzw. bestärkt werden? (Hierzu weiter unten im Kontext von Ernst Jüngers Kriegsschriften.) Jedenfalls lässt die Dimension der interaktionalen, gesellschaftlichen Wechselwirkungen erkennen, wie sehr das Wort vom »Zwei-Personen-Stück mit sich selbst« als eine dem ästhetischen Bereich entlehnte Metapher auch von den kulturtheoretischen Belangen des Körperagierens zeugt.

---

4 Zur projektiven Identifikation und Ambivalenzspaltung vgl. Mertens/Waldvogel (2000, S. 573ff.) und Rohde-Dachser (2000, 86ff.).

5 Zur Psychoanalyse des politischen Agierens vgl. Wirth (2002), der über Helmut Kohl, Uwe Barschel, Joschka Fischer, die 68er-Generation und RAF sowie Slobodan Milosewic handelt.

Dass dieses Symptomfeld genuin hermeneutische Fragen des Ausdrucksverstehens aufwirft, wird schon allein dadurch evident, dass die Formen des Körperagierens noch mehr als andere (psychisch höher integrierte) Symptome plastisch-gestische und leibliche Ausdrucksgehalte haben. Deshalb spielen in der ›analytischen Körperpsychotherapie‹ die gestaltpsychologischen Therapieelemente eine wichtige Rolle (vgl. Steammler in Geißler 2003). Der freie Einfall, Medium der Therapie wie der Kunst gleichermaßen, wird hier also nicht nur für das sprachliche Assoziieren, sondern auch in der Dimension von Körperausdruck, Körpererfahrung und szenischem Ausdruckshandeln genutzt, eine Dimension, die auch für das Verständnis von Kunst und Literatur von eminenter Bedeutung ist. Denn wenn die Fantasien und Gesten von körperlichen Erfahrungen/ Handlungen die Erlebniswelt der vorsprachlichen Entwicklungsphasen einer PatientIn manchmal besser erreichen und einen direkteren Zugang zu den »unausdrücklichen Modellszenen« von Kindheit und Jetztzeit erschließen (Geißler 2002, S. 44 mit Lichtenberg 2001), dann sind diese Ausdruckszusammenhänge auch für die Produktion und Rezeption von Kunst, Literatur und Medien bedeutsam. Haben wir es doch auch hier mit dem psychischen Bearbeiten von z. T. frühen (und körperlichen) Erfahrungen/ Handlungen zu tun.

Als konzeptuelle »Essentials« bzw. als theoretisch-praxeologische »Bausteine« dieser leib-seelischen Hermeneutik (der ›analytischen Körperpsychotherapie‹) nennt Geißler (2002): 1. die Dimension der *Vitalitätsaffekte*, die die Grundstimmung und die elementaren Lebensvorgänge einer Person (Ernährung, Schlaf, »hedonischer Tonus«) prägen, lebensgeschichtlich früh ausgebildet werden und in ihren unmittelbaren Erscheinungsweisen körpernah verankert sind. Sie schlagen sich 2. als *affektmotorische Schemata*, (defensive) Körperstrategien und leibliche Selbstartikulationen in den verschiedenen menschlichen Bedürfnisbereichen nieder (Physiologie, Bindung, Autonomie/ Selbstexploration, Aversion, Sinnlichkeit, Sexualität). Im experimentellen Forschungssetting können sie per mikroanalytischer Videodokumentation beobachtet und beschrieben werden. *Vitalitäts- und affektmotorische Schemata* treten im bewussten Leben meist weit in den Hintergrund, bilden jedoch die handlungsdynamische Grundierung der gegenstandsbezogenen *kategorialen Affekte*. Sie spielen in der Therapie wie im Leben eine untergründige, aber stets präsente Rolle – und dies betrifft die Handlungsbereiche der direkten und der medienvermittelten ästhetischen Interaktion gleichermaßen. Dem entspricht 3., dass die Säuglingsforschung die frühe Ausbildung von *protonarrativen Hüllen* (›envelops‹), d. h. von »einfachen narrationsähnlichen Denk- und Wahrnehmungsmodi«, feststellte, die als grundständige *Narrative* bereits erste Kategorien von Subjekt, Intention/ Ziel, Aktion und Objekt enthalten und sich im Zuge bereits der frühesten interaktiven Erfahrungen ausbilden (Stern 1992, Dornes 1993 in Geißler 2002, S. 54f., Pantoja 2001). Sie enthalten vielfältiges *prozedurales* Erfahrungswissen und *Mikropraktiken*, die »weder symbolisch, noch verbal, noch verdrängt« sind, aber nichtsdestoweniger auf die gesamten Lebens- und Ausdrucksformen der Person eine unvermerkt hohe strukturelle Prägekraft ausüben – und damit auch die mediale und ästhetische Interaktion bestimmen. Die (mikro-)analytische Betrachtung des *Handlungsdialogs* und deren (Gegen-)Übertragungen mittels qualitativer Sozial- und Interaktionsforschung sind die methodischen Mittel, mit denen die Beschaffenheit und Handlungsregeln dieser Protonarrative und Mikropraktiken rekonstruiert und ggf. therapeutisch/ pädagogisch verändert werden kann. Umso näher liegt es, sie auch in der Kultur- und Medieninteraktions-Forschung einzusetzen (vgl. Charlton, Weilnböck 2003e).

Im Kontext dieser modernisierten Psychoanalyse und Psychotherapiewissenschaft muss man jedenfalls nicht mehr befürchten, weiterhin auf den Ödipuskomplex als übergreifend gültige Modellvorstellung vom menschlichen Handeln verwiesen zu werden. Maßgeblich sind vielmehr kognitionspsychologisch fundierte und experimentell operationalisierbare Einschätzungsgrößen, wie z. B. die Rate der in einer spezifischen Interaktion psychisch verarbeiteten *Rigs*, der *Representations of Interactions that have been generalized* (Geißler 2002, S. 51 mit Stern). Sie bezeichnet die Menge der nicht-traumatisch erlebten, mithin psychisch assoziierbaren und erinnerungsfähigen Erfahrungsmomente pro Interaktionssequenz. Diese Menge definiert den relativen Reichtum/ Mangel an psychischen »Interaktionsrepräsentanzen«, d. h. an unwillkürlichen Assoziationen und bewussten Erinnerungen, auf die eine Person aufgrund ihrer Sozialisation/ Lebensgeschichte und der sich daraus ergebenden psychoaffektiven Verfassung zurückgreifen kann. Nur die nicht-traumatisch erlebten *Interaktionen* sind hierfür nutzbar, denn die traumatischen können psychisch nicht integriert bzw. kognitiv *generalisiert* und assoziativ erinnert werden. Dieses mehr oder weniger große Reservoir an Interaktionsrepräsentanzen ist es, das für die Bewältigung von akuten Lebenssituationen und spezifischen Handlungsaufgaben zur Verfügung steht; es schafft die Voraussetzung für Lernfähigkeit bzw. Therapieerfolg sowie für die psychotraumatologische Resilienz/ Widerstandskraft der Person. Dieses Reservoir ist es aber auch – und das ist für die Kulturwissenschaften wichtig –, das die Handlungsspielräume in den ästhetischen und medialen Wechselfällen des Lebens definiert. Es setzt den – mehr oder weniger weiten/ engen – Rahmen dessen, was einer Person an ästhetischer Erfahrung möglich ist und welche Spannweite an spontanem mentalen Durcharbeiten von mediengestützter Erfahrung einer Person bzw. einem bestimmten gesellschaftlichen Segment zugänglich ist. Je begrenzter das Reservoir an »Interaktionsrepräsentanzen«/*Rigs*, desto näher rücken die Bedrohungen von psychischer Dissoziation, aggressivem Ausagieren und mitunter von psychotischen Selbstfragmentierung und Körperagieren.

Wenn also in Aussicht steht, dass anhand eines Kriteriums wie dem des Quantums von *Rigs* die Qualität sowohl des allgemeinen Selbstempfindens und Beziehungserlebens einer Person wie auch ihrer Text-/ Medieninteraktion bemessen werden kann, wird eines deutlich: Die interdisziplinäre Vernetzung von Therapie- und Kulturwissenschaften eröffnet die Möglichkeit, die Interpretationsverfahrensgewohnheiten sowie die mythischen Komponenten der älteren psychoanalytischen Theorie wie auch der Geisteswissenschaften durch ›empirisch harte‹ sozialpsychologische Beobachtungskategorien zu ergänzen (bzw. die Interpretationsgewohnheiten zu korrigieren) und die hermeneutische Praxis im Sinne einer Qualitäts- und Prozesskontrolle evaluierbar zu machen.

Psychotherapiewissenschaftliche Symboltheorien

Ein weiterer der guten Gründe, als Geisteswissenschaftler die neueren (Entwicklungs-)Psychologien zur Kenntnis zu nehmen und einen wechselseitigen theoretisch-methodologischen Austausch mit ihr anzustreben, besteht darin, dass in der genuin therapiewissenschaftlichen und psychotraumatologischen Fachliteratur (und Kasuistik) Theorien der menschlichen Fähigkeit der Symbolbildung zugrunde gelegt werden, die auch für kulturwissenschaftliche Fragestellungen aufschlussreich sein können. Dies kann exemplarisch an einschlägigen Sammelbänden von psychotraumatologischen Praxis- und Theoriebeiträgen gezeigt werden (wie z. B. Hirsch 2003, Geißler 2003, oder Schlösser/ Höhfeld 1998, auch Bohleber/ Drews 2001). Zunächst dominieren dort selbstverständlich die klinischen und technisch-therapeutischen Belange der Psychotherapie. Darüber hinaus jedoch fällt eine rekurrente Akzentuierung der psychischen Prozesse der Sprach- und Erzählbildung auf. TherapeutInnen verschiedener Schulen zeigen Einigkeit darüber, dass die Fähigkeit zur Bildung von sprachlichen Symbolen und narrativen Gestalten (frames) den wesentlichsten aller Wirkfaktoren von Trauma- und Psychotherapie darstellt und die Grundvoraussetzung von menschlicher Gesundheit überhaupt ist.

Dies gilt weit jenseits der bekannten Tatsache, dass TherapeutInnen (seit Freud) immer wieder auf die schönen Künste und die Literatur zurückgreifen, um psychodynamische Zusammenhänge zu verdeutlichen. In Schlösser/ Höhfelds Band findet sich ein Beitrag, der sich mit Kleists *Marquise von O* und Rushdies *Scham* beschäftigt. Die bemerkenswerte Interpretationsskizze von Adler (1998) nimmt die literarischen Texte als kasuistisches Material zur

Darstellung von Phänomenen der psychotraumatologisch bedingten Scham/ Schamlosigkeit und Gewalt (beschäftigt sich allerdings nicht mit der literarischen Interaktion als solcher). Dies trifft ähnlich auch für den Band von Hirsch (2002) zu. Hirsch selbst stellt seinem Inzest-Buch (1986/ 1999) das Lied von Goethes Mignon über das »Land, wo die Citronen blühn« als Motto voran (»Was hat man dir, du armes Kind, getan? / (...) Es stürzt der Fels und über ihn die Flut / (...) Dahin! Dahin / Geht unser Weg! o Vater lasst uns ziehn!«) Ferner schreibt Hirsch über Goldschmidts autobiografische Erzählungen. Dass er die Texte dabei rein inhaltlich als Kompendium von psychotraumatologischen Abwehr-Symptomatiken nimmt, ist insofern angemessen, als der zur Zeit der nationalsozialistischen Verfolgung in einem französischen Internat vielfach misshandelte Jugendliche Goldschmidt umfassend und explizit Aufschluss gibt über die Erfahrungen von Affekt- und Körper-Dissoziation, Depersonalisation, Selbstbeschädigung, Körpergrenzen-Agieren, masochistische Reaktionen u. a. m. (Freilich: Ergänzend zu den inhaltlichen, klinischen Aspekten wären aus kulturwissenschaftlicher Sicht insbesondere auch die formalen Aspekte der Text-Leser-Übertragung zu erarbeiten.)

Zentral für die Beschreibung der Symbolisierungsfähigkeit ist die Frage nach *dem eigenen Körper als Symbol*, wie Hirsch und seine ausnahmslos fachärztlichen KollegInnen sie stellen, und die die psychoaffektiven und sozialisatorischen Bedingung des menschlichen Denkens überhaupt betrifft. Den Kulturwissenschaften noch am ehesten bekannt sind die Arbeiten, die Lorenzer in den Siebzigerjahren zum psychoanalytischen Symbolbegriff vorlegte. Lorenzer schaffte Aufmerksamkeit dafür, dass die Symbolisierungsfähigkeit des Menschen spezifische Sozialisationsschicksale erfährt, die bis in die embryonale Zeit der »sensomotorischen Engramme« zurückgeht und große qualitative Unterschiede aufweisen kann (Schmid Noerr 2000). Denn chronische Traumatisierungen und Konfliktlagen aus der Primärbeziehung führen dazu, dass die *symbolischen Interaktionsformen* (nach heutiger Terminologie die *Rigs*), die die menschliche Psyche erst handlungsfähig machen, *desymbolisiert* oder gar nicht entwickelt werden. Die zerfallenden Symbole spalten sich dann in die psychokognitiven Teilbereiche von »Klischee« und »Zeichen«, führen dort ein entweder unterstimuliert-depressives oder dissoziativ-hysterisches Eigenleben/ Floating und können jedenfalls die lebenswichtige Integrationsleistung der psychoaffektiven und kognitiven Gestaltbildung nicht mehr erbringen. In ähnlicher Weise beschreibt der in Deutschland erst seit einer guten Dekade nachhaltiger rezipierte Bion (ferner Segal und Gaddini) die Entstehung der Symbolisierungsfähigkeit als Umwandlung von präpsychischen oder somatopsychischen Beta-Elementen, unter denen die »rohen Sinnesdaten der äußeren Welt« und die rein »körperlichen Sensationen« des kleinkindlichen Erlebens verstanden werden. Erst wenn aus ihnen psychische Alpha-Elemente gebildet worden sind, haben sie einen Status als vollgültige psychische Elemente erreicht, d. h. sie können gedacht, gefühlt, sprachlich-medial ausgedrückt, erinnert und bildhaft geträumt werden. Diese Umwandlung ist unbedingt auf die gute primäre Versorgung durch eine empathisch-abgegrenzte Bezugsperson angewiesen, die die *Containing*-Funktionen des psychischen Haltens ausübt, indem sie die Affekte er-trägt/ enthält, sie im gemeinsamen Austausch moderiert und ihnen Zeichen – mithin Symbole – verleiht, die dann psychische Assoziationen bilden können. Und weil immer auch das lebensweltliche Umfeld der Texte und Medien an diesen Halte- und Rahmenfunktionen beteiligt ist, hat bereits Winnicott in seinem Begriff des ›holding‹ (und der Übergangsphänomene) eine Theorie der menschlichen Kreativität angelegt (*Playing and Reality*).

Jüngste neurobiologische Untersuchungen der Gehirn- und Gedächtnisforschung haben Lorenzers und Bions noch weitgehend hermeneutisch und spekulativ fundierte Modellvorstellungen über die Symbolisierung vollauf bestätigt und weiter differenziert. Gerade in der Psychosomatik-, aber auch in der Säuglingsforschung, dokumentiert sich darüber hinaus, wie das Floating von erlebnis- und inhaltsleeren »Klischees« sowie verbindungs- und formlosen Proto-Zeichen immer auch den Körper in Anspruch nimmt. Denn diese werden, wie Bions affektive Beta-Elemente, per »intrasomatischer projektiver Identifizierung« paradoxerweise in den eigenen Körper hinein ausgestoßen, produzieren Quasi-Symbole bzw. erzeugen konversionshysterische oder chronisch-psychosomatische Phänomene. Was ursprünglich eine mentale Erfahrung war oder hätte werden können, wird inhaltlich und affektiv fragmentiert und verkörperlicht. Der Leib ist dann widersinnigerweise gleichzeitig Zeichenmaterial und Projektionsfläche. Es ergeben sich reine »Organsprachen«, die keine Sprachen im linguistischen Sinn sind, weil die ausagierte Erfahrung nicht eigentlich *gemacht* wird und deshalb weder als psychische Repräsentanz niedergelegt noch als Symbol dargestellt und erinnert werden kann. Diese »Organsprachen« haben allerdings die essenzielle Aufgabe, das gefürchtete Einbrechen eines psychotischen Chaos zu verhindern und die bestehende rudimentäre Zeichenordnung zu sichern. Bion spricht deshalb auch von ›somato-psychotischen Ausstoßungen‹. Die nachhaltige psychische Kopplung von erlebter Erfahrung und gedachtem Zeichen, in der aus den vagen proto-narrativen Mustern stabile und vernetzungsfähige symbolische *Interaktionsrepräsentanzen* werden, vermag das Kind lediglich in der abgegrenzt-empathischen *Containing*-Beziehung zu Erwachsenen zu erreichen.

Die Prozesse der (De-)Symbolisierung, d. h. der Somatisierung vs. Symbolisierung von Erfahrung, sind also in erster Linie *interaktiver* und *kultureller*

Natur. Als rein kognitions-psychologische sind sie nur ungenügend begriffen und um ihre affektiven und körpersensorischen Aspekte verkürzt. Sie vollziehen sich auf dem Wege der intersubjektiven Auseinandersetzung und sind unmittelbar durch die familiär-mikrosozialen und die gesellschaftlichen Bedingungen des beziehungsförmigen (und eventuell psychotraumatischen) Miteinanders geprägt – und dabei immer auch durch die Formen der Medieninteraktion, die das direkte lebensweltliche Dasein zunehmend umfassend begleiten. Wie tiefgreifend dieser interaktive Faktor wirkt, macht die Forschung über die transgenerationale Weitergabe von psychotraumatischen Desymbolisierungskomplexen deutlich (Cramer, Palacio-Espasa, Pedrina in Hirsch 2002). Denn körperliche Symptome kleiner Kinder weisen gestisch-gestalthafte Korrespondenzen mit unbewussten/ verdeckten Fantasien und Spannungszuständen bei den Eltern auf, die auf den vorsymbolischen Wegen der Affektübertragung an das Kind vermittelt worden sind. Wenn ein kleines Mädchen mit zwei Jahren eine massive chronische Verstopfung entwickelt und sich zum Teil so verspannt, dass es nur auf Zehenspitzen gehen kann, und wenn sie ferner auch zunehmend passiv und sprachlos wird, kann es sich um die körperliche Inszenierung einer durch Beziehungs- und Arbeitsprobleme vielfältig bedrängten Situation der Eltern handeln. Das Kind, das diese Bedrängnis nicht verstehen kann – insbesondere deshalb, weil sie auch von den Eltern selbst partiell desymbolisiert und also nicht hinreichend verstanden/ gefühlt werden kann –, wird selbst zum namenlosen Körperzeichen dieser Bedrängnis. In einem ähnlichen Fall erweist sich die chronische Verstopfung eines Kindes als Niederschlag einer elterlichen Beziehungskonstellation der Depression/ Aggression, in der »sich beide Partner auf Distanz einfrieren und zugleich auf der Lauer liegen« (Pedrina in Hirsch 2002, S. 156). Verstopfung meint hier körpersprachlich: »Innehalten, den Körper still halten, keine Beziehung lebendig und gefährlich werden lassen (…)nicht mehr spielen, nicht mehr denken, auch im intrapsychischen Leben nichts geschehen lassen«. So authentisch die Körperinszenierung von Familienproblematiken ist, beim betroffenen Kind findet, weil die Eltern schweigen, keine Symbolisierung statt und es entsteht kein Bild und keine Narration, die erzählt und erinnert werden könnte. Wer als geisteswissenschaftliche LeserIn Zweifel daran haben mag, dass dergleichen entwicklungspsychologische Beobachtungen kultur- und literaturwissenschaftliche Relevanz haben, mag sich an Günter Grass' Oskar Matzerath (in *Die Blechtrommel*) erinnern oder auch an die kleine Wienke, die entwicklungs-retardierte Tochter des Stormschen *Schimmelreiters* (vgl. weiter unten zu Stein 2005).

Die Proto-Zeichenhaftigkeit des Körperagierens und ihre interaktiven, beziehungsdynamischen Hintergründe gelten für Essstörungen gleichermaßen. »Der

Mensch ist, was er isst« – eines jener Bonmots, im Kontext derer Ludwig Feuerbach seinen Materialismus einläutete und Hegels Idealismus entgegenstellte. Entwicklungspsychologisch neu verstanden meint die Sentenz: Der Mensch *ist*, d. h. er vermag Symbole zu bilden, in dem Maße, wie die frühen Interaktionen der Versorgung und Ernährung vor allem auch psychisch nährende Erlebnisse waren. Denn bereits das Stillen von Mutter und Kind ist stets begleitet von Augenkontakt und/ oder Berührung und von allen Affekten und Ambivalenzen/ Ambitendenzen, die Blick und Berührung innewohnen können. Hier entstehen innere Vorstellung und Symbole. »Die erste Psychisierung des Menschen geschieht entlang des Essens« (Böhme-Bloem in Hirsch 2002, S. 94). Und diese über die bloße Körpererfahrung hinausführende Psychisierung der Handlungsszene kann nur im Zuge des interaktiven Austauschs in einer *haltenden* Beziehung (*containment*) zwischen dem sich bildenden Kind-Subjekt und einem Betreuer-Subjekt erfolgen. Wenn ein Fünfjähriger (oder auch ein Erwachsener) sein Essen gierig verschlingt, um es noch am Tisch sitzend wieder zu erbrechen, kann die konkrete Nahrung gerade auch psychisch nicht *gehalten* werden; und zwar deshalb, weil die innerpsychischen Basissymbole von Selbst, haltender Primärperson und Nahrung nicht hinreichend ausgebildet werden konnten und durch unbewusste Wert-/ Selbstwert-Ambivalenzen emotional vergiftet sind (S. 94ff.)

In der antiken Begriffsgeschichte ist ein Symbol das *Zusammenwerfen* (symballein) der beiden Hälften eines Rings oder Täfelchens, an dem die Gastfreunde, zwei in existenzieller Beziehung befindliche Personen, sich einander zu erkennen geben. In der geteilten Gegenwart zwischen Kind und VersorgerIn werden die Bedeutungstäfelchen zusammengeworfen, und Symbolfähigkeit entsteht. Dass jener Fünfjährige in seinem dritten Lebensjahr von seinen beiderseits alkoholkranken Eltern zur Adoption frei gegeben wurde (ebd.), mag die traumatischen Rahmenbedingungen andeuten, unter denen die geteilte Gegenwart der Symbolbildung erheblich beeinträchtigt ist, sodass die konstitutiven Symbol-Hälften nicht zueinander finden können: Stets stehen den *sym-bolischen* Sprach- und Körperhandlungen zwischen Menschen die *dia-bolischen* gegenüber, die als destruktive Vektoren des *Auseinanderwerfens* (diabollein) fungieren. Letztere dürfen keineswegs – postmodern – als geglückte Loslösungen und befreiende Zeichen-Flotationen missverstanden werden, die, wenn sie erfolgreiche Abgrenzungen und Beziehungsbildungen beinhalteten, tatsächlich das innere (Symbol-)Wachstum befördern würden (zur Kritik der Postmoderne vgl. Mahler-Bungers 2000 und Weilnböck 2005d). Denn *diabolische* Handlungsformen (dissoziatives und borderlines Abwehragieren; unaufgelöste projektive Identifizierungen, Körperagieren, konkretistisches Denken/ Sprechen u.w.m.; Trempler in

Hirsch 2002, S. 141) führen – im Gegensatz zu den *symbolischen* – zur Erhöhung der desymbolisierenden Affektspannung und zum Auseinanderfallen von *Zeichen, bezeichnetem Ding/ Objekt* und *Objekt-Erleben*. Wo Assoziation sein könnte, tritt Dissoziation in Kraft. Der Handlungs- und »Übergangsbereich«, der in der therapeutischen Gesprächsbeziehung entsteht, konstituiert sich innerpsychisch in der »semiotischen Triade (Interpretant – Objekt/ Ding – Zeichen)« und in der Herstellung der Differenz(-fähigkeit) zwischen Objekt/ Ding und Zeichen, die unter den Bedingungen von psychotraumatischen Einwirkungen zerbricht (S. 138). Hier finden psychische Prozesse der (De-)Symbolisierung, bzw. der (Re-)Somatisierung von erlebter Erfahrung statt. Diese theoretischen Feststellungen korrespondiert mit Hanna Segals Beobachtungen zum konkretistischen Denken, das keine psychischen und/ oder subjektiven Realitäten vorzustellen vermag und das Symbol mit dem Symbolisierten gleichsetzt. Bereits Lorenzer stellt fest: »Die materialen Dinge sind immer auch ›mater‹ in präsymbolischer Art und Weise« (S. 103). Und ihre Psychisierung ist keine Selbstverständlichkeit, sondern eine immer neu zu erbringende kulturelle Leistung, auf die auch das ästhetische und mediale Handeln Einfluss hat.

Umso mehr ist in der psycholinguistischen Unterscheidung zwischen *symbolischen* und *diabolischen* Subjekthandlungen auch die Möglichkeit einer grundlagentheoretischen Kategorienbildung für kulturwissenschaftliche Fragestellungen enthalten. Im therapiewissenschaftlichen Feld wird die Dichotomie *symbolisch-diabolisch* als »Kriterium für die Symboltauglichkeit«, mithin für das therapeutische Potenzial eines Phänomens des Körperagierens, genommen. Das kulturwissenschaftliche Analogon dazu wäre das Potenzial des sozialtherapeutischen Durcharbeitens, das einer spezifischen ästhetischen Interaktionsform innewohnt. Böhme-Bloem differenziert drei Symbolisierungsstufen, 1. das Protosymbol, das keine Erinnerung und kognitiv-assoziative Verknüpfung leisten kann und im wiederholungshaften (Körper-)Agieren befangen bleibt, 2. das Übergangsphänomen, das erste Verbindungen von körperlicher Affektpräsenz und kreativem psychischen Zeichen-Spiel bildet und einen Formwandel erzeugen kann, und 3. das reife Symbol, das vielfältige intrapsychische Assoziationen und kommunikative Bezüge herstellt sowie mannigfaltige ästhetische Ausdrucksformen hervorzubringen vermag. Das Körperagieren der oben genannten Kinder erzeugt Protosymbole, denn diese Kinder konnten zu Beginn der Therapie auch über Spielen und Malen zu keiner wie auch immer bildlich-metaphorischen Geschichte ihrer Körpererfahrung kommen und deshalb auch keine Linderung erlangen. Eine vergleichbare erwachsene Borderline-Patientin mit Essstörungen fertigte zwar Zeichnungen an, aber es entstanden stets stereotype Schwarz-weiß-Flächen, die keine weiteren motivischen Verknüpfungen entfalten konnten (vgl. weiter unten zu Hirsch 2004). Wo erste, noch halb konkretistische (Körper-)Motive auftauchen und benennbar werden, entstehen Übergangsphänomene; und erst im freien metaphorisch-assoziativen Austausch von Bildern und Gedanken werden reife, vielfach verknüpfbare Symbole gebildet, die es ermöglichen, dass individuelle und gesellschaftliche Leiderfahrungen verarbeitet und den Kreisläufen der Gewalterzeugung entzogen werden.

Es lässt sich also feststellen: Die ureigensten Grundlagenphänomene der Sprach- und Literaturwissenschaften – nämlich die Bildung sprachlicher Symbole und narrativer Gestalten sowie insbesondere auch die metaphorische Sprachfunktion, das eigentliche Vehikel von Poesie überhaupt – werden in den Psychotherapiewissenschaften bereits eigenständig verhandelt. Umso mehr gilt: Nicht nur für die Interaktion in der Therapie, sondern auch für die interaktionale Hervorbringung und Rezeption von Literatur, Film und Medienprodukten muss davon ausgegangen werden, dass die Bildung von protonarrativen und narrativen Strukturen, also die Schöpfung von »wortsymbolischen Repräsentanzen« aus vorsprachlichen Erfahrungsformen (Volz 1998), und die Ermittlung von deren qualitativem Stellenwert auf dem Spektrum der (De-)Symbolisierung bzw. (Re-)Somatisierung von maßgeblicher Bedeutung sind.

Eine kulturwissenschaftliche Kategorienbildung, die in analoger Weise entlang der Dimension von *symbolischer* vs. *diabolischer* Subjekthandlungen vollzogen würde (und eventuell auch die Kriterien assoziativ vs. dissoziativ bzw. integrativ vs. projektiv-identifizierend enthielte; vgl. Weilnböck 2005d), stellte die Möglichkeit in Aussicht, auch für spezifische kulturelle Phänomene in theoretisch-methodisch fundierter Weise qualitative Unterscheidungen der relativen interaktionalen Zuträglichkeit zu vollziehen. In dieser Perspektive würde versucht, genauer zu erschließen, inwiefern und in welchen Weisen die Formen und (impliziten) Interaktions-Steuerungsmechanismen eines kulturellen Phänomens Funktionen ausüben, die dem traumatherapeutischen Durcharbeiten von erlebter Erfahrung bei Einzelnen und/ oder Gesellschaften zuträglich sind. Diese Formen/ Mechanismen wären separat sowohl in den Prozessen der sozialen/ gruppendynamischen Rezeption (sowie möglicherweise auch der auktorialen Produktion) durch individuelle Aktanten als auch in den textuellen Konkretionen selbst aufzusuchen. In diesen drei Bereichen der Empirie wären sie deskriptiv zu beschreiben, handlungsgenetisch zu rekonstruieren und in ihrem handlungsdynamischen Wirkungspotenzial für das psychosoziale Umfeld einzuschätzen. Dabei würden auch soziokulturelle Handlungsformen der Abwehr und Trauma-Affirmation bzw. Retraumatisierung unterschieden, die – wie z. B. die (psychischen/ interaktionalen)

Mechanismen der Verdeckung, Spaltung und Dissoziation – einem solchen Durcharbeiten entgegenstehen.

Das wissenschaftliche Desiderat, kulturwissenschaftliche Unterscheidungskriterien für die handlungs-qualitative Einschätzung von ästhetischen Phänomenen zu erarbeiten, ist evident. Denn die Annahme, dass eine Form des literarischen Interagierens von Beeinträchtigungen der Symbolbildung betroffen ist, impliziert keineswegs, dass deshalb auch die Kunstproduktion als ganze versiegt; es wird eventuell sogar umso mehr und unaufhörlicher produziert und erzählt. Und die Literaturwissenschaft hält, wo sie sich überhaupt auf handlungs-qualitative Unterscheidungsversuche einlässt, lediglich weitgehend formalästhetisch/ geschmacklich definierte, mithin rein apodiktische Begriffe des Trivialen (bzw. des gesellschaftlich Abträglichen) bereit, die keine funktionsanalytische Präzisierung der hierbei wirksamen mentalen und interaktionalen Prozesse erlauben. Diese Einschränkung muss selbst noch für einen avancierten Beitrag gemacht werden, der die Aktualisierung einer psychoanalytischen Symboltheorie vollzieht: Wenn Schmid Noerr (2000) in der Umsetzung von Lorenzers Ansatz versucht, »qualitative Gegenpole« von kultureller Manifestation zu konzipieren, nennt er als Beispiele den »nationalsozialistischen Antisemitismus« einerseits und die »fortgeschrittene Kunst« andererseits (S. 475). Dabei sind diese allzu plakativen Beispiele von einer allzu vagen Strukturregel gefolgt: Denn das Unterscheidungskriterium, dass eine ästhetische Äußerung im einen Fall »eine individuell und sozial abgesicherte Symbolisierung verfestigt« und im anderen Fall sie »verflüssigt«, lässt die Qualität der jeweiligen »Symbolisierung« völlig außer acht – die doch dann nicht ›verflüssigt‹ und ›ent-sichert‹ werden sollte, wenn sie der mentalen Erfahrungsbearbeitung einer Person und ihrer Lebensbewältigung auf nachhaltige Weise zugute kommt.

Es ist hier in vielfach verdeckter Weise noch das Revolutionsethos der Siebzigerjahre wirksam, das zwischen dem richtigen und falschen Bewusstsein unterscheidet und deshalb den interaktionalen Finessen im Detail zu wenig Aufmerksamkeit widmet. Deshalb auch wird in der tiefenhermeneutischen Analyse von Heines *Loreley* definitiv – mithin in einer eigentlich eher inhalts- als handlungstheoretischen Weise – der »latente Sinn« identifiziert, während es in der sozialisationstheoretischen Perspektive Lorenzers doch im Grunde darum zu tun wäre, die interaktionalen (Übertragungs-)Dynamiken auf Figuren- und Textebene zu rekonstruieren. Allzu umstandslos und unspezifisch wird dann angesichts des Texts zugestanden, dass es, »das Gedicht« oder »das poetische Subjekt« (?), »den Schmerz [des modernen, heimatlos in die Welt geworfenen Subjekts] durch Affektumwandlung [verarbeitet]« (S. 478). Immerhin signalisiert Schmid Noerr Problembewusstsein, wenn er einräumt, dass hier von »idealtypischen Begrifflichkeiten« die Rede ist (S. 473, 475) und dass »freilich unentschieden bleibt, wieweit es sich [beim Gedicht] um eine bloß agierende Reproduktion, d. h. eine Deckerinnerung, oder um die Integration der Vergangenheit in die lebendige Gegenwart des Selbst handelt« (S. 480). Diese essenzielle Unterscheidung jedoch ist es, die in nuancierter Weise ausdifferenziert, theoretisch-interdisziplinär fundiert und in praktischer Operationalisierung getroffen werden muss.

Die verbrannte Erde in den Literaturwissenschaften

Vor dem Hintergrund des sich rapide entwickelnden Theorie- und Praxishorizonts wird die kulturwissenschaftliche Relevanz der tiefenpsychologischen Ansätze zum mentalen Trauma und seinen körpersprachlichen Äußerungsformen unmittelbar nachvollziehbar. Das hohe Erkenntnispotenzial einer interdisziplinären Zusammenarbeit ist auch an einigen jüngeren Arbeiten abzulesen (vgl. weiter unten Fischer et al. 2000, Geißler 2003, Fraisl/ Stromberger (Hg.) 2004, Weilnböck 2002g, 2003f, 2004a/f, 2005c/d). Zunächst jedoch muss einlässlich darüber gesprochen werden, warum diese doch so naheliegenden wissenschaftlichen Kooperationsmöglichkeiten nicht schon längst intensiv genutzt wurden und man auch heute im Mainstream der Literaturwissenschaften in dieser Richtung nicht recht in Gang kommen zu wollen scheint: Anders als in den Psychotherapiewissenschaften, die immer schon ein durchgängiges Interesse an der Literatur unter Beweis stellten, müssen in den akademisch verfassten Geisteswissenschaften nach wie vor, und zunehmend wieder große, Vorbehalte festgestellt werden, die sich einer intensiven interdiziplinären Vernetzung gerade mit den Psychotherapiewissenschaften entgegenstellen. Dies hat komplexe fachgeschichtliche Gründe: Einige der in den Siebziger- und Achtzigerjahren vorgebrachten Versuche der literaturwissenschaftlich-psychologischen Interdisziplinarität waren entweder von übergroßer epistemologischer Vorsicht oder aber von Denkschulen-orientierten, theoretischen Eigeninteressen getragen. Jedenfalls scheinen sie schwer reparable Spätschäden hinterlassen zu haben. Kaum einer der für eine handlungstheoretische Literaturwissenschaft wichtigen Gegenstands- oder Theoriebereiche, bei dem jene intensive Welle einer nicht selten auch weltanschaulich oder ideologiekritisch unterlegten Nutzung von psychologischen Theorie-Konzepten und -Stichworten nicht inzwischen große Flächen verbrannter Erde hinterlassen haben, aus der die eigentlich so notwendige, ernsthaft integrative Interdisziplinarität heute noch Mühe hat aufzukeimen. Den Begriff ›Trauma‹ wird man dieser Tage als Geisteswissenschaftler kaum noch in den Mund nehmen können, ohne scheel angesehen zu werden, insgeheim wenigstens. Und das bloße Stichwort ›Psychoanalyse‹ ist nachweislich hinreichender Grund dafür, dass Förderanträge schon in der Erstauslese sang- und klanglos scheitern, eine geplante Konferenzsektionen im Vorfeld verhindert wird, eine beinahe automatische berufspolitische Exekution stattfindet etc. – und dies nicht nur, aber vor allem in den Geisteswissenschaften.[6] Selbst das weniger exponierte und deshalb noch nicht so belastete Stichwort ›Körper‹ (wie auch das der ›Medien‹), das für handlungstheoretische Fragen der menschlichen Symbolisierung eine so große Bedeutung hat, ist inzwischen geeignet, eher ein müdes Abwinken hervorzurufen, wie auch jene wertkonservativen Verdachte, es finde hier nur eine neuerliche Anbiederung der Geisteswissenschaften an konjunkturelle Modernisierungsrhetoriken statt (die tatsächlich manchmal zu beobachten war). Bestürzend auch ist die Beobachtung, dass in den Geisteswissenschaften jegliche breitere Diskussion von psychologischen Wissenschaftsressourcen regelmäßig das spontane Aufbrechen einer Psychoanalyse-Debatte auf dem Niveau der Siebzigerjahren zur Folge hat, die sich als hoch affektiv besetzt und weitgehend differenzierungs-resistent erweist.

Wenig hilfreich freilich waren jene Absonderlichkeiten der Wissenschaftsesoterik, deren Gültigkeit gerade einige psychoanalytische Schulen noch bis vor recht kurzer Zeit durchweg mit unerbittlicher Miene einzufordern suchten. Beispielhaft sei an die tendenziell kunst-melancholische Verklärung des Traumabegriffs durch AutorInnen des Poststrukturalismus erinnert, deren Nachwirken immer noch vielfach zu beobachten ist (vgl. Weilnböck 2002c). Dort wurde *das Trauma* – in einem den traditionellen Geisteswissenschaften durchaus nicht unähnlichen Gestus – als ein unhintergehbares und unaussprechliches Existenzial der Kunst und des Lebens ontologisiert, das deshalb nicht einfach profan erinnert oder narrativ erschlossen werden dürfe: »Das Trauma ist dem Gedächtnis immer schon eingeschrieben (…) doch muss es gerade deshalb unverfügbar bleiben« (Weinberg 1999, S. 206). In einer eigentlich zutiefst gegen-aufklärerischen Stoßrichtung wurden dabei die sozialwissenschaftlichen und psychologischen Konzeptualisierungen der seelischen Verletzung auf den Kopf gestellt: Das »im Trauma Vergessene« ist das »adäquat Bewahrte«. Dieses »Vergessene« dennoch erinnern zu wollen, bedeutet hingegen, sich einer untunlichen »Exkorporation des Traumas« schuldig zu machen, die eine

6 Über den harten und unversöhnlichen bzw. verständigungs-resistenten Widerstand, den die positivistische Psychologie in ihrer Insistenz auf experimentellen und messend-statistischen Methoden den neueren hermeneutischen Verfahren der qualitativen Soziologie und Psychologie entgegensetzen, vgl. www. qualitative-research.net (März 2005).

»Überführung« des Traumas »in die inadäquate (sic) Repräsentation bewussten Erinnerns« zur Konsequenz hätte (ebd. S. 206). Das Trauma zu erinnern, bedeutet ferner, ein mit Walter Benjamin rein spekulativ-philosophisch begriffenes »Gedächtnis« aufzugeben und sich dadurch »an einem Verrat [zu beteiligen], der den Toten die Treue bricht« (Sebald in Braese 2003, S. 969). Denn das Trauma soll »zum Zeugnis« werden und »zur Heiligung gelangen« (Caruth in Braese ebd.), sodass »die der traumatischen Erinnerung wesentliche Genauigkeit und starke Wirkung [nicht] verloren geht«. Der sozialwissenschaftliche Narrationsforscher Harald Welzer agiert lediglich auf eine relativ dreiste Weise aus, was diesen unfundierten (und defensiven) Feststellungen inhärent ist, wenn er kürzlich in der *Frankfurter Rundschau* eine vollkommen unsachgemäße Psychotrauma-Debatte anstößt. Welzer konstatierte, dass »nur die schlechten [Therapeuten] sich an Glaubenssätzen [festhalten] – dass *Erinnern* grundsätzlich besser als *Vergessen* sei« und dass »die Ideologie des Durcharbeitens und Konfrontierens den Opferstatus fest[schreibt], obwohl sie ihn zu beseitigen vorgibt« (FR 13.06. und 30.06.03, zur Kritik vgl. Morgenroth/Reuleaux 2004).

Dem Therapeuten und Psychotherapiewissenschaftler mit kulturwissenschaftlichem Interesse mögen die Haare zu Berge stehen ob dieser Retraumatisierungs-Ideologeme – dies tut den geisteswissenschaftlichen Interpretationsgewohnheiten jedoch keinen Abbruch; sie sind fest verankert und nehmen zuweilen die Bedeutung von Offenbarungseiden mit karriere-regulierender Funktion ein. (Zu den Ge- und Missbräuchen des Traumabegriffs in den Geisteswissenschaften vgl. Weilnböck 2001a, in den Geschichtswissenschaften Kansteiner 2004b, 2004f, 2005b). Die behutsameren Beiträge hingegen, die konkrete Anwendungen jener schwach fundierten Traumabegriffe auf spezifische literarische Texte versuchen, bleiben nicht selten theoretisch unspezifisch und inhaltlich vage oder gelangen zu missverständlichen Schlussfolgerungen. So z. B. bringt eine Arbeit über Texte Emmy Hennings und Irmgard Keuns »das Trauma« eher ungefähr und allusiv mit Prostitutionserfahrungen und neuen Medien in Verbindung (Rinke 2004), wobei unexplizierte Kategorien der »Medialität des Körpers« und des »kinematographischen Schreibstils« formuliert werden (ebd., S. 292): Hennings hätte vermocht, »durch die neuen Medien (...) ein narratives Verfahren [zu entwickeln] (...), durch das sie das Trauma in Ansätzen verarbeiten konnte« [S. 289], bzw. das es »ihr erlaub[t], ein Begehren zu äußern« [S. 290]. Indem sie sich zum »›Speichermedium‹ [machte]«, habe Hennings den »Weg einer Traumaverarbeitung eingeschlagen« (ebd.). Diese Einschätzungen erfolgen ohne jede tragfähige text- und phänomenbezogene Verankerung. Vielmehr ist offensichtlich eine (bei einer Doktorandin im Umkreis Friedrich Kittlers durchaus erwartbare) medien-euphorische Grundhaltung – also ein sekundäres theoretisches, evtl.

ideologisches Interesse – wirksam. Und dieses verhindert, dass die Texte, die tatsächlich viele Hinweise auf dissoziative Wahrnehmungsphänomene enthalten, eine angemessene psychotraumatologische Einschätzung erfahren. Mehr noch: Wenn Keuns Erzähl-Ich sagt: »Aber ich will schreiben wie Film (...). Und wenn ich später lese, ist alles wie Kino – ich sehe mich in Bildern« (S. 292), wird daraus fragwürdigerweise pauschal eine »Traumaverarbeitung« durch »kinematographisches Schreiben« abgeleitet.[7] Wie auch immer Keuns Schreiben in psychotraumatologischer Hinsicht tatsächlich funktioniert haben mag, diese Interpretation jedenfalls folgt einem eher trauma-kompensatorischen (evtl. »traumasüchtigen«) Denken; und dies rührt wohl auch daher, dass gegenstandsferne theoretische Interessen verfolgt werden.

Dementsprechend vollzieht sich auch die *geistes*-wissenschaftliche Hinwendung zur *Körper*-Thematik nicht ohne Härten (die wiederum vielfach auf eine poststrukturalistische Inspiration zurückgehen). Unter den Stichwörtern: »Kollektivkörper«, »Kunst und Politik von Verbindung« und »Massen, Meuten, Gruppen oder Paare« wird in an sich begrüßenswertem interdisziplinärem Ehrgeiz ein Brückenschlag zwischen den physiologischen und sozialen Aspekten von Kunst, Literatur und Medien in Aussicht gestellt (Sasse/Werner 2002). Anlass war eine »interdisziplinäre Konferenz« an der Berliner Schaubühne, in der die »theoretische und künstlerische Arbeit« sowie Performance mit theoretischen Erörterungen und Reflexionen verbunden werden sollen. Gegenstand der soziokulturellen Betrachtungen waren verschiedenste durchaus interessante, unterschiedlich körpernahe Themen: Theaterwissenschaftliche Untersuchungen widmen sich dem körperlichen Einbezug von Publika; filmwissenschaftliche Überlegungen zur populären Star Trek-Serie visieren Begriffe vom Kollektivkörper und elektronisch vernetzten Cyborg (cybernetic organism) an (für ein kritisches Referat vgl. Benthien). Feldforschung über die magischen und Schamanismus-artigen Praktiken im südlichen Italien legt Zeugnis von einem vormodernen, spiritistischen »Kollektivkörper« ab. Die Untersuchung der Werke zweier brasilianischer Künstler formuliert den Begriff der »Ankörperung«, in der durch Inkorporation ein neuer Raum der transnationalen Gemeinschaft entsteht. In der teilnehmenden Beobachtung an der multikulturellen Musikszene westlicher Gesellschaften erschließt sich die zunehmend große Schnittmenge zwischen Pop- und Sportkultur. Slavoj Zizeks Beitrag mit dem Titel »Das erlösende Potenzial kollektiver Gewalt« findet in David Finchers *Fight Club*, Francis Coppolas *Apokalypse Now* und Sylvia Plaths Texten Ursache, körperliche Gewalt in emphatischer Weise als

[7] Dem nicht unähnlich ist aber auch die in theoretischer Hinsicht wesentlich ernster zu nehmende Arbeit von Schmid Noerr (2000; vgl. oben)

einen Ausdruck von Subversion zu erwägen und in revolutionstheoretische Begriffskontexte zu stellen.

Nicht nur, dass überhaupt nichts aus der einschlägigen sozialpsychologischen und sozio-psychosomatischen Literatur über Körperphänomene zur Kenntnis genommen wird (oder etwa Grundlagenbeiträge aus der gruppenanalytischen Literatur, die doch für Phänomene des Kollektiven und der »Massen und Meuten« heranzuziehen wäre). In weitgehender theoretischer Selbstbezüglichkeit sind Lacan, Derrida, Foucault, Merleau-Ponty, Deleuze/ Guattari u. a. die Bezugsgrößen. In dieser philosophischen Tonlage wird die »Spezifik des Kollektivkörpers« in emphatischer Vagheit vor allem als die »Korrelation von Ordnung und Transgression« begriffen, oder als »das Ineinander von gemeinschaftlich imaginärer und symbolischer Figurierung und körperlicher Teilhabe im Konflikt von Abgrenzung, Verbindung, Regulierung oder Exotopie« (11). Eine Literaturanalyse schließt dann mit dem häufig erzielten Befund, dass die Figuren gelenkt sind von »der Bewegung (...) zwischen dem Realen, dem Imaginären und dem Symbolischen« und dass dies »die Aufrechterhaltung des Begehrens möglich [macht]« (261). Die psychotraumatologische Fragwürdigkeit der Ansätze kulminiert in Zizeks Befund, dass zwar »zum Sadismus eine Herrschaftsbeziehung [gehört], während Masochismus der notwendige erste Schritt zur Befreiung ist«, zumal »Unterwerfung (...) ein Mehr-Genießen [generiert]« (107). Vergleichsweise fruchtbar sind die Arbeiten des Bandes noch dort, wo sie ohne theoretische Ambition vorgehen, den Gegenstand beschreiben oder eine historische Entwicklung nachvollziehen, wie z. B. angesichts der Vorstellungen vom »Kollektivkörper und seinen Säften«, die seit dem Mittelalter tradiert werden (Blut und Leib Christi, elementare Fluida, galvanische Ströme, Geldkreisläufe, Internet-Verknüpfungen). In dieser größeren Zurückhaltung einer rein beschreibenden Theorieferne werden jedoch wiederum die Erkenntnismöglichkeiten einer sachgemäßen und spezifisch fragen-orientierten Wissenschaftsvernetzungen nicht genutzt.

Insgesamt ist in der momentanen interdisziplinären Gemengelage festzustellen, dass die systematische und profunde Integration anderer – insbesondere psychologischer – Forschungsbereiche in die Literatur- und Kulturwissenschaft nicht recht vorankommen zu können scheint. Hierfür verantwortlich sind zum einen die nach wie vor großen und zumeist irrational motivierten anti-interdisziplinären Vorbehalte der traditionellen Philologien, aber zum anderen auch jene eher leichtsinnigen Versuche einer eher anspielungshaften oder plakativen Fächer- und Theorieverquickung. Im Ergebnis besteht heute eine Situation, in der die innovativen Impulse der letzten drei Jahrzehnte im Zuge der sog. ›Rephilologisierung der Geisteswissenschaften‹ systematisch wieder zurückgenommen werden.

Zu einigen jüngeren Beispielen einer gelingenden Integration von handlungstheoretischen Kultur- und Therapiewissenschaften.

Bei Psychologie und Psychoanalyse hingegen haben das Interesse an der Literatur eine lange und ungebrochene Tradition. Gerade die Psychotraumatologie, also die Wissenschaft von den Ursachen und Wirkungen der mentalen Verletzungen, wie sie von Fischer/ Riedesser vertreten wird, hat sich in engem Kontakt zu kulturwissenschaftlichen Fragestellungen entwickelt (insbes. im Rahmen der *Freiburger literaturpsychologischen Gespräche*). Um einige Beispiele der glückenden Integration zu nennen (hierzu ausführlicher in Weilnböck 2001a): Holdereggers (2000) Analyse der Medea-Thematik in Chamissos Kindermord-Gedicht *Die Giftmischerin* stellt inhaltlich die fatale Zuspitzung einer extremen Trauma-Spirale dar. Die kulturwissenschaftliche Synopse von Kinds- und Muttermord-Motiven in Mythos und Literatur (Lütkehaus 2000) erhellt die Grundstrukturen von beziehungsdynamischen Traumatisierungsverläufen, die sich in den possessiven Strategien und gegensymbiotischen Gewaltmanövern zwischen Müttern/ Eltern und Kindern ereignen. Barwinski-Fäh arbeitet an Texten Wolfgang Hilbigs die Wirkung der sozialen Negierung durch das »totalitäre System« der DDR heraus (2000, S. 187) und begreift sie im Kontext einer einlässlichen psychotraumatologischen Sicht auf die Gesamtbiografie.

Fischer (2000) zeichnet anhand der Arbeit der Diplomandin Baspinar nach, welche »traumakompensatorischen Schemata« für den Schriftsteller und Auschwitz-Überlebenden Primo Levi wirksam waren. Levis' Traumabearbeitung beruhte auf der Paradoxie einer partiellen Idealisierung der uneingeschränkten Souveränität der SS-Soldaten, die sich persönlich nur wenig an der Tötungsmaschinerie beteiligten (22f.). Auf diese Weise gelangte Levi in seinen Roman *Ist das ein Mensch?* zu jener verblüffend martialischen Schlussfolgerung: »Mensch ist, wer tötet, (…) wer Unrecht zufügt oder leidet«, und richtete seinen ganzen Abscheu gegen die so genannten Funktionshäftlinge und vor allem gegen die Überlebenden, und damit auch gegen sich selbst. Lange-Kirchheim stellt anhand von Arthur Schnitzlers *Fräulein Else* dar, dass und wie das literarische Bearbeiten von Psychotraumatik scheitern und zu einem »selbstrepetitiven Abwehrsystem« werden kann (2000, S. 127). Schnitzlers Text stelle eine große analytische und kreative Leistung dar (es wird ein symbiotisch-übergriffiges Familiendreieck dargestellt (ebd., S. 148), in dem der spielsüchtige Vater Mündelgelder veruntreut und die co-abhängige Mutter die Tochter Else zwecks Geldbeschaffung zur Prostitution anhält). Jedoch lässt sich auf psychobiografischer Ebene zeigen, dass die unabgegrenzte, latent-inzestuöse Beziehung zwischen Vater und Tochter durch den auktorialen Prozess dieses Schreibens insgesamt zu keiner tiefgreifenden Bearbeitung und Veränderung finden konnte. Wenn Schnitzlers Tochter Lili sich mit achtzehn Jahren – also präzise im Alter der Figur des Fräuleins Else – das Leben nimmt, hat sich die unbewusste transgenerationelle Weitergabe eines narrativ unerschlossenen Traumas in die nächste Generation vollzogen. Eine genauere Klärung des Verhältnisses von Biografie und Literatur steht noch aus.

In epistemologischer Hinsicht muss freilich angemerkt werden, dass die genannten Beiträge, während sie von den Interpretationsmanierismen der orthodoxen psychoanalytischen Literaturexegesen erfreulich frei sind, den literarischen Gegenstand in erster Linie als kasuistisches Material lesen. Dies ist legitim und aufschlussreich, um das Geschehen der erzählten Welt genauer erklären zu können. Das Verfahren bedarf jedoch der Ergänzung durch den interaktional-rezeptionsdynamischen Blickwinkel der (impliziten) Text-Leser-Beziehung, die für einen handlungs- und wirkungstheoretischen Ansatz der Literaturforschung von zentraler Bedeutung ist. In dieser handlungstheoretischen Perspektive wäre die Frage zu erörtern, inwiefern und auf welche Weise kulturelle Phänomene bzw. Texte an den psychosozialen Handlungsfunktionen des traumatherapeutischen Durcharbeitens von erlebter Erfahrung bei Einzelnen (LeserInnen/ AutorInnen) und/oder Kollektiven Anteil haben – und sie unterstützen oder ihnen zuwiderlaufen. Über diese zugegebenermaßen komplexe und schwer zu operationalisierende Frage sind in den angesprochenen Beiträgen zumeist gar keine oder rein spekulative Überlegungen enthalten.

Diese Einschränkung gilt auch für den durchaus beeindruckenden Band von Fraisl/Stromberger ([Hg.] 2004) über *Stadt und Trauma*, der eine sehr aussichtsreiche Verbindung von zwei in sich bereits »interdisziplinär angelegten Forschungsfeldern« beabsichtigt, nämlich der Psychotraumatologie und der Urbanistik/ Stadtforschung (S. 9). Welch unmittelbare gesellschaftliche Relevanz diese Verbindung hat, erwies sich mindestens einmal schon an anderem Ort, als Erdle (1999) eine psychotraumatologische Betrachtung der kommunalpolitischen Auseinandersetzung vollzog, die die Stadt Oranienburg über Daniel Libeskinds Entwurf zur Bebauung des Geländes des ehemaligen Konzentrationslagers Sachsenhausen führte. Bereits das unfreiwillig leichtsinnige Ausschreibungsmotto: »Wo Lager war, soll Stadt sein!«, zeigt massive Blockierungen der psychosozialen Prozesse des Durcharbeitens von traumatischer Geschichtserfahrung nach dem Muster der Täter-Opfer-Inversion an. Als Libeskind dann nicht die gewünschte Trennung/ Verdeckung, sondern die Verbindung des Lagers zur angrenzenden Stadt akzentuierte, befanden die ablehnenden Juroren, der architektonische Entwurf führe »eine erneute Traumatisierung der Stadt Oranienburg« herbei (ebd., S. 43). In Fraisl/Stromberger werden Fragestellungen zu »urbanen Lebenswelten, Trauma und Gedächtniskultur« z. B. in Form von gebäude- und stadtgeschichtlichen Reflexionen über das Brandenburger Tor (Berlin), den A-Bomb-Dome (Hiroshima) und den Ground Zero (New York) verfolgt; oder es werden historische Dokumente und Gedenkredetexte aus den jährlichen Gedenkfeierlichkeiten in der im Bombenkrieg des zweiten Weltkriegs vollkommen zerstörten Stadt Pforzheim analysiert.

Im Bemühen um die stadtplanerische, gedenkpolitische und »gesellschaftliche Situierung« des Begriffs Trauma (die auch »eine gründliche Umdeutung des Konzepts [von Trauma] und der Anwendungen beinhaltet« (ebd. S. 133)), diskutiert Fraisl die Ansätze zur intergenerationalen Transmission von psychotraumatischen Erfahrungseffekten (Fraisl 2004, S. 32f.), die auch in Bohleber (2000, 1998) prägnant zusammengefasst sind und auch von mehreren AutorInnen in Rüsen/Straub (1998) berührt werden. Die empirische Evidenz der Notwendigkeit eines Begriffs des *kollektiven Traumas* verdeutlicht Fraisl mit Daufenbach (2002) beispielhaft anhand der zahllosen internationalen Gedenk- und Solidaritätsveranstaltungen wie auch der künstlerischen Äußerungen, die in der Folge der Terroranschläge des 11. Septembers 2001 zu beobachten waren. Hier gaben nicht direkt Betroffene tief empfundenen Affekten des Schreckens und der Trauer – in anderen Kontexten sicherlich auch der Wut – z. T. auch auf ästhetische Weise Ausdruck (ebd., S. 34; »Wir sind alle Amerikaner«). Umso mehr bleibt das Fehlen einer »expliziten Fundierung« des Konzepts des *kollektiven bzw. kulturellen Traumas* zu beklagen, wie auch das »Missverhältnis zwischen [dessen] mannigfachem Gebrauch und minimaler Explizierung« (Kühner in Fraisl 2004, S. 35, Kühner 2002, S. 16). Da »die praktische Relevanz der Annahme kollektiv wirksamer Traumata (...) dafür spreche«, plädiert Fraisl mit Kühner (2002) für die Verwendung des Begriffs »als eine Hypothese« (ebd.). Neben der im Einzelnen durchaus bestehenden Übertragbarkeit von individualpsychologischen psychotraumatologischen Phänomenen auf Gruppen werden dabei vor allem Konzeptionen des »kollektiven Gedächtnisses« eingesetzt, die auf Halbwachs (1925/ 1985) zurückgehen und jüngst von Eyerman (2001), Alexander (2004), Smelser (2004) und Erll (2003) für Konzeptionen eines Begriffs des kollektiven und kulturellen Traumas genutzt wurden.

Der spezifische literaturwissenschaftliche Konzeptionsbedarf wird nicht ausdrücklich erörtert, ist den Ausführungen jedoch implizit; auch enthält der Band einige Interpretationen literarischer Texte. Rabelhofers Analyse (2004) von Hofmannsthals *Märchen der 672. Nacht* zeugt von der hohen Erkenntniswirksamkeit, die der psychotraumatologischen Perspektive auf literarische/kulturelle Werke innewohnt, wenn sie mittels genauer und philosophisch unvoreingenommener Textanalyse beschritten wird. Sie zeigt auf, wie der Erzähltext in Form und Inhalt von vorsprachlichen, prä-narrativen Erfahrungen aus beziehungstraumatischen Interaktionen geprägt ist. Dabei wird die »ästhetizistische Weltsicht« des Protagonisten mit Fischer/ Riedesser als »traumakompensatorisches Prinzip« erkennbar (ebd., S. 262), wie sich auch der Zusammenhang zwischen »ästhetischem Hedonismus« und psychotraumatisch bedingter »Anhedonie« (d. h. Lust- und Freudlosigkeit) erschließt (ebd., S. 265). Die präzisen textnahen Betrachtungen Rabelhofers vermögen verschiedene Formen des textuellen Niederschlags und der »Wiederholung von traumatogenen« Erfahrungen zu rekonstruieren (ebd., S. 270): das im Text vielfach verzeichnete Affektpotenzial von »›Angst‹ und ›Zorn‹« (ebd., S. 259, 273), die für psychotraumatologisch imprägnierte Erfahrungs- und Erzählmodi bezeichnende Auflösung des Zeitbewusstseins der Figur bzw. der Zeitstruktur des Erzählens (ebd., S. 271), die textuellen Indizien von »Deckerinnerungen« (ebd., S. 272) bzw. von »zeit- und raumlosen Erinnerungsfragmenten« (ebd., S. 274), ferner die Phänomene des prä-symbolischen Agierens der Hauptfigur (ebd., S. 272) sowie seine »megalomane« Abwehr gegen Trauma-Assoziationen (ebd., S. 274). In einer Literatur- und Filmstudie zeigt Weilnböck (2004f, 2005c) anhand von Wim Wenders *The Million Dollar Hotel*, Haruki Murakamis in Tokio spielendem Roman *Gefährliche Geliebte* und Judith Hermanns Erzählung *Hunter Tompson Musik* (in: *Sommerhaus, später*), dass und wie die Geschehnisse der ersten Hälfte des 20sten Jahrhunderts und somit die Erfahrungen des katastrophalen Zivilisationsbruchs durch Weltkriege, Völkermorde und Vernichtung in den kulturellen Darstellungen auch heutiger AutorInnen noch wirksam sind und in den Texten mental sowie ästhetisch/ psychosozial bearbeitet werden. Hier werden verschiedenen Phänomene der transgenerationalen Weitergabe von psychotraumatischen Erfahrungskomplexen in ihrer narrativen Bearbeitung nachvollziehbar gemacht, die bei den zweit-generational traumatisierten Kindern der Opfer/ Überlebenden von historischen Trauma-Ereignissen zu beobachten sind. Der Fragenbereich der impliziten Rezeptionssteuerung bleibt jedoch bei Rabelhofer (2004) und Weilnböck (2004f) weit gehend unberücksichtigt (bzw. wird erst in Weilnböck [2005c] für Murakami und in Weilnböck [2002f] für Hermanns Erzählung ausgeführt, dort jedoch mittels eines neuen, eigens für diese Fragestellung entwickelten gruppenanalytischen Erhebungs- und Analyseverfahrens).[8]

[8] Die genannten Arbeiten haben in Vietinghoff-Scheels »trauma-analoger Literaturtheorie« und »Beziehungsanalyse von Text und Leser« eine/n durchweg nicht mehr wahrgenommenen Vorläufer/in. In Vietinghoff-Scheels Analyse von Franz Kafkas Schloss (1991) sind viele zentrale Fragen bereits vorweggenommen.

Eine Zusammenarbeit mit dem – noch jüngeren – therapiewissenschaftlichen Bereich der analytischen Körperpsychotherapie, der der Psychotraumatologie nahe steht und sich erst seit dem Jahre 2000 in systematischer und institutionalisierter Form artikuliert (vgl. Geißler), ist vonseiten der Literaturwissenschaft noch kaum ins Auge gefasst worden; dies obwohl, wie einleitend ausgeführt, der spezifische Phänomenkreis des Körperagierens, vor allem der Selbstverletzung, doch an prägnanter literaturgeschichtlicher Stelle zu Buche geschlagen hat. Eine Ausnahme stellt Claudia Benthiens kultur- und literaturwissenschaftliche Arbeit mit dem Titel *Haut. Literaturgeschichte – Körperbilder – Grenzdiskurse* dar. Der Ansatz ist zugleich sprach- und motivgeschichtlich sowie diskurstheoretisch und psychologisch ausgerichtet, wobei die psychoanalytische Grundlegung im Wesentlichen dem französischen Psychosomatiker Didier Anzieu entlehnt wird. Sprachgeschichtlicher Ausgangspunkt sind die über zehn Spalten der Redewendungen mit Hautmetaphorik, die das Grimmsche Wörterbuch verzeichnet. Sie lassen sich Anzieus System der psychischen Hautfunktionen (z. B. die der psychischen Umhüllung/ Umfassung bzw. der Individuation) zuordnen. Benthiens literaturwissenschaftliche Lektüre einer Semantik der Haut führt von amerikanischen AutorInnen der Jetztzeit (Toni Morrison, Ralph Ellison) und deren Umdeutungen von traditionellen Zuschreibungen der Hautsemantik des Errötens, Erbleichens etc. über Balzacs und Kleists Missverständnisse der Haut-Kommunikation bis hin zur »Hautselbstwahrnehmung« in Texten und Tagbüchern von Musil, Kafka, Rilke, Plath. Während sich die Beobachtungen auf eine Fülle von unterschiedlichen Materialien der Kunst und Wissenschaft aus vielen Jahrhunderten stützt, wird allerdings das Spektrum der text-theoretischen, beschreibenden Beobachtung nicht überstiegen. Lediglich kulturgeschichtliche Hypothesen auf hohem Abstraktionsniveau werden formuliert, z. B. in geschlechtsspezifischer Hinsicht, dass die männliche Haut tendenziell in ihrer Dicke und Stärke thematisiert wird, während es bei der weiblichen Haut »um die Glätte der Oberfläche« geht (S. 284). Oder es wird ein medizinhistorischer Paradigmenwechsel konstatiert, in dem die Haut früher als porös und durchlässig wahrgenommen wurde, sodass ärztliche Praktiken des Öffnens und Herausleitens von Krankheit angewendet wurden, der Körper aber ab dem neunzehnten Jahrhundert als eine geschlossene Entität galt, in die Medikamente eingeführt werden.

Die Formen der körperagierenden Selbstzerstörung als dramatisch entgleiste und pervertierte »Selbstfürsorge« unter extremen biografischen Bedingungen begreiflich zu machen und dabei sowohl psychiatrische als auch kultur- und kunstgeschichtliche Aspekte mit einzubeziehen, ist der Impetus auch des Bandes von Küchenhoff (1999). Dass die Reflexe der Selbstdestruktion – von den verschiedenen Typen des Suizids bis hin zu den leisen psychosomatischen Reaktionen (die von der Senkung der Körperabwehrstoffe zur Entstehung von Krebszellen reichen können) – nichts mit einem ›Todestrieb‹ zu tun haben, sondern dem unerträglichen Schmerz über das verhinderte Leben entspringen, stellt Battegay dar (S. 165ff.). Lebensaufgabe des Einzelnen in seiner Sorge um sich ist es, »sein eigenes Erleben nicht spalten zu müssen«, sodass sich die positiven und negativen Aspekte zu einem Zusammenhang fügen (Küchenhoff 1999, S. 152). Nur so kann eine integrierte Grundbefindlichkeit des Leib-Seins entstehen, und der eigene Körper muss nicht zum dissoziierten Objekt werden, der gezwungen ist, beständig unwillkürliche Wiederholungsszenen der Gewalt, Selbstdestruktion und Vernachlässigung auszuagieren. Die Lebensaufgabe von an Gesundheit und psychosozialer Ökologie orientierten Gesellschaften wäre es somit, die unabdingbaren Voraussetzungen eines solchen psycho-physischen Leib-Seins zu schaffen (Mäder S. 121ff.). Hier kommt – Battegay unterstreicht dies (S. 186ff.) – der kollektive/ gruppendynamische Aspekt ins Spiel, und es werden auch kulturgeschichtliche Relevanzen sowie die Bedeutung von ästhetischem Handeln berührt.

Kein Literaturwissenschaftler, sondern der psychoanalytisch orientierte Religionswissenschaftler Raguse liest Karl Philipp Moritz' *Anton Reiser* als Darstellung und literarische Bewältigung von Suizidalität – insbesondere der auf Frühstörungen zurückgehenden fusionell-antifusionellen Suizidalität. Sie tendiert zur ›reinigenden‹ Verschmelzung mit ozeanischen Sphären und zum Selbstmord durch Sturz/ Flug und Ertrinken (in Küchenhoff 1999, S. 116).[9] In den konnotativen Semantiken des freiheitssuchenden Fliegens und des nährenden Trinkens ist der Aspekt der Selbstfürsorge hinter seiner suizidalen Verstellung noch erkennbar. Die subtile Lebensflucht und Todessucht der religösen Milieus des Quietismus/ Pietismus (z. B. der Schriften Madame Guyons), die den Protagonisten von Moritz' Roman umgeben, stellen eine maßgebliche Kontextgröße dar. Biografisch sieht Raguse im kontinuierlichen Austausch von Moritz mit Goethe einen wesentlichen Faktor der Lebensstabilisierung. Eine vergleichbare Studie, die die erzählerische Verarbeitung von familiärer Gewalt in literarischen Prosatexten untersucht, liegt bald für Theodor Storms Texte vor: Stein (2005) arbeitet mit profunder tiefenpsychologischer und therapiewissenschaftlicher Kenntnis und großer Einlässlichkeit gegenüber den Texten heraus, dass die Erzählungen und Novellen bisher unerschlossene beziehungstraumatische Erfahrungslatenzen enthalten und diese literarisch nachvollziehen sowie gestaltend bearbeiten. Es zeichnet sich ab, dass in Storms Texten nicht nur ein erfahrungsnahes Wissen über beziehungstraumatische Interaktionsformen (in

9 Weilnböck (2000a, 2002d) stellt dies ähnlich für Hölderlins Empedokles fest.

der zeitgenössischen bürgerlichen Gesellschaft) niedergelegt ist, sondern auch treffliche Intuitionen über deren transgenerationale Weitergabe – im *Schimmelreiter* in einer Vier-Generationen-Struktur. Dabei spielen Phänomene der Haut(-verletzung) eine markante Rolle.

Vielleicht kann die Einrichtung von einschlägigen elektronischen Wissenschafts-Foren im Internet den Austausch zwischen Kultur- und Therapiewissenschaften fördern. Dies umso mehr, als ein solches Internet-Forum nicht nur eine punktuell-additive Interdisziplinarität (im Sinne von Herausgeber-Sammelbänden zu einer gemeinsamen Thematik) bewirkt, sondern auch die intensivere Form der fächerübergreifenden Auseinandersetzung ermöglicht, die im direkten, quasi-dialogischen Wechsel von Darstellung und Entgegnung voranschreitet und allen Interessenten zur Beteiligung offen steht. So z. B. verfasste der Psychotherapiewissenschaftler Geißler eine ausführliche und differenzierte Ergänzung zu einer ihm vorliegenden kulturwissenschaftlichen Filmanalyse (von Brad Silberlings *City of Angels*, dem autorisierten amerikanischen Remake von Wim Wenders *Himmel über Berlin*; vgl. Weilnböck 2003c) und platzierte diese in einem eigens dafür eingerichteten Internetforum (in: www.psychoanalyseundkoerper.com). Die kulturwissenschaftliche Analyse geht davon aus, dass der Film ein Körperbeziehungs-Bild und einen Interaktionsmodus darstellt bzw. der/m ZuschauerIn zum emphatischen Nachvollzug nahe legt, der narzisstisch strukturiert ist, ohne die damit verbundenen Handlungsbeschränkungen und strukturellen Defizite als solche zu thematisieren (z. B. Defizite der Empathie- und Abgrenzungsfähigkeit, Ambivalenz- und Aggressionsverarbeitung sowie körperlichen Spannungsregulierung und Liebesfähigkeit). Infolge dessen erfahren phänomenale Aspekte von latenter Suizidalität, Selbstschädigung und Suchtneigung sowie kommunikative Praktiken der Doppelbindung, projektiven Identifizierung, Verdeckung, dissoziativen Abspaltung und sprachlogischen Inkonsistenz eine (todes-)romantische Ästhetisierung. Diese steht dem entwicklungsfördernden/ therapeutischen Durcharbeiten von vergleichbaren Erfahrungen aufseiten der ZuschauerInnen eher entgegen als es zu befördern. Der Film, den Weilnböck in Analogie zum Markennamen eines in den USA weithin, beinahe als eine Volksdroge konsumierten Antidepressivums als »Prozac«-Film bezeichnet, hält die ZuschauerInnen tendenziell in suchtdynamischer, doppelgebundener Verfügbarkeit für die medialen Übertragungen. Gleichzeitig vermittelt/ propagiert er auf inhaltlich-gedanklicher Ebene einen narzisstisch strukturierten Modus von zwischenmenschlicher und insbesondere zwischengeschlechtlicher Beziehung und Körperinteraktion.

Geißler, der ein Internetforum zur wissenschaftlichen Auseinandersetzung mit dem Film einrichtet, in dem er die aufgeführten Schlussfolgerung teilweise bestreitet und demgegenüber die Szenen des Kontakts der Liebenden akzentuiert. Er stell fest, dass der Film eine »Seinsform von Offenheit, Gefühlshaftigkeit, Naivität und Freude [thematisiert], wie wir sie im Erwachsenenleben kaum mehr kennen, wohl aber einem kindlichen Erleben zuordnen«. Dies verbinde sich mit einem expliziten Bekenntnis zum freien Willen des Einzelnen sowie mit einem »Plädoyer für Gefühle« und insbesondere für ambivalente Gefühle, die, wie die Figur Messinger sagt, auch »schmerzhaft und verwirrend [sind] – aber irgendwie gut«. Die dargestellte Seinsform der Offenheit entspreche jenem »›Einlassen‹ in die eigene Gefühlswelt«, das »vor allem im Zuge der spontanen Enactments« in der psychotherapeutischen Beziehung für die Erzielung von persönlicher Veränderung und Heilung eine eminente Bedeutung hat. Geißler führt Szenen des »ganzheitlichen Kontakterlebens« zwischen den Liebenden an, welches als eine »einzige Folge neuerlicher ›Now-moments‹« im Sinne des Entwicklungspsychologen Daniel Sterns zu verstehen sei. Er unterfüttert diese Beobachtung mit Begriffen und Befunden aus der neueren empirischen Säuglings- und Bindungsforschung, mittels derer er sich nachdrücklich gegen den »psychoanalytischen Determinismus« ausspricht. Die zukünftig fortgesetzte Debatte zwischen dem Psychotherapie- und dem Kulturwissenschaftler und vielleicht auch anderen BeiträgerInnen im Forum wird nicht nur eine weitere Differenzierung der Interpretationsbefunde herbeiführen. Sie kann auch dazu beitragen, den jeweiligen fachspezifischen Blickwinkel zu erweitern und die Interpretationsgewohnheiten, die für den geisteswissenschaftlichen und den psychologischen Forschungsbereich jeweils charakteristisch sind, direkt zu konfrontieren und abzubauen.

Bemerkenswert häufig ist zu beobachten, dass die interdisziplinäre Initiative aus der Psychologie/ sychotherapiewissenschaft kommt, was den Geisteswissenschaften, deren ästhetische Schlüsselfragestellungen hier doch betroffen sind, nicht zur Ehre gereicht. Auch das Berliner *Colloquium Psychoanalyse*, das seit Mitte der Neunzigerjahre besteht, wurde von zwei PsychologInnen gegründet (Ada Borkenhagen/ Oliver Decker) und bringt seit kurzem zwei Periodika heraus (*Sisyphus – Jahrbuch Colloquium Psychoanalyse* und *Psychoanalyse – Texte zur Sozialwissenschaft*). Das Jahrbuch 2004 handelt von Filmanalysen und von der Psychotraumatologie (enthält aber keine psychotraumatologischen Filmanalyen, wie der Untertitel des Einbandes suggeriert). Morsch gibt einen überaus klaren Überblick über die vorwiegend Lacansche Filmsanalyse, die mit Jean-Louis Baudry, Christian Metz und Laura Mulvey vor allem eine (allzu) abstrakte Theorie des filmischen Mediums war und mittels des Lacanschen Spiegelstadiums in zeittypischer Ideologiekritik die »patriarchale Disposition des filmischen Apparats« herausstrich (S. 15). Weder die Inhalte der Filme noch die empirischen ZuschauerInnen spielten hierbei eine große Rolle. Ausgerechnet am Paradigma des Horrorfilms und insbesondere des Slasher- und Splatter-Genres, das exzessiven Bildern der körperlichen Zerfleischung huldigt und deshalb für die ›analytische Körperpsychopsychologie‹ besonders relevant ist, macht Morsch (mit C. J. Clover) deutlich, wie weit über die ideologiekritischen Ansätze hinausgegangen werden kann und muss, und dass mediale Interaktion überaus komplex ist (bzw. die »Identifizierungen der Zuschauer« als »multipel, ambivalent und mobil« aufzufassen sind). Freilich wäre noch auf weitere nicht-Lacanische psychoanalytische Filmanalysen zu verwiesen wie z. B. auf Jesch/ Stein (2001) und insbesondere auf die empirische Medienrezeptions-/-nutzungs-Forschung zu diesem Genre (von der Philologen gerne grundsätzlich absehen), zumal, wo sie mit qualitativen Methoden vorgeht (z. B. Pette/ Charlton in Charlton/Schneider 1997).

Die Filmanalysen des Bandes lassen spüren, wie günstig es ist, wenn KulturwissenschaftlerInnen auch über Praxiserfahrung im klinisch-therapeutischen Bereich verfügen. Der Lehranalytiker (DPV) Schneider (2004a) weist die »narzisstisch xenophoben« Bindungsformen des (malignen) Narzissmus in Hitchcocks *Psycho* auf. In gleichermaßen detailgenauer Arbeit stellt Schneider in einem weiteren Beitrag (2004b) die Dynamik von Allmacht und Ohnmacht sowie die Dialektik von Identitätsbildung und -verflüssigung in Tom Tykwers *Lola rennt* im Kontext der spät- oder postmodernen Gegenwart dar. Die theoretische Untermauerung erfolgt durch die bindungs- und beziehungslogischen Ansätze der Psychoanalyse. Abbrescia-Rath (2004) macht Beobachtungen zu Nicholas Rays bemerkenswertem Western *Johnny Guitar* (1954; dt.: *Wenn Frauen hassen*), zur Bedeutung von Name/ Sprache und zum Geheimnisvollen/ Unheimlichen im Film. Die weitgehend essayistischen und im Ergebnis etwas vagen Überlegungen scheinen eine Schlussfolgerung gar nicht wahrzunehmen, auf die sie zuzulaufen scheinen (oder aber sie suchen im Leser selbst zu evozieren, was sie nicht explizit feststellen wollen; der Aufsatz selbst hat etwas Unheimliches), dass nämlich dieser Western im Grunde auch dem Genre der verdeckten Shoah-Thematisierungen angehört und sozusagen ein *western noir* ist. Denn ein zentraler Satz des Drehbuchs, den Abbrescia-Rath zitiert, lautet: »Wenn ihr Vienna [eine der beiden weiblichen Protagonistinnen] als Dame behandelt, werden bald eure Frauen und Kinder wie Vieh hinter Stacheldraht landen« (S. 54), und diese Fantasie will in den Bildräumen des Films keinen richtigen Zusammenhang finden.

König (2004) unternimmt eine Filmanalyse von Danny Boyles Film *Trainspotting* aus dem Milieu der Glasgower Heroinabhängigen. Die Lorenzersche Tiefenhermeneutik wird als Methode der qualitativen Kulturforschung bezeichnet und soll die »unterdrückten Lebensentwürfe« und den »latenten Sinn« des Films erschließen (S. 65f.). Dabei wird die Welt der Drogenabhängigen im

Lichte von suizidaler Angstlust sowie unabgelösten, symbiotischen Familien- und Mutterbeziehungen sichtbar. König will die Analyse durch einen Aspekt der soziologischen Fallrekonstruktion ergänzen, indem er im Plot des Films den »Niederschlag gesellschaftlicher Verhältnisse«, insbesondere der »neoliberalen Ideologie« erkennt. Nicht wirklich jedoch werden hier, wie in allen anderen der genannten textanalytischen Arbeiten, qualitativ-empirische Forschungsmethoden eingesetzt. Der interaktional-rezeptionsdynamische Blickwinkel der (impliziten) Text-Leser-Beziehung, der für eine handlungs- und wirkungstheoretische Kulturforschung zentral ist, wird philologischerseits auch dort nicht beschritten, wo ein Professor für Sozialpsychologie Filme analysiert. Dabei läge es hier überaus nahe, die zur empirischen Psychotherapieforschung analoge Frage zu stellen, welche Interaktionssteuerung von einem Film über so stark traumatisierte Figuren ausgeht bzw. inwiefern das Sehen dieses Films – jenseits aller ideologiekritischen Korrektheit – Möglichkeiten nahe legt, eigene, wenngleich nur entfernt analoge, Traumaerfahrungen im Sehen mit zu bearbeiten.

Das jüngste Grundlagenwerk zur Psychotraumatologie, Hirschs *Psychoanalytische Traumatologie* über die schweren, durch Familiendynamik bedingten Persönlichkeitsstörungen (2004), widmet der Thematik von ›Trauma und künstlerische Kreativität‹ ein ganzes Kapitel. Dabei wird Kreativität nicht nur um der interdisziplinären Geste Willen als interessanter Seitenaspekt mit aufgenommen (wie geisteswissenschaftliche AutorInnen dies nicht selten mit psychologischen Thematiken/ Begriffen tun). Vielmehr ist Kreativität integraler Bestandteil der Theorie und Praxis der therapeutischen und sozialpsychologischen Arbeitskonzepte. Künstlerische Produktivität wird hier in der Dynamik des spielerisch-kreativen Mitagierens der TherapeutIn (bzw. der Gruppe) mit den Übertragungen der KlientIn gesehen und genau untersucht. Ausgehend von seiner Erfahrung, dass viele PsychotraumapatientInnen künstlerisch tätig sind, stellt Hirsch gemeinsame Persönlichkeitsmerkmale von KünstlerInnen und PatientInnen heraus, wie z. B. »überdurchschnittliche Empathiefähigkeit« sowie einen »Drang zu forschen« und »zu erklären« und eine »erhöhte Durchlässigkeit« bzw. »Verwirrung« der »Ichgrenzen« (zwischen »außen und innen«) (S. 93f.). Im Lichte der Tradition der psychoanalytischen Kreativitätskonzepte (S. Freud, S. Ferenczi, D.W. Winnicott, H. Segal, L. Terr, E.T. Haas) begreift Hirsch den kreativen Akt in aktualisierter Weise als »Externalisation eines traumatischen Introjekts« (S. 92). Dadurch wird die Frage des individuellen und kollektiven Gelingens eines Aktes der kreativen Interaktion in ihrer ganzen Komplexität erkennbar, was die Kulturwissenschaft gemeinhin nicht sieht, wenn sie allein das Gelingen der Kunstproduktion im engeren, konkretistischen Sinn ins Auge nimmt. Hirsch spricht u. a. die biografischen Schicksale von A. Poe, V. Woolf, P. Lewi, G. Semprun, P. Celan und S. Plath an. Die unabweisbare Herausforderung, die darin liegt, eine funktionale Differenzierung zu ermöglichen, also (mindestens) »zwei Arten der Kreativität« zu konzipieren und versuchsweise, z. B. entlang einer Kategorie von Trauerarbeit versus Introjektbildung, zu unterscheiden (S. 101) und operationalisierbare Analysekriterien zu bestimmen, wird einer systematischen Zusammenarbeit von Kultur- und Therapiewissenschaften bedürfen.

Konzept eines integrierten kultur- und therapiewissenschaftlichen Forschergruppen-Projekts

Zu den genannten kulturwissenschaftlichen AutorInnen, die in wegweisender Form psychologische/ -traumatologische Ressourcen nutzen, muss jedoch gesagt werden, dass sie jenseits der (kasuistischen) Textanalyse die mentalen Prozesse des literarischen Schaffens bei AutorInnen, wenn überhaupt, nur am Rande bedenken; und der Aspekt der interaktionalen Rezeptionssteuerung gegenüber den LeserInnen wird überhaupt nicht erörtert. Dementsprechend sind auch die grundlagentheoretischen Ressourcen der Therapiewissenschaften und der psychologischen Narratologien noch nicht erschöpfend mit einbezogen. Überhaupt ist die Tatsache, dass die therapeutisch hoch bedeutsamen *protonarrativen Schemata/ Hüllen*, die Unterscheidung von Symbolisierungsstufen bzw. zwischen *sym-bolischen* und *dia-bolischen* Sprachhandlungsformen oder die relative Größe der Anzahl der *Rigs* selbstverständlich auch für die ästhetische Interaktion, mithin für Kunst und Literatur, Relevanz haben, noch gar nicht hinlänglich kulturwissenschaftlich reflektiert worden. Gerade die Konzepte des *intersubjektiven Handlungsdialogs*, der psychoaffektiven *(Gegen-)Übertragung*, der mit *prozeduralem Erfahrungswissen* angereicherten *Mikropraktiken*, der *traumakompensativen* Wahrnehmungs- und Interaktionsschemata sowie des therapeutischen Containing und der Übertragungsbearbeitung sind jedoch grundsätzlich für alle menschlichen Handlungsbereiche bedeutsam. Es ist nicht einzusehen, warum sie in ihrer Gültigkeit auf den Gegenstandsbereich der Face-to-face-Interaktion und der mündlichen Narrative (und auf den Bereich der Psychotherapie) beschränkt werden sollten und nicht auch selbstverständlich für die Modellbildung über die mediatisierten Interaktionen der »Text-Leser-Beziehungen« herangezogen werden. Können doch diese im Handlungsbereich von Literatur und Medien entstehenden Interaktionen vergleichbar nachhaltige Wirkungen zeitigen, wie dies für direkte

Interaktionen gemeinhin angenommen wird (vgl. Charlton 1993, Palmer 2004, Weilnböck 2005a/b).[10]

Wer liest oder einen Film ansieht, ist nur scheinbar mit sich, seiner eigenen Imagination und dem materiellen Text/Film allein. Die textuell umgesetzten, projektiven Wirkungen der AutorIn umfangen ihn – assoziativ und affektiv. Denn das Werk amüsiert oder betrübt, stößt vor den Kopf oder zieht in einen Bann, um nur die allgemeinsten der denkbaren Wirkungen und Beziehungsformen in ungefährer Weise zu benennen. Dabei bearbeiten LeserInnen und AutorInnen selbst erfahrene Erlebnisse – und zwar immer in mentaler Beziehung zu dem abwesend-anwesenden Anderen. Umso vielversprechender ist es, die interaktionellen Konzepte der Psychotherapiewissenschaften zum Ausgangspunkt zu nehmen, um analoge Prozesse für die Literaturforschung zu konzipieren bzw. analoge methodische Verfahren anzuwenden (Weilnböck 2005a/ b). Denn die Vorgänge des inter-psychischen Austauschs in der Psychotherapie weisen zu denen der intra-psychischen Interaktion von LeserInnen/ ZuschauerInnen mit (fiktionalen) Texten Analogien auf. Hier wie dort werden – in verschiedenen Weisen und mehr oder weniger erfolgreich – biografische Erlebnisse mental bearbeitet. Bereits Wilhelm Dilthey sah »Erlebnisse als die Quellen, aus denen jeder Teil eines dichterischen Werkes gespeist wird« (1909). Und dies bezog sich implizit auch auf die LeserInnen, die auf der Basis ihres eigenen »Erlebnis«-Reservoirs in eine Text-Leser-Beziehung eintreten und ihre Erlebnisse dort mental bearbeiten. Der dementsprechende Ansatz der Literaturforschung wäre, wie die Therapie- und Sozialwissenschaften, einem interdiziplinären und handlungs- und interaktionstheoretischen Selbstverständnis verpflichtet. Er würde sowohl auf der Ebene der Text- als auch der Rezep-

[10] Bereits Schönau (1991, 102 ff., 120) hat angesichts der Diskussion um die ›Figurenanalyse‹ deutliche Worte gesprochen: »Der triviale Einwand gegen die psychoanalytische Textdeutung, man könne eben literarische, d. h. fiktionale Figuren ›nicht auf die Couch legen‹, greift also entschieden zu kurz. Als ob je Menschen auf die Couch ›gelegt werden‹« (104). Seither sind es, wenigstens in jüngerer Zeit (mit Ausnahme Pietzckers und Weilnböcks), durchweg Nicht-Literaturwissenschaftler (vgl. auch Schönau 1991, S. 52ff.), wie z. B. der Medienpsychologe Charlton oder der Narratologe Palmer, die hierzu in elaborierter Weise Stellung beziehen. Charlton (1993) zieht den in der britischen Sprachpsychologie verwendeten Begriff des dialogism heran, der »die zahlreichen strukturell relevanten Gemeinsamkeiten« zwischen lebensweltlichen »Alltagsdialogen« von Mediennutzern und deren »inneren Dialogen mit Medienaussagen« bzw. der »Kommunikation des Rezipienten mit dem Medium« bezeichnet (S. 11f.). Palmer (2003) plädierte für eine »study of fictional minds« als eine »clearly defined and discrete subject area in its own right within narrative theory« (vgl. auch Weilnböcks Konzept der literarischen Interaktion [2005a/b]).

tionsanalyse arbeiten und mikroanalytische Interaktionsforschung bzw. Mediensozialisationsforschung betreiben (vgl. Weilnböck 2003e).

Bemerkenswerterweise konnten sich interaktionstheoretische Ansätze in den Literaturwissenschaften kaum nachhaltig verankern; sie sind jedenfalls bei den meisten FachvertreterInnen nicht Teil des Gegenstandsverständnisses und des methodischen Vorgehens. Dort nämlich herrscht überwiegend ein text-wissenschaftlicher sowie motiv- und ideengeschichtlicher Ansatz, der somit nicht eigentlich einem funktional und psychologisch erklärenden, sondern einem rein beschreibenden Vorgehen verpflichtet ist. Handlungstheoretische Zugänge zu Fragen der literarischen und medialen Interaktion sind deshalb eher in der Psychologie und allenfalls in der Literaturdidaktik zu finden.[11] In der Psychologie wiederum fehlen zumeist die textanalytischen und literaturgeschichtlichen Kompetenzen. Dabei bestünde durchaus auch kulturimmanenter Anlass. Gingen doch, weit vor Dilthey, bereits Friedrich Schiller oder Gotthold Ephraim Lessing mit der »ästhetischen Erziehung« des »Menschengeschlechts« bzw. mit der Konzeption des Theaters als bildende und »moralische Anstalt« der bürgerlichen Gesellschaft von spezifischen Wirkungspotenzialen der Kunst aus. Und ist doch der Begriff der emotionalen Katharsis seit der klassischen Antike und Aristoteles' Poetik Teil der abendländischen Tragödientheorie. Und dabei war auch ein Aspekt der quasi-(trauma-)therapeutischen Reinigung immerhin implizit. So tat Goethes Tasso in seinem für die Literatur der Aufklärung und bürgerlich-idealistischen Emanzipation konstitutiven Ausruf: »Und wenn der Mensch in seiner Qual verstummt, / gab mir ein Gott, zu sagen, wie ich leide«. Und Kafka stellte in einer zugespitzten Form dieses Leid-Sagens fest, dass »das Buch« und die Literatur »die Axt für das gefrorene Meer in uns [ist].«

Ein Ansatz der interaktionstheoretischen Literaturforschung, der konsequent handlungstheoretisch und interdisziplinär ausgerichtet wäre, würde versuchen, neben der Textanalyse den intersubjektiven Handlungsdialog und die psychoaffektiven (Gegen-)Übertragungs-Prozesse, die zwischen Texten/ Filmen und empirischen RezipientInnen ablaufen, psychologisch zu beschreiben und daraus auch neue Leitfragen für das Textverständnis zu gewinnen. Wenn also Schiller für die zivilisatorische Zentralherausforderung, »den sinnlichen Menschen vernünftig zu machen«, »keinen anderen Weg« sah, »als dass man denselben zuvor ästhetisch macht«, wäre mit heutigen Mitteln die Frage anzunähern, wie diese »ästhetischen« (Gegen-)Übertragungs-Prozesse funktionieren. Konkret würden dabei die subjektiven Textauffassungen der LeserInnen regel- und funktions-analytisch rekonstruiert und auf die der Textstruktur implizite

[11] Vgl. hierzu Titel von Groeben, Charlton und Eggert.

Interaktionsaufforderung zurückbezogen. Beispielhaft sei hier auf ein in einem Drittmittelantrag befindliches Projekt für eine interdisziplinäre Forschergruppe (in den Bereichen Kultur- und Sozialwissenschaften sowie Psychotherapieforschung/ Neurobiologie) hingewiesen, das den Titel »Narration und Traumabearbeitung im individuellen und kulturellen Erzählen« führt: Es begreift Narration, menschliches Erzählen, als Handlungsform mit individuellen und gesellschaftlichen Funktionen, die sowohl bei der Herstellung und Rezeption von Kunstwerken und Medienprodukten als auch im mündlichen Erzählen und Zuhören in der Psychotherapie in Erscheinung tritt. Das Konzept des Forschungsprojekts geht ferner davon aus, dass die mentale Bearbeitung von psychotraumatischen Konflikt- und Gewalterfahrungen eine der wesentlichsten Funktionen von Narration darstellt. Somit können und müssen die Prozesse der narrativen Traumabearbeitung interdisziplinär sowohl in der therapeutischen als auch in der künstlerischen und medialen Interaktion erforscht werden. Die Schlüsselfragen lauten: Wie werden persönlich erlebte und historisch tradierte Konflikt- und Gewalt-Ereignisse auf individueller und soziokultureller Ebene artikuliert und psychisch bearbeitet? Wie können die Narrative in der Kunst, den Medien und der Therapie dazu beitragen, den Kreislauf der Erzeugung von weiteren psychosozialen Folgeschäden abzuwenden, der zunächst die unwillkürliche Konsequenz von destruktiven und verletzenden Ereignissen ist? Welche Formen und Kontexte des Erzählens können hier als besonders wirksam gelten, und welche leisten der individuellen Verfestigung und transgenerationalen Weitergabe von traumatisierenden Handlungs- und Wahrnehmungsformen Vorschub?

Diesen Fragen wäre in integrierter Weise nachzugehen, indem 1. die kulturellen Manifestationen untersucht werden, die als Texte, Filme, Kunst- und Medienprodukte fiktionale oder historiografisch-dokumentarische Trauma-Narrative enthalten und/ oder als ästhetische Reflexe auf traumatische Erlebnisse begriffen werden können (z. B. Shoah-Darstellungen, Literatur/ Film über diverse historische und individuelle Trauma-Ereignisse wie z. B. Erfahrungen des Kindesmissbrauchs). Dabei hätte die handlungstheoretisch und psychotraumatologisch fundierte Text- bzw. Medienanalyse die Interaktionsregeln nicht nur der erzählten, figuralen Welt, also des Inhalts zu analysieren, sondern auch die des Erzählakts selbst, der den Inhalt in einer bestimmte Form darbietet und dadurch den Leseakt der RezipientInnen vorstrukturiert. Denn die übergreifende Frage zielt nicht darauf, was der Text enthält und ›bedeutet‹. Vielmehr ist die Frage, was die textstrukturell bedingten Anregungs- und Wirkungspotenziale sind, die ein kulturelles Trauma-Narrativ gegenüber seinen RezipientInnen entfaltet, und wie der text deren subjektivem Bemühen um mentale und (narrativ-)biografische Bearbeitung und Integration von erlebter und gesellschaftlich tradierter Erfahrung entgegenkommt.

Jenseits der Textanalyse müssen 2. aber auch die psychischen Prozesse der Bildung und Rezeption von Narration untersucht werden, und zwar sowohl im Feld der Kunst, also bei den Vorgängen der künstlerischen Narrationen und deren Rezeption, als auch im klinischen Bereich des narrativen Austauschs zwischen KlientIn und TherapeutIn. Diese Prozesse werden zum einen als Gesprächstranskripte und Videomitschnitte aus Sitzungsverläufen der Psychotherapie mit Psychotrauma-PatientInnen erhoben und mit Mitteln der qualitativ-empirischen Psychotherapieforschung analysiert sowie ergänzend mit Messverfahren der naturwissenschaftlich-klinischen Psychobiologie erforscht. Zum anderen wird Narrationsbildung als psychischer Prozess der Lektüreerfahrung und Medienrezeption bei LeserInnen/ ZuschauernInnen von kulturellen Trauma-Narrativen erhoben und mit Methoden der qualitativ-empirischen Sozialforschung untersucht. Hier geben narrativ-biografische Interviews, narrative Medien-Interviews sowie Gruppenerhebungsverfahren Aufschluss darüber, wie sich die individuelle Auseinandersetzung mit einem medialen bzw. ästhetischen Trauma-Narrativ vollzieht, welchen lebensgeschichtlichen Einflussbedingungen sie ausgesetzt ist und welche subjektiven Wahrnehmungs- und Bearbeitungsbedürfnisse sie abdeckt. Literatur und Film interaktionsanalytisch als Handlungsdialog begreifen, heißt, eine Gegenstandsbestimmung vorzunehmen und Forschungsmethoden einzusetzen, die denen der Therapie-, Biografie- und qualitativen Sozialwissenschaften analog sind. Dies schafft eine wesentliche Grundvoraussetzungen des interdisziplinären Arbeitens, ohne die ein fundierter wechselseitiger Austausch eigentlich gar nicht möglich ist.

So naheliegend diese Herangehensweise eigentlich ist, so wenig günstig scheinen die Zeichen zu stehen, was die zeitgenössischen geisteswissenschaftlichen Interessenslagen und die momentane Politik der geisteswissenschaftlichen Forschungsförderung anbetrifft. Dies lässt sich auch am Schicksal eines anderen, ähnlich beschaffenen Projekts ablesen, das von dem Literaturwissenschaftler Malte Stein und dem Psychologe Rainer Richter im Kontext der Hamburger DFG-Forschergruppe »Narratologie« beantragt wurde. Die »Untersuchungen zum therapeutischen Potential der Erzählkommunikation« beabsichtigten, gesprächslinguistische, kognitionspsychologische und literaturwissenschaftliche Kategorien der Narration zu nutzen, um Patientenerzählungen in der Therapie in »Darstellungsgehalt, Darbietungsweise und interaktiver, narrativer Hervorbringung zu analysieren« (Richter/Stein 2003). Angezielt wurde die Engführung von literaturwissenschaftlichen und psychologischen Kategorien sowie Methoden und deren Prüfung in einem qualitativ-empirischen Forschungsprojekt, das auch für die interdisziplinären Kulturwissenschaften anschließbar ist. Das aussichtsreiche und fachlich positiv begutachtete Projekt ist jedoch noch vom DFG-Hauptausschuss zurückgewiesen worden und kann seither, wie auch die anderen gleichermaßen abgelehnten interdisziplinären Projekte dieser Forschergruppe, nicht weiter verfolgt werden. Gleichzeitig hat der Zuschnitt der Hamburger Initiative seit der Evaluation durch die DFG einen insgesamt weit gehend monodisziplinären und fachgeschichtlichen, aber jedenfalls nichtpsychologischen, Charakter angenommen.

Vereinzelte unabhängige Beiträge gehen jedoch entschieden in diese handlungstheoretische Richtung. Im empirischen Teilbereich der textuellen Manifestationen haben kürzlich AutorInnen wie z. B. Hardtmann oder Neukom versucht, funktions-analytische und psychotrauamtologische Feststellungen über »literarische Interaktion« in einer Weise zu treffen, die einem solchen Ansatz gerecht wird. Dabei wurden Phänomene beschrieben, die nicht so sehr dem therapeutischen Durcharbeiten zuträglich sind, sondern tendenziell der Verfestigung und transgenerationalen Weitergabe von traumatisierenden Handlungs- und Wahrnehmungsformen Vorschub leisten. Hardtmann 2001 zieht Bions Konzepte heran und betrachtet Martin Walsers *Friedenspreis-Rede*, die sich daran entzündende Debatte und den Roman *Ein springender Brunnen* unter psycho- und gruppendynamischen Gesichtspunkten. Sie unterstreicht eine in der Rede wirksame, aber unausgesprochene Affekthaltung der Gekränktheit (S. 145), eine dementsprechende Feindbildprojektion (S. 144) sowie narrative Verdeckungen. Hardtmann konstatiert ferner eine Poetologie der dissoziativen »Verbergungsroutine« (S. 142), einen paradoxen, rein privaten und literaturimmanenten Gewissensbegriff, ein hohes Maß an negativen Affektübertragungen und gruppendynamischer Polarisierungs-Übertragung (S. 144). Diese Phänomene werden schlüssig in einen psychotraumatologischen Zusammenhang gestellt. Hardtmann bezieht sich dabei auf Bions sprachanalytisches Konzept des Faktors »-K (minus K)«, der anzeigt, dass eine sprachliche Äußerung »nicht einem Mehr an Wissen (K = knowledge), sondern einem Weniger [dient]«, also Abwehrfunktion hat (S. 142, S. 152).

Neukom (2001) arbeitet bei dem unfraglich selbst schwer traumatisierten Autor Goldschmidt die retraumatisierenden Erzählstrategien heraus, die den Leser unwillkürlich »zum Opfer« einer »sekundären Traumatisierung machen, um sich selbst wenigstens zeitweise des »psychotraumatischen Introjekts« zu entledigen (Hirsch 2004, S. 96f.). Die Erzählsituation selbst »trägt manipulative, eigentlich sogar sadomasochistische Züge (...) und ermächtigt sich [der] Leser«, bleibt dabei jedoch »unschuldig« (Neukom 2001, S. 359). In vergleichbarer Weise hat Weilnböck (2004a, 2005a/b) den Versuch unternommen, am ganz anders gelagerten Bespiel von Ernst Jüngers Kriegsschriften, Strukturen der Trauma-Affirmation bzw. Retraumatisierung aufzuzeigen, die der therapeutischen Erfahrungs-Bearbeitung entgegenlaufen (also ›kontraindiziert‹ sind). Dabei wird das Konzept der »borderlinen literarischen Interaktion« entworfen, was ein Syndrom von defensiven Mechanismen der literarischen Interaktion bezeichnet. Das Konzept gründet auf der Annahme, dass im Text Interaktionsdynamik angelegt sind, die denen von borderlinen/ dissoziativen Personen analog sind und deshalb tendenziell eher trauma-wiederholende und -weitergebende Prozesse unterstützen und als Re-Traumatisierungs- bzw. Täterdiskurse begriffen werden können.

Auch für den engeren Phänomenbereich des Köperagierens und der bewussten oder unbewussten Selbstverletzung lassen sich in Jüngers Texten spezifische Relevanzen aufweisen. Als der Icherzähler der *Stahlgewitter* in den Schlusspassagen des Textes im Lazarett liegt, zählt er mit unverhohlenem Stolz »zwanzig Narben« – »mit Ein- und Ausschüssen« –, bevor er wenige Zeilen später die Verleihung des höchsten Kriegsordens, Pour le merit, berichtet. Darüber hinaus sind unzählige Motive des (auto-)destruktiven Körperagierens durch blutiges Durchtrennen oder Brennen der Haut zu verzeichnen. Sie sind nicht von Schmerz und Angst, sondern von hitzigen Verschmelzungsfantasien begleitet, die die Hautgrenze zwischen Selbst und Anderem (fusionell) auflösen: Die Kameraden waren zu einem »großen, begeisterten Körper zusammengeschmolzen« (S. 11), oder »im Laufe von vier Jahren [hat] das Feuer ein immer reineres, immer kühneres Kriegertum heraus[geschmolzen]« (S. 149); der soldatische Icherzähler will mit der »Wand aus Feuer und Stahl« verschmelzen, die er ausdrücklich als »unser Ebenbild in diesem Augenblick« und somit als Konkretion der eigenen Haut empfindet (*Feuer und Blut, S.* 501). Wenn die »Wand« zudem als ein aus »glühenden Atomen zusammengeballtes« Wesen wahrgenommen wird, erhalten selbst die einzelnen Atome ihre je eigene Haut, an der sie sich in wechselseitig erhitzender Selbstvergewisserung reiben.

Ferner werden visuelle Phänomene der *Rand*-Setzung als textuelles Indiz von Handlungsdynamiken des Körperagierens erkennbar. Eine durchgängige Ikonografie der energischen raumstrukturellen Kreisbildung und der Bildelemente von Wand, Rand und (Selbst-)Grenze ist Ausdruck der hohen affektiven Besetzung der Haut. »Die *Trichter*« haben einen »engen *Horizont*«; er reicht so weit wie der *Radius* des eigenen »Handgranatenwurfs«. Der Kämpfer »zeugt an den *feurigen Rändern* jenseits der *Grenzen*«, und sein Gesicht erscheint »unter dem blinkenden *Helmrand*«. Die Grenze des Selbst wird als »feurige Ränder« hypersensitiv besetzt, um damit dem drohenden Zusammenbruch der psychischen Selbstgrenze entgegen zu wirken (*Das Wäldchen 125*, S. 438). Dem Streifschusses, der als willkommenes Projektil an der Haut entlang fährt und die Grenze des Körpers und des psychischen Selbst nachzieht, bringt das soldatische Ich eine besondere Aufmerksamkeit entgegen, zumal wenn dieser Streifschuss »gerade unter dem Eisernen Kreuz quer über dem Herzen durch die Brust gefahren« ist (S. 263, 299).[12] Dies ist dem körper-agierenden Ritzen/ Schneiden der Haut, das wir oben aus der Psychopathologie wie auch als jugendkulturelle Praxis verzeichnet fanden (vgl. Motto), durchaus vergleichbar. Vor diesem Hintergrund wird auch die überraschend hohe subkulturelle Anziehungskraft verständlich, die Jüngers *Stahlgewitter* in diesen Tagen des Pathologie-Trends der Selbstverletzung verzeichnen können. Denn nicht nur lässt sich die allgemeine kulturgeschichtliche Parallele des Narben-Stolzes und der Verwundungseuphorie ziehen. Darüber hinaus haben Teile der internationalen Jugendmusik-Kultur des Techno in ihren maschinengewehrartigen Rhythmen-Salven den Ernst Jünger der *Stahlgewitter* zum »ersten deutschen Raver« gekürt. Sie folgten dabei wohl zunächst eher körpersensorischen als ideologischen Impulsen, die sich jedoch offensichtlich sekundär politisieren lassen.[13]

Mit einer antitherapeutischen Wirkung von Texten/ Medien zu rechnen, liegt der Literaturwissenschaft aufgrund ihrer habituellen – und eventuell konstitutiven – Haltung der Verehrung für ihren Gegenstand fern. Auch fällt es ihr wegen der überwiegend text-theoretischen Gegenstandsdefinition schwer, mit der Annahme einer solchen Wirkung und von Textwirkung in methodologisch angemessener Weise umzugehen. Unabweisbar jedoch ist: Wie psychotherapeutische Interaktion scheitern kann, wenn sie nicht sachgerecht gehandhabt wird bzw. ungünstige Übertragungskonstellationen bestehen, so kann auch literarische

---

[12] Jenseits der spezifischen textanalytischen Untersuchung von Jüngers oder Walsers Texten sind Ansätze wie die von Hardtmann oder Weilnböck insofern von grundlagentheoretischem Interesse, als sie Kriterien zu erarbeiten versuchen, die es erlauben, diejenigen soziokulturellen Phänomene differenzierter zu beschreiben und genauer zu erklären, die bisher in den unzureichenden Begriffsoppositionen des Trivial- versus Hochkulturellen oder des gesellschaftlich-politisch Bedenklichen/ Gefährlichen versus Unbedenklichen/ Wertvollen mehr gemutmaßt als beschrieben wurden (bzw. in den letzten Jahren auch in den Begriffen des Postmodernen im enthusiastischen versus kulturkritischen Verständnis gefasst wurden). Die noch ausstehende Kombination von Textanalyse und Rezeptionsforschung würde die Differenziertheit und Tragfähigkeit dieser Befunde wesentlich erhöhen.

[13] Es ist festzustellen, dass die extremistische politische Rechte in Deutschland und Österreich – dort im Wesentlichen Jörg Haiders FPÖ – in den letzten Jahren erfolgreich damit begann, die Techno-Szene anzuschließen und den Techno für Zwecke der Eigendarstellung zu nutzen. Vgl. Peer Wiechman: »Jedem sein Verdun. Die Politik der Rechten auf dem Techno-Dancefloor«. In: Frankfurter Rundschau Nr. 181 vom 07.08.2001. Im Kontext der Wahl der NPD in den sächsischen Landtag im September 2004 siehe Die Zeit (23.09.2004).

Interaktion hinter ihren Möglichkeiten der traumatherapeutischen Erfahrungsbearbeitung zurückbleiben. Das betrifft nicht nur Jünger. Wenn zum hundertsten Todestage Friedrich Hölderlins 1942 der Gedenkkranz Hitlers zuoberst am Grab des Dichters prangt und der Germanist und Reichspropagandaminister Dr. Josef Goebbels die Schirmherrschaft übernimmt, wenn ferner die von Friedrich Beißner zusammengestellte Feldauswahl von Texten Hölderlins gerade in den Kriegsjahren massenhaft gelesen wird (Albert 1994), liegen Indizien dafür vor, dass die literarische Interaktion eher in die Richtung der abwehr-agierenden, retraumatisierenden Handlungsdynamiken als in die des traumatherapeutischen Durcharbeitens geht. Denn hier bestehen Handlungskontexte des (großgruppen-dynamischen) Gewaltagierens.[14] In anderer und nachdrücklicherer Weise stellen sich diese Fragen der literarischen Interaktion, wenn ein Text wie Jüngers *Stahlgewitter* in der Zwischenkriegszeit als Schulungsmaterial »für Unterführer und Einzelkämpfer« herangezogen wird (Segeberg 1991: 353) und sich somit abzeichnet, dass eine literarisch mediatisierte Übertragungsdynamik von Impulsen des destruktiven Körperagierens (in Form einer begeisterten Frontkampf-Emphase) stattfindet. In neuerlich anderem Zusammenhang erscheinen die Fragen des individual- und sozial-therapeutischen Durcharbeitens von psychotraumatischen Erfahrungen via literarischer/ medialer Interaktion angesichts von Texten und Filmen der Shoah-Literatur sowie anderer Genres von Trauma-Narrativen (vgl. Weilnböck 2003b/f).

Für ästhetische Darstellungskontexte des Körperagierens muss insbesondere damit gerechnet werden, dass die dort auktorial angezielte »literarische Interaktion« nach dem Muster der projektiven Interaktion funktioniert und den Prozessen des Durcharbeitens eher Widerstände entgegensetzt als sie fördert (wobei freilich die konkrete Reaktion der je einzelnen LeserIn keineswegs determiniert ist). Die grundsätzliche kulturwissenschaftliche Frage an Texte und Sprachhandlungs-Phänomene im Umkreis von Dynamiken des destruktiven Körperagierens wäre also: Inwiefern vermag es die narrative Äußerung, die in ihr enthaltenen, teils implizit, teils explizit thematisierten psychotraumatischen Erfahrungen in der medialen Übertragungsbeziehung mit den LeserInnen therapeutisch *durchzuarbeiten*? Vermag sie dazu beizutragen, dass diese Erfahrungen individuell und gesellschaftlich integriert und damit immer auch handlungsdynamisch entschärft werden? Oder wird die

---

[14] Wenn man darüber hinaus, von diesem Rezeptionsbefund ausgehend, zurück auf die Texte Hölderlins blickt, zeichnen sich neue Fragedimensionen ab, die für Überlegungen hinsichtlich der spezifischen psychotraumatologischen Implikationen sowie des traumatherapeutischen Potenzials von Hölderlins Texten aufschlussreich sind (Weilnböck 2000a).

traumaerzeugende Erfahrung im medialen Ausdruck projektiv *ausagiert* und geht die Wege der wiederholungszwanghaften Retraumatisierung bzw. der Traumasucht? Dadurch freilich würden die psychotraumatischen Handlungsstrukturen des sozialen Umfeldes, auf das der Text bezogen ist, affirmiert. Für Jünger hieße die Frage: Inwiefern vermögen es seine Text, die Weltkriegserfahrung, aber vor allem auch die davor liegenden, ungenannten Erfahrungen des persönlich-biografischen Bereichs in einer Weise zu erzählen und erinnerbar zu machen, von der angenommen werden kann, dass sie (aufseiten von AutorInnen und RezipientInnen) eine durcharbeitende psychische/ psychosoziale Integration des traumatischen Erlebens ermöglicht? Dass bei Jüngers *Stahlgewitter* viele textuelle Indizien für eine Dominanz des affirmativen Ausagierens sprechen, dass also im Wechselspiel von »symbolischen« und »diabolischen« Interaktionsfaktoren (nach Böhme-Bloem) letztere die Überhand gewonnen haben, scheint intuitiv plausibel, muss aber textanalytisch genau aufgewiesen und auch mittels qualitativer, therapiewissenschaftlich orientierte Rezeptionsforschung überprüft werden.

Umso deutlicher wird hier abschließend, dass handlungstheoretische Literaturwissenschaft jenseits der Motive und Inhalte vor allem auch die *Form* von literarischen Texten/ Filmen und das in ihr enthaltene psychodynamische Interaktionspotenzial untersuchen muss. Ferner wird deutlich, dass die Kulturwissenschaften enger mit der Psychologie und Therapiewissenschaft zusammen arbeiten können und sollten. Diese Integration beinhaltet auch, dass Literaturforschung in einem multimethodischen Zugang auf allen drei Ebenen der Empirie von kulturellen Phänomenen betrieben würde: nämlich als Textanalyse sowie als Rezeptions- und Produktionsanalyse. Die multimethodische Perspektive stößt jedoch in weiten Bereichen der Mainstream-Geisteswissenschaften auf nur wenig Verständnis und manchmal auch auf explizite Ablehnung. Während sich zwar niemals ernsthaft in Abrede stellen ließ, dass kulturelle Phänomene eigentlich nicht ohne die Berücksichtigung der *psychischen* Natur des Menschen gedacht werden können, haben die *text*-wissenschaftlichen sowie geistes- und ideengeschichtlichen Philologien dies nichtsdestoweniger in praxi durchweg getan. Ein ideologiefreier und nüchtern-sachorientierter Zugriff auf psychologische und psychotherapiewissenschaftliche Forschungsressourcen kann hier in Zukunft die Türen einer interdisziplinären Kulturwissenschaft öffnen.

Literaturempfehlungen:

Benthien, C. (1999). Haut. Literaturgeschichte – Körperbilder – Grenzdiskurse. Reinbek (Rowohlt).

Borkenhagen, A. (Hg.) (2004): Sisyphus – Jahrbuch Colloquium Psychoanalyse 1. Frankfurt/ M. (Sigmund-Freud-Buchhandlung/ Déjà-vu).

Fraisl, B., Stromberger, M. (Hg.): Stadt und Trauma. City and Trauma. Annäherungen – Konzepte – Analysen. Würzburg (Königshausen & Neumann).

Geißler, P. (Hg.) (2001a): Psychoanalyse und Körper. Gießen (Psychosozial).

Geißler, P. (Hg.) (2002): Psychoanalyse und Körper 1, 1. Jahrgang. Hg. von Fellmann, Geißler et al. Gießen (Psychosozial).

Geißler, P. (Hg.) (2003): Körperbilder. Sammelband zum 3. Wiener Symposium »Psychoanalyse und Körper«. Gießen (Psychosozial).

Hirsch, M. (2004): Psychoanalytische Traumatologie – Das Trauma in der Familie. Psychoanalytische Theorie und Therapie schwerer Persönlichkeitsstörungen. Stuttgart (Schattauer).

Hirsch, M. (Hg.) (2002): Der eigene Körper als Symbol? Der Körper in der Psychoanalyse von heute. Gießen (Psychosozial).

Hirsch, M. (Hg.) (1989/1998): Der eigene Körper als Objekt. Zur Psychodynamik selbstdestruktiven Körperagierens. Gießen (Psychosozial).

Küchenhoff, J. (Hg.) (1999): Selbstzerstörung und Selbstfürsorge. Gießen (Psychosozial).

Mauser, W., Pietzcker, C. (Hg.) (2000): Trauma. Freiburger literaturpsychologische Gespräche. Jahrbuch für Literatur und Psychoanalyse. Band 19. Würzburg (Königshausen & Neumann).

Schlösser, A., Höhfeld, K. (Hg.) (1998/2000): Trauma und Konflikt. Gießen (Psychosozial).

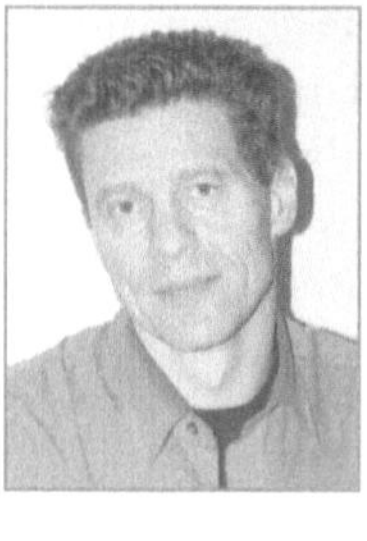

Harald Weilnböck, Dr. phil., Germanist, Kulturwissenschaftler und Gruppenanalytiker, Lehraufträge an der Freien Universität Berlin.
Adresse: D-10711 Berlin, Kurfürstendamm 123
E-mail: Hweilnboeck@gmx.de

Die Sprache erschafft den Körper: Am Beispiel der Traumartikulation

Brigitte Boothe

Körperliche Inszenierung und leiblich Unbewusstes

Für Freud als Theoretiker und Freud als Kliniker stand der Körper im Mittelpunkt der Aufmerksamkeit, sowohl der Körper als Organismus als auch der Körper als Anatomie und Leiblichkeit. Er war am menschlichen Organismus und den Gesetzen psychophysischer Regulation interessiert. Die Theorie des Lustprinzips, der Psychosexualität und Erogenität, mit den Partialtrieben vom Oralen bis zum Phallischen und Genitalen, begründete ein neues Denken über Intentionen und Motive und eine Psychologie der Geschlechterdifferenz, die auf Körperwahrnehmung, Körpererleben und Körperfantasien basierte. Zur langen und inhaltsreichen Geschichte des Körperbildes in der psychoanalytischen Literatur liefert Lemche (1993) einen gründlichen Überblick. Die ersten Entdeckungen und Konzeptbildungen zum Körper als Darsteller und zum leiblich Unbewussten entstanden in der Erkundung von seinerzeit als hysterisch diagnostizierten Patienten und Patientinnen und ihren Konversionssymptomen. Die körperlichen Schauspiele, wie beispielsweise Lähmungserscheinungen, Anfälle und Funktionsausfälle, verstand Freud als Aufführung verwandelter unbewusster Konflikte. Das Wunschmodell des Traumes stellt die Evokation des Fantasiegeschehens ganz in den Dienst der psychophysischen Regulierung, und Freuds ingeniöse Interpretation der Traumbilder bringt die Metaphorik des Leiblichen zur sinnfälligen Anschauung. Das Leibliche konstituiert das Selbst- und Weltverhältnis. Brust und Kot, Phallus und Mundhöhle sind prägende Bilder frühen psychischen Lebens. Diese Bilder sollen im psychotherapeutischen Prozess evoziert werden, nicht auf der Ebene des Handelns und des physischen Austauschs, sondern auf der Ebene der Sprache. Dem »Austausch von Worten« galt seinerzeit therapeutischer Optimismus. Psychotherapeutische Verständigung als sprachlicher Austausch war ja nicht reduktiv konzipiert, hiess nicht: Bloß Reden statt wirksam Handeln, sondern Sprache war Assoziation, emotionale Evokation, Denken und Kommunizieren; programmatisch formuliert: Sprache gibt dem Erleben Gestalt und Form – Sprache schafft das Gefäß der Erinnerung – Sprache baut die Dramaturgie von Geschichten – Sprache organisiert die Rhetorik der Abwehr – Sprache gestattet die Freiheit der Reflexivität – Sprache schafft Gemeinschaft – Sprache schafft Individuation.

Bekanntlich sind Reden und Verstehen nur Aspekte erfolgreichen kurativen Handelns. Die Auffassung einer psychotherapeutischen und psychoanalytischen Behandlung als reine ›talking cure‹ wäre missverständlich. Neben dem sprachlich-symbolischen Handeln wird das nichtsprachliche körperlich-gestische Handeln betont (Streeck 2000). Argelander (1970) hat in seiner Arbeit über das Erstinterview erstmals ausführlich auf die auch szenischen Informationen des Gesprächs zwischen Patient und Psychoanalytiker verwiesen. Der psychoanalytische Behandlungsraum kann als Theaterbühne verstanden werden (Thomä & Kächele 1985), auf der vergangene Beziehungserfahrungen gerade auch in körperlicher Expressivität in Szene gesetzt werden. Jacobs (1986) führte den seither prominenten Begriff »Enactment« in die psychoanalytische Diskussion ein; hier kommt der Analytiker mit seinen körperlich-gestischen Handlungen in den Fokus. Nicht nur der Patient behandelt sein Gegenüber, auch »der Psychotherapeut be-handelt seinerseits den Patienten, nicht nur mithilfe von Deutungen, sondern mit allem, was er tut und wie er es tut« (Streeck 2000, S. 48).

Auf der Suche nach einer Bühne zur Aufführung der verborgenen inneren Dramen (McDougall 1991) finden einige Patienten ihren Körper; »Theater des Körpers« heißt denn auch der Buchtitel der Autorin. Das somatische Theater in seinen vielfältigen Ausdrucksformen unterscheidet sich vom »Schau-Spiel der Hysterie« (Didi-Huberman 1997). McDougall und Didi-Huberman thematisieren Inszenierungen, bei denen die Darbietung des Körpers das entscheidende Ereignis ist, ein Ereignis, das es im therapeutischen Rahmen zu kontextualisieren gilt. Sie thematisieren den Körper als *Ereignis.* Im therapeutischen Zusammenhang kommt das Körperliche andererseits auch als *Figur* vor, als Figur mit einem eigenen Auftritt innerhalb einer Dramaturgie. Der Körper als Figur kommt in Erzählungen und Träumen vor, insbesondere in Narrativen von Patienten, die an ihrem Körper leiden. Schmerzen, Spannungen, Funktionsstörungen und Missempfindungen, Hautveränderungen, Anfallsleiden und Organläsionen, Behinderungen und Entstellungen, Verfall und körperliche Alterung wie auch Hader mit dem eigenen Erscheinungsbild oder der eigenen anatomischen Verfassung sorgen dafür, dass man in ein Spannungsverhältnis zur eigenen Leiblichkeit gerät: *Da ist er, dieser Körper – da bin ich; und wir sind nicht eins, wir sind einander fremd.* Für den Körper als Fremdling, den Körper als Erscheinung der Metamorphose ist die Bildlichkeit des Traumes ein Hauptort. So ist die Relativierung des Sprachlichen zugunsten der Fokussierung des Beziehungsgeschehens, das dem Ausdruck und der Erfahrung des Körperlichen gebührend Raum lässt, eine gute Sache, aber nicht das letzte Wort: Beziehung wird auch im Traum gelebt, Körperlichkeit ereignet sich auch im Traum. Das Traumgeschehen ist nur sprachlich und nur im Nachhinein fassbar, aber es hat Schlüsselbedeutung für das Erleben des Träumers, sofern es gelingt, im Dialog der Gesprächspartner die Bildlichkeit des Traumes im persönlichen Relevanzsystem des Träumers evident werden zu lassen.

Die Traummitteilung als autobiografisches Erlebnis

Wer seinen Traum mitteilt, evoziert nachträglich ein mentales Ereignis aus dem Schlafzustand, das sich notorisch dem persönlichen Zugriff und systematisch allgemeiner Verfügbarkeit entzieht. Wer seinen Traum nachträglich rekapituliert, sucht nach Worten für Eindrücke, die der Träumer im Nachhinein als fremdartig oder der Beschreibung schwer zugänglich charakterisiert. Die Traummitteilung etabliert ein spezifisches Genre berichtenden Sprechens über ein Ereignis, das man im Augenblick des nächtlichen Vollzugs als real erlebt, nachträglich als Traumhalluzination einordnet. Das Ereignis gilt dem Berichterstatter als nicht-intendiert und als änigmatisches Widerfahrnis: Die Traummitteilung erfolgt daher ohne motivierende Rahmung und im rhetorischen Duktus der Recherche im Ungewissen. Der Berichterstatter stellt Gedächtniseindrücke zusammen wie Fundstücke. Der Verweis von Traumimpressionen zu Eindrücken und Begebenheiten der Lebenswirklichkeit erfolgt im Nachhinein, gewöhnlich im Kontext professioneller Traumreflexion.

Das Traumgeschehen zeigt Sinneseindrücke, die sich als Figuren, Requisiten, Kulissen und Abläufe zusammenstellen, ohne ein Ordnungsprinzip zu manifestieren. Es lässt sich in der Traumanalyse erschließen als Dramaturgie, die eine Konfliktdynamik des Träumers in beweglichen Mustern stabil wie veränderungssensibel zur Darstellung bringt. Eine dramaturgische Traumanalyse kann zeigen, wie sich Lebenswirklichkeit im Zeichen subjektiver Anliegen in Traumwirklichkeit verwandelt.

Die Traummitteilung im Dialog gestaltet eine alltägliche Krise der Subjektivität: Wer seinen Traum mitteilt, führt vor, dass er nicht Herr ist im eigenen Haus und dass er, um sich selbst zu kennen, angewiesen ist auf ein resonantes und kommentierendes Gegenüber.

Die Psychoanalyse sieht den Traumbericht an als Zeugnis subjektiver Ansprüche an die Lebenswirklichkeit, vermittelt in änigmatischen Spuren. So wird die Traummitteilung gewürdigt als vollwertige Mitteilung subjektiven Erlebens. Die »Traumdeutung« (Freud 1900) enthält viele Träume des Autors, verbunden mit Analysen dieser Träume. Diese Traumprotokolle und -analysen illustrieren nicht nur die neue Theorie und Praxis der Traumdeutung, sondern sie führen vor, was Subjektivität als Krise ist: das eigene Erleben als ein loses Beisammen von Fundstücken. Freud schuf mit der »Traumdeutung« ein exemplarisches Zeugnis der »Krise der Subjektivität«, eine persönliche Geschichte der Selbstverfehlung und der punktuellen Selbstvergewisserung. Das schuf ein Modell für die Darstellung des Subjektiven im 20. Jahrhundert: Der Vorgang autobiografischer Selbstvergewisserung drückt sich seitdem aus als Bewegung des Formulierens, Bestimmens und Suchens im Ungewissen. Dieses lose Beisammensein von Fundstücken wird zum Ausdruck des notorisch Fragmentarischen und Rätselhaften der individuellen Existenz.

Die Traummitteilung schafft Selbstdistanz und Intimität zugleich

Die Traumitteilung stellt ein Redemuster dar, das sich selbst nicht genügt, sondern nach Kontextualisierung im Dialog verlangt. Das Traumprotokoll als spezifische und unverwechselbare Mitteilungsform hat ein rhetorisches Repertoire, das dieses Fragmentarische, Änigmatische und unaufhebbar Ungewisse zur Sprachgestalt werden lässt. Wer einen Traum mitteilt, verwendet eine Form des ungesättigten Sprechens: Das Traumprotokoll genügt sich nicht selbst, sondern verweist auf Kommentierungen eines Gegenübers, auf Expertenkommentierungen, die miteinander konkurrieren. Verständigung über den Traum wird zur dialogischen Suchbewegung von Selbstfremdheit zu punktueller Selbstaneignung. Der Dialog über den Traum, speziell der psychoanalytische Dialog über den Traum eines Patienten, ist die Darstellung eines Suchprozesses in der Distanz der Selbstfremdheit. Dieses Pendeln zwischen Distanz und Aneignung und das Hin und Her zwischen Bezugspunkten des äußeren Lebens und Strategien innerer Verarbeitung hat Schlüsselfunktion für ein klinisches Verstehen der Traumarchitektur.

Wer einen Traum mitteilen möchte, sucht nach Worten. Es gibt keine zwanglose Anbindung an die Alltagskonversation (Bergmann 2000; Gülich 2002), und man hat es oft schwer, das im Traum Erlebte in eine halbwegs erzählbare Geschichte zu formen, die andere verstehen können (Boothe 2000; Gülich 2002; Hanke 2001). Die systematische Analyse der Mitteilungsstrategien des Traumberichts offenbart eine ganz eigene und sehr wesentliche Form autobiografischer Selbstverständigung, die das Ideal autonomer Selbstverfügung überholt. Es handelt sich um eine Form autobiografischer Selbstverständigung, welche die Selbstfremdheit und die Angewiesenheit auf den Zuhörer im Dialog zur Darstellung bringt.

Traummitteilungen nehmen den Alltag auf

Die Sprachverwendung im Traum ist, wie im Rätsel, eine, die systematisch nach einer Kontextualisierung verlangt (Jolles 1974, S. 144). Träume nehmen den Alltag auf und durchsetzen Episoden und Situationen des Alltäglichen in *verfremdender* Form (Strauch & Meier, 1992, S. 193ff.). Freud schreibt: »(...) was uns bei Tage in Anspruch genommen hat, beherrscht auch die Traumgedanken, und wir geben uns die Mühe zu träumen nur bei solchen Materien, welche uns bei Tage Anlass zum Denken geboten hätten« (Freud 1900, S. 179).

Als Beispiele folgen Traumauszüge, allesamt verschriftet nach dem Transkriptionssystem der Ulmer Textbank (Mergenthaler 1992). Hier ist der Anfang des 1. Traums, den AMALIE in ihrer psychoanalytischen Behandlung mitteilt; er stammt aus dem Beginn der 6. Sitzung:

> *P: ich hab so verrückt geträumt ich wollte noch +ein*
> *T: hm+*
> *P: Schlafmittel nehmen und,*
> *T: hm*
> *P: ich dachte also vor der Prüfung war das ja jedes Jahr eine ganz schlimmes; eine schlimme Nacht und dann wachte ich so alle Stunde auf gegen Morgengrauen, um drei um vier und so (0 E) da kam dann die Schwiegermutter meines Bruders und, die sagte ›so ich hab Euch ein schönes Diktat gemacht‹ und die, setzte sich ans Klavier (lacht) und; ich glaub bei uns zu Hause, und und hat so ein Liederbuch aufgemacht und hat Sie den Text rausgeholt. und das war ein ganz blöder Text,*

Der Trauminhalt nimmt Elemente des Vortags auf, Unruhe und Aufregung vor der bevorstehenden Abiturprüfung, in die die Lehrerin Amalie ihre Klasse zu führen hat. Diese Realsituation findet sich im Trauminhalt *verfremdet* wieder: Es ist die Schwiegermutter des Bruders, die ein Diktat vorlegt, und zwar am Klavier, womöglich im Elternhaus der Träumenden. Die weitere Entwicklung des Traumgeschehens verfremdet die Realsituation Abiturprüfung noch weiter. Traumberichte können im Vergleich zu Alltagsgeschichten hochgradig bizarr sein, aber häufiger ist gemäß der empirischen Befundlage, insbesondere zu Traumberichten, die nach systematischen Weckungen im Schlaflabor erhoben wurden, eine unspektakuläre Alltagsnähe (Strauch & Meier 1992).

Die Rhetorik der Traummitteilung als »recherche du temps perdu«

Worin sind Traumgeschichten unverwechselbar? Durch welche Besonderheiten zeichnet sich die sprachliche Vermittlung des Geträumten aus? Es gibt viele Fundstellen in der psychoanalytischen, tiefenpsychologischen, daseinsanalytischen wie auch in den dokumentierten Beständen der empirischen Traumforschung (z. B. Strauch & Meier 1992). Im Folgenden orientieren wir uns an Traummitteilungen der Psychoanalyse-Patientin AMALIE, deren Behandlung in der Ulmer Textbank in Transkripten von über 250 Analysestunden dokumentiert ist. Wir können sehen, wie eine Person auf der Ebene des Sprachlichen vorführt, dass sie einen Traum mitteilt, wir können verfolgen, wie sie das Körperliche in Sprache formt, und wir können Einblick nehmen, wie diese Erschaffung des Körperlichen dem Ringen um Anerkennung und Selbstakzeptanz gilt.

Die Art, wie wir die Sprache verwenden, um auf das Traumereignis zu verweisen, ist sehr explizit: Der Traumberichterstatter deklariert sich im Stande unwissender Naivität. Er trägt den Traum vor als Begebenheit, die sich vielmehr in ihm und an ihm vollzogen hat. Das ist durchweg formuliert im Duktus eines »*Wie-war-das?-Das-war-so...*«. Nun folgt ein Bericht im Präsens der Vergewisserung – »*Ja, es war wohl etwa so*«. Die Bestandteile des Ereignisses, das nur eine einzige Person rekapitulieren kann, eben der Träumer selbst, werden gleichsam aus dem Gedächtnis hervorgesucht und nacheinander, im Medium der sprachlichen Fixierung, aufgestellt und aneinandergereiht.

Anheimstellung

Der Berichterstatter stellt eine Distanz der Verwunderung her. Das heißt nicht, dass ihm Bildung und fachspezifische Belesenheit fehlen muss. Manchmal trägt jemand ja zunächst ihren Traum vor und übernimmt sodann seine Erschließung selbst. In diesem Fall wechselt er zwischen der Position des naiven Berichterstatters und der Position des Traumsachverständigen hin und her. Beide Positionen, die des Mitteilenden, der in der Haltung naiver Selbst-Distanzierung seinen Traum darstellt, und die des Hörers, der das Gesagte in einen motivierten Zusammenhang stellt, bleiben aber auch unter dieser Bedingung erhalten und lassen sich weiterhin systematisch unterscheiden. Der Berichterstatter kann zwar auf Verbindungen zum Geschehen des Vortags, zur Alltagswirklichkeit, hinweisen. Und er kann, im zweiten Schritt, die Rolle des Traumexperten übernehmen. Primär aber enthält sich der Sprecher der eigenen Stellungnahme. Er zeigt den Traum gleichsam nur vor, in einen Raum des Fragens hinein, um dem Hörer eine Kommentierung anheimzustellen. Hörer übernehmen diese Rolle gewöhnlich spontan. Freilich liegt höchstens für durchsichtige Träume die Kommentierung ihrer Bildlichkeit auf der Hand, und dann oft nur scheinbar. Die kommunikative Bewegung des Anheimstellens entspricht hier der Delegation eines Schlussprozesses. Sie gestaltet sich als *Spiel inszenierter Nicht-Aneignung und naiver Preisgabe*. So entsteht der charakteristische Eindruck, dass sich ein Träumer in naiver Selbst-Distanz dem urteilsmächtigen Gegenüber *unwissentlich* zu erkennen gibt. Der Hörer nimmt die unkommentierte Darstellung entgegen und entscheidet sich für eine Lesart des Traumes, die er entweder für sich behält oder die er dem Träumer unterbreitet. Für die psychoanalytische Arbeit wesentlich ist, dass Lesarten sich lebenspraktisch bewähren müssen.

Das Fehlen der motivierenden Klammer

Wie wird der Traumbericht zu einer Artikulation, die nach Ergänzung im Dialog verlangt? Nach Ergänzung durch einen Kommentar, der den Bericht in ein neues Licht stellt, ihn rekontextualisiert? Nehmen wir den ersten Satz eines Beispiels, den Anfang von Amalies 8. Traum: »*war heute nacht auch so komisch, ich hatte geträumt, (1 T) meine Großmutter sei ermordet worden und (lacht) und dann packten alle die Koffer, zuerst standen sie um diese Leiche rum und überlegten, wer das getan hätte (...)*« Es handelt sich um den Anfang eines Traumberichts, den Strauch & Meier (1992) erwähnen würden, um zu zeigen, dass gerade er »die prägnanten Merkmale« aufweist, »die gewöhnlich von Träumen erwartet werden« (ebd., S. 13). Der Charakter des Numinosen, Rätselhaften ist hier gewiss gegeben. Und zwar eines Numinosen, das sich gar nicht als rätselhaftes und unverständliches Ereignis fremdartig den Weg in ein Alltagsambiente bahnt, sondern sich in lapidarer Selbstverständlichkeit plaziert. Lapidar und selbstverständlich kommt auch der Anfang eines anderen Beispiels, des 2. Traums von Amalie, daher: »*Ja, und ich träumte, da kam eine Frau, die sah aus wie so eine Madonna von Raffael ja, ziemlich genau und die kam zur Tür herein, das war wohl irgend so eine, Hochzeitsnacht wahrscheinlich. So kam mir es vor wohl, und eh, die war also sehr ziemlich dekolletiert schon und, mehr durchsichtig als was anderes und sie legte sich hin und dann kam, ich weiß nicht was (...) na ja auf jeden Fall ein, relativ junger Mann (...)*«.

Zwei andere Traumberichte Amalies sind weniger spektakulär und beginnen wie folgt: »*(...) aber ich hab zum Beispiel heute nacht auch geträumt, ich sei im Bett gelegen, und Sie seien oben gesessen und dann am Schluss hätten Sie, ich weiß also wirklich fast nichts mehr (…)«, »ich muss doch mit dem Traum anfangen. ich hab neulich geträumt, dass ich ins Sekretariat kam, da stand unsere Konrektorin, und, dann sagt sie: »also hören Sie mal, wenn Sie Schwierigkeiten haben, dann nehmen Sie sich doch eine Putzfrau« – das heißt, sie sagte eben nicht »Putzfrau«, eben, XXXX hieß sie, und, und es war ein Haushalt gemeint, warum weiß ich auch nicht, und – »wir bezahlen jetzt nicht mehr«, – bezog sich also auf diese hiesigen Rechnungen (…).«* Hier ist der Charakter des Traumartigen gleichsam dezenter. Und doch fällt auf, wie der Sprecher die Situation darbietet. Der Darstellungsduktus hebt sich systematisch von dem einer Alltagserzählung ab. Der Traumbericht verzichtet auf die motivierende Klammer. Der Traum ist hingesetzt, hingestellt, gleichsam von unbekannter Hand. Und der Träumer nimmt es fraglos hin, der Hörer auch. Die fraglose Akzeptanz eines unmittelbar einsetzenden Geschehens, jenseits eines Warum und Wozu und Wieso, jenseits einer motivgebenden Klammer, schafft einen Raum der Intransparenz mitten im scheinbar Transparenten. Der Eindruck des Intransparenten entsteht nicht, weil die Handlungen seltsam wären, sondern weil dem Geschehen auch dann, wenn es unscheinbar und gewöhnlich ist, der Charakter des Grundlosen zukommt. Das Traumgeschehen wird zur Merkwürdigkeit, im wahrsten Wortsinn, weil uns niemand sagt, warum das geschieht. Es ist uns, den Hörern, anheimgestellt, wie wir die motivierende Klammer schaffen. Die Anwendung der rhetorischen Figur der Anheimstellung bezieht uns, als kommentierende Dialogpartner,unmittelbar ins sprachliche Geschehen ein.

Die collagierende Reihung

Das Fehlen der motivierenden Klammer verbindet sich eindrucksvoll mit dem Darstellungsprinzip der collagierenden Reihung. Ein Beispiel aus dem 7. Traum von Amalie:
»(…) Ich bin dann ganz schnell weggegangen, und dann wars außerhalb ganz dunkel und ich war völlig alleine, und dann kam ein junger Mann, den ich überhaupt nicht kannte. Den habe ich dann gebeten, er soll mit mir wegrennen, also sozusagen im Schutz und dann spürte ich wie irgendjemand mich verfolgte und dann haben die, es waren plötzlich mehrere, die haben dann die Feuerkübel oder ich kann schlecht sagen, über die Dächer geworfen sodass alles ganz hell wurde und das sollte uns dann wohl auch treffen, und dann wurde geschossen, so viel ich weiß, weil sie da ein Wissen hatten. Da war dann so ein Mittelstück, auch mit einer ganz bestimmten Verfolgungsform, also es war der reine wilde Westen. Und das dritte Stück war dann, dass ich drauf kam, mich zu verstecken. Ich spürte aber, wie ich irgendwie beobachtet wurde, durch

diese ganze Rennerei und ich kam dann in ein Haus. Ja eine ganze Weile war ich dann ohne wirkliche Verfolger, ohne sichtbare, aber eben mit dem Gefühl. In dem Haus bin ich dann einfach in einen Schrank gegangen, obwohl ich wusste, dass es also ein ganz primitives Versteck war und der kam dann auch. Entweder der Wirt selbst oder einer seiner Leuten kam dann und hat mich dann herausgeholt und ich sagte dann: »Bitte jetzt erschießt mich ich will Ruhe haben oder so ähnlich...«.

Aus Amalies 3. Traum: *»Der Traum war vor einer Woche, glaube ich ja, und der wird immer, immer deutlicher weil ich natürlich mich unter dem Zwang fühle den Traum eben jetzt doch zu erzählen, das spielt ja auf dem Friedhof, und zwar zunächst zwischen, einer Freundin meiner Mutter, das ist eine Frau von sechzig oder so, und deren Bekannten. Das ist aber zugleich oder eigentlich (3E); ach ich weiß das nicht genau, ich weiß das eigentlich nur durch meine Mutter. Dieser Mann trat im Traum auf, zunächst in Beziehung zu dieser Freundin meiner Mutter, und zwar in eindeutig sexueller Beziehung. (OE) die Frau, ich glaub, die hat sich ausgezogen auf dem Friedhof, meine ich, und sie war absolut hier voll mit Haaren, und dann kam ich in den Traum, irgendwie. Nicht in einer anderen Gestalt, sondern mehr oder weniger so wie ich bin, und die Freundin meiner Mutter verschwand dann glaube ich, das weiß ich nicht mehr«.*

Auch hier eine Kette von Bildeinstellungen. Der Sprecher stellt ein Bild zusammen. Ein Element fügt sich zum andern. Der Sprecher reiht Elemente, die er gleichsam als Bildausschnitte vorfindet, additiv aneinander. Dadurch entsteht der Eindruck des Montierens. Die Vorführung des collagierenden Zusammenklebens macht die Vorläufigkeit der gleichsam schwebenden Komposition, die Fragilität und Flüchtigkeit des Bildzusammenhangs, seine Neigung zum Zerfallen, eindrucksvoll erlebnisfähig. Der Traumkommunikator montiert Bildeinstellungen und macht Bestandsaufnahme. Ein gutes Beispiel bietet der Traum vom Abort, den wir schon kennen.

Rekapitulation szenischer Figurationen

Der Sprecher rekapituliert szenische Figurationen oder bloße Bild- oder Gedankeneindrücke. Er spricht in bündiger, knapper, schmuckloser Rede, die der römische Rhetoriklehrer Quintilian den Redethemen der alltäglichen Privatsphäre zuweist (Ueding 1976, S. 231ff.; Schlüter 1974). Andererseits ist die Traumkommunikation nicht alltäglich-beiläufig, sondern auf naive Art feierlich. Wohl, weil der Berichterstatter Bild- und Worteindrücke, die er aus rätselhafter Quelle empfangen hat, gleichsam aus sich heraustreibt.

Detaillierung und Verdeutlichung

Dies geschieht im Modus der Detaillierung und Verdeutlichung, mit den rhetorischen Mitteln der *Häufung*, des *Vergleichs*, der *Steigerung* und der wortreichen *Amplifikation*. So führt er dem Hörer eine Formulierungsarbeit vor, ein Ringen um die Vergegenwärtigung der halluzinierten Bilder. Der lange Traum vom Friedhof, Amalies 3. Traum, verdeutlicht an vielen Stellen das Ringen um Detaillierung und Verdeutlichung:
»Der Traum war vor einer Woche, glaube ich ja, und der wird immer immer, deutlicher weil ich natürlich mich unter dem Zwang fühle den Traum eben jetzt doch zu erzählen, das spielt ja auf dem Friedhof, und zwar zunächst zwischen, einer Freundin meiner Mutter das ist eine Frau von sechzig oder so und deren, Bekannten. Das ist aber zugleich oder eigentlich (3E); ach ich weiß das nicht genau, ich weiß das eigentlich nur durch meine Mutter. Dieser Mann trat im Traum auf, zunächst in Beziehung zu dieser Freundin meiner Mutter, und zwar in eindeutig sexueller Beziehung. (OE) die Frau, ich glaub, die hat sich ausgezogen auf dem Friedhof, meine ich, und sie war absolut hier voll mit Haaren, und dann kam ich in den Traum, irgendwie. In einer anderen Gestalt, sondern mehr oder weniger so wie ich bin, und die Freundin meiner Mutter verschwand dann glaube ich, das weiß ich nicht mehr (…)«

Emphase, Nachdruck, emotionale Färbung

Emphase, Nachdruck, emotionale Färbung des bildlichen Gedächtniseindrucks können hinzukommen wie im 16. Traum Amalies aus der 98. Sitzung:
»(…) und zwar, ich weiß nicht mehr wo es dazwischen war, ich glaub eben vor dieser Schlangengeschichte bei der Prüfungsszene, da stand ich und, und hatte ganz nassen Kopf und weiß nicht, ob ich ob ich, eh, gewaschenes Haar hatte. auf jeden Fall, hatte ich dann hinten ganz große Stellen wie, es war nicht wie rausrasiert aber es war irgendwie ganz große Löcher im Haar. es war ganz schrecklich und ich stand vor dem Spiegel und hab mir das angeguckt und war also richtig entsetzt. ganz riesengroße Löcher und dann diese nassen Strähnen, es war also scheußlich. das war das Stück, das mir ausgefallen war. das mich eigentlich am Morgen, wie gesagt, am meisten auch erschreckt hat.«

Das Beispiel macht den Evokationsprozess aus der Distanz eines Bildempfängers, dem die eindrucksvolle Bildlichkeit fremd, aber »entsetzlich« bleibt, besonders sinnfällig.

Es handelt sich um eine emotional betonte Artikulation vergegenwärtigender Vergewisserung: *Wie war es? War es so? Wie war es genau.* Die Bewegung von Faszination und Befemdung wird noch deutlicher, wenn der Sprecher die Traumvorgänge hinsichtlich ihrer Deutlichkeit, ihrer Fremdartigkeit, ihrer Kontinuität kommentiert. Die Partikel »irgendwie« und »irgendein« sind sehr häufig. Das oft gebrauchte »plötzlich« markiert die Abruptheit eines Übergangs. Das vergleichende »wie« (*»es war nicht wie rausrasiert aber es war irgendwie ganz große Löcher im Haar...«*) schafft den Eindruck des nicht so leicht zu Fassenden.

Artikulation des Suchprozesses

Der Charakter änigmatischer Distanz wird durch die Artikulation des Suchprozesses besonders hervorgehoben. Der Suchprozess verdeutlicht sich als solcher, indem der Sprecher die Wiedergabe der Traumvorgänge hinsichtlich des Grades ihrer Deutlichkeit, ihrer Fremdartigkeit, ihrer Kontinuität kommentiert; z. B. in Amalies 5. Traum aus der 29. Sitzung:
»(...) und, eh, am Schluss; ja also das machte ich dann und das mit dem Examen wurde dann geklärt dass ich nämlich keines zu machen hätte und, wie war das noch, ach ja da kam so ne ganze, Bilderserie und, kamen irgendwelche Familienphotos waren aber unter anderem Familienphotos, von, von meiner Familie, ganz deutlich also unter anderem meine Cousine als kleines Mädchen dabei. und, ich glaub diese Tochter tauchte dann auch wieder auf und – am Schluss hab ich Ihnen ne Frage gestellt und das weiß ich leider! nicht mehr was ich gefragt hab ich weiß nur noch die Antwort, aber auch nimmer, bis auf ein Wort, weiß ich sie noch. und zwar weiß ich nicht mehr haben Sie gesagt ›weil‹ oder haben Sie ohne ›weil‹ geantwortet. auf jeden Fall haben Sie! gesagt, eh ›ich bin glücklich.‹ (lacht) das war der Schluss von dem + Ganzen.«

Deutlichkeit, Kontinuität, Vertrautheit

Im 95. Traum aus der 516. Sitzung artikuliert Amalie alle drei Aspekte des Suchprozesses im Ungewissen des Traumdunkels sehr stark: die Einschätzung des Grades der Deutlichkeit, der Kontinuität und der Vertrautheit: *»ich habe geträumt, dass, irgendwo Doktor *171 ging nein! stimmt doch gar nicht. *59. unter Kollegen und, ich weiß nicht ich lachte über den oder man lachte über den, so wie der des macht oder so.*
T: (3 E) ging, also wegging. (0 E)
P: nein er lief.
T: (3 E) oder er ging, hmhm ja. (0 E)

*P: aber ich glaub es war die Frau *95 gemeint und es ging um, Analysen aufhören und und, ah, eh irgendwie wurde es, belacht wie der das machte. ah ja klar der! und dann war ich auf dem Friedhof und da war Ihre Frau und ich hatte an meinem Arm? meine Großmutter und meine Urgroßmutter. hiess es. ich bin aber sicher es war meine Mutter und meine Großmutter. wie wohl ich nur noch ganz deutlich vor mir meine Großmutter sehe. und beide waren sehr! alt und sehr! gebrechlich. und, wir mussten beide einen Schuh anziehen Ihre Frau und ich, das heißt, ein Paar Schuhe anziehen. braune. und Ihre Frau die schlüpfte bloß so rein das ging ganz prima? und ich blieb hinten hängen und, sagte, ›ich brauch da einen Schuhlöffel‹ und, holte dann aus ner Schublade einen Schuhlöffel und da lagen zwei in einer, einer in so verchromt? und ein blauer. (3 E) ich hab einen blauen Schuhlöffel. (0 E) und der verchromte? war voll Erde. und, den konnt ich auch nicht nehmen, den nahm die Großmutter und die Urgroßmutter. und dann sagte ich, ›na klar ich nehm den blauen‹. der ist war so aus Kunststoff leicht. ›die alten Leute brauchen was schweres in der Hand, denen muss man den verchromten lassen‹ . (3 E) meine Oma hatte, als sie im Alter sehr zitterte so ne ganz schwere Tasse. und dann sagte man immer da hat sie was schweres in der Hand. (0 E) und, ich hab also dann mithilfe des Schuhlöffels meine Schuhe anziehen können während Ihre Frau das so konnte. und dann sind wir untergehackt weitergegangen und zwar waren die zwei alten Frauen, nebeneinander ich war also nicht in der Mitte. und, ich hatte dann, noch den Gedanken, ›du solltest die eigentlich tragen die hat doch ein Gewebebruch, die Alte, die ganz Alte, die Urgroßmutter‹. die aber aussah wie meine Großmutter. ich kenn ja meine Urgroßmutter nicht. (0 T) / / /. (2 KT) und dann war es glaub ich zu Ende. dann war es zu Ende, mit dem Friedhof. und dem Schuh anziehen. – ich hab sie auch nicht getragen. die zwei alten Frauen. – der Schuhlöffel war so realistisch?*

Systematik der Traumartikulation

Wir stellen die rhetorischen Befunde zusammen:

- ❒ Es fehlt die motivierende Klammer
- ❒ Die Sequenz wird collagierend zusammengefügt
- ❒ Der Duktus ist lakonisch und naiv feierlich
- ❒ Szenische Figurationen im halluzinatorischen Prozess werden distanziert rekapituliert

Dabei bedient man sich der:

- ⇨ Evokation von Bildeindrücken
- ⇨ Detaillierung
- ⇨ Verdeutlichung
- ⇨ Bekräftigung
- ⇨ Vergleichungskonstruktionen
- ⇨ Häufung
- ⇨ Emphase
- ⇨ Amplifikation

Der Suchprozess wird dargestellt und ausformuliert.

Dabei bedient man sich der Einschätzung von:

- ⇨ Diffusion versus Deutlichkeit
- ⇨ Kontinuität versus Ruptur
- ⇨ Bildlichkeit des Vertrauten versus Bildlichkeit des Fremden

Der Sprecher delegiert die Suche nach der motivierenden Klammer an die Hörerposition: Das ist die rhetorische Praxis der *Anheimstellung*.

Traumbiografie: Die Krise der Subjektivität – die Verheißung der Beziehung

Traumkommunikation ist die Darstellung eines Suchprozesses in der Distanz der Selbstverborgenheit. Die um Evokation von Bildeindrücken ringende Formulierungsarbeit führt dem Gegenüber die Suche nach dem Traumgeschehen vor, wie es ihm, dem Rezipienten der nächtlichen Sinneseindrücke, dem eigenen Gefühl nach, tatsächlich widerfahren ist. Er führt vor, wie er nach der passenden Formulierung sucht, um wiederzugeben, was sich an ihm vollzogen hat. Dabei ist auf die Schlüsselfunktion der Anheimstellung hinzuweisen. Die Sprache motivfreier Verknüpfung konstelliert die Offenbarung von Intimität im Modus des Fremdseins. Die Vorführung des Suchprozesses wie auch die Rekapitulation szenischer Figurationen stellen die Distanz zum inneren Ereignis im Kommunikationsprozess her. Das ist der Prozess änigmatischer Verfremdung. Es führt zum Fremdsein des Intimen: Ich will sehen, ob ich zu fassen bekomme, was mir träumend widerfahren ist. Man könnte das versuchsweise auch als die *Rhetorik des Zu-Fassen-Bekommens* umschreiben. Der Traumkommunikator ist ein Chronist des Fremden im eigenen Haus.

Wer träumt, verwandelt die Welt. Träumend verwandelt man Erfahrung. Träumend antwortet man auf Freuden und Ärgernisse des Vortags. Was am Tag Erregung schuf, wird im Traum bekömmlich. Am Tag diktiert das Leben, im Traum steht die Welt in Diensten des Seelenlebens. Da bringt eine träumende Person, offen oder verdeckt, vitale Anliegen zur Geltung, die ihr ureigenstes Interesse am Leben ausmachen. Im Traum wird der einzelne zum Regisseur seiner Lebenswelt, mit den Mitteln einer Sprache, die nicht dem Zweckrationalen, sondern der Darstellung der Innenwelt verpflichtet ist (Moser & von Zeppelin 1996).

Weibliche Attraktion und weibliche Individuierung: Ein weiblicher Körper mit männlicher Behaarung

Die junge Frau, von der im Folgenden die Rede ist, hat einen weiblichen Körper mit männlicher Behaarung an Armen, Beinen, Brust und Genitalregion (Hirsutismus). Sie fühlt sich nicht wohl in diesem Körper. Er ist in ihren Augen mit einem Makel behaftet. Sie erlebt sich nicht als attraktiv, sondern aufgrund der Behaarung als abstoßend und außerstande, mit anderen Frauen in Konkurrenz zu treten. Sie hat körperliche und sexuelle Intimität vermieden und bis zur Aufnahme einer psychoanalytischen Einzelbehandlung im Liegen mit dreistündigem Wochenrhythmus im 37. Lebensjahr ein zurückgezogenes, der Primärfamilie stark verbundenes Leben als Lehrerin in einem Mädchengymnasium geführt.

Wir geben der Analysandin den ihr von der Ulmer Forschungsgruppe bereits verliehenen Decknamen Amalie. Diese an der Universität Ulm seinerzeit in einer langfristigen Analyse bei einem prominenten Fachkollegen behandelte Patientin steht seit vielen Jahren im Fokus der Aufmerksamkeit auf dem Gebiet psychoanalytischer multimethodaler Einzelfall-Prozessforschung, ausgehend von der Universität Ulm. Die Hälfte von 517 Psychoanalyse-Stunden liegen als Verbatim-Transkripte vor.[1] Informationen zur medizinischen Begutachtung des Hirsutismus-Befundes sind vor der Behandlung eingeholt worden, ebenso Einschätzungen über Behandlungsmöglichkeiten und Behandlungsmassnahmen, auch kosmetischer Art.

Das psychodiagnostische Bild stellte sich zu Behandlungsbeginn wie folgt dar:

- Amalie sehnte sich danach, erstmals sexuelle Kontakte aufzunehmen.
- Zugleich fürchtete sie sich vor Preisgabe und Beschämung.
- Sie fürchtete, in der heterosexuellen Begegnung keine Chance zu haben, einen liebevollen und respektbereiten Partner zu finden, sondern den eigenen Körper zur Erniedrigung anbieten zu müssen und sich schutzlos der Fremdbemächtigung auszuliefern.

Symptomatik und Behandlungsgründe lassen sich wie folgt zusammenfassen:

- Es liegt eine körperliche Normabweichung vor, die geschlechtsspezifische Anpassung und ästhetische Akzeptanz erschwert.
- Die Betroffene erlebt sich als defizient in Bezug auf soziale Integration.
- Sie erlebt sich darüber hinaus als defizient in Bezug auf sexuell-erotische Erfahrung und Erfüllung.
- Hinzu kommen quälende Fantasien schuldhaften Versagens in Bezug auf Normen und Ideale, die aus einer kirchlich-strengen katholischen Sozialisation resultieren.

---

[1] Auf zahlreiche Forschungsbefunde ist hinzuweisen; auch stehen deskriptive Daten zu Amalie auf dem Internet zur Verfügung (eine Auswahl: Albani/Volkart/Humbel/Blaser/Geyer/Kächele 2000; Boothe 1989; Hohage 1986; Kächele o.J.; Kächele/Eberhardt/Leuzinger-Bohleber 1999; Kächele/Schinkel/Schmieder/Leuzinger-Bohleber/Thomä 1999; Mathys 2001; Radzik-Bolt 2002; Von Kuensberg 2001), Wais 2004. Weitere einzelfallorientierte Psychotherapiestudien zu Amalie sind unterwegs und in Planung.

- Sie sieht sich submissiv kindlich an die Primärfamilie gebunden und fürchtet sich vor eigenen Regungen der Aggression, des Zupackens und Bemächtigens.

Amalie ist als eindrucksvolle Träumerin bekannt. Im Laufe von 517 Analyse-Sitzungen hat sie zahlreiche Träume berichtet, von denen über hundert in transkribierter Form in der Ulmer Textbank vorliegen und von Blumer, Dahler & Meier (2004) für das JAKOB-Archiv an der Universität Zürich aufbereitet wurden. Systematische Traumanalysen liegen vor; besonders zu erwähnen ist die intensive und umfangreiche Traumkognitionsstudie von Leuzinger-Bohleber (1989). Von Kuensberg (2001) und Mathys (2001) haben diese Träume neuerdings erzählanalytisch untersucht.

Die Traumtätigkeit schafft dem Körper auf besondere Weise Raum. Zum einen ist der Traumprozess selbst ein komplexes psychophysisches Geschehen, ein halluzinatorischer Prozess, der körperliche Reize aufnimmt und umsetzt. Zum andern sind die halluzinatorischen Traumeindrücke Gestaltungsleistungen mit besonderer Nähe zum körperlich Bildhaften. Und schließlich stellt der Traum eine Verarbeitungsleistung aktuellen Erlebens dar, der auf das Inszenierungs- und Darstellungspotential des primären Ichs als eines körperlichen, und die damit verbundenen infantilen Körperfantasien, angewiesen ist. Daher sind Amalies Träume als die einer Person, die unter ihrer körperlichen Ausstattung leidet und es schwer hat, sich als Frau physisch zu akzeptieren, von besonderem Interesse. Das gilt umso mehr, als Amalie in einer Reihe von Träumen den Analytiker erscheinen lässt und zu ihm in sinnfällige leibliche Relation tritt.

Sauerbruch und das Au-pair-Mädchen

Amalie gestaltet ihr konfliktäres Körpererleben im Traumprozess. An den insgesamt zehn Träumen der psychoanalytischen Behandlung, in denen der Analytiker als Traumfigur erschien, hat von Kuensberg (2001) eine systematische und vollständige textanalytische Traumerschließung vorgenommen. Diese zeigte, wie der Analytiker im Traum als Beziehungsfigur ausgestattet wurde, deren Vorschriften man sich zunächst unterwerfen sollte, gegen die man sich zu einem späteren Zeitpunkt in findigem Spott auflehnen und die man schließlich im streitbaren Dialog verlassen konnte. Im gegebenen Rahmen interessiert das Körpergeschehen im Traum; der knappe Raum gestattet lediglich, summarische Eindrücke davon wiederzugeben, wie Amalie die Traumaktivität in schöpferischer Selbstheilungsarbeit einsetzt, um dem Leiden am Körper zu begegnen. Um den zentralen Befund zu formulieren:

Diese schöpferische Selbstheilungsarbeit vollzieht sich am stellvertretenden Objekt, dem Analytiker als Traumfigur, die in einem Prozess der Demontage männlicher und väterlicher Autorität eben jenes Leiden am Körper in den Traumbildern und -handlungssequenzen zu durchleben und zu überleben hat, dem die Träumerin ausgesetzt ist. Er kommt im Traum daher als Wesen, das nicht Männlein, nicht Weiblein ist; er muss im Traum agieren als Figur, die der Lächerlichkeit preisgegeben ist; er muss dastehen und Position bewahren, obgleich es zum Lachen ist, wie er dabei wirkt. Und zugleich ist er im Traum stets einer, der sich zum Dialog, zur Reibung, zur Konfrontation, zur intimen Annäherung – oft auf skurrile Art – bereit findet. Der Analytiker im Traum wird zum Körper, der seine eindeutige Männlichkeit verliert. Die Patientin gestaltet am bedeutsamen Anderen die infantile Angstfantasie vom Verlust intakter Phallizität und die damit verknüpfte infantile Hoffnung auf Wiederherstellung und Entschädigung. Sie gestaltet am bedeutsamen Anderen die Toleranz für die Preisgabe an Spott und Disqualifikation und schließlich den Mut, in allem Beschädigtsein eine eigene Position einzunehmen, ohne freilich den Traum vom Ganzwerden für alle Zeit fallenzulassen.

Der erste Beziehungstraum »*Ich war eine Art Au-Pair-Mädchen, und zwar bei Ihnen selber*« platziert die junge Frau als Austausch-Mädchen im Privathaushalt des Analytikers. Dort soll sie sich in submissiver Schülerrolle bewähren. Die symbolisierende Inszenierung des Körperlichen bildet dabei den Mittelpunkt. Das Au-Pair-Mädchen hat den Auftrag, die eigene Toilette zu sanieren, und stellt sich zu diesem Auftrag befremdet, denn der sanierungsbedürftige Zustand, so heißt es im Traum, ist nicht durch sie verschuldet. Es geht also in der Beziehung zwischen Analytiker und Patientin um die Sanierung der Kloake, die durch submissive Tüchtigkeit in anständigen, sauberen Zustand versetzt werden soll. Dabei wird der Analytiker in Autoritätsposition gesetzt und doch die Partizipation im familiären Kontext erreicht. Zu beachten ist die infantile Körperfantasie vom Heilmachen und Ganzmachen durch Hantieren und Reparieren.

Der zweite Traum: »*Ich sei im Bett gelegen, und Sie seien oben gesessen*« verstärkt die leibliche Nähe von Analytiker und Patientin drastisch: Er sitzt oben an ihrem Bett und spricht einen Tadel aus: »*Das nächste Mal sind Sie ehrlicher.*« Die junge Frau ist aufgefordert, sich rückhaltlos zu bekennen, rückhaltlos aufzudecken, ja, den entblößten Leib zu zeigen, vor einem Mann in oben platzierter Position, im persönlichstem Raum, dem Bett. Hier kommt die Patientin ihrem Angstthema der körperlichen Offenbarung bei der sexuellen Begegnung sehr nahe. Es wird jedoch im Zusammensein mit dem Analytiker nicht als erotische Annäherung, sondern als asymmetrische Autoritätsbeziehung gestaltet, in der die Selbst-Entblößung eingefordert wird.

Im dritten und vierten Traum ist der Analytiker erneut als Familienoberhaupt an der Schwelle des familiären Privathauses (Gartensessel; Garten) platziert, im dritten Traum »*Sie saßen in einem Gartensessel, neben Ihnen meine Mutter, ihr gegenüber ein kleines Mädchen*« ist die eigene Mutter dem Analytiker zur Seite gegeben, ihr gegenüber ein Mädchen, das als Tochter des Analytikers bestimmt wird und im weiteren als junge, werdende Ausgabe des Traum-Ichs erscheint. Die Dramaturgie des Traumes will eine neue Familie arrangieren: Das Ich identifiziert sich mit der kleinen Tochter, einem Wesen, dessen Zukunft offen vor ihr liegt, das alle Chancen zu einer makellosen Entwicklung hat. Die Mutter wird an die Seite des Analytiker-Vaters gesetzt. Dieser Inszenierung eines familiären Neubeginns steht ein Distanzierungsmanöver entgegen: Der Analytiker weist einen allzu familiären Ton der Ich-Figur dem kleinen Mädchen gegenüber zurück, umgekehrt schreitet die Ich-Figur bei der Mutter ein, als diese dem Analytiker Vertrauliches über die Kindheit des Traum-Ichs nahe bringen will. Die Hoffnung der Träumerin, eine neue Chance zu haben und noch einmal als Kind einer heilungskräftigen Vaterfigur anzufangen, gestaltet sich hier.

Im vierten Traum »*Sie haben mir ein Heft gegeben mit Fotos*« gibt es jene bemerkenswerte Wende hin zur Demontage der männlich-väterlichen Autorität. Der Analytiker zeigt dem Traum-Ich ein Bild, ein Foto, auf dem er selbst zu sehen ist. Dieses Foto reicht er ihr, und da wird der abgebildete Mann zu einer Mischfigur, die skurrile weibliche Züge – die Züge einer Frau – trägt. Damit erscheint ein Körper-Motiv der Veränderung hin zu teils grotesken Mischfiguren, das auch die folgenden Träume bis zum neunten eklatant bestimmt.

Diese physischen Veränderungen gehen in folgende Richtungen: Der Analytiker wird zur Karikatur eines großen Mannes (»*Sauerbruch*«, 5. Traum) und gebärdet sich als autoritäre Karikatur, oder als eigentümlich esoterischer Heiler im Zelt (7. Traum), oder er wird mit einer Ruine oder einem alten, lüsternen Klavierlehrer in Verbindung gebracht (6. Traum), oder der Analytiker wird wiederum zur skurrilen mann-weiblichen Mischfigur (9. Traum) oder zur aufgeregten Hausfrau und Köchin (8. Traum).

Autorität, Männlichkeit, Vaterstatus des Analytikers werden demontiert. Er ist nicht männlich, nicht weiblich, hat kein eindeutiges Geschlecht, zeigt sich mit wechselnder Fassade. Er hat so wenig eine sichere Geschlechtsidentität wie sie selbst.

Es lohnt nicht, ihm nachzulaufen (6. Traum); sie hat bereits Autonomie (ein eigenes Auto). Der 10. und letzte Beziehungstraum »*Meine Wohnung wird einfach umgebaut*« setzt ganz auf Autonomie: Ihr Haus (ihr Leib) wird umgebaut, das Bad – die »Kloake« vom Anfang – wird neu installiert, die alte Treppe wird ersetzt, es ist der dem Analytiker so ähnlich sehende Vermieter, der diese Installationen in Gang gesetzt hat. Sie aber nimmt Abstand, auch wenn der

Analytiker-Vermieter sie halten will, sie erklärt den Mietvertrag als beendet und ist bereit, die Verbindung zu beenden.

Das Körperliche ist in den Beziehungsträumen der Amalie sehr präsent. Der Körper im Bild, im Foto, das Gesicht, das die Eindeutigkeit der Geschlechtszuordnung auflöst oder das zur komischen Maske gerät. Es geht um Echt oder Als-ob, Oben oder Unten, das Gemachte und das organisch Wachsende, den Körper-in-den-formenden-Händen-des-Andern, den Körper-für-sich-allein.

Die Ästhetik des träumend zu sich selbst Kommens

Bei Amalie lässt sich zeigen, wie sie über schöpferische Selbstheilungsarbeit durch das Träumen dem Leiden am Körper begegnet. Diese vollzieht sich am stellvertretenden Objekt, dem Analytiker als Traumfigur. Am bedeutsamen Anderen – zu dem sie ausreichendes Vertrauen hat, sodass er getestet werden kann, mit Spott und Witz und Angriffslust – gestaltet sie in der Leibhaftigkeit des Träumens ihre Ängste und Wünsche in der schmerzvollen Spannung eines als gezeichnet erlebten Körpers. In unseren Ausführungen sind wir besonders auf Rhetorik und Bilddramaturgie eingegangen, mit dem Fokus auf Körperlichkeit. Die Bedeutungslandschaft der Körper (Heigl-Evers & Weidenhammer 1988) der Patientinnen und Patienten in ihrer Essenz zu verstehen, dazu können Träume beitragen, wenn man die narrative Inszenierung rekonstruiert.

Der Dialog zwischen Sprecher und Hörer führt von Selbstverborgenheit zu einer Form der Verständigung, die nach der motivierenden Klammer sucht, die der Traummitteilung gerade fehlte. Der Traum sei der »Königsweg zum Unbewussten«, entschied einst Freud und ließ eine Kultur der Verständigung über Traumgeschehen gedeihen, die sich in assoziativem Kreisen vollzieht und zu gelegentlichen Ereignissen des Verstehens führt. Und er hat eine therapeutische Praxis begründet, die dem Traumereignis eine Rolle auf dem Weg zur Selbstkenntnis zuspricht. Der Traum erscheint als Rätselpoesie des Unbewussten, die sich dem Willens- und Verantwortungsbereich des einzelnen entzieht. Der Träumer und sein Traum – das wurde zum ausdrucksstarken Bild dafür, dass Personen in ihrer Subjektivität sich nicht selbst gehören und nicht selbst genügen. Damit verflüchtigt sich auch das Ideal intakter personaler Ganzheit und rationaler Selbstverfügung. Die Psychoanalyse beschreibt und erklärt die leibgebundene Dynamik, auf deren Basis sich im individuellen und kollektiven Leben Ordnung herstellt und Ordnung verworfen wird. Auf der Ebene des professionellen Handelns schafft sie eine Ästhetik des träumend Zu sich selbst Kommens.

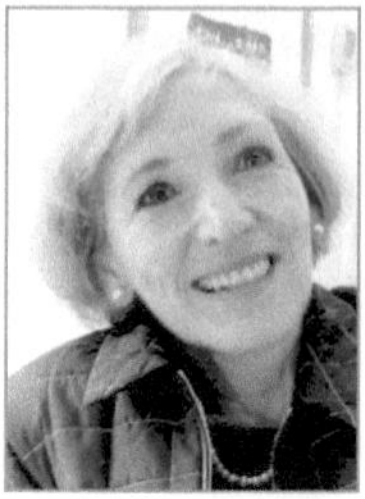

Brigitte Boothe, Prof. Dr. phil., Psychoanalytikerin (DPG, DGPT), Psychotherapeutin, Inhaberin des Lehrstuhls für Klinische Psychologie, Psychotherapie und Psychoanalyse an der Universität Zürich.
Adresse: CH-8044 Zürich,
Psychologisches Institut der Universität Zürich,
Schmelzbergstr. 40
E-mail: b.boothe@psychologie.unizh.ch

Materialien zum Diskurs an der Schnittstelle von Psychoanalyse und Körperpsychotherapie – einige Bücher der letzten Jahre

Peter Geißler

In diesem letzten Beitrag möchte ich mich zu einigen Büchern, die in den letzten Jahren erschienen sind, äußern und ihre Nützlichkeit im Hinblick auf unseren Gegenstand einschätzen.

Es handelt sich um folgende Publikationen:

Fonagy, P., Target, M. (Hg.): Frühe Bindung und psychische Entwicklung. Beiträge aus Psychoanalyse und Bindungsforschung. Psychosozial, Gießen, 2003.

Reinert, T.: Therapie an der Grenze: die Borderline-Persönlichkeit. Modifiziert-analytische Langzeitbehandlungen. Pfeiffer bei Klett-Cotta, »Leben lernen« 172, Stuttgart 2004.

Scheuerer-Englisch, H., Suess, G. J., Pfeifer, W.-K. P. (Hg.): Wege zur Sicherheit. Bindungswissen in Diagnostik und Intervention. Psychosozial-Verlag, Gießen 2003.

Bocian, B., Staemmler, F.-M. (Hg.): Gestalttherapie und Psychoanalyse. Berührungspunkte – Grenzen – Verknüpfungen. Vandenhoeck & Ruprecht, Göttingen 2000.

Nitsch-Berg, H., Kühn H.: Kreative Medien und die Suche nach Identität. Band 1 u. 2. Edition Humanistische Psychologie, Köln 2000.

Davanloo, H.: Der Schlüssel zum Unbewussten. Die intensive psychodynamische Kurztherapie. Pfeiffer bei Klett-Cotta, »Leben lernen« 103, Stuttgart 1995.

Rothschild, B.: Der Körper erinnert sich. Die Psychophysiologie des Traumas und der Traumabehandlung. Synthesis-Verlag, Essen 2002.

Trautmann-Voigt, S., Voigt, B. (Hg.): Verspieltheit als Entwicklungschance. Zur Bedeutung von Bewegung und Raum in der Psychotherapie. Psychosozial-Verlag, Gießen 2002.

Fonagy, P., Target, M. (Hg.): Frühe Bindung und psychische Entwicklung[1]

Ziel des Buches ist es, wie Ellen Reinke in den einleitenden Bemerkungen schreibt, den Leser in den Forschungsansatz von Peter Fonagy und seiner Londoner Gruppe einzuführen. Peter Fonagy ist Psychoanalytiker und Bindungsforscher sowie Forschungsdirektor am Anna-Freud-Centre in London; er arbeitet dort in einem Team, zu dem u. a. auch die Co-Herausgeberin Mary Target sowie Howard und Miriam Steele gehören. An dem einen oder anderen Beitrag waren außerdem G. Moran und G. Gergely inhaltlich beteiligt.

Der methodische Ansatz der Forschergruppe ist als psychoanalytisch begründete, empirisch-psychologische Feldforschung einzureihen. In Abgrenzung zur kognitiv-behavioralen Forschung geht es explizit um psychische Prozesse, in Abgrenzung zur klassisch-psychoanalytischen Forschung um die »metakognitiven« Kompetenzen der Subjekte, d. h. nicht wie in der »klassischen« Psychoanalyse nur um das Unbewusste. Das »dynamische« Unbewusste berührt diese Forschung, wie eingrenzend erklärt wird (S. 10), nur insoweit, als es sich in mentalen Repräsentanzen niederschlägt und sich mit empirischen Methoden erfassen lässt. Die Art der Forschung der Gruppe um Fonagy reicht außerdem nicht in den Bereich szenischen Verstehens hinein. Damit ist der forscherische Rahmen einigermaßen abgesteckt. Inhaltlich steht die Erforschung der geistigen und seelischen Grundlagen unseres Handelns und unserer zwischenmenschlichen Beziehungen aus der entwicklungspsychologischen Perspektive der Bindungstheorie ganz im Vordergrund.

Beim Lesen des Buchs spürt man in angenehmer Weise, wie sich Fonagy und seine Mitautoren als Vertreter einer nicht-hermetischen, offenen Psychoanalyse um den Dialog mit Nachbardisziplinen bemühen:

> »Die Psychoanalyse hat eine Tradition des Austausches von klinischem Material und Erfahrung. Wir versuchen Wege zu finden, diese Tradition zu erweitern, sodass die Psychoanalyse von den Fortschritten der wissenschaftlichen Methodologie profitieren kann. Dies sollte uns schließlich ermöglichen, langgehegte theoretische Vorstellungen in der psychoanalytischen Welt strenger zu prüfen und zu vergleichen und eine raschere Anerkennung der Ergebnisse der Psychoanalyse und ihrer Wirksamkeit in der weiteren wissenschaftlichen Community zu erreichen.« (S. 156).

[1] Diese Buchbesprechung wurde in etwas modifizierter Form zuerst veröffentlicht in: Psychotherapie Forum Vol. 12, Nr. 2, 2004, S. 118–119.

Ihr Buch bietet eine wohlgelungene Mischung aus theoretischer Erörterung, wissenschaftlichem Befundmaterial (auch empirisch-statistischer Herkunft) sowie teils sehr ausführlichen klinischen Fallbeispielen, vor allem aus dem Bereich der Kinderanalysen. Fonagy und Co erweisen sich als entschiedene Vertreter eines entwicklungsorientierten Therapieansatzes. In einem solchen Ansatz, gleichgültig ob in der Kindertherapie oder der Erwachsenenanalyse, geht es im Kern um einen auf den Zeitfaktor setzenden Prozess, der durch ein positives, entwicklungsförderndes Milieu (das auch genügend stimulierend und herausfordernd ist) angestoßen wird. In einem solch positiven intersubjektiven Raum steht nicht einseitig die kognitive Einsicht im Vordergrund, sondern die Qualität der therapeutischen Beziehung. Auf diese Weise können allmählich psychische Fähigkeiten, die im Prinzip als Anlage vorhanden sind, aber aufgrund des pathogenen Milieus keinen förderlichen Rahmen fanden, nachentwickelt werden.

Im Vergleich mit anderen kindertherapeutischen Ansätzen wird betont, dass nicht die Deutung, sondern das Spiel und der freundliche Anstoß zum Nachdenken (»Mentalisieren«) über das eigene und das fremde Innenleben im Mittelpunkt des Geschehens stehen, denn (bezugnehmend auf klassisch-analytische Vorgehensweisen)

> »müssen wir feststellen, dass die Analytikerin in diesem Fall zu oft in einer Art stereotypem theoretischem Verständnis befangen war, um Mark [einem behandelten Kind, PG] den interpersonellen Kontext anzubieten, der ihm ermöglicht hätte, ein konsistentes Bild seiner selbst in der Vorstellungswelt eines anderen Menschen zu finden« (S. 141).

In vielen Fällen erwies sich die klassische psychoanalytische Technik bei Kindern als »sehr enttäuschend« (ebend.). Fonagy befindet sich hier in Schulterschluss mit anderen Säuglingsforschern wie Daniel Stern, wenn er seiner Überzeugung Ausdruck verleiht, dass nicht die Technikzentrierung, sondern die »Einfachheit und Menschlichkeit der Interventionen« ausschlaggebend für den Behandlungsansatz und den Therapieerfolg sind (S. 139).

Die Therapie, die Fonagy und Mitarbeiter vorstellen, besteht demnach »in einer Kombination von einsichtsorientierter Therapie und »Entwicklungshilfe«, die in dem von Anna Freud entworfenen psychopathologischen Modell wurzelt« (S. 146). Entwicklungspsychologisch hebt Fonagy hervor, wie entscheidend die Fähigkeit der elterlichen Bezugspersonen ist, sich eine Vorstellung von den Absichten des Babys bzw. Kleinkindes zu machen, die sich zunächst nur in seinen Handlungen ausdrücken. Aufbauend auf einer dualistischen Theorie des Selbst geht er von der These aus, dass dem physischen, präreflexiven Selbst ein psychisches Selbst folgt, d. h. Geist folgt ontogenetisch auf Verhalten (S. 250ff.). Dabei kann der Säugling zwischen sozialen und nichtsozialen Objekten unterscheiden. Verstand tauch dennoch nicht irgendwann in der Entwicklung des Säuglings auf, sondern entfaltet sich schrittweise in seiner Komplexität. Die Rolle der elterlichen Bezugspersonen geht im günstigen Fall über das hinaus, was wir gewöhnlich Einfühlung oder Affektabstimmung nennen. Es kommen Denkakte der Eltern als notwendiger Entwicklungsimpuls hinzu. Die Eltern denken über die mentalen Erfahrungen des Säuglings nach, repräsentieren sie ihm und übersetzen sie für ihn in eine Sprache der Handlungen, die er verstehen kann.

Das setzt voraus, dass sie die Absichten des Säuglings erkennen und sie ihm auch spiegeln können (S. 252). Weitere Teilfähigkeiten der Eltern bestehen im Wissen um besondere Charakteristika des Denkens und Fühlens, z. B. das ausdrückliche Anerkennen-Können von Grenzen; im Einordnen-Können psychischer Prozesse bei sich selbst und anderen Menschen; im Sich-Bemühen um ein Anerkennen des Entwicklungsaspektes psychischer Befindlichkeiten; im ausdrücklichen Erwähnen von Prozessen, in denen man selbst als denkend, fühlend oder wünschend repräsentiert; und im Anerkennen der Komplexität und Unterschiedlichkeit mentalen Geschehens. Die »reflexive Kompetenz« der Eltern – eine unbewusst ablaufende, grundlegende menschliche Eigenschaft, eine »Conditio humana« – fußt ihrerseits auf sicheren Bindungserfahrungen, womit klargestellt wird, dass Bindungsstile transgenerational weitergegeben werden.

Die reflexive Fähigkeit des Kindes entwickelt sich in ihren Fundamenten in den ersten fünf Lebensjahren. Das Kind erlebt sich dann selbst als ein geistbegabtes Kind mit eigenen Absichten, Wünschen und Gefühlen. Im Verhalten der Eltern nimmt das Kind einerseits deren Reflexivität wahr, und andererseits nimmt es wahr, dass diese ein Bild von ihm als eigenständigem Wesen haben. Als Kommunikationskanal ist diesbezüglich ganz entscheidend der Augenkontakt. Das Kind *sieht* an den Handlungen der Eltern, dass diese es als intentionales Wesen repräsentieren. Neben dem emotionalen Kontakt ist dieses Erkennen-Können durch Sehen von großer Bedeutung – also Aspekte des Austausches auf der Ebene visueller Wahrnehmung und deren psychische wie neuronale Repräsentation (S. 18). Reflexive Kompetenz baut somit auf angeborenen Voraussetzungen auf und bildet sich auf der Basis früher Interaktionserfahrungen heraus, solange diese Entwicklung nicht durch fehlende sichere Bindung oder Missbrauchserfahrungen geschädigt wird.

Bei traumatisierten Kindern steht als einzige Bewältigungsform der intensiven Affekte und Konfliktspannungen die Abspaltung zur Verfügung – somit ein aus der Not geborener Verzicht auf das Abgleichen der Repräsentanzen, vergleichbar mit Dissoziation und einem Verhalten, das desorganisiert-gebundene Kinder an den Tag legen. In der Dissoziation als dem Gegenbild von geistiger Integrationsfähigkeit wird auf den Wunsch verzichtet, psychische Befindlichkeiten bei sich selbst und bei anderen in Betracht zu ziehen (S. 44).

Manches Mal entsteht durch das Betonen der geistigen Aktivitäten der Eltern der Eindruck einer gewissen Einseitigkeit. Wo bleibt das entwicklungsfördernde Element des Körperkontaktes? Wo bleibt die Klarstellung, dass gelungenes »Containing« nicht nur mentale Prozesse, sondern viel mehr als diese meint? Aber auch hier findet sich eine wohltuende Relativierung (S. 60):

> »In unseren westlichen Kulturen überwiegen die visuellen und verbalen Modalitäten, während in anderen Kulturen, wo das Kind auf dem Rücken der Mutter getragen wird, der Kontakt durch andere Kanäle (taktil, kinesthetisch, auditorisch) oft wichtiger ist. Containment lässt sich auf vielfältige Weise kommunizieren. Aus dieser Perspektive ist sichere Bindung Ergebnis erfolgreichen Containments, unsichere Bindung ein schützender Kompromiss (...), bei dem entweder die Intimität (...) oder die Autonomie (...) geopfert wird, um die physische Nähe zur Mutter aufrechtzuerhalten, die nicht fähig ist, als »Behälter« für das Kind zu fungieren.«

Viele interessante Forschungsbefunde, wie z. B. über Bindung und Gewalt, antisoziales und kriminelles Verhalten, über Bindung und Holocaust sowie über Bindung und geschlechtliche Unterschiede bereichern die einzelnen Arbeiten und eröffnen neue Perspektiven. Ein Beispiel: Man konnte statistisch nachweisen, dass bei Vätern und Müttern mit hoher selbstreflexiver Fähigkeit die Wahrscheinlichkeit einer sicheren Bindung der Kinder drei- bis viermal höher ist als bei Eltern mit schlechter Fähigkeit der Selbstreflexivität. Ein überraschender Befund (S. 60): Die frühe Anpassung an das innere »Arbeitsmodell« des Vaters ist für die problemfreie Entwicklung des Kindes signifikanter als diejenige an das innere Arbeitsmodell der Mutter!

Überlegungen über Aspekte der Bindungstheorie und der reflexiven Kompetenz gehen in sehr fundamentale Dimensionen hinein. Ein Beispiel: Fonagy spricht sich gemeinsam mit Gergely und Target für die Annahme eines »biologischen Triebes (...) [aus], sekundäre Repräsentanzen des konstitutionellen Selbst durch die Internalisierung der auf das Kind bezogenen Reaktionen der Bindungsperson zu bilden« (S. 226). Eine weitere These besteht darin, dass ursprüngliche mentale Zustände dessen, was wir Selbst nennen, prozedural repräsentiert werden und der bewussten Introspektion nicht zugänglich sind, auch wenn sie die Kraft haben, Verhalten auszulösen (S. 222). Psychische Abwehr wird beschrieben als eine Denkstörung, als eine Hemmung, über mentale Zustände bei sich selbst und bei anderen nachzudenken (S. 228). Diese Art der Abwehr findet sich sehr häufig bei Borderline-Patienten. Überhaupt kann in der Borderline-Organisation ebenso wie im bekannten Mechanismus der projektiven Identifizierung eine dysfunktionale Form und Nutzung von Mentalisierungsvorgängen beschrieben werden.

Menschen auf Borderline-Niveau neigen, so die Autoren, aufgrund unsicherer Bindung zu einer pathologischen Verschmelzung von an sich kraftvollem Selbstausdruck und destruktiver Aggression. Während der bei jedem Kind mehr oder weniger ausgeprägte Wille, die eigenen Wünsche in kraftvoller Weise zu behaupten, nach Meinung der Autoren keine Form der Aggression darstellt, weil das kleine Kind in seinen Mitteln, sich auszudrücken, eben noch begrenzt ist, und seine Absicht jedenfalls nicht darin besteht, anderen zu schaden (S. 253), führt unsichere Bindung leicht zu einer pathologischen Lust am Zerstören. Auf diese Weise begründen die Autoren – auf differenziertere Weise, als hier dargestellt werden kann – die Verbindung zwischen unsicherer Bindung, Aggression und antisozialem und kriminellem Verhalten (S. 296). Kennzeichnend für die mentale Welt von Verbrechern ist es, dass sie in ihrer Mentalisierungsfähigkeit Mängel zeigen, dass sie nicht über gut organisierte innere Arbeitsmodelle verfügen und dass ihnen ein moralisches Bewusstsein fehlt, dessen Voraussetzung ebenso in Mentalisierungsvorgängen besteht (S. 303). Die pathologischen Bindungsmuster münden in die Paradoxie, dass für Verbrecher Haftstrafen häufig gar nicht abschreckend wirken,

> »da der Verlust von Beziehungen nicht als Drohung wirkt (...) und ein verstärkter Kontakt mit ähnlich beeinträchtigten Personen eher anziehend als abstoßend wirkt. Faktisch kann sogar die inhumane Maschinerie der meisten Gefängnisse solchen Menschen attraktiver erscheinen als das Unbehagen, das sie in vielen sozialen Beziehungen empfinden« (S. 306).

Fazit: Obwohl das Buch eher wenige unmittelbar körpertherapeutische Anregungen bietet, ist es gerade wegen der zwar psychoanalytischen, aber insgesamt gut lesbaren Sprache wärmstens zu empfehlen und bietet v. a. eine hervorragende Einführung in das Verständnis von Mentalisierungsprozessen.

Thomas Reinert: Therapie an der Grenze: die Borderline-Persönlichkeit. Modifiziert-analytische Langzeitbehandlungen[2]

Aus der mannigfaltigen Literatur zur Boderline-Persönlichkeit oder Borderline-Persönlichkeitsorganisation sticht dieses Buch hervor, weil es – von einem Psychoanalytiker adlerianischer Prägung verfasst – zum ersten Mal in systematischer Form einen Einblick vermittelt, auf welche Weise man die körperliche und die Handlungsdimension in einen psychoanalytischen Prozess bei diesen Patienten sinnvoll integrieren kann – Reinert nennt ihn »modifiziert-analytische Langzeitbehandlung«.

Der Autor, ein Schüler Günter Heisterkamps (der sich in den letzten Jahren vor allem mit den Themen »Freude in der Psychotherapie« und »basales Verstehen« einen Namen gemacht hat), gilt als profunder Kenner solcher Patienten. Seit zwei Jahrzehnten ist er mit ihnen befasst und leitet als Arzt eine auf die Behandlung solcher Patienten ausgerichtete Fachklinik. Er macht darauf aufmerksam, dass sich Kliniken mit ihren meist klar strukturierten Rahmenvorgaben auf die Besonderheiten im Umgang mit diesen Patienten einstimmen muss. Er hat in diesen zwanzig Jahren tausende Protokollseiten angefertigt und legt sie gleichsam als Resümee seiner Gedanken vor. Er möchte mit diesem Buch für diese Patientengruppe, die uns allen – ob in der ambulanten oder stationären Psychotherapie – immer wieder viele Schwierigkeiten bescheren, werben, und er möchte mit seinem Buch anregen, therapeutische Umgangsweisen mit ihnen zu überdenken. Immerhin liegt die »Drop-out«-Rate bei diesen Patienten bei bis zu zwei Dritteln – und dies auch bei den beiden am meisten verbreiteten Standardverfahren DBT (Dialektisch-Behaviorale Therapie nach M. Linehan) und TFP (Transference-Focused Psychotherapy nach O. Kernberg, F. Clarkin und F. Yeomans).

Das Buch beginnt mit einem Überblick über die heutzutage eher weniger bekannte individualpsychologische Sichtweise Alfred Adlers und seiner Nachfolger, wobei ein gewisses Nahverhältnis zur psychoanalytischen Selbstpsychologie erkennbar wird. Es folgen überblicksartige, und im übrigen auch recht übersichtlich zusammengestellte, Konzepte angrenzender Nachbarwissenschaften, sofern sie für das Verstehen der Borderline-Pathologie relevant sind, wobei Reinert unter Hinweis auf den modernen Bewusstseinsforscher Damasio herausstreicht, dass ein basales Empfinden von Intersubjektivität keinesfalls an die

[2] Diese Buchbesprechung wurde in etwas modifizierter Form zuerst veröffentlicht in: Psychotherapie Forum Vol. 12, Nr. 3, 2004, S. 179–180.

sprachliche Funktion gebunden ist. Wir verfügen – wie im übrigen auch höher organisierte Tiere – über einen basalen Selbstsinn, der sich von einem autobiografischen Selbst unterscheiden lässt. Wichtig ist auch, dass sich dieser Selbstsinn im Rahmen einer Wechselwirkung zwischen Körper und Objekt herausbildet. Das heißt, zur Entwicklung unseres Selbstbildes bedarf es wohl der Interaktion mit Objekten, nicht immer aber der Sprache, weil wir – neben expliziten, im Hippocampus-System lokalisierten Erinnerungen – auch über implizite emotionale Erinnerungen verfügen (im Amygdala-System); beide Gedächtnissysteme produzieren voneinander teils unabhängige Gedächtnisfunktionen. Wiederum recht übersichtlich werden zentrale Aussagen von Roth, Hüther, Ciompi, Ledoux, Bowlby, Stern, Fonagy und anderen Forschern – oft wörtlich – zitiert. Ungewöhnlich ist, dass Reinert nicht darauf vergisst, sich sogar auf wissenschaftliche Befunde aus der pränatalen Entwicklungsperiode zu beziehen. Für ihn ist der Embryo eindeutig bereits erfahrungsfähig, und zwar im Bereich akustischer, kinästhetischer und olfaktorischer Sinneseindrücke. Auf der Grundlage all dieser Forschungen weist Reinert, seinen klinischen Erfahrungen vorausgreifend, schon darauf hin, dass für die Borderline-Persönlichkeit nicht die Aggression das zentrale Thema ist (wie Kernberg vermutet), sondern der Angstaffekt, besonders in Gestalt von Vernichtungs-, Fragmentierungs- bzw. Todesangst, eingebettet in eine missbräuchliche und aggressiv-getönte familiäre Atmosphäre. Ein zweites, mit der Angst verbundenes zentral-ätiologisches Moment ist die Unerwünschtheit des Kindes in ihren vielschichtigen Äußerungsformen, ein drittes der Entwicklungsbereich Autonomie-Abhängigkeit, der bei diesen Patienten schwer beeinträchtigt ist. Er wirkt sich unmittelbar auf ihre Beziehungsgestaltung aus.

Wohltuend ist seine Kritik an der modernen biologisch zentrierten Psychiatrie amerikanischer Prägung, die seines Erachtens kaum Beiträge zum tieferen Verstehen der Borderline-Persönlichkeit zu leisten vermag. Neben vielen anderen wichtigen Persönlichkeiten, die relevante Beiträge geleistet haben (hier vor allem Searles), würdigt er auch die Arbeiten Kernbergs, auch wenn sie seiner Ansicht nach zu objektivierend ausfallen und den Spaltungsbegriff als ursächliches Moment und weniger als Sicherungsmaßnahme hervorheben. Im Gegensatz zu Kernbergs wissenschaftlich-objektivierendem Zugang bekennt er sich zu einer »personalen Haltung«. Reinert schließt sich auch in wesentlichen Aspekten den Befunden der modernen Säuglingsforschung, wie z. B. bei D. N. Stern, an. Wichtig finde ich auch seine Kritik an den gegenwärtig modernen traumatherapeutischen Vorgehensweisen, wo im Rahmen von Ausbildungskursen kurzzeittherapeutische Verfahren angepriesen werden, die entsprechende Heilungserfolge versprechen. Dabei zeigen Anamneseerhebungen bei Borderline-Patienten, dass grobe Traumatisierungen oft gar nicht vorliegen.

Vielmehr geht es häufig um ein sehr subtiles Beziehungsgeschehen, das vom Patienten explizit nicht erinnert wird, sich aber im therapeutischen Beziehungskontext via Übertragung und Gegenübertragung manifestiert.

Um ihre Angst zu beherrschen, entwickeln diese Patienten verschiedene Strategien – wie selbstverletzende Verhaltensweisen und eine sadomasochistisch gefärbte Kontrolle von Beziehungen, die sich natürlich auch in der therapeutischen Arbeit niederschlägt und die Arbeit häufig für den Therapeuten belastend macht. Wohltuend ist hier Reinerts ausdrückliches Bekenntnis zu einer personalen Haltung, die also den ganzen Menschen in den Mittelpunkt stellt und nicht seine Krankheit. Seine Bereitschaft, den therapeutischen Rahmen in Notfällen auch über die zwei bis drei Wochenstunden hinaus auszudehnen (telefonische Konsultationen sind in dringenden Fällen gestattet), wird bei einigen Kollegen vielleicht Befremden und Abwehr auslösen. Dass es sich dabei aber nicht um ein bloßes Bedürfnisbefriedigen handelt (mit der Gefahr einer malignen Regression wie z. B. bei den fehlgeschlagenen »technischen Experimenten« von S. Ferenczi), sondern dass sich Reinert sehr wohl der Tricks und Manipulationen dieser Patienten bewusst ist, legt er eindrucksvoll dar, indem er z. B. ausdrücklich die unterschiedlichen Testungen beschreibt, mit denen diese Patienten herauszufinden versuchen, ob sie dem Therapeuten wirklich ganz vertrauen können. Reinert weist klar auf die Notwendigkeit von Grenzziehungen hin und bekennt sich zugleich ausdrücklich zu einem regressions-akzeptierenden therapeutischen Setting (bis hin zur Begründung der Wichtigkeit einer »Intrauterin-Regression«) und einer therapeutischen Haltung, die zwischen Einfühlen und Mitgehen auf der einen Seite und Distanznehmen und Reflektieren auf der anderen Seite oszilliert. In detaillierter Weise beschreibt er die Wege zur Regression, die therapeutischen Räume, die Einbeziehung des Körpers in die Therapie und den Einsatz kreativer Medien. Auch auf den Umgang mit drohenden psychotischen Dekompensationen vergisst er nicht hinzuweisen.

Besonders wichtig fand ich, dass er im abschließenden Teil, ganz im Sinne eines entwicklungsorientierten therapeutischen Verstehens, begründet, dass sich eine solche, auf lange Zeit angelegte Psychotherapie (unter 300 Stunden chancenlos!) letztlich auch rechnerisch lohnt:

> »Borderline-Patienten sind teure Patienten! Das auch ohne jede Therapie. Und, rechnet man die Kosten selbst einer sehr langen Analyse auf gegen diese krankheitsbedingten und immer wiederkehrenden Kosten, dann werden meine Patienten hinterher ihre Therapiekosten immer wieder »hereinholen«. Insofern vertrete ich offensiv die Meinung, dass (selbstverständlich bei entsprechendem Verlauf!) die Behandlungskosten auch für so große wie die genannten Stundenkontingente über-

nommen werden sollten (...) Was aber aus den geschilderten Behandlungen m. E. erkennbar wird, ist, dass therapeutischer Pessimismus nicht angebracht ist!« (S. 257).

Fazit: Ein unbedingtes Muss für jeden, der sich für »Psychoanalyse und Körper« interessiert – und ein Meilenstein in der körperorientierten Behandlung von Borderline-Patienten.

Scheuerer-Englisch, H., Suess, G. J., Pfeifer, W.-K. P. (Hg.): Wege zur Sicherheit. Bindungswissen in Diagnostik und Intervention

Dieses Buch greift in seinen Inhalten auf innovative diagnostische, beraterische und therapeutische Konzepte zurück, die allesamt auf modernen entwicklungspsychologischen Erkenntnissen gründen. Die Palette der Beiträge ist vielfältig – sie lässt drei Schwerpunkte erkennen: 1. Interventionen und Fallbeispiele in der frühen Kindheit und im Vorschulalter (Beiträge von R. Marvin et. al., C. Bindt, G. Downing, G. Suess); 2. Interventionen und Fallbeispiele in der mittleren Kindheit bis zum Erwachsenenalter (R. Marvin, F. Becker-Stoll, S. Hauser, E. Fremmer-Bombik); sowie 3. Bindungsdiagnostik in der Kindheit (G. Gloger-Tippelt, H. Julius, P. Zimmermann, Scheuerer-Englisch). In einem abschließenden »Forum« geht es um die Bewältigung von Trauer mit einem sicheren Bindungsmodell anhand einer therapeutischen Geschichte von M. Weitze und E. Battut.

Während auf der körperlich-physiologischen Ebene das Immunsystem dazu dient, dem fortwährenden Ansturm von Krankheitserregern standzuhalten, dient das Bindungssystem dazu, unvermeidbare psychische Belastungen und Bedrohungen für den Menschen regulierbar zu machen. Das System von Bindung und Fürsorge hat sich daher evolutionär entwickelt, um den Menschen in einer gefahrvollen Umwelt handlungsfähig zu erhalten. Sicherheit ist aber kein Zustand. Die Herstellung von Sicherheit in Beziehungen und der Aufbau der entsprechenden inneren Arbeitsmodelle stellen dabei immer einen (nie endenden) Prozess dar.

Die Bindungsforschung wurde wesentlich durch neue technische Möglichkeiten in ihrer Entwicklung vorangetrieben. Heute gibt es eine Reihe von Forschergruppen sowohl im angloamerikanischen als auch im deutschen Sprachraum. Die bekannten Forschergruppen sind mit prominenten Namen verbunden: B. Beebe, D. Stern (Bostoner Gruppe) und H. Stierlin (Heidelberg).

Dass Videomikroanalyse nicht nur für die Forschung, sondern auch für die Therapie nützlich sein kann, zeigt G. Downing in seinem Beitrag, auf den ich mich im folgenden wegen seiner Aktualität konzentrieren möchte.[3] »Wenn wir *sehen* können, was wir tun (...), dann wird eine Türe geöffnet« (S. 53). Downings Vorgehen versteht sich als integrativer Ansatz, der sowohl auf der psychodynamischen als auch kognitiv-verhaltenstherapeutischen Tradition fußt und für Kinder jeder Alterstufe und genauso bei der Erwachsenen-Paarbeziehung anwendbar ist.[4] Die »VMA«-Therapie eignet sich sowohl als Kurztherapie (bestimmte Veränderungen können sehr rasch herbeigeführt werden) als auch als Zusatzinstrument im Rahmen einer entwicklungsorientierten längerfristigen Psychotherapie. Sogar für präventive und prognostische Zwecke hält Downing sein Verfahren für geeignet, insofern als z. B. im Falle einer bevorstehenden Adoption ein detaillierter Weg herausgearbeitet werden kann, worin die Bedürfnisse und Fähigkeiten des neuen Kindes bestehen und welche korrespondierenden Fähigkeiten bei den künftigen Adoptivaltern nötig sein werden. Eine solche präventive VMA kann helfen, späteren Komplikationen wirkungsvoll vorzubeugen.

Vielleicht findet vor den Augen der Kamera ein alltäglicher Konflikt statt, voller Aggression und Eskalation. »Ein einziges Video von dieser Szene – noch dazu auf einer Mikroebene – wird mehr erzählen als ein Dutzend wiederholter verbaler Erfahrungen« (S. 54). Im Allgemeinen ist bei der Aufnahme von Kindern und deren Eltern freies Spiel eine gute Möglichkeit, oder eine alltägliche Szene, wie Stillen, Wickeln, Baden, Ausziehen usw. In der Regel reichen 20 Minuten, um wesentliche Details zu erkennen und beschreiben zu können.

Es können aber auch spezielle Anliegen berücksichtigt werden. Eine Mutter, die in ihrer Vorgeschichte bulimisch gewesen war, bat mich vor einiger Zeit, sie beim Stillen mit ihrem Baby zu filmen; sie hatte den Wunsch, Rückmeldungen bezüglich ihres eigenen Verhaltens zu bekommen, um ihrem Baby möglichst gut zu entsprechen. Die Stillszene erwies sich als sehr signifikant: die VMA machte deutlich, wie gering die Fähigkeit der Mutter ausgebildet war, den Initiativen ihres Kindes Raum zu geben und das Bedürfnis, sich der Brust der Mutter zuzuwenden, langsam wachsen zu lassen. Vielmehr war das Verhalten dieser Mutter dadurch gekennzeichnet, dass sie stark die Kontrolle über die Interaktion übernahm, mit der Folge, dass das Baby

---

3 Die Video(mikro)analyse bildete den Schwerpunkt des letzten, 4. Wiener Symposiums »Psychoanalyse und Körper« und hat bei den Teilnehmern der Tagung eine starke und positive Resonanz ausgelöst. Sie gibt aus quasi-mikroskopischer Ebene Einblick in die ununterbrochen stattfindenden und weitgehend unbewusst-prozedural ablaufenden »Mini-Enactments« zwischen Interaktionspartnern.

4. Downing scheint damit nicht das Patient-Therapeut-Paar zu meinen, doch wäre überlegenswert, inwieweit sein Ansatz auch dafür nutzbar gemacht werden könnte.

schrittweise ärgerlich und weinerlich wurde und schließlich die Milchaufnahme vollständig verweigerte.

Die benutzten Betrachtungsraster sind komplex. Man schaut nicht nur darauf, wie die Initiative in der Interaktion verteilt ist, nicht nur auf die affektive Abstimmung, sondern z. B. auch auf das Timing der Interaktionspartner, auf vorhandene oder fehlende elterliche Unterstützung für die Fähigkeiten des Kindes, auf Inhalt und Stil der Sprache, auf die Arten verwendeter Problemlösungen, auf das Setzen bzw. Aufrechterhalten von Grenzen, auf die Herstellung eines Rahmens für die Interaktion, auf Körperhaltungen und deren wechselseitige Balance, auf die stimmliche Modulation, auf das Koordinieren gemeinsamer Versuche der Anstrengung, auf sichtbare Zustände von Spannung, auf körperliche Strategien des Kindes (zum Zwecke, sich an die Bedürfnisse des Elternteils via Handlung anzupassen), auf die Art der Aufnahme von Kontakt u. v. m. All dies sind Faktoren, die man im Video relativ gut sehen und auch beschreiben kann, während es ungeheuer schwierig ist, sie zu Forschungszwecken angemessen zu kodieren.

VMA-Sitzungen kann man in offener, teilstrukturierter und vollstrukturierter Form durchführen. Am einfachsten ist die offene Form. Ein kleiner Teil ausgesuchter Videosequenzen wird mit den Eltern angeschaut, und die Eltern werden eingeladen, die Beobachtungen zu kommentieren; daran schließt sich eine Diskussion an. Die teilstrukturierte Sitzung folgt einem sorgfältigen Plan unter Einsatz bestimmter Methoden, wie z. B. Exploration, Aufspüren positiver und negativer Muster usw. In einer vollstrukturierten Sitzung wird ein noch weiteres Spektrum an Techniken eingesetzt – es werden die im Video auftauchenden Gefühle systematisch beachtet und analysiert, oder die elterlichen Körpererfahrungen, insofern sie mit dem Mikroverhalten am Video korrespondieren, oder produktive Körperstrategien auf Seiten des Kindes usw. Das Herzstück der therapeutischen Arbeit besteht darin, nach dem Bewusstwerden der bereits verwendeten Körpermikropraktiken alternative körperliche Strategien zu erkunden. Dann kann der Patient damit beginnen, seine prozeduralen Repräsentationen zu verändern.

Die systematische Untersuchung und Auswertung der Videos kann ein weit verbreitetes Vorurteil entkräften: nämlich dass der Körper weniger wichtig wird, je älter Kinder werden. Bei älteren Kindern genauso wie bei Erwachsenen findet ein Großteil von dem, was wir ständig tun, ob in menschlichen Beziehungen oder nicht, auf einer körperlich-prozeduralen Ebene statt, die ganz überwiegend unbewusst ist – nicht in einem dynamischen Sinn unbewusst, sondern in einem deskriptiven. Dabei entwickeln sich während der Kindheit bis hinein ins Erwachsenenalter spezifische Körpermikropraktiken. Sie sind beim Erwachsenen sehr komplex. Der Fokus auf der Körpererfahrung kann in bestimmten

Fällen einen einzigartigen, schnellen Zugang zu einem inneren Kern körperlichen Wissens eröffnen und Veränderungsprozesse einleiten.

Fazit: Scheuerer-Englischs Sammelband erlebe ich als wichtiges, weil wissenschaftlich fundiertes und vielfältiges Material für unseren Diskurs.

Bocian, B., Staemmler, F.-M. (Hg.): Gestalttherapie und Psychoanalyse. Berührungspunkte – Grenzen – Verknüpfungen

Die Geschichte des Verhältnisses von Gestalttherapie und Psychoanalyse ist von starken Gegensätzlichkeiten bis hin zu feindseligen Polemisierungen belastet. Aus psychoanalytischer Sicht sind Gestalttherapeuten immer schon so etwas wie Rebellen gegen rationale Vernunft und gesellschaftliche Konvention gewesen, aus der Sicht der Gestalttherapie galt die Psychoanalyse als verkopft und unlebendig. Der vorliegende Sammelband, in dem die Autoren Bernd Bocian, Werner Bock, Lynne Jacobs und Frank Staemmler eigene Artikel einbringen, zeugt davon, dass sich in der Gestaltszene ernsthafte und seriöse Tendenzen abzeichnen, den schwierigen Dialog mit der Psychoanalyse zu suchen. Als gemeinsamer Bezugspunkt bietet sich – wieder einmal – die moderne Säuglings- und Kleinkindforschung, inbesondere die Arbeiten Daniel Sterns an, wodurch sich der Eindruck verstärkt, dass diese neuen Entwicklungspsychologien die gesamte Psychotherapielandschaft, quer über alle Strömungen hinweg, revolutionieren.

Bemerkenswerterweise stehen einige von Sterns theoretischen Positionen in einem unübersehbaren Naheverhältnis zu gestalttherapeutischen Annahmen – wie z. B. die Idee eines Vorder-Hintergrundverhältnisses zwischen den einzelnen »Domänen« des Erlebens, dem auftauchenden, Kernselbst-, intersubjektiven, verbalen und narrativen Modus. Begriffe und damit verbundene Konzepte wie Figur, Gestalt, Vordergrund und Hintergrund sind basale gestalttherapeutische Essentials und weisen in letzter Konsequenz auch auf neu zu entwerfende Theorien des Unbewussten (prozedurales vs. dynamisches Unbewusstes) hin. Haben wir in Freudscher Tradition bisher überwiegend an seelische Antriebe und damit verbundene Abwehrmechanismen als Kennzeichen unbewusster seelischer Dynamik gedacht, so setzen neuere Überlegungen mehr an der Ausrichtung der Aufmerksamkeit und Wahrnehmung für nichtsymbolische Mikrophänomene an, gestützt durch Erkenntnisse der neueren Neurowissenschaften. Konsequenterweise hat – wiederum Daniel Stern – mit seinem »mikroanalytischen Interview« eine Technik entworfen, die frappant an gestalttherapeutische Zugänge zum Erleben des Patienten erinnert – es werden die formalen Elemente des Verhaltens gegenüber inhaltlich-sprachlichen Aspekten betont und daraus Rückschlüsse auf innere unbewusste Repräsentanzen gezogen. Der in Gang befindliche Paradigmenwechsel innerhalb der Psychoanalyse – mit all den damit verbundenen Kämpfen und Spaltungstendenzen – hat so deutliche Ausmaße angenommen, dass Martin Dornes, einer der wichtigsten Interpreten der Säuglingsforschung, für einen seiner letzten Artikel die Überschrift »Von Freud zu Stern« gewählt hat.

Eine ausführliche historische Darstellung, wie sich die Gestalttherapie als Gegenentwurf zur Freud'schen Psychoanalyse herauskristallisiert hat, lässt uns das der Gestalttherapie immanente Menschenbild gut nachvollziehen. Es werden theoretische Aspekte, wie die Theorie des Selbst, der Wahrnehmung (Figur – Hintergrund), des Denkens, der Sprache, des Unbewussten, der Verdrängung, des Widerstandes, der Übertragung und andere in ihrem Verhältnis zur Psychoanalyse auf gut nachvollziehbare Weise andiskutiert und erleichtern auf diese Weise ein Verstehen von Unterschieden zur und Gemeinsamkeiten mit der Psychoanalyse. Hingewiesen wird auf die wichtige Rolle Wilhelm Reichs, der die Entstehung nicht nur der energetischen Körpertherapien, sondern auch der Gestalttherapie, maßgeblich beeinflusst hat. Perls hatte drei gescheiterte Analyseversuche hinter sich, ehe er zu Reich kam, wo er Charakteranalyse als Patient am eigenen Leib erlebte. Beide, Reich und Perls, versuchten in der Folge eine Revision zentraler psychoanalytischer Gedanken vorzunehmen, gingen dabei aber im Laufe der Zeit verschiedene Wege. Vor allem vom »amerikanischen Reich« und dessen Orgontheorie grenzte sich Perls entschieden ab. Als Gemeinsamkeit von reichianscher Körpertherapie und Gestalttherapie sind aktive therapeutische Elemente bis heute geblieben, die beide Ansätze von der eher geduldig abwartenden psychoanalytischen Vorgehensweise immer noch unterscheiden. (Eine mittlere Position nimmt hier am ehesten die analytische Körperpsychotherapie mit einem überwiegend analytischen Vorgehen und punktuell aktiv-therapeutischen Zugängen, wie szenischer Einbezug des Körpers, ein). Reichs wichtige Entdeckung des Körpers als Abwehrorgan (»Muskelpanzer«) wurde von Perls übernommen und von ihm als wichtigster Beitrag zur psychosomatischen Medizin seit Freud ausdrücklich gwürdigt. Im Unterschied zu den Körpertherapien Reich'scher Prägung (wie Bioenergetik) arbeitet die Gestalttherapie aber nicht direkt am Körper, sondern sieht die Ganzheitlichkeit der Erfahrung des Klienten als entscheidend an, in der auch körperliche Wahrnehmungen unverzichtbar sind. Ein weiteres, von Perls übernommenes, zentrales Konzept Reichs ist das der organismischen Selbstregulation. Viele andere Parallelen zwischen Reich und Perls und seinen Kollegen werden in einzelnen Beiträgen des Buchs nachvollziehbar herausgearbeitet.

In seiner Analyse regressiver Prozesse schlägt Staemmler eine wichtige Brücke zu den frühen Objektbeziehungstheoretikern Ferenczi, Balint und Winnicott. Dem gestaltischen Regressionsverständnis liegt die Betonung des »Hier und Jetzt« und damit die Formung der Vergangenheit durch die Gegenwart zugrunde, sodass ein zeitliches Regredieren, für Freud vielleicht der wichtigste Aspekt von Regression, aus gestalttheoretischer Sicht gar nicht möglich ist. Entwicklung ist somit keine Abfolge von Ereignissen, sondern ein fortlaufender Prozess, der immer auf den neuesten Stand gebracht wird. Anstelle eines zeitlichen Regressionsverständnisses rücken formale Aspekte des Regredierens, die auch für Balint wichtig waren, in den Mittelpunkt der Betrachtung Staemmlers. Gemäß dem linguistischen Relativitätsprinzip des Zusammenhanges zwischen der Sprache und der ihr eigenen Grammatik mit dem Vorgang der Beobachtung und Bewertung wird hervorgehoben, dass der gewählte sprachlich Zugang entscheidend dafür ist, was als »kindlich« und was als »erwachsen« zu gelten hat. Kritisch gegenüber der Psychoanalyse wird vermerkt, dass sie als Kind ihrer Zeit sprachliche Ausdrucks- und Kontaktformen höher bewertet hat als etwa körperliche. So gilt es als »erwachsen«, mit Menschen kluge Gespräche zu führen, aber als infantil, sie zu berühren, außer in ritualisierter Weise durch Gruß- und Abschiedsgesten oder im Rahmen intimer sexueller Kontakte, wie auch Thea Bauriedl in ihrer Fundamentalkritik an Tilmann Moser herausstrich. Ich sehe es als wichtigen Beitrag Staemmlers, auf die Relativität solch eingenommener Positionen hinzuweisen.

Dass im gestalttherapeutischen Regressionsverständnis die Therapeutenvariable nicht mehr übersehbar ist, dass sich Regression daher grundsätzlich in einem intersubjektiven Feld vollzieht, ist heute bereits Allgemeingut in einer intersubjektiv und interaktionell orientierten Psychoanalyse – nicht umsonst spricht man heute von einem interaktionellen Übertragungsbegriff. So stehen sich Gestalttherapie, psychoanalytische Selbstpsychologie und Intersubjektivitätstheorie recht nah. Denn auch die Gestalttherapie ist – ähnlich wie die Selbstpsychologie – aus einer humanistisch-psychologisch begründeten Kritik der triebtheoretisch orientierten Psychoanalyse hervorgegangen, hat Entwicklungsaspekte immer schon als zumindest genauso wichtig angesehen wie den seelischen Konflikt. Störungen im Kontakt sind aus intersubjektiver Sicht weniger als Abwehrvorgänge, sondern eher als Entwicklungsentgleisungen zu begreifen. Um diese Entgleisungen zu beheben, ist es grundlegend wichtig den Patienten durch empathische Einfühlung zu verstehen und die Gültigkeit seiner Erfahrung zu akzeptieren. Wird das Bedürfnis des Patienten anerkannt – nicht notwendigerweise befriedigt – kann sich der Wachstumsprozess einschließlich der Bildung klarer Grenzen fortsetzen. Es ist auch aus dieser Perspektive nicht so wichtig, Vermeidungen um jeden Preis zu erkennen, zu konfrontieren und damit verbundene infantile Erwartungen zu frustrieren – wie das noch bei Perls der Fall war. Im Entwicklungsmodell werden Vermeidungen als die gegenwärtig bestmögliche Variante der Bewältigung angesehen, jedoch wird eingeräumt, dass beide Sichtweisen, sowohl die konflikt- als auch die entwicklungsorientierte, ihre Berechtigung in verschiedenen Phasen der Therapie haben können. Der Beitrag der Selbstpsychologie für die Gestalttherapie könne vor allem darin bestehen, eine größere Differenziertheit im Hinblick auf das Verstehen von Entwicklungsprozessen zu erlangen.

Fazit: ein wichtiger und gehaltvoller Beitrag für einen konstruktiven Diskurs zweier Methoden, die bislang weniger miteinander reden.

Nitsch-Berg, H., Kühn H.: Kreative Medien und die Suche nach Identität

Nitsch-Bergs und Kühns zweibändiges Werk stellt in gewisser Weise eine Ergänzung in Richtung Integrativer Therapie dar – wobei sich die Integrative Therapie in ihren Wurzeln auf die Gestalttherapie bezieht. Die beiden Autorinnen dieses sehr umfassendes Werks, das als Handbuch für gestalttherapeutische Gruppenarbeit in unterschiedlichen sozialpädagogischen und sozialtherapeutischen Praxisfeldern gedacht ist, beschreiben den Prozess von insgesamt vier Therapiegruppen über einen Zeitraum von drei bis vier Jahren in detaillierter Art und Weise. Schon allein aus diesem Grund sind die beiden Buchbände, die im Anhang mit einer Fülle prägnanter, den therapeutischen Prozess sozusagen untermalender Bilddokumente ergänzt werden, eindrucksvoll und lesenswert, da gruppentherapeutische Prozesse im Vergleich zu einzeltherapeutischen Falldarstellungen in der Literatur insgesamt deutlich unterrepräsentiert sind. Nitsch-Berg und Kühn haben diesbezüglich aus der Perspektive der Integrativen Therapie Gewaltiges vorgelegt: eine Latte, an der sich künftige Darstellungen ähnlicher Art messen werden müssen.

Im hier beschriebenen gruppentherapeutischen Prozess werden kreative Medien in Kombination mit leiborientierten und imaginativen Techniken zur Wiederherstellung eines beschädigten bzw. eingeschränktes Selbst eingesetzt. Die individuelle Geschichte wird in den »Archiven des Leibes« (Band 1, S. 119) festgehalten, wobei ein relationaler Leibbegriff zugrunde gelegt wird. »Leib ist der sich selbst und das Umfeld intentional wahrnehmende und das Wahrgenommene speichernde Organismus, welcher sich damit zum Leib-subjekt transzendiert« (Band 1, S. 119), steht da geschrieben, unter Bezugnahme auf den

Altmeister der Integrativen Therapie, Hilarion Petzold. »Die Anregung, Körperbilder zu malen und zu gestalten und sie im therapeutischen Dialog zu erschließen, dient der Integrativen Therapie als Technik projektiver Diagnostik und kreativer Therapeutik« (Band 1, S. 120). Für den interessierten körperorientierten Psychotherapeuten finden sich in den beiden Buchbänden eine Fülle an originellen und recht detailliert geschilderten technischen Zugangsweisen zum Körper – die beiden Bände können u. a. auch als Manual von Körpertechniken gelesen werden – aber auch wörtlich niedergeschriebene Reaktionen der Gruppenteilnehmer auf einzelne Übungsvorschläge, denn den leibtherapeutischen Zugangsweisen kommt bei diesem therapeutischen Ansatz ein zentraler Stellenwert bei.

Zur besseren Orientierung für den interessierten Leser und zum Zwecke des Aufzeigens, wie weit der Bogen in den beiden Buchbänden gespannt wird, seien einfach die Kapitelüberschriften kurz genannt. Band 1: 1) Einleitung. 2) Die Anthropologie des schöpferischen Menschen – Grundkonzepte der Integrativen Therapie und ihre Bedeutung für die Methoden der Gruppenarbeit. 3) Eine Gruppe findet sich im Prozeß von Kontakt, Begegnung und Beziehung. 4) Die verborgenen Polaritäten in sich entdecken und integrieren – auf den Spuren intrapersonaler Konflikte zur Lösung interpersoneller Konflikte. 5) Eine Entdeckungsreise durch die Archive des Leibes: Körperbilder als Selbst-Bilder. 6) Die Säulen der Identität. 7) Arbeit als Aspekt und Ausdruck der Identität. Band 2: 8) In Partnerschaften leben. 9) Sexualität und Sinnlichkeit. 10) Identitätsentwicklung und interpersonale Beziehungen: »Ich und meine Herkunftsfamilie«. 11) Identitätsfindung durch Abgrenzung und in Identifikation mit Mutter und Vater. 12) Selbstbehauptung und Standfestigkeit: Eine Baum-Imagination. 13) Bedrohung von Außen und Innen: Krieg und Angst – Krieg und Formen der Angstbewältigung. 14) Abschied und Weg ins Neue.

Den psychoanalytisch orientierten Leser mag vielleicht irritieren, dass im Integrativen Ansatz der Weg zum Unbewussten über bewusst angeleitete Übungen gewählt wird, und er mag einwenden, dass auf diese Weise tiefe unbewusste Dynamiken, wie sie in Inszenierung in Übertragung und Gegenübertragung im »Hier und Jetzt« aufgeschlüsselt werden, nicht angehbar sind. Er sollte diesbezüglich jedoch vorsichtig mit seiner Kritik sein, zumal gerade die Säuglingsforschung den Schluss nahe gelegt hat, dass wir vom dynamischen Unbewussten, auf das sich die Psychoanalyse im Allgemeinen bezieht, ein sog. prozedurales Unbewusstes bzw. »implizites Wissen« zu unterscheiden haben, bei dem es vielfach um körper- und handlungsbezogene Bereiche in der menschlichen Psyche geht. Prozedurale Muster sind nicht verdrängt, sind in der Regel nicht verbal, nicht symbolisch, aber grundsätzlich, wenn auch z. T. nur unter Mühen, verbalisierbar, doch finden sie z. B. in kreativen Medien angemessenere Ausdrucksformen als sprachliche. Wenn der psychoanalytisch orientierte Leser anerkennt, dass erstens ein prozedurales Unbewusstes existiert und für den psychoanalytischen Zugang relevant ist, und wenn er zweitens akzeptiert, dass prozedural-unbewusste Prozesse (das »Wie« im therapeutischen Prozess neben den verbalen Inhalten, dem »Was«) den Löwenanteil an ausgetauschten Botschaften zwischen Klient und Therapeut ausmacht, wird er es weniger schwer haben, die traditionelle Kluft zwischen der aus der Gestalttherapie herkommenden Integrativen Therapie und dem psychoanalytischen Verstehen zu schließen. Denn prozedurale Muster sind nicht durch eine Abwehranalyse erschließbar; sie sind in einem anderen Gedächtnisspeicher niedergelegt als sprachlich-symbolische Inhalte. Wir denken häufig nicht an sie, weil sie sich dem symbolisch-sprachlichen Zugang entziehen. Wir können ihnen aber durch eine bewusste Ausrichtung der Aufmerksamkeit auf das »Wie« sowohl im Dialog als auch in Handlungen des Selbst näher kommen, wie Daniel Stern dies in seinem »mikroanalytischen Interview« vorschlägt, das im übrigen unübersehbare Ähnlichkeiten mit den hier aufgezeigten und anderen gestalttherapeutischen Zugangsweisen zeigt.

Darüber hinaus ist auch das im psychoanalytischen Denken so wichtige »szenische Verstehen« bei Nitsch-Berg und Kühn und in der Integrativen Therapie, die sich auf frühe Objektbeziehungstheoretiker wie z. B. Ferenczi ausdrücklich bezieht, im Allgemeinen fest verankert. Szenisches Denken hat hier aber einen starken Leibbezug. So ist zu lesen, dass jede Szene »eine raumzeitliche Konfiguration, das Zusammenspiel von Kontext und Kontinuum (...) [ist]. Szenen sind jeweils erlebte Kontexte. Der Leib als totales Sinnesorgan, als inkarniertes Subjekt (...) ist die Konstituente jeder Szene (...)« (Band 1, S. 74).

Besonders angesprochen hat mich, dass in der Beschreibung der »Säulen der Identität« – Leiblichkeit, soziales Netzwerk, Arbeit und Leistung, materielle Sicherheiten, Werte und Normen – dem Bereich Arbeit und Leistung ein wichtiger Stellenwert beigemessen wird, was sich darin niederschlägt, dass diesem Bereich ein eigenes Kapitel gewidmet wird. Es wird unterstrichen, dass Arbeit aus Ausdruck von Handlung, von Tun, von bewegter Aktivität, ebenso identitätsstiftend ist wie der andere Pol, der mehr mit Wahrnehmung, Erleben, Erfahrung in Verbindung gebracht werden kann. Die integrative Realisierung beider Pole, die im übrigen in Freuds erstem Modell der Seele als Reflexapparat als solche explizit verankert waren, ermöglichen, wie wir in diesen beiden Buchbänden viele Male lesen können, den kreativen Prozess.

Fazit: ein Buch, das v. a. jene inspirieren wird, die sich für Techniken und für ausführliches Fallmaterial interessieren.

Davanloo, H.: Der Schlüssel zum Unbewussten. Die intensive psychodynamische Kurztherapie

Habib Davanloo, der bis 1960 in Boston, USA, an der Harvard-Universität ausgebildet wurde, hat an der klassischen Psychoanalyse insbesondere die freie Assoziation und die Entwicklung der Übertragungsneurose von Anfang an in Zweifel gezogen.

Die von ihm begründete »Intensive Psychodynamische Kurzzeittherapie« (Intensive Short-Term Dynamic Psychotherapy, IS-TDP) versteht er als eine psychoanalytische Methode zur Behandlung eines weiten Spektrums psychoneurotischer Störungen und Charakterpathologien.

Die Arbeit konzentriert sich auf das Wechselspiel zwischen Widerstand und Arbeitsbündnis mit dem Ziel, den Patienten gegen seine Abwehr zu mobilisieren, und unbewussten, verdrängten Gefühlen wie Wut, Schuldgefühlen und Trauer zum Durchbruch zu verhelfen. In seiner eher direkten Herangehensweise erinnert mich dieses Vorgehen an die »klassische Bioenergetik« und bestimmte Formen der Gestalttherapie, wobei der Widerstand auf verbalem und nicht körperlichem Weg angegangen wird.

IS-TDP unterscheidet sich dabei in mehrerer Hinsicht wesentlich von jeder anderen psychoanalytischen Methode. Dabei ist folgendes hervorzuheben:

- Basis und Fokus ist die Aktualisierung des verdrängten Konfliktes in der Übertragung.
- Via Regia zum Unbewussten ist der Umgang mit den Widerständen in der Übertragung, nicht die freie Assoziation,
- Die technischen Interventionen zum Umgang mit dem Widerstand sind sehr direkt.
- Die Entwicklung einer Übertragungsneurose wird absolut vermieden.

IS-TDP erhebt den Anspruch, in eine neue Metapsychologie des Unbewussten und ebenso des Widerstandes einzuführen. Sie leitet damit zu einem tiefen Verständnis der Strukturen und Funktionen der dynamischen unbewussten Kräfte: Widerstand, Herkunft des Widerstands, Übertragung, das Konzept des »unbewussten Arbeitsbündnisses« (unconscious therapeutic alliance), die »mörderische« Organisation des Unbewussten, somatische Bahnen der unbewussten primitiv-mörderischen Wut, unbewusste Angst und deren Abfuhrwege.

Das neue metapsychologische Konzept basiert nach Auffassung des Autors ausschließlich auf umfassender empirischer Forschung, die sich videodokumentierten Materials bedient. In vielen Veröffentlichungen und in

Weiterbildungsprogrammen konnte gezeigt werden, dass nicht das Charisma des Therapeuten, sondern die spezifische Anwendung der Technik zu vergleichbaren Ergebnissen führt. Die in Davanloo's Forschungen bewährten Prinzipien werden in festen Ausbildungsprogrammen umgesetzt, womit sowohl das neue metapsychologische Konzept als auch Videotechnologie und Katamnese integrale Bestandteile dieser Methode sind.

Fazit: Ein auf den ersten Blick nicht so gut verdauliches Buch, das in bestimmten Inhalten Widerspruch weckt. Wegen seiner forscherischen Orientierung – hier insbesondere die Videoanalyse – ist der Ansatz jedoch m. E. interessant und diskussionswürdig.

Babette Rothschild: Der Körper erinnert sich. Die Psychophysiologie des Traumas und der Traumabehandlung

Besonders ambivalent habe ich die Lektüre von Babette Rothschilds Buch *Der Körper erinnert sich* empfunden. Ich gebe aber gern zu, dass meine Ambivalenz starke persönliche Motive hat; sie rührt aus meiner eigenen körpertherapeutischen Vorerfahrung, die in mir immer noch gemischte Gefühle auslöst. Einerseits sind mir die affektiv-intensiven Erfahrungen in unvergesslicher Erinnerung, andererseits die Größenfantasien bioenergetischer Kolleginnen und Kollegen, die sich u. a. darin auswirkten, dass dem Patienten eine Art Versprechen gegeben wurde (so auch mir), das natürlich nie einlösbar war. Die damit verbundene Enttäuschungswut war – da sich diese Form der Therapie sehr wohl als übertragungsorientiert verstand, aber in der Tat so gut wie nie *in* der Übertragung gearbeitet worden war – praktisch kaum bearbeitbar. Ich glaube, es ist nicht nur mir so gegangen – d. h. ich weiß mittlerweile von anderen Kolleginnen und Kollegen, die eine ähnliche psychotherapeutische Sozialisation erlebt hatten wie ich, dass ich mit meinem Erleben nicht allein dastehe (natürlich habe ich von meiner eigenen psychischen Struktur dazu auch meinen Anteil beigetragen).

Dies alles kam implizit hoch, als ich Rothschilds Buch las. Es ist ein Fachbuch, so nennt die Autorin ihr Buch selbst, und der ausführliche Theorieteil, der knapp die Hälfte des Buches einnimmt, legt davon Zeugnis ab. Verwirrend ist die Ankündigung auf der Cover-Rückseite, dass es sich dabei um ein Buch handelt, das auch dem interessierten Laien ein umfassendes Verständnis »seiner Lebenssituation« bieten soll und daher in einer leicht verständlichen Sprache gehalten wurde. Das stimmt, das Buch ist gut lesbar, und es enthält eine Reihe von Übungsaufforderungen und Handlungsanweisungen, wie man sie im Großen und Ganzen aus der Laienliteratur kennt – z. B. vielen der Bücher Alexander Lowens, dem Begründer der Bioenergetischen Analyse.

Die Autorin hat sich ein großes Ziel gesetzt: Sie möchte den Ansatz einer integrativen Traumatherapie vorstellen, und dabei die Kluft zwischen »den verbal orientierten Psychotherapien und den Körperpsychotherapien [überbrücken]« (S. 13). Dabei bezieht sie sich neben wissenschaftlichen Befunden v. a. aus den Neurowissenschaften (hier insbesondere auf Damasio) auf mehrere psychotherapeutische Theoriegebäude, wie Tiefenpsychologie, Traumatherapie, NLP u. a., wobei sie ihre »wohldurchdachten persönlichen Ansichten« (S. 16) so verstanden haben will, dass sie Anregungen bieten zum Weiterdenken. Das nimmt für die Autorin ein, zumal sie auch eingesteht, dass sie sich auf divergierende Theoriemodelle bezieht, die sie in ihrer Arbeit aneinander reiht, ohne auf die zwischen diesen Modellen explizit oder implizit vorhandenen Widersprüche einzugehen. Für ein Laienbuch ist das durchaus akzeptabel; in einem Fachbuch für andere Psychotherapeuten würde man hier einige klärende Worte erwarten. Das war aber offenbar nicht beabsichtigt. Es handelt sich also in Rothschilds Ansatz um ein eklektisches Verfahren, das in der Tat eine Reihe von Anregungen bietet, sich mir der Traumathematik theoretisch und praktisch weiter zu befassen.

Manchmal scheint sie mir ein wenig in Gefahr zu sein, der Falle zu erliegen, der viele Körperpsychotherapeuten erliegen: den eigenen Größenfantasien zu folgen und dabei mehr zu versprechen, als in der Tat einzuhalten ist. Die Eigenerfahrung in Bioenergetischer Analyse hat meinen Spürsinn geschärft, ein solches Ansinnen wahrzunehmen. In der besten Absicht möchte sich Rothschild »der besten Ressourcen beider Seiten (...) bedienen« (gemeint sind verbale und körpertherapeutische Ansätze), was ja schon Lowen postuliert hat, indem er meinte, Körperanalyse *und* Psychoanalyse in der Methode der Bioenergetischen Analyse zu verbinden. Das Ansinnen Rothschilds sowie die Art der Schilderung der Fallbeispiele erinnerte mich immer wieder an Lowen-Bücher, wobei der Wert solcher Darstellungen für Laien, um diese für Psychotherapie zu sensibilisieren, unbestritten ist. Das Buch gleichzeitig als Fachbuch zu konzipieren, war vielleicht doch ein nicht ganz einlösbares Unterfangen.

Beim Durchgehen der einzelnen Kapitel – 1) Die Wirkung von Traumata auf Körper und Seele, 2) Entwicklung, Erinnerung und Gehirn, 3) Die somatische Erinnerung verstehen, 4) Dissoziation und Flashbacks, 5) Praxis: Vor allem, schade nicht, 6) Der Körper als Ressource, 7) Somatische Techniken zur Gewährung eines sicheren Verlaufs von Traumatherapien, 8) Die somatische Erinnerung wird zur persönlichen Geschichte – bin ich mir vorgekommen wie in einem körpertherapeutischen Buch; und zwar einem guten. Die Theorie ist übersichtlich und interessant dargestellt, die vielen Bezugnahmen auf wissenschaftliche Befunde zeugen vom enormen Kenntnisstand der Autorin; wohltuend z. B. die vielen Zitate von R. A. Damasio, der mit dem Konzept der »Körpermarker« und der Fundierung des menschlichen Bewusstseins durch körperlich-affektive Prozesse (»Ich fühle, also bin ich«) sicher Bahnbrechendes geleistet hat.

Auch die technischen Schilderungen sind gut nachvollziehbar und einnehmend für ihr Vorgehen.

Rothschild vergisst nicht, sich mit der therapeutischen Beziehung auseinander zu setzen und zu würdigen, dass viele Psychotherapeuten lange vor der »Erfindung« der Traumatherapie immer schon (zumindest implizit) traumatherapeutisch gearbeitet haben, auch wenn sie ihren Ansatz nicht so bezeichneten. Sie hebt mit gutem Recht S. Ferenczi hervor, der schon früh darauf hingewiesen hat, dass eine bestimmte Form psychoanalytischen Vorgehens traumatisierten Patienten mehr schadet als nützt.

Beim genaueren Lesen der Fallbeispiele wird Schritt für Schritt klar, dass die Autorin mit ihrem traumatherapeutischen Ansatz kein tiefenpsychologisches Vorgehen als Anliegen verfolgt, was in dieser Form weder versprochen noch ausgeschlossen wird. Ich möchte auf diesen Punkt dennoch hinweisen, damit die Ankündigung einer »integrativen« Therapie richtig verstanden wird. Sofern der Anspruch eines tiefenpsychologisch fundierten Vorgehens nicht implizit erhoben wurde (was ich natürlich nicht wissen kann), kann ich mit den Vorgehensweisen von Rothschild gut mitgehen – wie gesagt, ich kenne ein solches Vorgehen aus meiner eigenen körpertherapeutischen Lehrzeit.

Um Rothschilds Verfahren als tiefenpsychologisch orientiert einzuordnen, würde ich detailliertere Bezugnahmen sowohl auf Übertragungsentwicklungen (hier v. a. negative Übertragungen), als auch auf Widerstandsprozesse erwarten. Hier begnügt sie sich mit einem kurzen Hinweis (S. 145): »Wenn eine Technik nicht zum erhofften Erfolg führt, sollte der Fehler im falschen Timing oder in der Wahl oder Anwendung der Technik gesucht werden, nicht jedoch beim Klienten. Diese Sichtweise hält Therapeuten davon ab, Klienten ihren »Widerstand« vorzuwerfen.« Abgesehen davon, dass man Widerstand natürlich als »Vorwurf an den Klienten« einbringen kann (was auch im psychoanalytischen Vorgehen so nicht vorgesehen ist), wird durch diese Formulierung doch zumindest der Eindruck erweckt, als handle es sich bei ihrer traumatherapeutischen Vorgehensweise um den Einsatz »richtiger« oder »richtig getimter« Techniken, was doch in Widerspruch zu einem intersubjektiven Verstehen des therapeutischen Prozesses steht, wonach Techniken eigentlich völlig sekundär sind. Das heißt nicht, dass man traumatisierten Patienten, die von Flashbacks heimgesucht werden, durch eine kühle, auf Deutungen zentrierte analytische Atmosphäre noch mehr Schaden zufügen sollte, was in der Tat auch geschehen kann. Der eigentliche Punkt liegt woanders.

Es wird in der Traumatherapie immer wieder auf Ressourcen Wert gelegt. Die wichtigste Ressource ist neben Fähigkeiten des Patienten m. E. eine tragfähige therapeutische Beziehung, zu der auch eine verlässliche und genügend dichte Rahmenvereinbarung gehört. Zur Tragfähigkeit des Therapeuten gehört, negative Affekte des Patienten (Angst, Wut u. a.) aufzunehmen, zu »containen«, und irgendwann in »entgifteter Form« dem Patienten zurückzugeben. Videoaufnahmen bei traumatisierten Patienten zeigen, dass Therapeuten dazu neigen, die über den Weg der projektiven Identifizierung an sie delegierten negativen Affekte in der Tat zu »übernehmen« und sie z. B. in ihrer Gesichtsmimik widerzuspiegeln. Anscheinend versuchen Therapeuten (weitgehend unbewusst), der Abwehr der Patienten (Affektabspaltung) dadurch entgegen zu wirken und ihnen die affektiven Bedeutungen mimisch gleichermaßen zurückzugeben, indem sie in ihrer Gesichtsmimik das entsprechende Display hinüber bringen, das eigentlich angezeigt gewesen wäre; d. h. die Therapeuten stellen das dar, was die Patienten an Affektäußerung eben *nicht* zeigen, aber – und das ist wichtig – im Modus einer Fiktion, einer symbolischen Option!

Die interessante Frage aus einer ressourcenorientierten Perspektive ist nun, ob schwer traumatisierte Patiente überhaupt in der Lage sind, dieses Display als symbolische Option zu verstehen, oder ob sie vielmehr den affektiven Ausdruck sofort 1:1 auf sich selbst beziehen, d. h. es so erleben, wie wenn der Therapeut sie tatsächlich verachte! Wenn also von Ressourcen die Rede ist, dann wäre genau darauf zu achten, ob bzw. welche Patienten überhaupt die Möglichkeit haben, ressourcenorientierte Angebote des Therapeuten (dieser Art) anzunehmen und sie auch als Angebote zu verstehen, ohne sie ganz direkt auf sich selbst zu beziehen.

Hier tut sich ein Forschungsfeld für die Zukunft auf, in dem u. a. die Frage eine Rolle spielen wird, welche Klienten in der Tat in der Lage sind, mimische Signale des Therapeuten als symbolische Option zu verstehen und welche nicht; die Antwort auf diese Frage wird nicht nur eine differentialdiagnostische sein, sondern wird auch den Therapeuten als Mit-Agierenden einbeziehen müssen, denn längstens seit den Arbeiten Streecks (»Auf den ersten Blick«) wissen wir, dass Diagnosen intersubjektiv begründet sind.

Die Antwort(en) auf Fragen dieser Art wird auch erhebliche Auswirkungen auf traumatherapeutische Vorgehensweisen haben. Rothschilds Buch ist somit nicht nur für Laien, Studenten und Ausbildungskandidaten, sondern auch für Körperpsychotherapeuten und humanistisch orientierte Psychotherapeuten durchaus empfehlenswert; Psychoanalytiker und Tiefenpsychologen werden für sie wichtige Fragestellungen vermissen. Vielleicht wäre die Autorin, die sich ja international mittlerweile einen Namen gemacht hat, in der Lage, in einer zweiten Auflage auf solche Kritik näher einzugehen, was dem Buch zusätzliche Qualität verleihen würde.

Fazit: Als Material im Diskurs an der Schnittstelle von Psychoanalyse und Körperpsychotherapie halte ich dieses Buch trotz meiner Ambivalenz für wichtig und geeignet.

Abschließend noch ein paar Worte zum Sammelband der beiden Bonner Tanztherapie-Kollegen Sabine Trautmann-Voigt und Bernd Voigt – ein Buch, das anlässlich des 5. Bonner Symposiums zur angewandten Körperpsychotherapie herausgegeben wurde und daher auch die Tagungsbeiträge enthält. Um ein paar Kostproben zu geben: Horst Kächele, ein im deutschen Sprachraum federführender Psychoanalytiker, äußert sich zu kreativer Forschung für kreative Therapien, zu denen er offensichtlich die Bonner Tanztherapie rechnet. Stark ist das selbstpsychologische Lager vertreten: mit J. Lichtenberg (»Worte und Musik – Bewegung gelebter Erfahrung«), F. Lachmann (»Humor und Spiel im therapeutischen Prozess«), sowie J. Fosshage (»Berührung in der Psychoanalyse – Zeit einer Neueinschätzung«); auf Fosshages Beitrag komme ich später noch zurück. G. Heisterkamp berichtet von Enactments in der Therapie, R. Vogt von beseelten Spielräumen durch Übergangs-Übertragungs-Objekte, P. Kutter von Affekt und Körper, E. Siegel über das Spielen im Alltag und in der Therapie, und dann gibt es noch eine Reihe anderer Beiträge in diesem Buch – aber ich wollte ja nur ein paar Kostproben geben.

Besonders interessant fand ich beim Lesen den Beitrag von Fosshage zur Berührung in der Psychoanalyse, der den beiden Herausgebern immerhin einen Extra-Kommentar von Tilmann Moser wert war. Fosshage schlüsselt einleitend die historische und theoretische Basis für das Berührungsverbot in der Psychoanalyse auf und stellt dem eine zeitgenössische Perspektive gegenüber, die er durch zwei Paradigmenwechsel in der Psychoanalyse begründet sieht: ihrem Wechsel von einer positivistischen zu einer relativistischen Wissenschaft und die Bewegung von einem intrapsychischen zu einem intersubjektiven Modell. Seiner Auffassung nach haben diese zwei Paradigmenwechsel profunde Implikationen für die Überlegungen zum Thema »Berührung« mit sich gebracht, was er im Folgenden erläutert. Anhand sehr konkreter klinischer Szenen schildert er, wie er selbst Berührung in seine Art der Begegnung mit dem Patienten einbaut.

Erstaunlich war, wie aus Mosers Kommentar hervorgeht, dass weder diese kleine amerikanische selbstpsychologische Gruppe von den diesbezüglichen

Bestrebungen im deutschen Sprachraum (die mittlerweile oft unter dem Titel »analytische Körperpsychotherapie« zusammengefasst werden) weiß, noch umgekehrt. Hier liegt vielleicht das größte Verdienst dieses Buches für den Diskurs an der Schnittstelle von Psychoanalyse und Körperpsychotherapie: dass ein psychoanalytisches Segment für das deutschsprachige Leserpublikum einsehbar wird, von dem wir bisher wenig mitbekommen haben. Beide vereint, schlussfolgert Moser, könnten bewirken, dass die im psychoanalytischen Bereich immer noch große Skepsis zu dieser Thematik überwunden werden kann.

Fosshage beschränkt sich im Wesentlichen allerdings auf Berührung im Sinne der Vermittlung von Präsenz, Beruhigung, Wärme und Stütze. Andere Möglichkeiten der körperlichen Berührung scheint er bisher nicht einzubeziehen: Berührung im Kampf. Moser wünscht sich, auf der Basis einer umfassenden Theorie der Regression, eine diesbezügliche Erweiterung selbstpsychologischer Gedanken und auch Forschungen.

Fazit: Vor allem wegen der psychoanalytischen Beiträge in diesem Sammelband ist das Buch für unseren Leserkreis sehr zu empfehlen.

Selbstorganisation und Heilung

Reinhard Plassmann

1. Einleitung

Die Geburtsstunde der modernen Traumatherapie bestand aus der Erkenntnis, dass Heilung ein selbstorganisatorischer Vorgang ist.

Francine Shapiro, die Entdeckerin des EMDR, hatte bei sich selbst beobachtet, wie spontan aufgetretene Augenbewegungen ihre eigene emotionale Belastung sehr stark reduziert hatten. Aus Gründen, die wir nicht genau kennen, muss ihr praktisch schlagartig klar gewesen sein, dass sie in diesem Moment einem spontanen Selbstheilungsprozess begegnet war, der selbstorganisatorisch ablief. Es war eine Zustandsveränderung in ihr selbst, die ihr Organismus vollzogen hatte, weil günstige Rahmenbedingungen hierfür vorhanden waren oder besser gesagt, weil Shapiro den Ablauf nicht behindert hatte. Sie hatte zugelassen, was der Organismus selbst tun wollte.

Ich vermute, dass sie eine sehr starke emotionale Belastung erlebt hat, die spontan durchprozessiert wurde und danach kaum noch fühlbar war. Die feste Überzeugung, dass Selbstheilungssysteme hierzu fähig sind, prägt das gesamte spätere Werk von Shapiro. Sie kannte ihr Ziel. Sie hat zunächst mit Freunden und Bekannten experimentiert, konnte ihre eigene Erfahrung reproduzieren, hat dann sehr rasch mit Schwersttraumatisierten gearbeitet, wobei sich wiederum die hohe Wirksamkeit der selbstorganisatorischen Heilungsprozesse zeigte, auf die sie zufällig gestoßen war (Shapiro 1989).

EMDR ist mittlerweile das am besten untersuchte traumatherapeutische Verfahren (Hofmann 1999). Die Studien der letzten Jahre haben die Wirksamkeit bestätigt (Plassmann 2002).

Die Prinzipien der psychischen Reorganisation zeigen sich in Traumatherapien wie unter der Lupe, sie lassen sich aber auch in analytischen Psychotherapien beobachten. Traumatherapie ist deshalb zu einer Art Modellwerkstatt geworden, da hier die selbstorganisatorische Natur seelischer Heilungs- und Neuorganisationsvorgänge besonders evident ist.

Nachdem all dies deutlich geworden ist, liegt es nahe, einige Konsequenzen für die Praxis der klinischen Psychotherapie zu ziehen. In der Behandlung der Essstörungen beispielsweise gibt es schon lange eine meist unaufgelöste Ambivalenz der Behandler zwischen Eingreifen und Abwarten. Beides ist mit zahlreichen Problemen verbunden. Der Behandler möchte, dass die Magersüchtige sich verändert und weiß zugleich, dass sein Eingreifen massive Widerstände hervorruft. Die moderne Traumatherapie hat nun einen dritten Weg nahe gelegt: systematisches Fördern der Selbstorganisation. Die Behandlungsergebnisse der Essstörungen haben sich dadurch sehr verbessert. Ich werde im klinischen Teil dieses Beitrags ausführlich darauf eingehen. Das Gleiche gilt für die Behandlung dissoziativer Störungen, für selbstverletzendes Verhalten, für die Kindertherapie. Am Rande bemerkt: Ich glaube, dass Kindertherapeuten schon immer selbstorganisatorisch gedacht haben. Sie wissen, dass Kinder von selbst wachsen und nicht gewachsen werden.

Wir haben also Gründe genug, uns mit dem Prinzip Selbstorganisation zu beschäftigen. Ziel dieser Beschäftigung sollte sein, erst die allgemeinen Gesetzmäßigkeiten von Selbstorganisation in unbelebten Systemen zu betrachten, dann herauszuarbeiten, wie sich **biologische Systeme** organisieren und dann zu überprüfen, inwiefern dadurch die doch erstaunlichen Eigenschaften psychischer Selbstheilungssysteme etwas weniger erstaunlich werden.

2. Die Entstehung der Selbstorganisationsforschung

Das Modell der Selbstorganisation ist faszinierend interdisziplinär und wurde entwickelt im Diskurs insbesondere zwischen Physikern, Mathematikern, Philosophen, Biologen und: Psychotherapeuten. Der Grund ist Folgender: Alle diese Disziplinen standen vor dem gleichen Problem. Sie konnten das, was sie beobachteten, mit den Newton'schen Gesetzen der Mechanik nicht mehr erklären. Benötigt wurde eine **Theorie komplexer Systeme** (Kratky 1990). Herausgekommen ist das Modell der Selbstorganisation. Es wird gewiss nicht das letzte naturwissenschaftliche Modell sein, was wir entwickeln, scheint aber das Beste zu sein, was wir haben.

Die Geburtsstunde können wir ungefähr auf das Jahr 1905 datieren, als Albert Einstein nach Vorarbeiten insbesondere von Maxwell zwei wegweisende Arbeiten verfasste, in denen beschrieben wurde, dass der Kosmos sich nach anderen Gesetzen organisiert, als man bislang geglaubt hatte. Raum, Zeit und Materie sind nicht konstant, sondern relativ; es sind Funktionszustände, die lediglich in jenem Bereich, in dem wir leben, dem so genannten makroskopischen Bereich, konstant scheinen, es aber nicht sind.

Damit war der Abschied von der linearen Mechanik, die wir in der Schule gelernt haben, eingeleitet und es erfolgte der nächste Schritt: im Mikrokosmos, also der Welt der Atome, haben Max Planck und später Werner Heisenberg (1924) die **Quantenmechanik** begründet. Ihre Kern-These: Materie organisiert sich selbst und zwar in diskontinuierlichen Energiesprüngen.

Damit können wir zwei Grunderkenntnisse der Selbstorganisationsforschung formulieren:

1. komplexe Systeme sind nicht linear, sondern diskontinuierlich. Sie bilden Muster auf verschiedenen Energieniveaus, zwischen denen unter bestimmten Bedingungen Phasenübergänge stattfinden.

2. Dieses Prinzip gilt in allen komplexen Systemen: der Makrokosmos des Universums, der Mikrokosmos der Atome, biologische Systeme und, wie wir sehen werden, das psychische Selbstheilungssystem, sind in ihrem innersten Wesen gleich (Isomorphie-Prinzip).

Abb. 1: Grunderkenntnisse der Selbstorganisationsforschung

Zwischen 1960 und 1980 hat nun Hermann Haken, Physiker und Mathematiker in Stuttgart, in seinen Untersuchungen am Laserlicht (Haken 1981) sehr präzise herausgearbeitet, wie sich komplexe Systeme organisieren.

Der Laser (Light amplification by stimulated emission of radiation) ist ein physikalisches System. Es zeigt mit großer Klarheit das Wesen der Selbstorganisation: den **Phasenübergang** von Chaos zu Ordnung durch die Anregung einer Schwingung, also durch **Phasenkoppelung**.

Eine normale Lampe, z. B. eine Neonröhre, befindet sich im chaotischen Zustand. Jedes um den Zellkern herumfliegende bzw. herumschwingende Elektron der Leuchtgasatome nimmt im normalen, chaotischen Zustand irgendwann Energie auf und gibt sie irgendwann wieder ab, sodass eine regellose Mischung von Lichtwellen entsteht – im psychischen System wäre analog hierzu das zufällige Entstehen von Lösungsideen, von denen sich aber keine durchsetzt. Es entsteht keine Neuorganisation.

Erhöht man im Laser nun die Energiezufuhr, also die Stromspannung, so beginnen jene Lichtwellen, die den zur Phasenkoppelung geeigneten Rhythmus haben, die also die Fähigkeiten haben, Ordnung zu schaffen (oder psychologisch: die Fähigkeit, das Problem zu lösen), die anderen Elektronen anzuregen und diese beginnen nun im gleichen Takt mitzuschwingen. Haken sagt dazu ›mitzutanzen‹ (Seite 66).

Das Laser-System hat dadurch einen Phasenwechsel vollzogen, indem ihm gleichsam geholfen wurde, seinen stabilen Eigenrhythmus zu finden. Voraussetzung dafür war die Erhöhung der Energie. Die psychische Entsprechung zur Elektrizitätsenergie wäre die Konzentration der emotionalen Energie auf das Bilden eines neuen Musters. In der Laser-Physik wie in der Psychotherapie verwendet man hierfür bestimmte Stabilisierungstechniken, mit denen eine Selbstchaotisierung verhindert und die Energie auf den Phasenwechsel konzentriert wird. Dies werde ich weiter unten noch ausführlicher darstellen.

Dass der Physiker Haken in seiner Sprache zum Poeten wird und von Tanz redet, scheint in der Sache selbst begründet zu sein. Es zeigt sich immer wieder, dass Ordnungsmuster in komplexen Systemen, seien sie belebt oder unbelebt, auf sehr anrührende Weise von einer Art *Schönheit* sind. Man braucht nur zum Sternenhimmel zu schauen, um das zu sehen. Anders ausgedrückt: Was wir als schön empfinden, die Grundmuster unseres ästhetischen Empfindens, sind allgemein gültige Ordnungsmuster, die sich teilweise mathematisch beschreiben lassen. Die Musik des Kosmos. Auch unsere Psyche hat diese Gesetzmäßigkeiten zu ihrem Bauplan gemacht. Wir können als Frage im Sinn behalten: ist Heilung etwas *Schönes*? Ich meine ja.

Eine erste Arbeitshypothese kann also lauten:

> **1. Grundsatz:**
> Das psychische Heilungssystem ist ein biologisches System, welches Phasenübergänge von dysfunktionalen zu funktionalen Ordnungsmustern erzeugt, wenn bestimmte Voraussetzungen erfüllt sind. Therapie stellt diese her.

Nun ist es so, dass wir über das psychische Heilungssystem noch nicht allzu viel wissen. Einhundert Jahre nach ihrer wissenschaftlichen Begründung steht die Psychotherapie ganz offenbar nicht am Ende, sondern am Anfang ihrer Entwicklung. Wir dürfen uns dabei zugute halten, bei allem Respekt vor der Physik, dass biologische Systeme unendlich viel komplexer sind als ein Laser und das menschliche Gehirn das komplexeste System, was die Evolution hervorgebracht hat.

Es erscheint mir deshalb sinnvoll, ein ausgewähltes biologisches System, über welches wir schon mehr wissen, zu betrachten, gleichsam als Modell, um uns klar zu machen, wie sich biologische Systeme organisieren.

Nehmen wir als Modell das menschliche Gehör. Bis noch vor Kurzem war ich der Meinung, das menschliche Gehör sei eine Art biologisches Mikrophon, es versuche passiv aufzunehmen, was an Tönen so daher kommt und es sei von durchschnittlicher Leistungsfähigkeit. Man vergleicht sich mit Fledermäusen und mit Füchsen und denkt, dass man dabei nicht besonders gut wegkäme. Nichts davon ist richtig.

Passiv sind nur das Trommelfell und die Mittelohrknöchelchen, das Innenohr dagegen ist ein aktives System. Die so genannte Schnecke im Innenohr hat **sich selbst** – wir können es nicht anders ausdrücken – konstruiert wie die Tastatur eines Klaviers. Die so genannte Basilarmembran des Innenohrs hat sich in viele hintereinander liegende, in Schneckenform angeordnete, Abschnitte unterteilt. Jeder dieser Abschnitte ist permanent aktiv, ist auf ein eigenes Ton- und Klangmuster spezialisiert und, dies wurde erst kürzlich bekannt, erzeugt diese Klangmuster aktiv. Mit empfindlichen Messgeräten kann man im Gehörgang die Töne aufnehmen, die das Ohr aussendet. **Das Ohr macht Musik.** Jeder dieser spezialisierten Bereiche im Innenohr wartet nun ständig darauf, seine Töne, Klänge oder Harmonien aufzunehmen und darauf aktiv zu reagieren. **Das Ohr will Musik hören.** Alles Andere, die permanente Kakophonie chaotischer Schwingungen, wird aktiv verdeckt.

Das Gehör realisiert auf diese Weise ein zentrales Prinzip der Selbstorganisation: die Sinnhaftigkeit. Das Ohr liest aus dem Wirrwarr der Schwingungen aktiv nur bestimmte, sinnvolle Muster heraus, also Töne, Klänge und Harmonien und unterdrückt alles aktiv, was dazu nicht passt. Es realisiert damit in seinem Bauplan und seiner Funktionsweise die mathematischen Regeln der Harmonielehre (Euler 1990). Damit können wir eine weitere Arbeitshypothese über die Funktion psychischer Heilungssysteme formulieren:

2. Grundsatz:
Das psychische Heilungssystem ist ein aktives System. Es versucht solche emotionalen Ordnungsmuster zu bevorzugen, die ein harmonisches spannungsfreies Ganzes, kurzum eine Persönlichkeit ergeben.

Damit lässt sich die äußerst auffällige Zielsicherheit von Heilungsprozessen erklären. **Das Heilungssystem weiß, wo es hin will.** Wir können uns in der Therapie auf den Heilungsinstinkt – den eigenen und den des Patienten – stets verlassen, wie ein Reiter auf sein Pferd. Es findet immer den Stall. Ich finde das sehr beruhigend. Das Auge arbeitet übrigens genauso. Es sieht nur, was Sinn macht. Machen Sie die Probe aufs Exempel:

Freitag, 19. September 2003
Buchstabensalat

Ehct ksras! Das ghet wicklirh!

Gmäeß eneir Sutide eneir elgnihcesn Uvinisterät, ist es nchit witihcg, in wlecehr Rneflogheie die Bstachuebn in eneim Wort snid, das enziige was wcthiig ist, ist, dsas der estre und der leztte Bstabchue an der ritihcegn Pstoiion snid.

Der Rset knan ein ttoaelr Bsinöldn sien, tedztorn knan man ihn onhe Pemoblre lseen. Das ist so, wiel wir nciht jeedn Bstachuebn enzelin leesn, snderon das Wrot als gseatems.

Ehct ksras! das ghet wicklirh!

Abb. 2: Buchstabensalat[1]

Insbesondere die neurobiologische Forschung der letzten Jahre hat es sich zum Ziel gesetzt, das komplexeste aller biologischen Systeme, das menschliche Gehirn, zu untersuchen. Diese faszinierende Forschung verabschiedet Schritt für Schritt vereinfachende Modellvorstellungen und definiert sich konsequent als Theorie komplexer Systeme. Sie beschreibt einerseits Hirnstrukturen äußerst trocken – man gewöhnt sich an Begriffe wie den präfrontalen Cortex oder den Gyrus cinguli – und sie beschreibt zugleich deren Arbeitsweise geradezu poetisch, denken Sie an die Arbeiten von Oliver Sacks oder von Antonio Damasio.

In der klinischen Praxis sind es drei Phänomene, auf die wir ständig stoßen: Emotion, Körperlichkeit und Rhythmus. Neurobiologische Forschung hat dazu klar gestellt: Emotionen sind das zentrale und unverzichtbare Organisationsprinzip aller mentalen Vorgänge (Roth, 1996). Sie bewerten alles, was erlebt wird; sie steuern das Abspeichern des Erlebten, und damit das Lernen, im Gedächtnis. Menschen, deren Verbindung zum emotionalen Bewertungssystem unterbrochen ist, sei es anatomisch aufgrund von Hirnschäden oder funktionell aufgrund traumatischer Emotionsblockade, sind im betroffenen Bereich nicht lern- und entwicklungsfähig. Damit bestätigt sich die alte klinische Erfahrung des Psychotherapeuten: Es kommt nur das in Bewegung, was auch gefühlt wurde. Dies ermöglicht eine weitere Arbeitshypothese:

[1] Ich danke Bernd Hontschik, der mir den Text überlassen hat.

3. Grundsatz:
Heilung benötigt eine entwicklungsförderliche Verbindung zu den Emotionen.

Warum nun sind Körperwahrnehmungen so bedeutsam? Man muss kein Neurobiologe sein, um sich Folgendes klarzumachen: Es genügt nicht, in den Zentren der emotionalen Intelligenz, also im limbischen System, eine Emotion zu haben und diese Emotion mit den zugehörigen Erinnerungsmustern, Sinneseindrücken und Gedanken zu verknüpfen. Heraus käme eine Art psychotischer Impressionismus. Wir würden, wie im Drogenrausch, irgendetwas fühlen und irgendetwas assoziieren, aber ohne, dass sich daraus eine Person, eine Persönlichkeit, kurz, ein Selbst, organisieren würde (Bauer 2002, Damasio 1997). Hierzu braucht es die Körperwahrnehmungen, also die nach Sherrington (1906) so genannte ›Propriozeption‹.

Die Zentren emotionaler Intelligenz sind deshalb direkt verbunden mit den Wahrnehmungszentren für Körpergefühle im Hirnstamm und im Hypothalamus. Sie organisieren aus Emotion und Körpergefühl dasjenige, was uns die Gewissheit gibt: das bin ich. Der portugiesische Neurobiologe Antonio Damasio (2000) nennt es ›das Selbst‹, genau wie wir Psychotherapeuten.

Damit wird klar: ob psychisches Material relevant ist, kann der Patient (und der Therapeut) am Kompass von Emotion und Körpergefühl ablesen.

Welche Rolle spielt aber Rhythmus? Klinische Beobachtung zeigt, dass sich Veränderungen psychischer Muster in typischen Eigenrhythmen vollziehen. Der Therapeut beobachtet beispielsweise den Eigenrhythmus von Annäherung und Distanzierung an das emotionale Belastungsmaterial. Shapiro hat den Rhythmus ihrer spontanen Augenbewegungen bemerkt. Die Augenbewegungen der REM-Schlafphase, in denen Erlebnismaterial durchprozessiert wird, sind schon länger bekannt.

Die sehr verfeinerten Messmethoden der letzten Jahre haben nun zahlreiche weitere Rhythmusphänomene des Mentalen zu Tage gefördert. Servan-Schreiber (2004) beschreibt die Herzschlagvariabilität. Die Herzfrequenz variiert in einem langsamen Grundrhythmus von etwa fünf pro Minute, ein überlagerter zweiter Puls, den man früher nicht messen konnte. Er ist synchron mit dem kohärenten Heilungsrhythmus des psychischen Apparates. Perlitz hat das gleiche Phänomen eines langsamen Heilungsrhythmus in den Durchblutungsschwankungen der Haut beim autogenen Training gemessen (Perlitz 2004).

Die Neurobiologie fand schließlich, dass sich jede funktionierende Kommunikation zwischen neuronalen Netzwerken als synchrone rhythmische bioelektrische Aktivität von etwa 40 Hz vollzieht (Singer 1995). In anderen Worten: die neuronalen Netzwerke tanzen miteinander, wenn sie miteinander reden wollen.

Wir kommen also zu einer vierten Arbeitshypothese:

4. Grundsatz:

- Emotionen organisieren die psychischen Komplexe, sowohl das Belastungsmaterial wie das Heilungssystem
- Die körperliche Repräsentanz der Emotionen hat die stärkste organisierende Wirkung
- Der Heilungsprozess vollzieht sich in Rhythmen.

Notwendig für Psychotherapie ist, ich werde vielfältig darauf zurückkommen, ein Kohärenzgefühl, in anderen Worten, ein **Heilungsinstinkt,** den wir entwickeln, fördern, trainieren und zu dem man auch den Mut haben muss. Man muss den Mut haben zu erkennen: in diesem Fall, in dieser Situation sagt mir mein Heilungsinstinkt, dass der Patient/die Patientin an jenem leidet und an jenem nicht, leicht oder schwer krank ist, dass Dieses hilfreich ist und Jenes nicht.

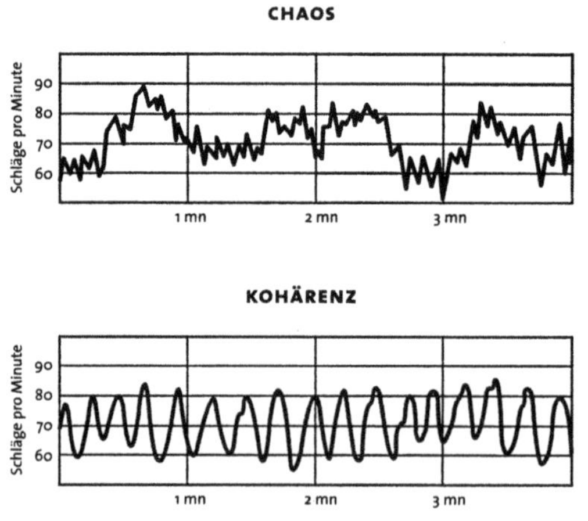

Abb. 3: Chaos und Kohärenz

Zum Glück – und deshalb ist es an der Zeit, die Medizin vom Kopf auf die Füße zu stellen – können wir mittlerweile objektivieren und sogar apparativ sichtbar machen, worauf der Heilungsinstinkt beruht. Servan-Schreiber hat, wie erwähnt, die neueren Studien über die Herzfrequenzvariabilität zusammengefasst. Der Herzschlag weist in engster Verbundenheit mit dem vegetativen Nervensystem und in engster Verbundenheit mit den emotionalen Zentren im Stammhirn zwei Zustände auf: Den heilungsförderlichen **kohärenten Zustand** und den **chaotischen Zustand**, in dem die Heilungsvorgänge stagnieren. Welcher dieser Zustände aktiv ist, hängt von den Emotionen ab. Sie steuern den Selbstheilungsprozess.

Servan-Schreiber hat hierzu folgende Übung entwickelt. (Servan-Schreiber 2004, Seite 71):

> Stellen Sie sich vor, Sie atmen durch das Herz oder durch die zentrale Brustregion. Stellen Sie sich, während Sie langsam und tief weiter atmen, jedes Einatmen und Ausatmen durch diesen so wichtigen Körperbereich bildlich, wenn nicht gar sinnlich, vor. Malen Sie sich aus, wie das Einatmen den für diesen Bereich so notwendigen Sauerstoff liefert, während das Ausatmen alle überflüssigen Abfallstoffe wegbläst. Verfolgen Sie ganz bewusst die langsamen, fließenden Bewegungen des Einatmens und Ausatmens, mit denen das Herz sich in diesem Bad frischer reinigender und beruhigender Luft wäscht. Wie es dieses Geschenk, das Sie ihm mit dem Atem machen, nutzt. Stellen Sie sich das Herz als kleines Kind in einer Badewanne mit warmem Wasser vor, in dem es hin und her paddelt und voller Vergnügen herumplantscht, ohne jegliche Zwänge oder Verpflichtungen. Wie ein Kind, dem man beim Spielen zusieht, man erwartet nichts weiter von ihm als dass es es selbst ist, in seinem natürlichen Element, und man schaut einfach zu, wie es sich auf seine Weise beschäftigt, während man ihm weiterhin milde, sanfte Luft zufächelt.

Servan-Schreiber sagt zu seinen Erfahrungen: »Während dieser Übung bemerkt man oft, wie langsam ein Lächeln aufkommt, als wäre es an der Brust entstanden und auf dem Gesicht erblüht. Es ist dies ganz einfach ein Zeichen von Kohärenz«.

Das Wahrnehmen dieser Vorgänge bildet die Grundlage des Heilungsinstinktes. Wir können als Therapeuten entstehende und abfließende emotionale Belastung über unsere eigenen Reaktionen wahrnehmen. Hier bekommt das Gegenübertragungskonzept eine völlig neue Aktualität.

Damit wird eine fünfte Arbeitshypothese möglich:

> **5. Grundsatz:**
> Psychische Heilung im Zustand der Kohärenz ist ein selbstorganisatorischer Vorgang von bipolarer, rhythmischer Natur zwischen Heilungssystem und Belastungsmaterial der von Emotionen gesteuert wird.

Im Folgenden werde ich erläutern, wie Psychotherapie das selbstorganisatorisch arbeitende Heilungssystem aktiviert und unterstützt.

3. Psychotherapie traumatischer Entwicklungsstillstände

3.1. Das 4-Phasen-Modell der stationären Psychotherapie.

Dieser zweite Teil beschäftigt sich mit der Praxis der Traumatherapie. Jeder Heilungsprozess benötigt zunächst einen therapeutischen Rahmen. Wir verwenden als Basis das traumatherapeutische 3-Phasen-Modell, welches noch von Janet (1889) stammt, und ergänzen es um die Ressourcenorganisation und kommen somit zum 4-Phasen-Modell der stationären Psychotherapie.

Dieser allgemeine Therapierahmen hat sich mittlerweile als Grundstruktur stationärer Psychotherapie sehr bewährt, er leitet sich aus den selbstorganisatorischen Grundprinzipien der Psychotherapie ab.

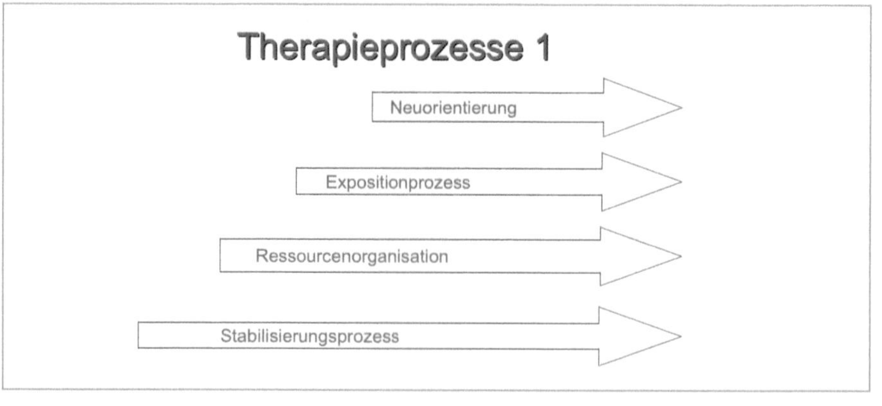

Abb. 4: Therapieprozesse 1

Die Patientinnen zeigen uns, was das psychische Selbstheilungssystem braucht, wir lernen davon, organisieren uns um und geben dem, was möglich ist, einen förderlichen Rahmen. Daraus sind Schritt für Schritt Neukonzeptionen der einzelnen Behandlungsphasen entstanden:

Therapieprozesse 2

1. Stabilisierung als aktive Selbst-Stabilisierung:
   - Beendigung der Selbsttraumatisierung
   - kontrollierter Umgang mit dem emotionalen Belastungsmaterial
2. Ressourcenorganisation:
   - Kontakt mit unspezifischen Universal-Ressourcen
   - dynamische Ressourcenorganisation
3. Exposition:
   - systematisches Durchprozessieren des emotionalen Belastungsmaterials mit bipolarer EMDR-Technik
4. Neuorientierung:
   - Wagen was Sinn macht.

Abb.5: Therapieprozesse 2

Ich werde all dies noch ausführlich erläutern.

Die einzelnen Phasen dieses Therapierahmens bedürfen spezieller Unterstützungsprotokolle, die die Selbstheilungsprozesse wie Katalysatoren intensivieren. Sie bilden den entwicklungsförderlichen Rahmen für das Selbstheilungspotential der Patientinnen, etwa nach diesem Schema:

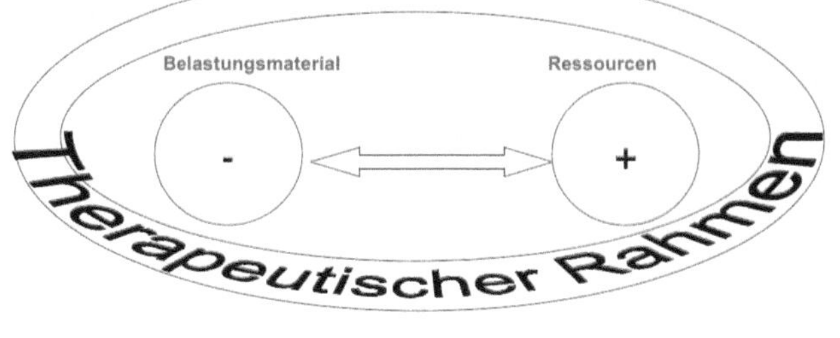

Abb. 6: Das selbstorganisatorische Prozessmodell

Auf dem Gebiet der Behandlungsmethodik ist eine sehr lebhafte Entwicklung im Gang, die bei weitem noch nicht abgeschlossen ist. Ich kann Ihnen nun zeigen, welche Unterstützungsprotokolle wir derzeit speziell in der Essstörungstherapie verwenden, und welche Behandlungsergebnisse die Patientinnen mit deren Hilfe erreichen.

3.2. Die aktive Selbststabilisierung.

Machen wir uns nochmal das Grundprinzip klar.

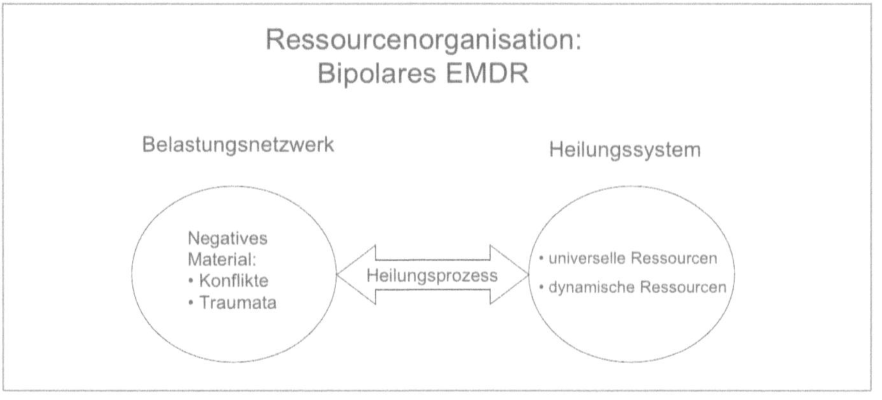

Abb. 7: Bipolares EMDR

Es sind blockierte emotionale Energien, deren Summe das **Belastungsmaterial** bildet. Im EMDR spricht man vom Traumanetzwerk, gewoben aus einzelnen Belastungsknoten. Der Begriff Belastungsmaterial ist praktikabel, Belastung beschreibt die gefühlte emotionale Blockade, der Ausdruck ist deshalb auch Patienten sofort plausibel und er ist kompatibel mit den Ergebnissen der Hirnforschung.

Diesem Belastungsmaterial steht etwas Positives gegenüber, es wird meist als Ressource bezeichnet, ein zungenbrecherischer, nicht selbsterklärender Begriff. Ich neige dazu, konsequent vom ***Heilungssystem*** zu sprechen. Es hat ebenfalls Netzwerkstruktur.

Zwischen beidem, dem Belastungsmaterial und dem Heilungssystem, wird, das ist das Ziel, der **Heilungsprozess** ablaufen. Dazu wird es nur dann kommen, wenn das Heilungssystem gut organisiert und ausreichend stark ist. Das desorganisierte und chronisch geschwächte Heilungssystem des Patienten hat aber nicht die Energie, den Heilungsprozess zu aktivieren. In der Sprache der Selbstorganisation würden wir sagen: die Patientinnen investieren ihre Energie zum wesentlichen Teil bislang in ein krankhaftes, dysfunktionales Muster. Gleichzeitig entstehen zwar permanent Bestrebungen positiver Art, d. h. Ressourcen sind kurzfristig präsent, sie führen aber nicht zur Umorganisation, zum Phasenübergang. Deshalb muss die eigene vorhandene Energie konzentriert werden. Die wirksamsten Schwächungsfaktoren müssen identifiziert und ausgeschaltet werden, das Heilungssystem muss reorganisiert werden. Dies ist Gegenstand der anfänglichen Stabilisierungsphase.

Mit welcher Vision tun wir das? Man könnte zum Einen versuchen, eigene Energie aufzuwenden, um – wie ein Motor? – die Patienten zu irgendetwas und irgendwohin zu bewegen. Dieses Modell ist das Geläufige. Die Patienten wissen nichts von ihren Ressourcen. Sie beginnen die Stabilisierungsphase der Therapie mit der Erwartung, passiv stabilisiert zu werden. Der Therapeut soll etwas tun, damit der Patient sich beispielsweise nicht mehr selbstverletzt. Wenn der Therapeut das könnte, so wäre nichts dagegen einzuwenden. Die Erfahrung lehrt jedoch, wie schwach die Kräfte des Therapeuten sind verglichen mit der Kraft des Patienten, sein Symptom zu verteidigen. Also, und das ist das Wichtige: wir zeigen den Patienten, wie sie Verbindung bekommen zu ihren eigenen, bereitliegenden Stabilisierungsressourcen. Dies ist **aktive Selbststabilisierung,** ein Begriff, den ich hier einführen möchte, weil wir ihn brauchen.

3.2.1. Beenden der Selbsttraumatisierung

Der Einstieg in die aktive Selbststabilisierung erfordert eine begriffliche Unterscheidung. Das emotionale Belastungsmaterial im Kern der Erkrankung hat Kompensationsmechanismen auf den Plan gerufen: **primäre** und **sekundäre Krankheitsphänomene,** zwei Begriffe, die ich ebenfalls hier einführe, weil ich sie für notwendig halte.

Die primären Sofortreaktionen sind sehr basale Strategien, die das Überleben des Individuums bei unerträglicher emotionaler Belastung sichern sollen: Dissoziation des Erlebten, Fragmentierung der Eindrücke, Dekontextualisierung des Erlebten, also blockierte Verknüpfung mit vorhandenen Erfahrungen, Blockierung der Symbolisierungs- und Versprachlichungsfunktionen. All dies sind Elemente der traumatischen Reaktion. Der psychische Verarbeitungsapparat hat keine anderen Möglichkeiten, als das überstarke, nicht verarbeitbare Material gleichsam in einen extraterritorialen Raum auszukapseln. Trotz aller negativer Folgen, die dieser Mechanismus hat, ist es doch eine aktive Selbstschutzstrategie des Organismus, über den es allerdings keine bewusste Kontrolle gibt.

Ganz anders die sekundären Reaktionen. Sie sind der fortwährende Versuch der gesunden Persönlichkeit, Kontrolle über das emotionale Belastungsmaterial

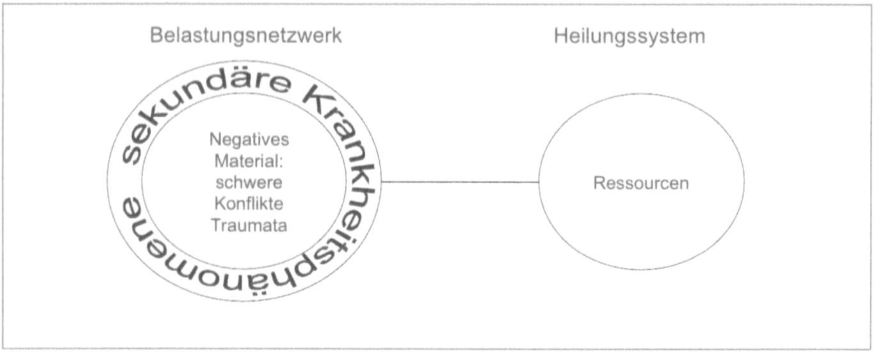

Abb. 8: Das bipolare Prinzip der Psychotherapie

zu bekommen. Die dabei entwickelten Fähigkeiten sind stets Mischwesen, eine Art Zwitter aus Trauma und Ressource. Beispielsweise ist die Fähigkeit anorektischer Patientinnen, das eigene Gewicht zu kontrollieren, hochentwickelt und die Fähigkeit ist zugleich eine Form der Selbsttraumatisierung, die zur Zerstörung der eigenen Weiblichkeit und der eigenen Entwicklung führt.

Sekundärphänomene unterliegen einer starken bewussten Kontrolle, sie werden aktiviert und deaktiviert abhängig von den situativen Begebenheiten und den aktuellen Zielen der Person. Trotz ihrer Zwitternatur zwischen Ressource und Trauma sind sie eine Form der Kreativität. Sie sind Schöpfungen des gesunden Teils der Person, Lösungsversuche, die allerdings nicht lösen, sondern selbst zum Problem geworden sind.

Für die Sekundärphänomene können wir Kontrollfähigkeit voraussetzen, für die Primärphänomene nicht. Ein Beispiel:

Die 30-jährige Frau M. kommt mit der Diagnose einer dissoziativen Identitätsstörung. Sie ist deshalb berentet. Sie leidet an einer umfangreichen Symptomatik von Dissoziation, selbstverletzendem Verhalten, schwersten Störungen des Tag-Nacht-Rhythmus. Sie hält sich nächtelang hintereinander wach und ist infolge dessen am Tage in einem rauschartigen, fast halluzinatorischen Zustand. Sie übt mit Hilfe dieser Symptomatik starke Kontrolle und Macht auf Mitpatientinnen aus, versucht deren Verhalten zu steuern, gibt umfangreiche Anweisungen heraus, wie mit ihr umgegangen werden müsse und wie nicht. Die zielgerichtete Nutzung der Symptomatik bestätigt die Annahme, dass hierüber eine Kontrollfähigkeit besteht, also sowohl über dissoziatives Umschalten zwischen verschiedenen Persönlichkeitsanteilen wie über selbstverletzendes Verhalten und auch über die Regulation des Schlafverhaltens.

Nach einer 3-wöchigen Stabilisierungsphase hat sie die gesamte Symptomatik unter Kontrolle, mit viel Anstrengung, aber erfolgreich. Sie sagt, es sei in keiner Behandlung vorher von ihr erwartet worden, dass sie diese Dinge unter Kontrolle bekommt, sie hätte es auch nicht für möglich gehalten, fühle sich aber so stabil, wie seit sehr langer Zeit nicht mehr. Die Anstrengung habe sich gelohnt.

In einer Visite ist mit dieser Patientin, die über ein Ensemble von mehreren Dutzend Innenpersönlichkeiten verfügt, ein vollkommen geordneter Dialog über die weitere Behandlungsplanung möglich. Geordnet heißt, sie ist kognitiv und emotional präsent, zu keinem Moment überfordert oder dissoziiert.

Sie fragt in dieser Visite, ob sie bei aller Skepsis gegenüber Medikamenten etwas zum Schlafen bekommen könne. Nun beginnt in der Visite ein kurzer Dialog zwischen mir und dem anwesenden Oberarzt, welches Medikament geeignet sei. Im selben Moment fällt mir auf, dass die Patientin verwirrt scheint, sie schlägt vor, die Diskussion abzubrechen und im Einzelgespräch mit dem Therapeuten fortzuführen. Wahrscheinlich, so klärt sich später, haben hier zwei Männer darüber gesprochen, was sie mit ihr machen werden. Dies ist Bestandteil ihres Traumaschemas. Sie geriet hier in den Grenzbereich der Belastbarkeit und wäre bei weiter ansteigender emotionaler Belastung, etwa durch Weiterführung des Dialogs zwischen mir und dem Oberarzt, in den Bereich der primären Krankheitsphänomene geraten, die sie nicht mehr unter Kontrolle gehabt hätte. Sie hat aber ihre mittlerweile vorhandenen Stabilisierungsfähigkeiten unmittelbar eingesetzt, indem sie die belastende Situation benannt und beendet hat. Sie hat sich damit aktiv für Stabilisierung und gegen Symptomatik entschieden. Selbstverständlich sind wir ihrem Vorschlag ohne Diskussion und Zögern gefolgt.

Die **aktive Selbststabilisierung** beginnt mit jenem Sekundärphänomen, welches die stärkste selbsttraumatisierende und entwicklungsblockierende Wirkung hat. Die Patientinnen übernehmen Verantwortung, dieses Negativ-Muster unter Nutzung ihrer vorhandenen Ressourcen zu kontrollieren und zu beenden.

Es ist gut, hier erneut kurz inne zu halten: Warum ist es so wichtig, dass die Patientinnen die Selbsttraumatisierung beenden?

Jedes dieser Negativ-Muster, wie Dissoziation, Selbstverletzung, Anorexie, bulimisches Verhalten, Zwangsrituale, Sucht, vergrößert jenen Persönlichkeitsbereich, der unter dem Einfluss des Traumaschemas steht. Stellen Sie sich ein Boot vor, Leck geschlagen und halb voll Wasser, Sie kommen als Lotse an Bord (– die Therapie beginnt –) und der Steuermann ist damit beschäftigt, Wasser **in** das Boot zu schöpfen. Dieser Steuermann muss als Erstes damit aufhören, Wasser **ins** Schiff zu schöpfen. Die aktive Selbststabilisierung beginnt deshalb mit einer Entscheidung für oder gegen Stabilisierung, die wir nachdrücklich fordern müssen.

Ich will nun den Prozess der aktiven Selbststabilisierung zunächst am Beispiel des selbstverletzenden Verhaltens verdeutlichen.

Selbstverletzendes Verhalten wird allgemein als etwas nicht Kontrollierbares angesehen, es wird also den primären Krankheitsphänomenen zugeordnet. Dem widersprechen allerdings zahlreiche klinische Beobachtungen, die eher wenig Beachtung finden. Psychotherapiepatienten kontrollieren beispielsweise immer den Ort, an dem sie ihre Selbstverletzungen praktizieren. Niemals geschieht dies in der Therapiestunde. In der Therapiestunde entsteht vielleicht der Gedanke, nach der Therapiestunde entsteht erst der Plan, danach die Entscheidung, später die Umsetzung am hierfür bevorzugten Ort. Bei primären Krankheitsphänomenen, wie einem Asthma- oder Migräneanfall beispielsweise, wäre dies nicht möglich. Selbstverletzendes Verhalten ist auch stets eingebettet in eine Beziehungs- und Gruppendynamik, es gibt Selbstverletzungsepidemien innerhalb und außerhalb von Kliniken.

All dies spricht dafür, dass es sich bei selbstverletzendem Verhalten um ein sekundäres und somit auch kontrollierbares Krankheitsphänomen handelt. Die Notwendigkeit, diese Fähigkeit auch zu nutzen, ergibt sich aus der offensicht-

Therapievertrag bei selbstverletzendem Verhalten:

§ 1 Mit dieser Vereinbarung lege ich mich darauf fest zu klären, ob mir ein gewaltfreier Umgang mit mir selbst und damit eine Fortsetzung der Therapie möglich ist.

§ 2 Sollte es nach Abschluss dieses Vertrages zu Selbstverletzungen kommen, so gilt Folgendes:
Nach der ersten Selbstverletzung halte ich eine 4wöchige Ruhephase ohne Selbstverletzung ein, nach der zweiten Selbstverletzung eine 6wöchige Ruhephase. Danach entscheide ich mich für ein endgültiges selbstverletzungsfreies Leben oder beende die Therapie.

§ 3 Sollte es innerhalb dieser Ruhephasen zu einer erneuten Selbstverletzung kommen, so habe ich mich gegen Heilung entschieden, der Aufenthalt wird beendet.
Ich habe dann die Möglichkeit, nach einer dreimonatigen, selbstverletzungsfreien Zeit in die Klinik zurückzukehren.

Abb. 9: Therapievertrag bei selbstverletzendem Verhalten

lichen selbsttraumatisierenden Wirkung selbstverletzenden Verhaltens. Dem Körper wird Gewalt angetan. Die Auswirkungen auf die Stabilität der Patientinnen sind fatal. Gerade keimende Stabilität oder beginnende Entwicklung wird durch jede neue Selbsttraumatisierung dieser Art gestoppt.

Wie lässt sich nun die vorhandene Fähigkeit zur Kontrolle dieses Negativ-Musters im Sinne der aktiven Selbststabilisierung nutzen? Wir verwenden ein einfaches Selbststabilisierungsprotokoll. Die Patientinnen legen sich darauf fest, die Verantwortung für ihr selbstverletzendes Verhalten zu übernehmen, es zu unterlassen oder die stationäre Psychotherapie so lange zu unterbrechen, bis sie diese Fähigkeit erworben haben.

Wir haben in den letzten sechs Monaten 151 stationäre Psychotherapien abgeschlossen, 30 Patientinnen davon (entsprechend 20%) hatten vor Aufnahme selbstverletzendes Verhalten in allen Schweregraden praktiziert. Alle haben nach der stationären Aufnahme die Notwendigkeit einer aktiven Selbststabilisierung akzeptiert. Zum Therapieabbruch wegen fortgesetztem selbstverletzendem Verhalten kam es in keinem Fall, 100% der Patientinnen waren zur aktiven Selbststabilisierung im Stande. Zu den seltenen Rückfällen kam es weniger wegen fehlender Kontrollfähigkeit als wegen fehlender Motivation, sie zu nutzen. Die Klinik ist in Folge dessen praktisch selbstverletzungsfrei. Die häufig vertretene Lehrmeinung, Selbstverletzen sei unverzichtbar, ist auch aus der Sicht der Patientinnen falsch. Sie sind vielmehr sehr stolz auf sich und ihre Fähigkeiten.

3.3. Die Stabilisierungsphase der Magersucht

An der magersüchtigen Lebensform fällt als Haupteigenschaft die strikte Kontrolle über jedes fremde Eindringen in die eigene Person auf, wahrscheinlich als Abwehr gegen erfahrene traumatische Eingriffe in die Integrität der eigenen, weiblichen Persönlichkeit. Die Magersucht ist als Notlösung eine krankhafte Form der Selbstorganisation, sie ist Hilfspersönlichkeit und sie ist doch auch eine Form der Selbsttraumatisierung: Die eigene Entwicklung wird mit Gewalt zum Stillstand gebracht. Wir dürfen die Patientinnen deshalb nicht nur als die Opfer sehen, die sie waren oder bis heute sind; sie bleiben in der Magersucht im Traumaschema, sie kontrollieren, beherrschen, brechen mit Gewalt in die Integrität ihres eigenen Körpers ein.

Die Stabilisierungsphase des psychotherapeutischen Prozesses beginnt immer mit einer Entscheidung: Sind die Patientinnen bereit, Verantwortung für ihre Selbsttraumatisierung zu übernehmen und ihre vorhandenen Fähigkeiten zu deren Begrenzung zu nutzen, um sich selbst in der Gegenwart einen stabilen entwicklungsförderlichen Raum zu schaffen, von dem aus traumatisches Material durchgearbeitet werden kann.

Was wissen wir nun über die Stabilisierungskompetenz der Magersucht-Patientinnen und wo endet diese? Wie geben wir dieser Kompetenz einen fördernden Rahmen? Gehen wir zunächst von den klinischen Beobachtungen aus.

Magersüchtige Patientinnen steuern ihr Gewicht sehr exakt, je nach ihren Zielen. Dies gehört zum Wesen der Magersucht. Die Steuerungsfähigkeit wird allerdings mit fortschreitender Abmagerung schwächer und kollabiert nach klinischer Erfahrung etwa unterhalb eines BMI von 11,5. Das wären bei einer Patientin von 1,65m Größe etwa 31kg. Hierfür dürften nicht nur hirnorganische Beeinträchtigungen, sondern auch beginnende Sterbeprozesse mit Dissoziation von allen Körperwahrnehmungen und euphorischer Vergeistigung verantwortlich sein.

Sobald eine Patientin sich aber aktiv entschieden hat, ihre Steuerungsfähigkeit für die Therapie zu nutzen, entstehen Stabilisierungsverläufe wie dieser:

Die 16jährige Patientin war ein Jahr fast durchgehend in einer kinderpsychiatrischen Klinik gewesen, wo sie ihr Gewicht bei Entlassung auf 100g genau auf der Höhe des Aufnahmegewichtes gehalten hatte. Nach der Verlegung hat sie zwei Wochen nachgedacht, ob sie die Stabilisierungsphase beginnen will und hat sich dafür entschieden. Sie sagte zu ihrem Therapeuten: »Es ist

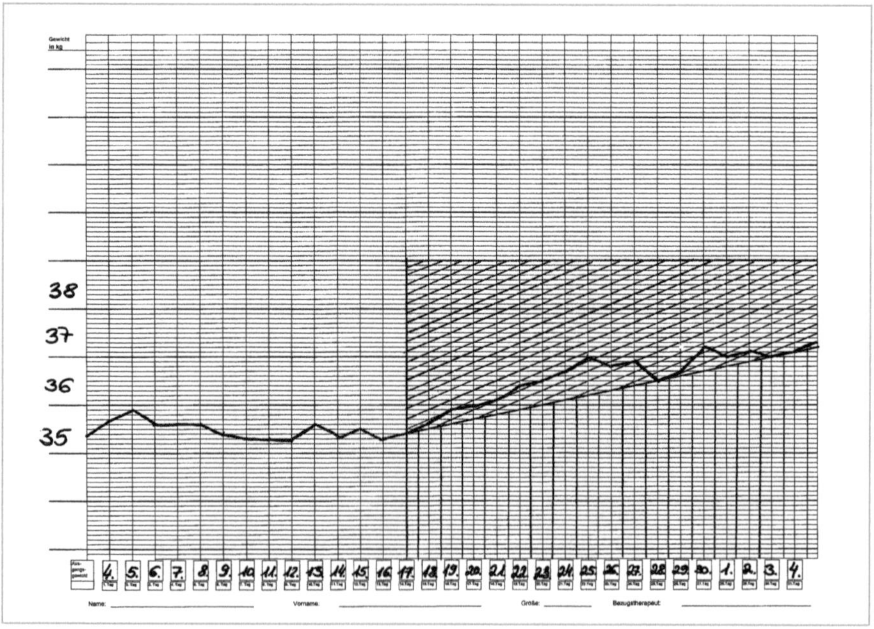

Abb. 10: Magersuchtprotokoll

genug. Es reicht jetzt mit Magersucht.« Mich berühren solche Entscheidungen für das Leben jedesmal sehr. Weiterhin steuerte sie ihr Gewicht aber so exakt, wie das kein Gesunder könnte.

Am Beginn der Stabilisierungsphase hat sie errechnet, an welchem Tag sie ihr Zielgewicht von BMI 18 erreicht haben würde. Sie kam auf den 27.08.2004. Praktisch genau an diesem Tag hat sie ihr Ziel erreicht. Wir machen diese Beobachtung häufig; Anorexiepatientinnen halten sich an der Stabilisierungslinie gleichsam fest. Sie brauchen sie.

Die Fähigkeit zur Gewichtskontrolle haben die Patientinnen im Magersuchtverlauf erworben, sie haben sie trainiert. Wer diese Fähigkeit zum Gegner hat, weiß von deren Kraft zu berichten. Es ist nicht möglich, den Willen der Patientinnen zu brechen und es gibt auch keinen Grund, es zu versuchen. Anders ausgedrückt: Magersüchtige erlauben nur einem einzigen Menschen auf der Welt, ihr Gewicht zu kontrollieren: sich selbst.

Das Stabilisierungsprotokoll, welches die aktive Selbststabilisierung der Magersucht ermöglicht, besteht aus einem knappen Regelsystem, welches von den Patientinnen nur eines verlangt, sich für oder gegen Selbsttraumatisierung zu entscheiden.

Äußerer Druck oder Kontrolle von Seiten der Klinik findet nicht statt, ebensowenig Gegendruck von Seiten der Patientinnen in Gestalt unendlicher Debatten oder kunstvoller Tricks. Es bewährt sich nicht, die Regeln dieses Rahmens den eigenen emotionalen Bedürfnissen folgend situationsweise außer Kraft zu setzen. Die Entscheidung einer Patientin auch gegen Therapie zum gegebenen Zeitpunkt muss respektiert werden.

Stabilisierungsprotokoll

Umgang mit meiner Erfolgslinie

- Jeder Tag oberhalb der Erfolgslinie im grünen Bereich ist ein guter Tag. Ich werde mich dafür mit etwas belohnen, was mir Freude macht.
- Jeder Tag unterhalb der Erfolgslinie im roten Bereich ist ein schlechter Tag, den ich bis auf Therapien und Mahlzeiten in Zimmerklausur verbringe.
- Wenn ich 7 Tage hintereinander im roten Bereich war, habe ich mich entschieden, bis auf weiteres magersüchtig zu bleiben, die Behandlung wird beendet.
- Bei einem BMI von 18 bin ich am vereinbarten Ziel.

Abb. 11: Stabilisierungsprotokoll

Eine kleine klinische Beobachtung an Rande: Vor einiger Zeit fiel mir auf, dass ich die magersüchtigen Patientinnen, wenn ich Ihnen in der Klinik begegne, auf eine andere Weise grüße, als früher. **Mein Blick kontrolliert nicht mehr, was sie wiegen.** Erst in diesem Moment wurde mir bewusst, dass ich früher jede Magersüchtige mit einer Mischung aus Besorgnis und Ärger darauf kontrolliert hatte, ob sie zunimmt oder nicht. Dies dürfte eines der in den Familien nicht nur subtil, sondern impertinent praktizierten Kontrollmuster sein, wogegen sich die Patientinnen dann wiederum mit Magersucht wehren. Anders ausgedrückt: solange wir gezwungen sind, die Magersüchtigen mit Blicken oder mit anderen Methoden zu kontrollieren, erzeugen wir die Magersucht. In unserer Klinik herrscht mittlerweile eine stoische Gelassenheit: wir wissen, dass die Patientinnen sich um alles Nötige kümmern, wir wissen, dass sie zunehmen; Magersucht ist mittlerweile die am leichtesten behandelbare Störung geworden. Wir hatten das nicht erwartet.

3.2.2. Kontrollierte Annäherung an das emotionale Belastungsmaterial

Die kontrollierte Annäherung an das emotionale Belastungsmaterial ist das zweite selbstorganisatorische Element der Stabilisierungsphase. Es kommt zu einer typischen Richtungsumkehr. Die Patientinnen beginnen, die emotionale Belastung aktiv aufzusuchen, nicht mit dem Ziel sich zu quälen, sondern mit dem Ziel, ein Gefühl für das zu bekommen, was geheilt werden muss. Es ist vielleicht so, wie ein Spürhund die Witterung des Täters aufnimmt, aktiv suchend.

Das emotionale Belastungslimit dabei zu beachten ist von größter Bedeutung. Fast alle Patienten versuchen, über ihre Belastungsgrenze zu gehen und traumatisieren sich im Glauben, der Weg zur Heilung führe durch die Hölle. Dies ist nicht der Fall. Notwendig ist eine kontrollierte Fokussierung.

Kontrollierte Fokussierung auf:
- Belastende Situation
- Schlimmster Moment
- Negative Kognition

Ziel: Finden des Fokussierungsoptimums

Sehr bewährt ist hier die Technik des bipolaren EMDR. Die Annäherung an das Belastungsmaterial geschieht über die Fokussierung auf Situationen, in denen emotionale Belastung fühlbar wird, verstärkt durch die Fokussierung auf den schlimmsten Moment und die zugehörige negative Kognition. Ziel ist nicht die maximale, sondern die optimale Annäherung. Die Belastungsgrenze ist dabei definiert als jener Punkt, an dem die Belastung den Heilungsprozess nicht mehr anregt, sondern blockiert, also der Punkt an dem eine Retraumatisierung eintreten würde. Die Patienten lernen innerhalb kürzester Zeit, diese Belastungsgrenze zu erkennen und zu respektieren. Dies hat außerordentlich entlastende Wirkung. Die Patientinnen wissen: zu keinem Zeitpunkt der Therapie wird es zur Retraumatisierung kommen. Hier wird ein weiteres Prinzip der Selbstorganisation deutlich:

> **6. Grundsatz:**
> In der Annäherung an das emotionale Belastungsmaterial gibt es den Bereich der optimalen Fokussierung, an dem die Ressourcen aktiviert werden und der Heilungsprozess spontan beginnt.

Im bipolaren EMDR werden nach Erreichen dieses Fokussierungsoptimums entweder die **unspezifischen** oder die **spezifischen** Ressourcen aktiviert und mit Verankerungstechniken unterstützt.

3.4. Dynamische Ressourcenorganisation

Im Prozess der Ressourcenorganisation müssen wir uns zunächst von der Vorstellung verabschieden, wir selbst seien die Ressource, wir seien das heilsame Prinzip. Wir sind es nicht. Wir stellen aber günstige Bedingungen her für das Wirksam-Werden der vorhanden Ressourcen. Hierzu ist in der klinischen Psychotherapie zunächst ein großes Repertoire unspezifischer Ressourcen entstanden. Bewährt sind imaginative Verfahren, wie z. B. die Arbeit mit dem sicheren Ort, den inneren Helfern, die Arbeit mit den bekannten Distanzierungsmethoden wie Bildschirmtechnik und Ähnliches. Shapiro hat die Lichtstromtechnik beschrieben, alle Patienten lieben diese Übung. Äußerst wirksam ist das von Shapiro in das EMDR eingeführte Finden des individuellen heilungsförderlichen Rhythmus, sei es mit Augenbewegungen oder auf anderem Wege, beispielsweise mit dem Neurotec-Gerät, was ich persönlich bevorzuge.

In der Arbeit mit diesen universellen Ressourcen werden die Patienten – die Therapeuten ebenso – zunehmend kreativer, die Ressourcen werden individueller, problemspezifischer und dabei erheblich wirksamer. Dies ist methodisch der Übergang von den universellen zu den **dynamischen Ressourcen.** Die Grundlagen und Praxis der dynamischen Ressourcenorganisation werde ich im Folgenden kurz darstellen.

Dynamische Ressourcenorganisation bedeutet, jene Kraftquellen aufzugreifen und zu unterstützen, die spontan vom psychischen Selbstheilungssystem in Kontakt mit dem emotionalen Belastungsmaterial erzeugt werden. Man kann dies insbesondere bei der Arbeit mit bipolarem EMDR sehr gut beobachten und nutzen, aber auch in jeder anderen Therapieform, da es sich um natürliche Phänomene handelt. Die »positive Kognition« des Standardprotokolls durch Shapiro war die Erstbeschreibung einer dynamischen Ressource. Bipolares EMDR (Plassmann 2004) ist eine Weiterentwicklung des bekannten EMDR-Standardprotokolls (Shapiro 1998).

Im Arbeiten mit dynamischen, also spontan auftauchenden Ressourcen, ist der Kreativität des Therapeuten und der Patientinnen keine Grenze gesetzt. Alles, was stärker macht, ist gut.

Die Spontanressourcen tauchen meist zuerst in der Dimension der Körperrepräsentanzen auf, also als Körperhaltung, veränderte Atmung, veränderte Mimik. Dies wird unterstützt durch Fokussierung auf die Körperwahrnehmungen, auf damit assoziierte Situationen mit intensivem Ressourcenkontakt und die dazugehörige positive Kognition.

Dynamische Ressourcenorganisation
- Kontrollierte Fokussierung auf emotionales Belastungsmaterial bis zum Fokussierungsoptimum
- Beginn der Ressourcenorganisation mit Körperrepräsentanzen (Körperhaltung, Atmung, Mimik)
- Fokussierung auf positive Situation
- Positive Kognition
- Bestimmen des VoC

Die mittlerweile in die EMDR-Ausbildung integrierte so genannte Absorptionstechnik ist eine sehr praktikable Standardisierung der dynamischen Ressourcenorganisation.

Sorgfältige Ressourcenorganisation bringt die Patientinnen mit ihren eigenen Kraftquellen in Verbindung. Allein deren Wahrnehmung, das Gefühl, dass es ein Heilungssystem gibt, hat enormen positiven Einfluss auf die Patientinnen, die sich praktisch alle im Zustand der Hilf- und Hoffnungslosigkeit ihrem emotionalen Belastungsmaterial gegenüber befunden haben. Zu unserer Überraschung, wir hatten das nicht erwartet, kommen durch sorgfältige dynamische Ressourcenorganisation erstaunlich intensive Selbstheilungsprozesse in Gang. Der natürliche Verarbeitungsprozess scheint gleichsam seine Arbeit wieder aufzunehmen. Erhebliche Teile der eigentlichen Expositionsphase werden dadurch überflüssig, weil die emotionale Belastung so stark absinkt, dass sie von den Patientinnen nicht mehr als krankmachend empfunden wird.

3.5. Expositionsphase

In der Expositionsphase von emotionalem Belastungsmaterial, welches sich nicht in der Ressourcenorganisation spontan aufgelöst hat, stoßen wir bei Patientinnen mit Essstörungen beunruhigend häufig auf konkrete Erfahrungen von innerfamiliären sexuellen Übergriffen. Die zugehörigen Emotionen sind ebenfalls stark körperlich repräsentiert als Ekel vor dem eigenen Körper, meist lokalisiert im Bauchbereich oder als Erfahrung des Selbstverlustes mit Dissoziation vom eigenen Körper und Verlust der Körperwahrnehmungen.

In noch tieferen Schichten finden sich bei Magersüchtigen erstaunlich häufig infantile Erfahrungen körperlich repräsentierter Todesangst als traumatischem Kernaffekt, reaktiviert in der Pubertät, bei Bulimiepatientinnen eine unerträgliche emotionale Leere. Die Begegnung mit diesem emotionalen Material, welches von großer Heftigkeit ist, muss sehr sorgfältig dosiert werden. Das bipolare EMDR erlaubt dies durch seine oszillierende Arbeitsweise zwischen Traumamaterial und Ressourcen. Im Ressourcenbereich finden wir die Elemente des psychischen Selbstheilungssystems; sie sind vorhanden, aber desorganisiert.

Die Patientinnen können nach erfolgreicher Stabilisierung und Ressourcenorganisation frei entscheiden, ob sie an diesem Traumamaterial mit einer der Expositionsmethoden arbeiten wollen, was meist der Fall ist. Methodisch kann mit bipolarem EMDR gearbeitet werden, was ich persönlich bevorzuge, oder mit dem EMDR-Standardprotokoll für Exposition (Shapiro 1998).

3.6. Ergebnisse:

Schauen wir uns die Ausgangssituation an. Die gegenwärtigen Behandlungsergebnisse der stationären Essstörungstherapie hat die Stuttgarter multizentrische Essstörungsstudie gut dargestellt. Europaweit liegt der Anteil erfolgreicher Behandlungen im Mittel bei 30%, in der 1-Jahres-Katamnese bei 40%. Deutschland schneidet etwas unterdurchschnittlich ab.

Die multizentrische Essstörungsstudie
(Kordy u. a. 2002)

Land	Anorexia nervosa		Bulimia nervosa	
	n	Erfolgsquote %	n	Erfolgsquote %
Italien	15	69,2	23	50,0
Portugal	28	68,2	27	33,3
Niederlande	**119**	**49,5**	**93**	**56,2**
Tschechien	35	46,9	33	40,0
Frankreich	37	35,3	122	74,4
Deutschland	***256***	***32,5***	***460***	***31,1***
Spanien	88	29,9	109	40,4
England	64	27,6	89	36,6
Schweiz	60	19,3	122	74,4
Dänemark			17	29,4
Finnland			42	9,5

Abb. 12: Die multizentrische Essstörungsstudie

Die Ergebnisse einiger ausgewählter deutscher Kliniken zeigt diese Untersuchung:

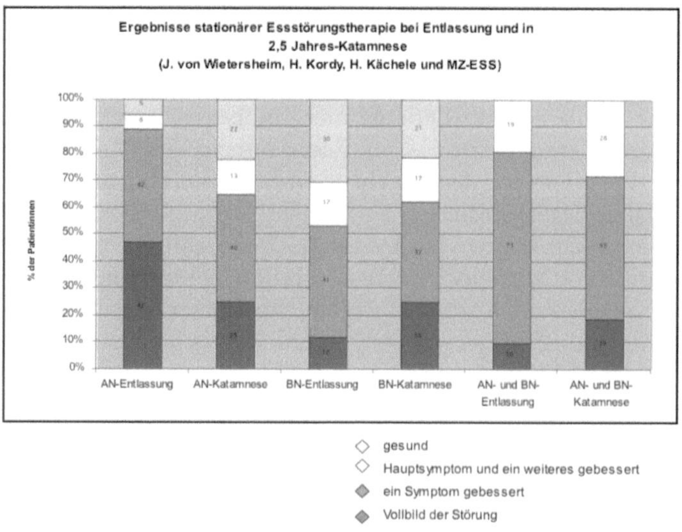

Abb. 13: Ergebnisse stationärer Essstörungstherapie in Deutschland

Bei Anorexie also 11% Therapieerfolg, bei Bulimie 47%.

Die Auswertung unserer Behandlungsfälle des Jahres 2003-2004 mit dem beschriebenen 4-Phasen-Modell ergab folgende Ergebnisse:

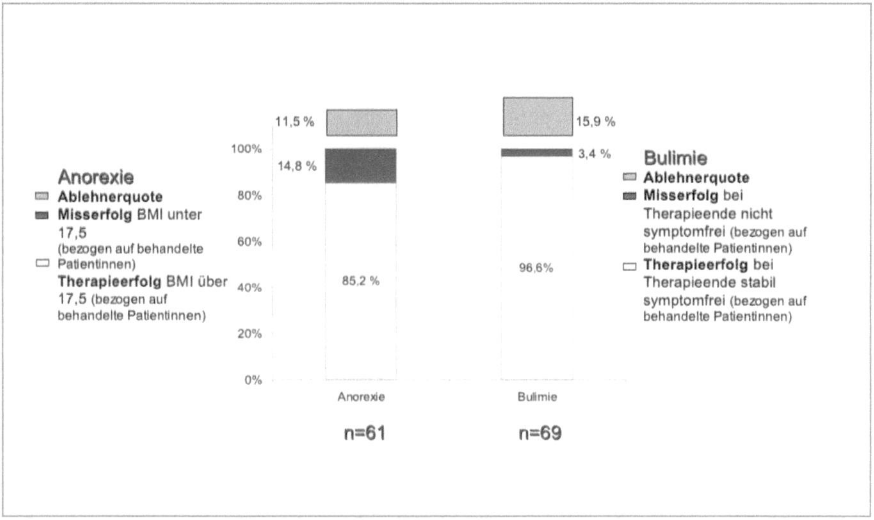

Abb. 14: Therapieergebnisse Psychotherapeutisches Zentrum

Wir sehen also in der Magersuchtbehandlung einen Anstieg von 11 auf 85%, in der Bulimiebehandlung von 47 auf 96%.

3.7. Fallbeispiel 2

Die 62-jährige Frau S. ist als Hochschullehrerin tätig, sie liebt ihren Beruf, insbesondere die Lehrveranstaltungen, den Umgang mit den jungen Menschen.

Als sie ahnte, dass die Anorexie ihrer Tochter vielleicht daher rührt, dass die Tochter ebenso wie sie selbst vom Vater sexuell missbraucht wurde, entwickelte sie eine heftige Symptomatik. Dieser Zusammenhang wurde mir allerdings erst später klar.

Sie hat massive Schwierigkeiten mit dem Gedächtnis. Sie vergisst in ihren Seminaren Begriffe, sie vergisst Namen von Studenten, sie verwechselt beim Schreiben an der Tafel Buchstaben, sie fährt ständig mit dem Auto an der richtigen Autobahnabfahrt vorbei, sie vergisst Termine, sie fliegt zu einer Konferenz im Ausland zum falschen Zeitpunkt, sie kann Sätze nicht zu Ende sprechen, weil die Worte verschwunden sind. Sie weiß bei alledem intuitiv sicher, dass es kein Hirnabbau ist, sondern, dass ihr Gedächtnis irgendwie verrückt spielt. Sie weiß nicht, warum. Die Symptome sind begleitet von schweren Schlafstörungen, Kopfschmerzen, Schweißausbrüchen.

Sie war als Professorin nicht mehr arbeitsfähig, wir haben sie zur stationären Psychotherapie aufgenommen.

Im ersten ausführlichen Gespräch mit ihr hat sie diese Problematik geschildert. Sie ist eine mittelgroße kräftig gebaute Frau, hellwach und voll Energie, fühlbar schwer leidend. An mir selbst fiel mir auf, dass ich ihr Problem zwar gehört, aber nicht verstanden habe. Ich hatte einige vage Ahnungen, ich merkte einen diskreten Spannungsanstieg beim Sprechen über ihren Ehemann, ansonsten konnte ich das emotionale Belastungsmaterial, welches die Symptomatik auslöste, an keiner Stelle des Sprechens über Ihr Leben und über ihre Lebensgeschichte fühlen. Erst später wurde mir klar, dass eben dies die Funktion des Symptoms ist: Emotionalen Kontakt zum Belastungsmaterial verhindern, Erinnerung verhindern.

Sie blieb aus beruflichen Gründen nicht lange in der Klinik, ich hatte am Ende dieser stationären Psychotherapie nicht viel mehr verstanden als an deren Anfang. Die Patientin beschrieb, fast zu meiner Überraschung, dass ihre Symptomatik sehr stark zurückgegangen sei, ebenso die vegetativen Reaktionen, kurzum, eine erfolgreiche Stabilisierung. Sehr deutlich fühlbar in meinem letzten Gespräch mit ihr war: sie hatte Mut gefasst. Sie sprach von ihrer starken Berührtheit durch die Lebensgeschichten von Mitpatientinnen. Nach einer bestimmten Gruppensitzung habe bei ihr ein heftigster positiver Aufruhr eingesetzt mit der Gewissheit: Wenn diese Patientin es kann, kann ich es auch. Darüber hinaus sei sie mit ihrer Liebe zur Natur, lange vergessen, wieder in starke Berührung gekommen und habe mit allen Sinnen das Grün, die Farben, die Gerüche genossen. Ich meine, man sollte niemals den Fehler machen, solchen Kontakt mit positiven Kraftquellen zu übergehen oder sogar als Schönfärberei abtun. Ich halte das Gegenteil für richtig. Ich habe der Patientin meine Überzeugung geschildert, dass sie hier der wiederbeginnenden Tätigkeit ihres Heilungssystems begegnet ist. Sie hatte alle Gelegenheiten zur Ressourcenorganisation genutzt.

Dann am Ende dieses Abschlussgesprächs ein seltsamer intensiver Moment. Sie wollte etwas von mir, ich wusste nicht was. Es ging um weitere Behandlung. Alles, was überlegt wurde, ein zweiter stationärer Aufenthalt, ambulante Weiterbehandlung, gelegentliche ambulante Therapiestunden nach Absprache, all das war es noch nicht. Dies sind Momente der Selbstorganisation, eine neue Idee will entstehen. Ich leiste mir mittlerweile die Freiheit und auch die Zeit, solchen Momenten Raum zu geben bis die Idee, die ich noch nicht kenne, geboren sein wird. Ich unterstütze das allenfalls mit der Frage: »Was meinen Sie, was könnte passen?«.

Dann gegen einen gewissen Widerstand, ich glaube, sie schämte sich, kam die Idee: Kann sie aus dem Ausland anreisen, um am Nachmittag und am Morgen darauf je eine Therapiestunde zu haben. Ich wusste, die Idee war gut und so wurde es vereinbart. Aus solchen Erfahrungen weiß ich mittlerweile, dass das Heilungssystem der Patienten intensiv an der Konstruktion des therapeutischen Rahmens mitwirkt und mitwirken möchte. Ich gebe dem zunehmend Raum, definiere es als Bestandteil des Heilungsprozesses und gebe deshalb meinen Patienten mittlerweile hier volle Freiheit. Einige kommen wöchentlich, einige in wechselnden Abständen, einige im Abstand von Monaten, andere, insbesondere von weither, quartieren sich für einige Tage hier ein mit täglichen Stunden. Niemand hat Schwierigkeiten damit, vielleicht vom ersten Mal abgesehen, dem eigenen Heilungsprozess den passenden richtigen Rahmen zu geben.

Frau S. hielt nach der Entlassung brieflich Kontakt mit mir, ich erfuhr, dass sie wieder voll berufstätig war, ihre Symptome waren vorhanden, aber geringer, ihre emotionale Einstellung auf die Symptome hatte sich stark verändert. So etwas wie eine entschlossene Neugier war entstanden. Einige Monate nach der stationären Therapie kam sie wie vereinbart zur ersten Doppelstunde. Sie hatte sich verfahren, kam etwas zu spät, wirkte angestrengt, kurzum: die therapeutische Situation selbst löste emotionale Belastung aus und sie begann in Folge dessen die Stunde auch mit Gedanken über emotionales Belastungsmaterial. Dabei immer wieder das Element: »Mein Verstand setzt aus, es ist wie ein Alptraum.« Dann, ohne dass ich danach fragte, eine zentrale negative Kognition: »Ich schaffe es nicht.« Der SUD, also der Belastungsgrad, war mit 8 extrem hoch. Man bekommt auch ohne diese Maßzahl mit der Zeit ein gutes Gefühl, wann Patienten in der Stunde am Limit sind. Sie war es. Ich schlug ihr also vor, es mit der Belastungsfokussierung dabei bewenden zu lassen und dem Raum zu geben, was sie hierfür stärker macht. Was praktisch immer zu beobachten ist, geschah auch bei ihr: sie setzte sich auf, lehnte sich etwas zurück, atmete freier. »Atmen ist gut,« sagte sie. »Mein Hirn kriegt Sauerstoff«. Möglicherweise, so vermute ich, handelt es sich dabei um mehr als Symbolik. Es wäre möglich, dass sie im getriggerten Zustand kaum atmet und so einen Sauerstoffmangel, der ihr unbewusst bleibt, erzeugt. Ich fragte sie im Sinne der dynamischen Ressourcenorganisation, wohin sie diese gute Atmung führt. Gleich tauchten Bilder auf, Schwingen wäre gut, oder nein besser, schweben. Ihr sicherer Ort? Sie liegt in einer Hängematte in ihrem Wintergarten unter den Blättern ihrer Pflanzen im hellen Licht. Diese kurze Kontaktaufnahme mit den dynamischen Ressourcen fand ohne EMDR-Unterstützung statt, den Intensitätsgrad des Ressourcenkontaktes bestimmte sie auf der VoC-Skala mit 6,5, also sehr intensiv. Der Restbelastungsgrad lag bei 2, an der Grenze des Fühlbaren.

Die Fähigkeit des psychischen Heilungssystems in einer wie hier vielleicht 5–6 Minuten dauernden Ressourcenorganisation dem Belastungsmaterial einen Gegenpol zu bilden, ist für mich immer aufs Neue erstaunlich.

In der nächsten Stunde am anderen Morgen erfuhr ich, dass sie gut geschlafen hatte, sich morgens voller Energie fühlte und die Stunde nutzen wollte, um sich mit einer emotionalen Altlast zu befassen, der sie, wie sie vermute, jetzt gewachsen sei. Es ging um die jahrelangen sexuellen Angriffe ihres Vaters auf sie als 10–14-jährige, seine Praxis, sie in jedem sich bietenden Moment genital zu berühren, sie machte einige Andeutungen von perversen Praktiken oraler Sexualität mit dem Kind. Dabei waren Körperflashbacks in der Stunde zu beobachten, sie saß extrem starr, atmete flach, seltsame unwillkürliche Schluckbewegungen traten auf, der Belastungsgrad sehr hoch. Wie so oft tauchte ohne mein Zutun eine Spontanressource auf. »Ich glaube,« so sagte sie »wenn ich wüsste, wann was passiert ist, wenn ich die Eckdaten hätte, das wäre gut für mich«. Ich schlug ihr eine Sequenz von Positiv-EMDR vor, um all dem, was in ihrem Heilungssystem bereit liegt, Raum zu geben. Durch langsame Augenbewegungen unterstützt ging sie von dem positiven Gefühl, Ordnung in die Geschichte zu bringen aus, sie unterbrach den Prozess mehrfach für kurze Pausen, sie war verwundert über die Intensität von Bildern, die auftauchten, ganz ohne ihr Zutun. Sie sah sich erst an ihrem Schreibtisch, dann, noch besser, an ihrem Schreibtisch im Wintergarten, dann sah sie sich dort auf ihre Weise im hellen Licht ihre Geschichte aufschreiben. Hier beendete sie ihren Positiv-EMDR-Prozess. Sie schien zufrieden mit sich und dieser Heilungsvision und machte gleich selbst die Probe aufs Exempel, dachte an das Belastungsmaterial, den schlimmsten Moment in der Stunde, mit ekelhaften Körpergefühlen. Sie sagte in völliger Ruhe: »da ist keine Belastung, der SUD ist 0«, und erst in diesem Moment tauchte die positive Kognition auf, »es ist vorbei. Das war damals.« Und sie verabschiedete sich freundlich von mir.

Manchmal lassen einen solche Prozesse ein wenig verblüfft zurück.

Sie hat ihren Plan übrigens umgesetzt, ich bekam einige Monate später einen mehrseitigen äußerst differenzierten und konkreten Bericht über ihre Missbrauchserfahrungen. Sie war danach ein weiteres Mal da, um die Angst vor einer bevorstehenden Operation durchzuprozessieren, was ihr erfolgreich gelungen ist. Die Gedächtnisstörungen waren so gut wie behoben.

4. Schluss

Wir stehen als Psychotherapeuten am Beginn einer Entwicklung, die interessant zu werden verspricht. Was sich mittlerweile in der Stabilisierungsphase erreichen lässt, ist natürlich erst der Anfang. Der nächste Schritt wird sein, auch in der Expositionsphase das, was offenbar möglich ist, zu realisieren. Mein Fazit: wir haben den richtigen Beruf.

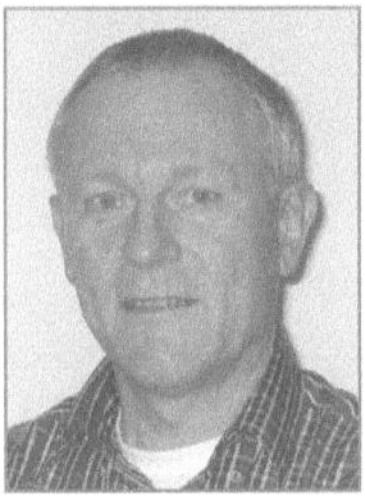

Reinhard Plassmann, Prof. Dr. med., ist Facharzt für Neurologie, Psychiatrie und Psychotherapeutische Medizin, Psychoanalytiker und Ärztlicher Direktor des Psychotherapeutischen Zentrums Bad Mergentheim.

Adresse: D–97980 Bad Mergentheim, Erlenbachweg 24
e-mail: Plassmann@ptz.de

Literatur

Adler, A. (1908): Das Zärtlichkeitsbedürfnis des Kindes. In: Ders.: Heilen und Bilden. Frankfurt/M. (Fischer) 1973, S. 63–66.

Adler, A. (1912): Über den nervösen Charakter: Grundzüge einer vergleichenden Individual-Psychologie und Psychotherapie. Fischer, Frankfurt/M. (Fischer) 1972.

Adler, A. (1932): Die Systematik der Individualpsychologie. Internationale Zeitschrift für Individualpsychologie 10, S. 241–244. Wiederabgedruckt in: Ders. (1930–1932): Psychotherapie und Erziehung. Ausgewählte Aufsätze. Bd. 2. Frankfurt/M. (Fischer) 1982, S. 248–252.

Adler, H. (1998): Scham – das unauslöschliche Siegel von Konflikt und Trauma in zwei literarischen Werken (Kleists *Marquise von O* und Rushdies *Scham*). In: Schlösser, A.-M., Höhfeld, K. (Hg.) (1998/2000): Trauma und Konflikt. Gießen (Psychosozial), S. 279–289.

Albani, C., Benninghofen, D., Blaser, G., Cierpka, M., Dahlbender, R. W., Geyer, M., Körner, A., Pokorny, D., Staats, H., Kächele, H. (1999): On the connection between affective evaluation of recollected relationship experiences and the severity of psychic impairment. Psychotherapy Research 9, S. 452–467.

Albani, C., Volkart, R., Humbel, J., Blaser, G., Geyer, M., Kächele, H. (2000): Die Methode der Plan-Formulierung. Erste deutschsprachige Reliabilitätsstudie zur »Control Master Theory« von Joseph Weiss. In: Psychotherapie, Psychosomatik, und medizinische Psychologie 50, H. 12, S. 470–471.

Albani, C., Blaser, G., Körner, A., König, S., Marschke, F., Geißler, I., Geyer, M., Prokorny, D., Staats, H., Bennighofen, D., Dahlbender, R., Cierpka, M., Kächele, H. (2002): Zum Zusammenhang zwischen der Valenz von Beziehungserfahrungen und der Schwere der psychischen Beeinträchtigung. Psychother. Psych. Med., S. 38–46.

Albert, C. (Hg.) (1993): Deutsche Klassiker im Nationalsozialismus. Schiller, Kleist, Hölderlin. Stuttgart (Metzler).

Alexander, J. C. et al. (Hg.) (2004): Cultural Trauma and Collective Identity. Berkeley (University of California Press).

Anzieu, D. (1991): Das Haut-Ich. Frankfurt/M. (Suhrkamp).

Argelander, H. (1970): Das Erstinterview in der Psychotherapie. Darmstadt (Wissenschaftliche Buchgesellschaft).

Argyle, M. (2002): Körpersprache und Kommunikation. Paderborn (Junfermann).

Balint, M. (1956): Die Urformen der Liebe und die Technik der Psychoanalyse. Frankfurt/M. (Fischer).

Balint, M. (1966): Die technischen Experimente Sandor Ferenczis. Psyche (12), S. 904–925.

Balint, M., Balint, E. (1968): Psychotherapeutische Techniken in der Medizin. Stuttgart (Klett).

Bandler, R., Grinder, J. (1981): Metasprache und Psychotherapie. Die Struktur der Magie I. Paderborn (Junfermann).

Barkow, J. H., Cosmides, L., Tooby, J. (1992): The Adapted Mind. Evolutionary Psychology and the Generation of Culture. New York, Oxford (Oxford University Press).

Barwinski-Fäh, R. (2000): Die Angst des Abwesenden vor der Abwesenheit. In: Mauser, W. & Pietzcker, C. (Hg.): Mauser, W. & Pietzcker, C. (Hg.) (2000): Trauma. Freiburger literaturpsychologische Gespräche. Jahrbuch für Literatur und Psychoanalyse. Band 19. Würzburg (Königshausen & Neumann).

Bateson, G. (1993): Geist und Natur. Frankfurt/M. (Suhrkamp).

Battegay, R. (1999): Autodestruktion – Eine Widerlegung der Freudschen Todestriebtheorie. In: Küchenhoff, J. (Hg.) (1999): Selbstzerstörung und Selbstfürsorge. Gießen (Psychosozial), S. 165–185.

Bauer, J. (2002): Das Gedächtnis des Körpers. Frankfurt/M. (Eichborn).

Bauriedl, T. (1984): Beziehungsanalyse. Das dialektisch-emanzipatorische Prinzip der Psychoanalyse und seine Konsequenzen für die psychoanalytische Familientherapie. Frankfurt/M. (Suhrkamp).

Bauriedl, T. (1994): Auch ohne Couch. Psychoanalyse als Beziehungstheorie und ihre Anwendungen. Stuttgart (Verlag internationale Psychoanalyse).

Bauriedl, T. (1998): Ohne Abstinenz stirbt die Psychoanalyse. Forum der Psychoanalyse 14, S. 342–363.

Bänninger-Huber, E., Moser, U., Steiner, F. (1990): Mikroanalytische Untersuchung affektiver Regulierungsprozesse in Paar-Interaktionen. Zeitschrift Für Klinische Psychologie, XIX (2), S. 123–143.

Bänninger-Huber, E. (1996): Mimik – Übertragung – Interaktion. Die Untersuchung affektiver Prozesse in der Psychotherapie. Göttingen (Huber).

Bänninger-Huber, E. (1997). Prototypical affective microsequences in psychotherapeutic interaction. In: Ekman, P., Rosenberg, E. L. (Hg.): What the face reveals. Basic and applied studies of spontaneous expression using the Facial Action Coding System (FACS) (S. 414–430). New York (Oxford University Press).

Bänninger-Huber, E. (2004): Mimische Signale, Affektregulierung und Psychotherapie. Vortrag gehalten beim 4. Wiener Symposium »Psychoanalyse und Körper« vom 17. – 19. 9. 2004. In diesem Band.

Bänninger-Huber, E., Peham, D., Juen, B. (2002): Mikroanalytische Untersuchung der Affektregulierung in der therapeutischen Interaktion mittels Videoaufnahmen. Psychologische Medizin 13 (3), S. 11–16.

Bänninger-Huber, E., Widmer, C. (1997): Affektive Beziehungsmuster. Was kann die differenzierte Betrachtung der Beziehungsmuster zum Verständnis psychotherapeutischer Veränderung beitragen? Psychotherapeut, 42, S. 356–361.

Bänninger-Huber, E., Widmer, C. (1998): Facial expression and emotion regulation in psychotherapy. Proceedings of the Xth Conference of the International Society for Research on Emotions (S. 73–76). Würzburg, 4.–8. August 1998.

Bänninger-Huber, E., Widmer, C. (1999): Affective relationship patterns and psychotherapeutic change. Psychotherapy Research, 9, S. 74–87.

Benecke, C., Krause, R. (2001): Fühlen und Affektausdruck. Das affektive Geschehen in der Behandlung von Herrn P. Psychotherapie und Sozialwissenschaft. Zeitschrift für Qualitative Forschung, 3, S. 52–73.

Benecke, C., Krause, R. (2005a): Facial-affective relationship-offers of patients with panic-disorder. Psychotherapy Research,15 (3), 178–187.

Benecke, C., Krause, R. (2005b): Initiales mimisch-affektives Verhalten und Behandlungserfolg in der Psychotherapie von Patientinnen mit Panikstörungen. Zeitschrift für Psychosomatische Medizin und Psychotherapie (im Druck).

Benecke, C. (2002): Mimischer Affektausdruck und Sprachinhalt. Interaktive und objektbezogene Affekte im psychotherapeutischen Prozess. Bern (Peter-Lang).

Benecke, C. (2004): Affekt, Repräsentanz, Interaktion und Symptombelastung bei Panikstörungen. Habilitationsschrift, Institut für Psychologie, Naturwissenschaftliche Fakultät der Leopold-Franzens-Universität Innsbruck.

Benecke, C. (2004): Sprachinhalt und mimischer Affektausdruck in der therapeutischen Interaktion. Vortrag gehalten beim 4. Wiener Symposium »Psychoanalyse und Körper« vom 17. – 19. 9. 2004. In diesem Band.

Benecke, C., Peham, D., Bänninger-Huber, E. (2005): Relationship-Regulation in Psychotherapy. Psychotherapy Research, 15 (1–2), 81–90.

Benthien, C. (1999): Haut. Literaturgeschichte – Körperbilder – Grenzdiskurse. Reinbek (Rowohlt).

Buchheim, A. (2002): Bindung und Psychopathologie im Erwachsenenalter. In: Strauss, B., Buchheim, A., Kächele, H. (Hg.): Klinische Bindungsforschung, Stuttgart (Schattauer).

Bergmann, J. R. (2000): Traumkonversation. In: Boothe, B. (Hg.): Der Traum – 100 Jahre nach Freuds Traumdeutung. Zürich (Vdf), S. 41–57.

Bettighofer, S. (1998): Übertragung und Gegenübertragung im therapeutischen Prozeß. Stuttgart (Kohlhammer).

Bittner, G. (1986): Vernachlässigt die Psychoanalyse den Körper? Psyche 8, S. 709–733.

Bittner, G. (1992): Der Körper – ein Symbol des Unbewußten? Psychother, Psychosom. med. Psychologie 42, S. 11–15.

Blankenburg, W. (1983): Der Leib als Partner. Psychother. med. Psychol. 33, S. 206–212.

Blaser, A. (1977): Der Urteilsprozeß bei der Indikationsstellung zur Psychotherapie. Bern (Huber).

Blumer, C., Dahler, S., Meier, R. (1994): Amalies Träume. Jakob-Archiv. Universität Zürich. Psychologisches Institut. Abteilung Klinische Psychologie, Psychotherapie und Psychoanalyse.

Boadella, D. (1991): Befreite Lebensenergie. Einführung in die Biosynthese. München (Kösel).

Bohleber, W. (1998): Transgenerationales Trauma, Identifizierung und Geschichtsbewusstsein. In: Rüsen, J., Straub, J. (1998) (Hg.). S. 256–274.

Bohleber, W. (2000): Die Entwicklung der Traumatheorie in der Psychoanalyse. In: Bohleber. W. (Hg.) (2000): Trauma, Gewalt und kollektives Gedächtnis. Psyche. Zeitschrift für Psychoanalyse und ihre Anwendungen 9/10, S. 797–840.

Bohleber, W., Drews, S. (Hg.) (2001): Die Gegenwart der Psychoanalyse – die Psychoanalyse der Gegenwart. Stuttgart.

Boothe, B. (1991): Analyse sprachlicher Inszenierungen – Ein Problem der Psychotherapieprozessforschung. Psychotherapie – Psychosomatik – Medizinische Psychologie, 41, S 22–30.

Boothe, B. (1993): Grundlagen einer Analyse narrativer Inszenierungen. Texte. Psychoanalyse, Ästhetik, Kulturkritik, 13 (3), S. 7–37.

Boothe, B. (Hg.) (2000): Der Traum – hundert Jahre nach Freuds Traumdeutung. Zürich (Vdf).

Boothe, B. (2004): Die Sprache erschafft den Körper. Das Sprachspiel der Körpererfahrung am Beispiel der Traumartikulation. Vortrag gehalten beim 4. Wiener Symposium »Psychoanalyse und Körper« vom 17. – 19. 9. 2004. In diesem Band.

Boothe, B., Becker-Fischer, M, Fischer, G. (1993): Die »ewige Tochter«: Ein neuer Ansatz zur Konfliktpathologie der magersüchtigen Frau. In Seidler, G. H. (Hg.): Magersucht. Öffentliches Geheimnis. Göttingen (Vandenhoeck & Ruprecht), S. 87–133.

Boothe, B., Heigl-Evers, A. (1996): Psychoanalyse der frühen weiblichen Entwicklung München (Reinhardt).

Boothe, B., Grimmer, B., Luder, M., Luif, V., Neukom, M., Spiegel, U. (2002): Manual der Erzählanalyse Jakob. Version 10/02. Berichte aus der Abteilung Klinische Psychologie, Nr. 51. Zürich (Psychologisches Institut der Universität Zürich).

Borkenhagen, A. (Hg.) (2004): Sisyphus – Jahrbuch Colloquium Psychoanalyse 1. Frankfurt/M. (Sigmund-Freud-Buchhandlung/ Déjà-vu).

Böhme-Bloem, Ch. (2002): »Der Mensch ist, was er isst.« Ess-Störung als Ausdruck gestörter Identität und mangelnder Symbolbildung. In: Hirsch, M. (Hg.) (2002): Der eigene Körper als Symbol? Der Körper in der Psychoanalyse von heute. Gießen (Psychosozial), S. 93–114.

Braese, S. (2003): Zwischen Trauma und Publikum – Zeugenschaft und Literatur am Beispiel Primo Levis. In: Psyche 9/10, S. 960–981.

Brooks Brenneis, C. (1998): Gedächtnissysteme und der psychoanalytische Abruf von Trauma-Erinnerungen. Psyche 52, S. 801–823.

Buchholz, M. B. (2004): Für eine relationale Psychoanalyse: Steven Mitchell. In: Psychosozial 97, S. 29–41.

Buchholz, M. B., Streeck, U. (1999): Qualitative Forschung und professionelle Psycho-

therapie. In: Psychotherapie und Sozialwissenschaft 1, S. 4–30.
Busch, F. (1989): The compulsion to repeat in action: a developmental perspective. Int. J. Psycho-Anal. 70, S. 535–544.
Caruth, C. (1995): Recapturing the Past: ›Introduction‹. In: Caruth, C. (1995): Trauma. Explorations in Memory. Baltimore. S. 151-57. Deutsch in: Baer, U. (Hg.) (2000): »Niemand zeugt für den Zeugen«. Erinnerungskultur und historische Verantwortung nach der Shoah. Frankfurt/M. (Suhrkamp), S. 87–98.
Caspar, F. (1996): Beziehungen und Probleme verstehen. Eine Einführung in die psychotherapeutische Plananalyse (2. Auflage). Bern (Huber).
Castaneda, C. (2000): Das Wirken der Unendlichkeit. Frankfurt/M. (Fischer).
Charlton, M. (1993): Methoden der Erforschung von Medienaneignungsprozessen. Medienrezeption als Aneignung. In: Holly, W. & Püschel, U. (Hg.): Methoden und Perspektiven qualitativer Sozialforschung. Opladen (Westdeutscher Verlag), S. 11–26.
Charlton, M., Schneider, S. (Hg.) (1997): Rezeptionsforschung. Theorien und Untersuchungen zum Umgang mit Massenmedien. Opladen (Westdeutscher Verlag).
Ciompi, L. (1982): Affektlogik. Stuttgart (Klett-Cotta).
Ciompi, L. (1997): Die emotionalen Grundlagen des Denkens – Entwurf einer fraktalen Affektlogik. Göttingen (Vandenhoeck & Ruprecht).
Crits-Christoph, P., Cooper, A., Luborsky, L. (1988): The accuracy of therapists' interpretations and the outcome of dynamic psychotherapy. Journal of Consulting and Clinical Psychology, 56, S. 490–495.
Dahlbender, R. W. (2002): Schwere psychischer Erkrankung und Meisterung internalisierter Beziehungskonflikte. Ulm (Profund).
Damasio, A. R. (1995): Descartes' Irrtum: Fühlen, Denken und das menschliche Gehirn. München (List). 2. Aufl. 1997.
Damasio, A. R. (2000): Ich fühle, also bin ich. Die Entschlüsselung des Bewusstseins. München (List).
Denecke, F. W. (2001): Gibt es eine Anatomie des Unbewussten? Vortrag gehalten im Rahmen der Psychotherapie-Wochen in Lindau. Audio-Cass. (beim Autor).
Der Standard: Öst. Tageszeitung 10.07.04, A3 (M. Freund).
Die Presse: Öst. Tageszeitung 26.07.03, 29 (A. Spiegler).
Die Presse: Öst. Tageszeitung 13.10.03, 32 (Hochadel).
Die Presse: Öst. Tageszeitung 05.08.04, 25, 28 (E. Jelinek).
Die Presse: Öst. Tageszeitung 07.08.04, K1 (C. Richter).
Dietrich, R., Pechtl, W. (1990): Energie durch Übungen. Eigenverlag. Salzburg R. Dietrich).
Dornes, M. (1993): Der kompetente Säugling. Frankfurt/M. (Fischer).
Dornes, M. (1997): Die frühe Kindheit. Frankfurt/M. (Fischer).
Dornes, M. (1999): Von Freud zu Stern. Klinische und anthropologische Implikationen der psychoanalytischen Entwicklungstheorie. In: Psychotherapeut 2, S. 74–82.

Dornes, M.(2002): Menschenbilder in Psychoanalyse und Säuglingsforschung: Konflikt oder Dialog. Unveröffentlichtes Manuskript, beim Autor.

Downing, G. (1996): Körper und Wort in der Psychotherapie. Leitlinien für die Praxis. München (Kösel).

Downing, G. (2002): Zur Behandlung von Essstörungen. Psychoanalyse & Körper 1 (1), S. 9–35.

Downing, G. (2003): Video-Mikroanalyse-Therapie: Einige Grundlagen und Prinzipien. In: Scheuerer-Englisch, H., Suess, G. J., Pfeifer, W.-K. P. (Hg.): Wege zur Sicherheit. Bindungswissen in Diagnostik und Intervention. Gießen (Psychosozial), S. 51–67.

Downing, G. (2003): Emotion und Körper – eine Kritik der Emotionstheorie. In: Psychoanalyse und Körper Nr. 2, 2. Jg., Heft I, S. 59–88.

Dozier, M., Chase Stovall, K., Albus, K. E. (1999): Attachment and Psychopathology in Adulthood. In: Cassidy, J., Shaver, P. R. (Hg.): Handbook of Attachment. New York (Guilford Press).

Eagle, M. N. (1988): Neuere Entwicklungen in der Psychoanalyse. Wien (Verlag Internationale Psychoanalyse).

Eggert, H., Garbe, C. (1995): Literarische Sozialisation. Stuttgart (Metzler).

Eibl-Eibesfeldt, I. (1995): Die Biologie des menschlichen Verhaltens. Grundriss der Humanethologie (3. Aufl.). München Zürich (Piper).

Ekman, P., Friesen, W. V. (1978): Facial Action Coding System (FACS): Manual. Palo Alto (Consulting Psychologist Press).

Ekman, P., Friesen, W. V. (1982): Felt, False, and Miserable Smiles. Journal of Nonverbal Behavior 6 (4), S. 238–252.

Ekman, P. (1988): Gesichtsausdruck und Gefühl. 20 Jahre Forschung von Paul Ekman. Junfermann (Paderborn).

Ekman, P. (1992): An Argument for basic emotions. Cognition and Emotion, 6, S. 169–200.

Erdle, B. R. (1999): Die Verführung der Parallelen. Zu Übertragungsverhältnissen zwischen Ereignis, Ort und Zeit. In: Bronfen, E., Erdle, B. R., Weigel, S. (Hg.): Trauma. Zwischen Psychoanalyse und kulturellem Deutungsmuster. Köln (Böhlau), S. 27–50.

Erll, A. (2003): Kollektives Gedächtnis und Erinnerungskulturen. In: Nünning, A., Nünning, V. (Hg.) (2003): Konzepte der Kulturwissenschaften. Theoretische Grundlagen – Ansätze – Perspektiven. Stuttgart (Metzler).

Ermann, M. (1996): Übertragung. Der Übertragungsbegriff, seine Beziehung zu zentralen klinischen Konzepten und seine Entwicklung in der Psychoanalyse. Psychotherapeut 41, S. 119–127.

Euler, M. (1990): Biophysik und Erkenntnistheorie des Hörens unter dem Paradigma der Selbstorganisation. In: Kratky, W., Wallner, F. (1990) (Hg.): Grundprinzipien der Selbstorganisation. Darmstadt (Wissenschaftliche Buchgesellschaft), S. 31–58.

Eyerman, R (2001): Cultural Trauma. Slavery and the Formation of African American Identity. Cambridge.

Fischer, G. (2000b): Psychoanalyse und Psychotraumatologie. In: Mauser, W., Pietzcker, C. (Hg.): Trauma. Freiburger literaturpsychologische Gespräche. Jahrbuch für Literatur und Psychoanalyse. Band 19. S. 11–26.

Fischer, G., Kittler, F. A. (1978): Zur Zergliederungsphantasie im Schneekapitel des Zauberberg. In: Fischer, G. (2005): "Von den Dichtern lernen ...". Kunstpsychologie und dialektische Psychoanalyse. Würzburg (Königshausen & Neumann). S. 47-59.

Fischer, G., Riedesser, P. (1998): Lehrbuch der Psychotraumatologie. München (UTB).

Fivaz-Depeursinge, E. (2001): Gestische und mimische Interaktion in der primären Dreiecksbeziehung. Therapeutische Implikationen. In: Geißler, P. (Hg.): Psychoanalyse und Körper. Tagungsband des 1. Wiener Symposiums »Psychoanalyse und Körper« 1998. Gießen (Psychosozial), S. 63–80.

Fivaz-Depeursinge, E. (2003): Die Wien-Ich-Haltung. Vortrag am 3. Wiener Symposium »Psychoanalyse und Körper« Sept. 2002. Übersetzt und überarbeitet von: Geißler, P. In: Geißler, P. (Hg.): Körperbilder. Sammelband zum 3. Wiener Symposium »Psychoanalyse und Körper«. Gießen (Psychosozial), S. 23–28.

Fivaz-Depeursinge, E. (2003): Körper und Intersubjektivität. Psychoanalyse und Körper Nr. 3, 2. Jg., Heft II, S. 7–21.

Fivaz-Depeursinge, E. (2004): Therapeutische Einschätzungen nonverbaler familiärer Interaktionen mit kleinen Kindern. Vortrag gehalten beim 4. Wiener Symposium »Psychoanalyse und Körper« vom 17. – 19. 09. 2004. In diesem Band.

Fonagy, P., Target, M. (2003): Frühe Bindung und psychische Entwicklung. Gießen (Psychosozial).

Fraisl, B. (2004): Trauma. Individuum, Kollektiv, Kultur. In: Fraisl, B., Stromberger, M. (Hg.) (2004): s. u., S. 19–40.

Fraisl, B. & Stromberger, M. (Hg.): Stadt und Trauma. City and Trauma. Annäherungen – Konzepte – Analysen. Würzburg (Königshausen & Neumann).

Freeman, W. J. (1991): Physiologie und Simulation der Geruchswahrnehmung. In: Gehirn und Bewusstsein, Spektrum der Wissenschaft 1994, S. 22–31.

Freud, S. (1890): Psychische Behandlung (Seelenbehandlung). GW V, S. 287–315.

Freud, S. (1895; Erstveröff. 1950) Entwurf einer Psychologie. GW Nachtragsband. Frankfurt a. M. (Fischer) 1999, S. 307–477.

Freud, S. (1900): Die Traumdeutung. G. W. II/III.

Freud, S. (1905): Bruchstück einer Hysterie-Analyse. Studienausgabe VI, Frankfurt/M. (Fischer) 1972.

Freud, S. (1911): Formulierungen über die zwei Prinzipien des psychischen Geschehens. GW VIII, S. 230–238.

Freud, S. (1913): Zur Einleitung der Behandlung. Studienausgabe, Ergänzungsband. Frankfurt/M. (Fischer) 1972.

Freud, S. (1914): Erinnern, Wiederholen und Durcharbeiten. GW X, S. 126–136.

Freud, S. (1916): Vorlesungen zur Einführung in die Psychoanalyse. Vol. GW XI.

Freud, S. (1940–1952): Gesammelte Werke. 17 Bände. London (Imago Publishing Co).

Frey, S. (1984): Die nonverbale Kommunikation. SEL-Stiftungs-Reihe 1. (Waiblingen).

Fuchs, E., Flügge, G. (2004): Neuroforum 2, S. 195–199.

Fujiwara, E., Markowitsch, H. J. (2003): Das mnestische Blockadesyndrom – hirnphysiologische Korrelate von Angst und Stress. In: Schiepek, G. (Hg.) (2003): Neurobiologie der Psychotherapie. Stuttgart (Schattauer), S. 186–212.

Geißler, P. (1998): Analytische Körperpsychotherapie: Gegenwärtiger Stand und klinische Praxis. Psychotherapie Forum 6, S. 152–166.

Geißler, P. (Hg.) (2001a): Psychoanalyse und Körper. Tagungsband zum 1. Wiener Symposium »Psychoanalyse und Körper«. Gießen (Psychosozial).

Geißler, P. (Hg.) (2001b): Über den Körper zur Sexualität finden. Tagungsband zum 2. Wiener Symposium »Psychoanalyse und Körper«. Gießen (Psychosozial).

Geißler, P. (2001c): Mythos Regression. Gießen (Psychosozial).

Geißler, P. (2001d): Präverbale Interaktion. Die Videomikroanalyse als Basis für neue körperpsychotherapeutische Konzeptbildungen. Psychotherapie Forum 9/3, S. 99–111.

Geißler, P. (Hg.) (2002): Psychoanalyse und Körper 1, 1. Jahrgang, Heft 1. Hg. von Fellmann, Geißler et al. Gießen (Psychosozial).

Geißler, P. (Hg.) (2003): Körperbilder. Tagungsband zum 3. Wiener Symposium »Psychoanalyse und Körper«. Gießen (Psychosozial).

Geißler, P. (2004): Flyer zum 4. Wiener Symposium »Psychoanalyse und Körper« vom 17. – 19. 09. 2004. www.a-k-p.at

Gershon, M. D. (1998): The second brain. New York (Harper Collins).

Gershon, M. D. (1999): The enteric nervous system: a second brain. Hospital Practice 34 (7), S. 31–42.

Geuter, U. (1998): Bibliographie – deutschsprachige Literatur zur Körperpsychotherapie. Berlin (Simon und Leutner).

Gfader, P. (2002): Ausdruck und interaktive Regulierung von Scham. Diplomarbeit, Institut für Psychologie, Universität Innsbruck.

Grammer, K (2000): Signale der Liebe. Die biologischen Gesetze der Partnerschaft. München (Deutscher Taschenbuchverlag).

Grawe, K. (1992): Komplementäre Beziehungsgestaltung als Mittel zur Herstellung einer guten Therapiebeziehung. In: Margraf, J., Brengelmann, J. C. (Hg.): Die Therapeut-Patient-Beziehung in der Verhaltenstherapie. München (G. Röttger), S. 215–244.

Grawe, K. (1998): Psychologische Therapie. Göttingen (Hogrefe).

Greenberg, L. S. (2002): Integrating an Emotion-Focused Approach into Treatment. In: Journal of Psychotherapy Integration 12 (2), S. 154–189.

Grimms Märchen Teil 2 (1960): Kinder- und Hausmärchen gesammelt durch die

Brüder Grimm. München Hamburg (Heinrich Ellermann).
Groeben, N. (1999a): Lesesozialisation in der Mediengesellschaft. Ein Schwerpunktprogramm. IASL Sonderheft 10. Tübingen (Niemeyer).
Groeben N. (1999b): Lesesozialisation in der Mediengesellschaft. SPIEL- Sonderheft zum DFG-Schwerpunkt. Frankfurt/M. (Peter Lang).
Haack-Dees, B. (2001): Dyadische Affektregulierung in Interaktionen schizophrener Jugendlicher und ihrer Eltern. Aachen (Shaker).
Haken, H. (1981): Erfolgsgeheimnisse der Natur. Stuttgart (Deutsche Verlagsanstalt).
Haken, H. (2002): Synergetik der Gehirnfunktionen. In: Schiepek, G. (Hg. (2003): Neurobiologie der Psychotherapie. Stuttgart (Schattauer).
Halbwachs, M. (1985/1925): Das Gedächtnis und seine sozialen Bedingungen. Frankfurt/M. (Suhrkamp).
Hanke, M. (2001): Kommunikation und Erzählung. Zur narrativen Vergemeinschaftungspraxis am Beispiel konversationellen Traumerzählens. Würzburg: Königshausen und Neumann.
Hardtmann, G. (2001): Nachträglichkeit und das Trauma der Erinnerung. Vom Geist, der stets das Gute will und doch das Böse schafft. Die Walser-Rede und -Debatte 1998. In: Bohleber, W., Drews, S. (Hg.) (2001): Die Gegenwart der Psychoanalyse – die Psychoanalyse der Gegenwart. Stuttgart, S. 139–153.
Hartmann, H.-P., Lohmann, K. (2004): Selbstregulation. In: Geißler, P. (Hg.): Was ist Selbstregulation? Eine Standortbestimmung. Gießen (Psychosozial), S. 41–65.
Heigl-Evers, A., Weidenhammer, B. (1988): Der Körper als Bedeutungslandschaft: die unbewusste Organisation der weiblichen Geschlechtsidentität. Bern (Huber).
Heisenberg, W., Born, M. (1924): Zur Quantentheorie der Molekeln. AP 74, 4th ser., S. 1–31.
Heisterkamp, G. (1993): Heilsame Berührungen. Praxis leibfundierter analytischer Psychotherapie. München (Pfeiffer bei Klett-Cotta).
Heisterkamp, G. (1998): Vom Handeln des Analytikers in der »talking cure«. In: Geißler, P., Rückert, K. (Hg.): Psychoanalyse und Körper. Psychosozial, 21, Jg., Nr. 74, Heft IV, S. 19–32.
Heisterkamp, G. (2000): Ist die Psychoanalyse ein freudloser Beruf? In: Schlösser, A.-M., Höhfeld, K. (Hg.): Psychoanalyse als Beruf. Psychosozial-Verlag, Gießen, S. 275–296.
Heisterkamp, G. (2001): Is Psychoanalysis a cheerless (freud-lose) Profession? Toward a Psychoanalysis of Joy. The Psychoanalytic Quarterly 70, S. 829–870.
Heisterkamp, G. (2002): Basales Verstehen. Handlungsdialoge in Psychotherapie und Psychoanalyse. Stuttgart (Pfeiffer bei Klett-Cotta).
Heisterkamp, G. (2003): Geteilte Freude ist doppelte Freude. In: Bartosch, E. (Hg.): Der »Andere« in der Selbstpsychologie. Wien (Verlag Neue Psychoanalyse Wien), S. 135–168.

Herdieckerhoff, G. (1985): Körpersprache in der psychoanalytischen Behandlungssituation. Zeitschr. Psychosom. Med. 31, S. 129–150.

Herdieckerhoff, G. (1986): Therapeutischer Umgang mit habitueller Körpersprache. Zeitschr. Psychosom. Med. 32, S. 181–195.

Hermann, J. (1998): Hunter-Tompson-Musik. In: Hermann , J. (1998): Sommerhaus, später. Frankfurt/M. (Fischer), S. 115–138.

Hirsch, M. (1986/1999): Realer Inzest. Psychodynamik des sexuellen Missbrauchs in der Familie. Gießen (Psychosozial).

Hirsch, M. (Hg.) (1989/1998): Der eigene Körper als Objekt. Zur Psychodynamik selbstdestruktiven Körperagierens. Gießen (Psychosozial).

Hirsch, M. (1994): Der Körper des Patienten in der Psychoanalyse. Psychotherapeut 39, S. 153–157.

Hirsch, M. (Hg.) (2002): Der eigene Körper als Symbol? Der Körper in der Psychoanalyse von heute. Gießen (Psychosozial).

Hirsch, M. (2004): Psychoanalytische Traumatologie – Das Trauma in der Familie. Psychoanalytische Theorie und Therapie schwerer Persönlichkeitsstörungen. Stuttgart (Schattauer).

Hirschauer, S. (1993): Die soziale Konstruktion der Transsexualität. Frankfurt/M. (Suhrkamp).

Hochgruber, W. (2000): Die Bedeutung von Lachen in der Ärgerregulierung von Paaren: Geschlechtsspezifische und personenspezifische Unterschiede. Diplomarbeit, Institut für Psychologie, Universität Innsbruck.

Hofer-Moser, O. (2004): Die rituell-archetypische Dimension in der Arzt-Patienten-Beziehung. In: Psychologische Medizin. Österreichische Fachzeitschrift für Medizinische Psychologie, Psychosomatik und Psychotherapie 2 (Facultas Universitätsverlag Wien), S. 35–45.

Hoffmann, S. O., Bassler, M. (1995): Zur psychoanalytisch fundierten Fokaltherapie von Angsterkrankungen. Forum Psychoanalyse 11, S. 2–14.

Hoffmann, S. O. (1999): Die phobischen Störungen (Phobien). Eine Übersicht zum gegenwärtigen Verständnis ihrer Psychodynamik und Hinweise zur Therapie. Forum Psychoanalyse 15, S. 237–252.

Hofmann, A. (1999): EMDR in der Therapie psychotraumatischer Belastungssyndrome. Stuttgart (Georg Thieme).

Hohage, R. (1986): Empirische Untersuchungen zur Theorie der emotionalen Einsicht. Unveröff. Habilitation, Universität Ulm.

Holderegger, H. (2000): Die Überwindung des Traumas in der lyrischen Darstellung. In: Mauser W., Pietzcker, C. (Hg.) (2000): Trauma. Freiburger literaturpsychologische Gespräche. Jahrbuch für Literatur und Psychoanalyse. Band 19. Würzburg (Königshausen & Neumann), S. 97–108.

Horowitz, M. J. (1987): States of Mind. Analysis of Change in Psychotherapy. New York

(Plenum Medical Book Company).

Hüther, G. (1997): Biologie der Angst: Wie aus Stress Gefühle werden. Göttingen (Vandenhoek & Ruprecht).

Hüther, G., Rüther, E. (2003): Die nutzungsabhängige Reorganisation neuronaler Verschaltungsmuster im Verlauf psychotherapeutischer und psychopharmakologischer Behandlungen. In: Schiepek, G. (Hg.) (2003): Neurobiologie der Psychotherapie. Stuttgart (Schattauer), S. 224–234.

Itten, T. (2004): Das ferne Gefühl: Rupert Sheldrakes »Der siebte Sinn des Menschen«. In: Psychotherapie Forum Vol. 12, Nr. 2, Suppl., S. 62–64.

Jacobs, T. J. (1986): On countertransference enactments. In: Journal of the American Psychoanalytic Association 34, 2, S. 289–307.

Jacobs, T. J. (1992): The Use of the Self. Countertransference and Communication in the Analytic Situation. Madison (International Universities Press).

Jacobs, T. J. (1994): Nonverbal Communications: Some Reflections on their Role in the Psychoanalytic Process and Psychoanalytic Education. J. Amer. Psa. Ass. 42, S. 741–762.

Jesch, T., Stein, M. (2001): »Jungfernfahrt unter Vollast«. Zur Darstellung von Adoleszenz in James Camerons »Titanic«. In: Krah, H. (Hg.): Allgemein-Wissen. Kulturelle Kommunikation in populären Medien. Kiel, S. 234–263. Johnson, S. M. (1994): Character Styles. New York (Norton).

Jolles, A. (1974): Einfache Formen. Legende, Sage, Mythe, Rätsel, Spruch, Kasus, Memorabile, Märchen, Witz. Tübingen (Niemeyer) (1. Aufl. 1930).

Juen, B. (2001): Konfliktregulierung in frühen Mutter-Kind-Interaktionen: ein Beitrag zur Moralentwicklung. Habilitationsschrift, Naturwissenschaftliche Fakultät der Universität Innsbruck.

Jünger, E. (1981): Sämtliche Werke. Stuttgart (Klett-Cotta).

Kansteiner, W. (2004a): Genealogy of a Category Mistake A Critical Intellectual History of the Cultural Trauma Metaphor. In: Rethinking History 8. Im Druck..

Kansteiner, W. (2004b): Menschheitstrauma, Holocausttrauma, kulturelles Trauma: Eine kritische Genealogie der philosophischen, psychologischen und kulturwissenschaftlichlichen Traumaforschung seit 1945. In: Jaeger, F./Rüsen, J. (Hg.), Handbuch der Kulturwissenschaften: band 3 : Themen und Tendenzen. Stuttgart. S. 109-138.

Kansteiner, W. (2005): In Pursuit of German Memory: History, Politics and Visual Culture after Auschwitz. Athens, USA.

Kantrowitz, J. L. (1995): The beneficial aspects of the patient-analyst match. Int. J. Psycho-Anal. 76, S. 299–313.

Kächele, H. (o. J.): Wer ist Amalie X. http://sip.medizin.uni-ulm.de/abteilung/buecher/Band_III/3.AmalieA-O/ 3.1WeristAmalieX.html (23.12.1998).

Kächele H., Eberhardt, J., M. Leuzinger-Bohleber (1999): Expressed Relationships, Dream Atmosphere & Problem Solving in Amalia's Dreams – Dream Series as Process Tool

– A Single Case Study. http://sip.medizin.uni-ulm.de/abteilung/buecher/Ulm20/Papers/Kaechele.htm (Sept. 2002).

Kächele, H., Schinkel, A., Schmieder, B., Leuzinger-Bohleber, M., Thomä., H. (1999): Amalie X – Verlauf einer psychoanalytischen Therapie. In: Colloquium Psychoanalyse 4, H. 1, S. 67–83.

Keleman, S. (1986): Bonding: A Somatic emotional approach to transference. Berkeley (Center Press).

Keleman, S. (1987): Embodying Experience. Forming a Personal Life. Berkeley (Center Press).

Kim, J. J., Yoon, K. S. (1998): Stress: metaplastic effects in the hippocampus. In: Trends Neurosc. 21, S. 505–509.

Kind, H. (1985): Kritisches zu körperbezogenen Therapieformen. Psychother. med. Psychol. 35, S. 167–170.

Kleist, H. v. (1975): Sämtliche Werke. Stuttgart (Parkland).

Klopstech, A. (2002): Modelle therapeutischen Handelns: Der psychoanalytische und der bioenergetische Weg. In: Koemeda-Lutz, M. (Hg.): Körperpsychotherapie – Bioenergetische Konzepte im Wandel. Basel (Schwabe), S. 61–74.

Klopstech, A. (2004): Im Kontext autonomer und interaktiver Selbstregulation: Katharsis im neuen Kleid. In: Geißler, P. (Hg.) (2004): Was ist Selbstregulation? Gießen (Psychosozial), S. 95–119.

Klüver, R. (1983): Agieren und Mitagieren. Psyche, 37, S. 828–840.

Koemeda-Lutz, M. (1996): Emotionen als Beweggrund: Bausteine zu einer bioenergetischen Affekttheorie. In: Ehrensperger, T. (Hg.): Zwischen Himmel und Hölle. Beiträge zum Grounding-Konzept. Körper und Seele, Bd. 5, Schwabe (Basel), S. 143–163.

Koemeda-Lutz, M. (Hg.) (2002): Körperpsychotherapie – bioenergetische Konzepte im Wandel. Basel (Schwabe).

Koemeda-Lutz, M. (2003): Die Bedeutung des Körpers in der Psychotherapie. Baustein zum Weiterbildungszyklus »Psychosomatik« an der Klinik für Psychiatrie und Psychotherapie Littenheid TG.

Koemeda-Lutz, M. (Hg.) (2004): Psychotherapie Forum 12 (2) Themenheft: Neurowissenschaften und Psychotherapie.

Koemeda-Lutz, M. (2004): Die relative Bedeutung von Kognition, Affekt und Motorik im psychotherapeutischen Prozess – eine bioenergetische Perspektive. Vortrag gehalten beim 4. Wiener Symposium »Psychoanalyse und Körper« vom 17. – 19.09.2004. In diesem Band.

Köhler, K. (2001): Interaktive Regulierung von Eifersucht bei Paaren. Diplomarbeit, Institut für Psychologie, Universität Innsbruck.

König, H.-D. (2004): Junkiespiele zwischen Lust und Tod. Eine tiefenhermeneutische Filmanalyse zu Boyles *Tainspotting*. In: Borkenhagen, A. (Hg.) (2004): Sisyphus –

Jahrbuch Colloquium Psychoanalyse 1. Frankfurt/M. (Sigmund-Freud-Buchhandlung/ Déjà-vu), S. 65–90.

Kratky, K. W. (1990): Der Paradigmenwechsel von der Fremd- zur Selbstorganisation. In: Kratky, W., Wallner, F. (1990) (Hg.): Grundprinzipien der Selbstorganisation. Darmstadt (Wissenschaftliche Buchgesellschaft), S. 3–17.

Krause, R. (1990): Psychodynamik der Emotionsstörungen. In: Scherer, K. R. (Hg.): Psychologie der Emotionen. Enzyklopädie der Psychologie, IV/3. Göttingen (Hogrefe), S. 630–705.

Krause, R. (1992): Die Zweierbeziehung als Grundlage der psychoanalytischen Therapie. Psyche 46, S. 88–612.

Krause, R. (1997): Allgemeine psychoanalytische Krankheitslehre. Bd. 1: Grundlagen. Stuttgart Berlin (Kohlhammer).

Krause R. (1998): Allgemeine psychoanalytische Krankheitslehre. Bd. 2: Modelle. Stuttgart Berlin (Kohlhammer).

Krause, R. (2003): Das Gegenwartsunbewusste als kleinster gemeinsamer Nenner aller Techniken. Integration und Differenzierung als Zukunft der Psychotherapie. Psychotherapie 8, S. 316–325.

Krebs, J. R., Davies, N. B. (1996): Einführung in die Verhaltensökologie. Berlin Wien (Blackwell Wissenschafts-Verlag).

Krüger, A. H. (2001): »Energie oder Beziehung«. Zum multimodalen Verständnis von Energie und Beziehung und die psychotherapeutischen Konsequenzen für die Arbeit mit frühen Störungen. In: Maaz, H.-J., Krüger, A. H. (Hg.): Integration des Körpers in die analytische Psychotherapie. Pabst (Lengerich).

Küchenhoff, J. (Hg.) (1999): Selbstzerstörung und Selbstfürsorge. Gießen (Psychosozial).

Kühner, A. (2002) (Hg.): Kollektive Traumata. Eine Bestandsaufnahme. Annahmen, Argumente, Konzepte nach dem 11. September. Berlin (Berghof Forschungszentrum für konstruktive Konfliktbearbeitung, Berghof Report 9).

Laban, R. (1956): Principles of Dance and Movement Notation. London (Macdonald & Evans).

Lambertz, M., Langhorst, P. (1998): Simultaneous changes of rhythmic organization in brainstem neurons, respiration, cardiovascular system and EEG between 0.05 Hz and 0.5 Hz. In: J Autonom Nervous Sys. (68), S. 58–77.

Lambertz, M., Vandenhouten, R., Grebe, R., Langhorst, P. (2000): Phase transitions in the common brainstem and related systems investigated by nonstationary time series analysis. In: J Autonom Nervous Sys. (78), S. 141–157.

Lange-Kirchheim, A. (2000): Trauma bei Arthur Schnitzler – Zu seiner Monolognovelle »Fräulein Else«. In: Mauser, W., Pietzcker, C. (Hg.) (2000): Trauma. Freiburger literaturpsychologische Gespräche. Jahrbuch für Literatur und Psychoanalyse. Band 19. Würzburg (Königshausen & Neumann), S. 109–150.

Langebner, M. (2000): Ärgerregulierung bei Paaren. Prototypische Affektive Mikrosequenzen (PAMs) und ihre Bedeutung in Interaktionen. Diplomarbeit, Institut für Psychologie, Universität Innsbruck.

Langhorst, P., Lambertz, M., Schulz, G. (1987): Role played by amygdale complex and common brainstem system in integration of somatomotor and autonomic components of behaviour. In: Ciriello, J., Calaresu, F. R., Renaud, L. P., Polosa, C. (Hg.): Organization of the Autonomic Nervous System: Central and Peripheral Mechanisms. New York (Alan R. Liss Inc.), S. 347–361.

Laplanche, J. (1988): Die Allgemeine Verführungstheorie und andere Aufsätze. Tübingen (Edition discord).

Laplanche, J. (2004): Die rätselhafte Botschaft des Anderen.

Psyche 9, 10, S. 898–913.

Ledoux, J. (1993): Emotional Memory Systems in the Brain. In: Behavioral Brain Research 58.

Ledoux, J. (1994): Emotion, Memory and the Brain. In: Scientific American 270, S. 32–39.

Ledoux, J. E. (1996): The emotional brain: The mysterious underpinnings of emotional life. New York (Simon & Schuster).

Leising, D. (2003): Veränderungen interpersonal-affektiver Schemata im Verlauf psychoanalytischer Langzeitbehandlungen. Berlin (Verlag Dissertation.de).

Lemche, E. (1993): Das Körperbild in der psychoanalytischen Entwicklungspsychologie. Frankfurt (Suhrkamp).

Leuschner, W. (1987): Wessen Lippen schweigen, der schwätzt mit den Fingerspitzen. Über gestische Handlungen als Träger sprachfremder Bedeutungen. Forum Psychoanal. 3, S. 71–85.

Leuzinger-Bohleber, M. (1989): Veränderung kognitiver Prozesse in Psychoanalysen. Berlin (Springer).

Lewis, R. (2003): The Anatomy of Empathy. Lecture given on October 11th at the 17th IIBA Conference in Salvador Bahia; wird publiziert in Bioenergetic Analysis. The Clinical Journal of the IIBA im Druck.

Lichtenberg, J. D. (2001): Fühlen, Empfinden und Kommunizieren. In: Geißler, P. (Hg.) (2001): Über den Körper zur Sexualität finden. Tagungsband zum 2. Wiener Symposium »Psychoanalyse und Körper«. Gießen (Psychosozial), S. 197–210.

Liebl, V. (2004): Geschlechtsunterschiede bei der interaktiven Regulierung von Scham. Diplomarbeit, Institut für Psychologie, Universität Innsbruck.

Lorenzer, A. (1970): Zur Kritik des psychoanalytischen Symbolbegriffs. Frankfurt/M. (Suhrkamp).

Lowen, A., Lowen, L. (1979): Bioenergetik für jeden. München (Kirchheim).

Lowen, A. (1981): Körperausdruck und Persönlichkeit: Grundlagen und Praxis der Bioenergetik. München (Kösel).

Lowen, A. (1981): Angst vor dem Leben. Über den Ursprung seelischen Leidens und den Weg zu einem reicheren Dasein. München (Kösel).

Lütkehaus, L. (2000): Müttermorde. Wechselseitige Traumatisierung bei Müttern und Söhnen. In: Mauser, W., Pietzcker, C. (Hg.) (2000): Trauma. Freiburger literaturpsychologische Gespräche. Jahrbuch für Literatur und Psychoanalyse. Band 19. Würzburg (Königshausen & Neumann), S. 193–214.

Mahl, G. F. (1977): Body Movement, Ideation, and Verbalization During Psychoanalysis. In: N. Freedman, u. S. Grand (Hg.): Communicative Structures and Psychic Structures. A Psychoanalytic Interpretation of Communication. New York/London (Plenum Press), S. 291–310.

Mahler-Bungers, A. (2000): »Das Wort entschlief, als jene Welt erwachte.« Zur Literatur des Holocaust. In: Mauser, W., Pietzcker, C. (Hg.) (2000): Trauma. Freiburger literaturpsychologische Gespräche. Jahrbuch für Literatur und Psychoanalyse. Band 19. Würzburg (Königshausen & Neumann), S. 24–54.

Mair, B., Geir, M. (2001): Interaktive Regulierung von Schuldgefühlen in Freundschaftsbeziehungen. Diplomarbeit, Institut für Psychologie, Universität Innsbruck.

Marlock, G. (1993): Notizen über Regression. In: Marlock, G. (Hg.): Weder Körper noch Geist. Oldenburg, S. 147–166.

Martin-Sölch, C. (2004): Neurowissenschaftliche Aspekte der Emotionsregulation. In Psychotherapie Forum 12 (2), S. 71–78.

Mathys, H. (2001): »...ich hab heut Nacht so einen herrlichen Mist geträumt...«. Amaliens Traumerzählungen untersucht mit der Erzählanalyse Jakob. Unveröff. Lizentiatsarbeit, Universität Zürich, Psychologisches Institut, Abt. Klinische Psychologie, Psychotherapie und Psychoanalyse.

Maturana, H. (1990): Ontologie des Konversierens. In: Kratky, W., Wallner, F. (1990) (Hg.): Grundprinzipien der Selbstorganisation. Darmstadt (Wissenschaftliche Buchgesellschaft), S. 140–155.

Mauser, W., Pietzcker, C. (Hg.) (2000): Trauma. Freiburger literaturpsychologische Gespräche. Jahrbuch für Literatur und Psychoanalyse. Band 19. Würzburg (Königshausen & Neumann).

Mayer, E. A. (1999): Emerging disease model for functional gastrointestinal disorders. American Journal of Medicine 107 (5A), S. 12–19.

Mäder, U. (1999): Gesellschaftliche Bedingungen der Selbstdestruktion und Emanzipation: Was verliere ich, wenn ich nicht gewinne. In: Küchenhoff, J. (Hg.) (1999): Selbstzerstörung und Selbstfürsorge. Gießen (Psychosozial), S. 121–131.

McDougall, J. (1987): Ein Körper für zwei. Forum der Psychoanalyse 3, S. 265–287.

McDougall, J. (1991): Theater des Körpers. Weinheim.

Meltzoff, A., Moore, A. (1999): Persons and representation: Why infant imitation is important for theories of human development. In: J. Nadel, G. Butterworth (ed.):

Imitation in Infancy, Cambridge (Cambridge Univ. Press), S. 7–35.
Mergenthaler, E. E. (1992). Die Transkription von Gesprächen. Ulm (Ulmer Textbank).
Merten, J. (1996): Affekte und die Regulation nonverbalen, interaktiven Verhaltens. Bern (Peter-Lang).
Merten, J. (2001): Beziehungsregulation in Psychotherapien. Maladaptive Beziehungsmuster und der therapeutische Prozess. Stuttgart (Kohlhammer).
Mertens, W. (1990): Einführung in die psychoanalytische Therapie. Bd. 2. Stuttgart (Kohlhammer).
Mertens, W. (1991): Einführung in die psychoanalytische Therapie. Bd. 3. Stuttgart (Kohlhammer).
Mertens, W. (1998): Psychoanalytische Grundbegriffe. Ein Kompendium. Weinheim (Beltz, Psychologie Verlags Union).
Mertens, W., Waldvogel, B. (Hg.) (2000): Handbuch psychoanalytischer Grundbegriffe. Stuttgart (Kohlhammer).
Milrod, B. L., Busch, F. N., Cooper, A. M., Shapiro, T. (1997): Manual of Panic-Focused Psychodynamic Psychotherapy. Washington (American Psychiatric Press).
Mitchell, S. A. (2003): Bindung und Beziehung. Auf dem Weg zu einer relationalen Psychoanalyse. Gießen (Psychosozial).
Morgenroth, Ch., Reuleaux, N. (2004): »… Denn sie wussten, was sie taten.« Über die Sichtbarkeit des Unsichtbaren. In: Psyche 3, S. 272–281.
Morsch, T. (2004): Lust und Schrecken. Der Filmzuschauer in der Perspektive der psychoanalytischen Filmtheorie. In: Borkenhagen, A. (Hg.) (2004): Sisyphus – Jahrbuch Colloquium Psychoanalyse 1. Frankfurt/M. (Sigmund-Freud-Buchhandlung/ Déjà-vu), S. 11–29.
Moser, T. (1989): Körpertherapeutische Phantasien. Psychoanalytische Fallgeschichten neu betrachtet. Frankfurt/M. (Suhrkamp).
Moser, T. (2001): Berührung auf der Couch. Formen der analytischen Körperpsychotherapie. Frankfurt/M. (Suhrkamp).
Moser, T. (2002): Seele vorwärts, Seele rückwärts. Zu Peter Geißlers umfassendem Werk über Regression. In: Psychoanalyse und Körper, Nr. 1, 1. Jg., Heft 1, Gießen, 2002, S. 131–134.
Moser, T. (2004): Vaterkörper – Mikroperspektive. Vortrag beim Wiener Symposium vom 17. – 19.09.2004. In diesem Band.
Moser, U., Zeppelin, I. v. (1996): Der geträumte Traum. Wie Träume entstehen und sich verändern. Stuttgart (Kohlhammer).
Müller, F., Koemeda-Lutz, M. (2004): Pilotversuch zur Hypokapnie-Induktion durch bioenergetische Übungen am Kantonsspital Münsterlingen, Abt. Neurologie, unveröffentlicht, bei der Autorin.
Müller, R., Schranz, K. (2000): Interaktionsregulierung zwischen anorektischen Patientinnen und ihren Müttern. Eine Studie mit FACS. Diplomarbeit, Institut für Psycho-

logie, Universität Innsbruck.

Müller-Braunschweig, H. (1991): Der unheimliche Körper. Psychother. Psychosom. med. Psychol. 42, S. 16–23.

Müller-Braunschweig, H. (2001): Geleitwort: Psychoanalyse und Körperpsychotherapie. In: Geißler, P. (Hg.): Über den Körper zur Sexualität finden. Gießen (Psychosozial), S. 9–20

Myin-Germeys, I., Peeters, F., Havermans, R., Nicolson, N. A., DeVries, M. W., Delespaul, P., Van Os, J. (2003): Emotional reactivity to daily life stress in psychosis and affective disorder: an experience sampling study. Acta Psychiatr Scand, 107, S. 124–131.

Neukom, M. (2001): Die Rhetorik des Traumas in Greorges-Arthur Goldschmidts Erzählung *Die Absonderung*. In: Zeitschrift für psychoanalytische Theorie und Praxis 16, S. 347–364.

Nünning, A. & V. Nünning (2002b): Erzähltheorie transgenerisch, intermedial, interdisziplinär. Trier (Wissenschaftlicher Verlag).

Oberzaucher, E. (2004): Die Evolution des Gedankenlesens. Vortrag gehalten beim 4. Wiener Symposium »Psychoanalyse und Körper« vom 17.–19.09.2004. In diesem Band.

Ogden, T. (2004): Träumerei und Metapher. Gedanken über meine Arbeit als Psychoanalytiker. In: Psychosozial 97, Heft III, S. 71–83.

Orlinsky, D. E., Howard K. I. (1986): Process and Outcome in Psychotherapy. In: Garfield, S. L., A. E. Bergin, A. E. (Hg.): Handbook of psychotherapy and Behavior change. New York (Wiley), S. 311–381.

Orlinsky, D. E., Grawe, K., Parks, B. (1994): Process and Outcome in Psychotherapy – noch einmal. In: Bergin, A. E., Garfield, S. L. (Hg.): Handbook of Psychotherapy and Behavior Change. New York (Wiley).

Palmer, A. (2003): Cognitive Frames and Fictional Minds. Vortrag bei: Narratology Beyond Literary Criticism, DFG-Forschergruppe »Narratologie« an der Universität Hamburg. Demnächst in: J.-C. Meister (Hg.) (2004). Narratology Beyond Literary Criticism. München (De Gruyter).

Panksepp, J. (1999): Affective Neuroscience. New York (Oxfort University Press).

Pantoja, A. F. (2001): A Narrative-Developmental Approach to Early Emotions [40 paragraphs]. Forum Qualitative Sozialforschung / Forum: Qualitative Social Research [On-line Journal], 2(3). Verfügbar über: http://www.qualitative-research.net/fqs-texte/3-01/3-01pantoja-e.htm

Peham, D. (2004): Regulierung von Schuldgefühlen in Paarinteraktionen. Dissertation, Naturwissenschaftliche Fakultät der Universität Innsbruck.

Peham, D., Ganzer, V. (2001): Regret vs. guilt feelings: A process oriented model of emotions. In: Kappas, A. (Hg.): Proceedings of the XIth Conference of the International Society for Research on Emotions, Quebec, 16.–20. August 2000.

Perlitz, V. et al (2004): Synergetik der hypnoiden Relaxation. In: Psychotherapie, Psychosomatik, medizinische Psychologie 6. Stuttgart (Georg Thieme), S. 231–264.

Pette, C. & Charlton, M. (1997): Videosessions – ritualisierter Rahmen zur Konstruktion von Gefühlen. In: Charlton, M., Schneider, S. (Hg.) (1997): Rezeptionsforschung. Theorien und Untersuchungen zum Umgang mit Massenmedien. Opladen (Westdeutscher Verlag).

Petzold, H., Orth, I. (1999): Die Mythen der Psychotherapie. Ideologien, Machtstrukturen und Wege kritischer Praxis. Paderborn (Junfermann).

Piaget, J., Inhelder, B. (1980): Die Psychologie des Kindes. Frankfurt/M. (Fischer).

Pietzcker, C. (1992): Lesend interpretieren. Zur psychoanalytischen Deutung literarischer Texte. Würzburg (Königshausen & Neumann).

Podar, I., Hannus, A., Allik, J. (1999): Personality and affectivity characteristics associated with eating disorders: a comparison of eating-disordered, weight-preoccupied, and normal samples. J. Pers. Assess., 73, S. 133–147.

Plassmann, R. (1996): Körperpsychologie und Deutungstechnik. Forum der Psychoanalyse 12, S. 19–30.

Plassmann, R. (2002): Psychotraumatologie der Essstörungen. Vortrag Herbsttagung 2002 im Psychotherapeutischen Zentrum D-97980 Bad Mergentheim, 18./19. Oktober 2002.

Plassmann, R. (2004): Psychotherapie traumatisierter Patienten. Die Arbeit mit bipolarem EMDR. Vortrag auf der Tagung der Landesärztekammer Stuttgart, 1. Februar 2004.

Plassmann, R. (2004): Psychotherapie der Essstörungen: Das bipolare Prinzip der Traumatherapie. In: Geißler, P. (Hg.): Was ist Selbstregulation? Gießen (Psychosozial), S. 247–271.

Politzer, H. (1978): Freud und das Tragische. Edition Gutenberg 2003.

Ponsi, M. (1997): Interaction and Transference. Int. J. Ps.anal. 78, S. 243–263.

Pontalis, J.-B. (1988): Aus dem Blick verlieren. München (P. Kirchheim).

Poeck, K., Orgass, B. (1967): Über die Entwicklung des Körperschemas. Fortschritte der Neurologie und Psychiatrie 32, S. 538–555.

Rabelhofer, B. (2004): »...war von einer tödlichen Traurigkeit«. Wiederkehrformen des Traumatischen in Hugo von Hofmannsthals »Märchen der 672. Nacht«. In: Fraisl, B. & Stromberger, M. (Hg.): Stadt und Trauma. City and Trauma. Annäherungen – Konzepte – Analysen. Würzburg (Königshausen & Neumann), S. 257–280.

Radzik-Bolt, D. (2002): Durch Psychoanalyse und Erzählanalyse dem Unbewussten entlockte Konflikte. Unveröffentlichte Lizentiatsarbeit, Universität Zürich, Psychologisches Institut, Abt. Klinische Psychologie, Psychotherapie und Psychoanalyse.

Raguse, H. (1999): Süße Vernichtung – Selbstzerstörung und Selbstfürsorge. In: Küchenhoff, J. (Hg.) (1999): Selbstzerstörung und Selbstfürsorge. Gießen (Psychosozial).

Ranefeld, J. (1995): Aug' in Auge, Aug' um Auge. Grundlage einer psychoanalytischen

Praxis von Angesicht zu Angesicht. Texte 15. Jg., 3/95. Wien (Passagen-Verlag), S. 76–87.

Ranefeld, J. (2002): Im Blick. Der Augenschein. Texte 3/03, 23. Jg., S. 97–114.

Ranefeld, J. (2003): It's the question that drives us. Die Allgemeine Verführungstheorie von J. Laplanche. Vortrag 2004, Publikation vorgesehen in den »texten« 2005/05, in Vorbereitung.

Ranefeld, J. (2004): Psychoanalyse Aug' in Auge, Aug' um Auge. Vom Schauen und seinen Folgen für die Freud'sche Methode. Vortrag gehalten auf dem 4. Wiener Symposium »Psychoanalyse und Körper« vom 17.–19.09.2004. In diesem Band.

Rasting, M., Beutel, M. (2004): Dyadic affective interactive patterns in the intake interview as a predictor of outcome. Psychotherapy Research, im Druck.

Reich, W. (1933): Charakteranalyse. Köln (Kiepenheuer und Witsch 1971).

Reiff, H. (1988): Die trianguläre Struktur von Körper, Körperschema und Körperbild. Forum der Psychoanalyse 4, S. 216–228.

Renninger, L. A. (2004): Faces in motion. A Darwinian analysis of the roles of facial attractiveness and facial expr essiveness in creating a first impression. LBI für Stadtethologie

Richter, R., Stein, M. (2003): Untersuchungen zum therapeutischen Potential der Erzählkommunikation. DFG-Antrag im Kontext der DFG-Forschergruppe »Narratologie« an der Universität Hamburg. Unveröffentlichtes Antragsmanuskript.

Riedl, R. (2003): Riedls Kulturgeschichte der Evolutionstheorie. Wien (Springer).

Riedl, R. (2004): Meine Sicht der Welt. Wien (Seifert).

Rinke, S. (2004): Körper und Medien. Spuren des Traumas bei Emmy Hennings und Irmgard Keun. In: Fraisl, B., Stromberger, M. (Hg.): Stadt und Trauma. City and Trauma. Annäherungen – Konzepte – Analysen. Würzburg (Königshausen & Neumann), S. 281–296.

Rohde-Dachser, Ch. (2000): Das Boderline-Syndrom. Stuttgart (Hans Huber).

Roth, G. (1994): Das Gehirn und seine Wirklichkeit: kognitive Neurobiologie und ihre philosophischen Konsequenzen. Frankfurt/M. (Suhrkamp).

Roth, G. (1996): Das Gehirn und seine Wirklichkeit. Frankfurt/M. (Suhrkamp).

Roth, G. (2001): Fühlen, Denken, Handeln: Wie das Gehirn unser Verhalten steuert. Frankfurt/M. (Suhrkamp).

Roth, G. (2003): Wie das Gehirn die Seele macht. In: Schiepek, G. (Hg.): Neurobiologie der Psychotherapie. Stuttgart (Schattauer).

Roth, G. (2004): Das Verhältnis von bewusster und unbewusster Verhaltenssteuerung. Psychotherapie Forum. Themenheft: Neurowissenschaften und Psychotherapie. Koemeda-Lutz, M. (Hg.) Vol. 12 (2), S. 59–70.

Roughton, R. E. (1993): Useful aspects of acting out: repetition, enactment, and actualization. J. Amer. Psychanal. Assn. 41, S. 443–472.

Rudolf, G. (1991): Die therapeutische Arbeitsbeziehung. Springer (Heidelberg).

Ruegg, J. C. (2001): Psychosomatik, Psychotherapie und Gehirn: neuronale Plastizität als Grundlage einer biopsychosozialen Medizin. Stuttgart (Schattauer).

Ruhs, A. (2003): Der Schleier des Parrhasios. Wien (Sonderzahl).

Rümke, H. C. (1958): Die kleinianische Differenzierung innerhalb der Gruppe der Schizophrenien. Nervenarzt 29, S. 49.

Rüsen, J., Straub, J. (Hg.) (1998): Die dunkle Spur der Vergangenheit. Psychoanalytische Zugänge zum Geschichtsbewusstsein. Erinnerung, Geschichte, Identität 2. Frankfurt/M. (Suhrkamp).

Sandler, J. (1976): Gegenübertragung und die Bereitschaft zur Rollenübernahme. Psyche, 30, S. 297–305.

Sasse, S., Werner, S. (Hg.) (2002): Kollektivkörper. Kunst und Politik von Verbindung. Bielefeld (Transcript).

Scharff, J. (2002): Zur Zentrierung auf innere und äußere Faktoren als zwei Perspektiven klinischen Verstehens. Arbeitspapier, beim Autor.

Scharff, J. M. (2004): »Ein Modell, das die Fehler in seinem Zentrum hat.« Neuere Arbeiten zur psychoanalytischen Behandlungstechnik. Psyche 9/10, 58. Jg., S. 1011–1031.

Scharff, J. (2004): »Die Nürnberger hängen keinen Dieb, sie hätten ihn denn« – Inszenierende Interaktion und analytisches Arbeitsobjekt. Psychoanalyse und Körper 3 (1), S. 65–87.

Scheibe, G., Tress, W., Reister, G. (1997): Psychoanalytische Modellvorstellungen und die DSM-IV-Klassifikation von Angststörungen: Widerspruch oder Ergänzung? Z. Psychosom. Med. Psychother. 43, S. 138–152.

Schellenbaum, P. (2001): Befreiung des sexuellen Empfindens durch Spürbewusstsein. In: Geißler, P. (Hg.): Über den Körper zur Sexualität finden. Gießen (Psychosozial), S. 231–244.

Schiepek, G. (Hg.) (2003): Neurobiologie der Psychotherapie. Stuttgart (Schattauer).

Schiepek, G, Lambertz, M., Perlitz, V., Vogeley, K., Schubert, C. (2003): Neurobiologie der Psychotherapie – Ansatzpunkte für das Verständnis und die methodische Erfassung komplexer biopsychischer Veränderungsprozesse. In: Schiepek, G. (Hg.) (2003): Neurobiologie der Psychotherapie. Stuttgart (Schattauer), S. 1–27.

Schlösser, A., Höhfeld, K. (Hg.) (1998/2000): Trauma und Konflikt. Gießen (Psychosozial).

Schlüter, H. (1974): Grundkurs der Rhetorik. München (Deutscher Taschenbuch Verlag).

Schmidt, R. (2002): Nachdenken über Regression. Zeitschrift für Individualpsychologie 27, S. 154–167.

Schmid Noerr, G. (2000): Symbolik des latenten Sinns. Zur psychoanalytischen Symboltheorie nach Lorenzer. In: Psyche 5, S. 454–482.

Schneider, G. (2004a): Hitchcocks *Psycho*. Tödliche (Ent-)Bindungen. In: Borkenhagen,

A. (Hg.) (2004): Sisyphus – Jahrbuch Colloquium Psychoanalyse 1. Frankfurt/M. (Sigmund-Freud-Buchhandlung/ Déjà-vu), S. 31–42.

Schneider, G. (2004b): Jenseits des Idealisierungszwangs – auf der Suche nach ... . Psychoanalytische Überlegungen zu Tom Tykwers *Lola rennt*. In: Borkenhagen, A. (Hg.) (2004): Sisyphus – Jahrbuch Colloquium Psychoanalyse 1. Frankfurt/M. (Sigmund-Freud-Buchhandlung/ Déjà-vu), S. 91–109.

Schore, A. N. (1994): Affect regulation and the origin of the self: the neurobiology of emotional development. Hillsdale NJ (Erlbaum).

Schore, A. N. (2003): Affect regulation and the repair of the self. New York (W. W. Norton & Co.).

Schönau, W. (1991): Einführung in die psychoanalytische Literaturwissenschaft. Stuttgart (Metzler).

Schulz, G., Lambertz, M., Stock, G., Langhorst, P. (1986): Neuronal Activity in the Amygdala related to somatomotor and vegetative Components of Behaviour in Cats. J Autonom Nervous Sys., Suppl., S. 639–648.

Schulz, S. (2001): Affektive Indikatoren struktureller Störungen. Berlin (dissertation.de).

Schwab, F. (2001): Affektchoreographien. Eine evolutionspsychologische Analyse von Grundformen mimisch-affektiver Interaktionsmuster. Berlin (dissertation.de).

Segeberg, H. (1991): Regressive Modernisierung. Kriegserlebnis und Moderne-Kritik in Ernst Jüngers Frühwerk. In: Segeberg, H. (Hg.): Vom Wert der Arbeit. Zur literarischen Konstruktion des Wertkomplexes ›Arbeit‹ in der deutschen Literatur (1779-1930). Tübingen (Niemeyer), S. 337–378.

Seidler, G. H. (1995): Der Blick des Anderen. Stuttgart (Verlag Internationale Psychoanalyse).

Servan-Schreiber, D. (2004): Die neue Medizin der Emotionen. Stress, Angst, Depression: Gesund werden ohne Medikamente. München (Kunstmann).

Shapiro, F. (1989): Efficacy of the eye movement desensitization procedure in the treatment of traumatic memories. Journal of Traumatic Stress Studies, 2, S. 199–223.

Shapiro, F. (1998): EMDR. Grundlagen und Praxis. Handbuch zur Behandlung traumatisierter Menschen. Paderborn (Junfermann).

Sherrington, C. (1906): The integrative activity of the nervous system. New Haven (Yale University Press).

Siegel, A. (2000): Einführung in die Selbstpsychologie. Das psychoanalytische Konzept von Heinz Kohut. Stuttgart (Kohlhammer).

Siegel, D. J. (1999): The developing mind: toward a neurobiology of interpersonal experience. New York (Guilford Press).

Sigmund, K. (1999): Spielpläne: Zufall, Chaos und die Strategien der Evolution. Hamburg (Hoffmann und Campe).

Silberschatz, G., Fretter, P. B., Curtis, J. D. (1986): How do interpretations influence the process of psychotherapy? Journal of Consulting and Clinical Psychotherapy 54, S. 646–652.

Singer, W. (1995): Development and plasticity of cortical processing architectures. Science 270, S. 758–763.

Sloterdijk, P. (2000): Sphären 1: Blasen. Frankfurt/M. (Suhrkamp).

Smelser, N. J. (2004): Psychological and Cultural Trauma. In: Alexander, J.C. et al. (Hg.) (2004): Cultural Trauma and Collective Identity. Berkeley (University of California Press), S. 42–56.

Soeffner, H. G. (1989): Auslegung des Alltags – Der Alltag der Auslegung. Zur wissenssoziologischen Konzeption einer sozialwissenschaftlichen Hermeneutik. Frankfurt/ M. (UTB).

Spitzer, M. (2002): Lernen – Gehirnforschung und die Schule des Lebens. Heidelberg (Spektrum Akademischer Verlag).

Staemmler, F. M. (2003): Körperliche Mikroprozesse im Hier und Jetzt – Gestalttherapeutische Zugänge zur prozessualen Aktivierung. In: Geißler, P. (2003): Körperbilder. Gießen (Psychosozial), S. 127–139.

Steele, H., Steele, M. (2001): Klinische Anwendungen des Adult Attachment Interviews (AAI.). In: Gloger-Tippelt, G. (Hg.): Bindung im Erwachsenenalter. Bern (Huber).

Stein, M. (2005): Die erzählerische Verarbeitung von familiärer Gewalt im Prosawerk Theodor Storms. Würzburg (Königshausen & Neumann). Im Druck.

Stern, D. N. (1991): Tagebuch eines Babys. Was ein Kind sieht, spürt, fühlt und denkt. München (Piper) 1994.

Stern, D. N. (1992): Die Lebenserfahrung des Säuglings. Stuttgart (Klett-Cotta).

Stern, D. N. (1998): »Now-moments«, implizites Wissen und Vitalitätskonturen als neue Basis für psychotherapeutische Modellbildungen. In: Trautmann-Voigt, S., Voigt, B. (Hrsg.): Bewegung ins Unbewußte. Beiträge zur Säuglingsforschung und analytischen KörperPsychotherapie. Brandes & Apsel, Frankfurt/M., S. 82–96.

Stern, D. N. (1999): The Infant's Reality. Vortrag beim 2. Weltkongress für Psychotherapie in Wien. Audio-Cassette, beim Autor.

Stern, D. N. e. a. (2002): Nicht-deutende Mechanismen in der psychoanalytischen Theorie. In: Psyche 56, S. 974–1006.

Stirn, A. (2002): Gegenübertragung. Psychotherapeut 47, S. 48–58.

Stoller, R. (2001): Knowing, Influencing, and Healing: Paranormal Phenomena and Implications for Psychoanalysis and Psychotherapy. Psychoanalytic Inquiry Vol. 21, Nr. 1, S. 113–131.

Stolorow, R. D., Brandchaft, B., Atwood, G. E. (1996): Psychoanalytische Behandlung. Ein intersubjektiver Ansatz. Frankfurt/M. (Fischer).

Storm, Th. (1888/ 1983): Der Schimmelreiter. Frankfurt/M. (Insel). Hg. von G. Honne-

felder.
Stoxreiter, K. (2001): Körperinterventionen in der analytischen Körperpsychotherapie. In: Heilpraxis Magazin, 17. Jg., 4, S. 32–41.
Strasser, D. (2004): Nähe/Distanz in Partnerschaften. Diplomarbeit, Institut für Psychologie, Universität Innsbruck.
Strauch, I. & B. Meier (1992). Den Träumen auf der Spur. Bern: Huber.
Streeck, U. (2000). Szenische Darstellungen, nichtsprachliche Interaktion und Enactments im therapeutischen Prozess. In: U. Streeck (Hg.): Erinnern, Agieren und Inszenieren. Enactments und szenische Darstellungen im therapeutischen Prozess. Göttingen (Vandenhoeck & Ruprecht), S. 13–55.
Streeck, U. (2001). »Ja, genau, genau.« Bestätigungen als Versuche des Patienten, die Kompetenz des Psychotherapeuten als eigene zu deklarieren. Eine gesprächsanalytische Untersuchung. In: Psychotherapie und Sozialwissenschaft 1/3, S. 74–94.
Streeck, U. (2002): Agieren, Interaktion und gestische Kommunikation. In: Cierpka, H., Buchheim, P. (Hg.): Psychodynamische Konzepte. Springer, Heidelberg, S. 221–233.
Streeck, U. (2004): Auf den ersten Blick. München (Klett-Cotta).
Streeck, U. (2004): Erzählen und Interaktion im psychotherapeutischen Dialog. Vortrag gehalten beim 4. Wiener Symposium »Psychoanalyse und Körper« vom 17.–19.09.2004. In diesem Band.
Strupp, H. H., Binder, J. L. (1984): Psychotherapy in a new key. New York (Basic Books).
Thomä, H., Kächele, H. (1985): Lehrbuch der psychoanalytischen Therapie. Grundlagen. Bd. 1. Berlin/Heidelberg/New York (Springer).
Trautmann-Voigt, S. (1998): Sabine Trautmann-Voigt im Gespräch mit Daniel Stern und Joseph D. Lichtenberg. Intersubjektivität als Pfad zum Unbewußten. In: Trautmann-Voigt, S. (Hg.): Bewegung ins Unbewußte. Beiträge zur Säuglingsforschung und analytischen Körperpsychotherapie. Frankfurt/M. (Brandes & Apsel), S. 73–81.
Traue, H. C. (1998): Emotion und Gesundheit: die psychobiologische Regulation durch Hemmungen. Heidelberg (Spektrum Akademischer Verlag).
Trempler, V. (2002): Arbeiten mit Bion. Körpersymptome und die Umkehrung der Alpha-Funktion. In: Hirsch (Hg.) (2002): Der eigene Körper als Symbol? Der Körper in der Psychoanalyse von heute. Gießen (Psychosozial), S. 115–146.
Tress, W., Hildenbrand, G., Junkert-Tress, B., Hartkamp, N. (1994): Zum Verhältnis von Forschung und Praxis in der analytischen Psychotherapie. Zsch. psychosom. Med., 40, S. 341–352.
Treurniet, N. (1995): Was ist Psychoanalyse heute? Psyche 49, S. 113–140.
Tronick, E. (1981): Infant communicative intent: the infant's reference to social interaction. In: Stark (Hg.): Language Behavior in Infancy and Early Childhood, North Holland (Elsevier), S. 5–16.
Ueding, G. (1976): Einführung in die Rhetorik. Geschichte, Technik, Methode. Stutt-

gart (Metzler).

Vaitl, D., Schienle, A., Stark, R. (2003): Emotionen in der Psychotherapie: Beiträge des Neuroimaging. In: Schiepek, G. (Hg.): Neurobiologie der Psychotherapie. Stuttgart (Schattauer), S. 158–185.

Vandenhouten, R. (1998): Analyse instationärer Zeitreihen komplexer Systeme und Anwendungen in der Physiologie. Aachen (Shaker).

Vandenhouten, R., Lambertz, M., Langhorst, P., Grebe, R. (2000): Nonstationary time series analysis applied to investigation of brainstem system dynamics. IEEE Trans Biomed. Eng. 47, S. 729–737.

Vietinghoff-Scheel, A. v. (1991): Es gibt für Schnee keine Bleibe. Trauma-analoge Literaturtheorie und Beziehungsanalyse von Text und Leser am Beispiel von Franz Kafkas ›Schloß‹. Frankfurt/M. (Suhrkamp).

Vogt, R. (2002): Veränderung und Lösung von Übertragungsbarrieren in der analytischen Körperpsychotherapie durch den Einsatz von Übergangs-Übertragungs-Objekten. Psychotherapie Forum 10, S. 22–37.

Voigt, B., Trautmann-Voigt, S. (2001): Körper-Ausdruck – M(m)acht – Sprache. In: Bewegung und Bedeutung. Anregungen zu definierter Körperlichkeit in der Psychotherapie. Köln (Claus Richter).

Voland, E. (2000): Grundriss der Soziobiologie (2. Aufl.). Heidelberg Berlin (Spektrum Akademischer Verlag).

Volz, U. (1998): Transformationen des frühen Traumas durch Neubildung von Repräsentanzen im psychoanalytischen Prozess. In: Schlösser, A.-M. & Höhfeld, K. (Hg.) (1998/2000): Trauma und Konflikt. Gießen (Psychosozial), S. 207–218.

Von Kuensberg, C. (2001): Der Analytiker im Traum: Die subjektive Ausstattung eines Therapeuten im Blickwinkel der Erzählanalyse JAKOB. Unveröffentlichte Lizentiatsarbeit, Universität Zürich, Psychologisches Institut, Abt. Klinische Psychologie, Psychotherapie und Psychoanalyse.

Waechter, F. K. (1978): Ich liebe das Leben. In: Wahrscheinlich guckt wieder kein Schwein. Zürich (Diogenes).

Wais, O. (2004): Die Beendigung der Analyse Amalies im Spiegel ihrer letzten 15 Erzählungen. Unveröffentlichte Lizentiatsarbeit, Universität Zürich, Psychologisches Institut, Abt. Klinische Psychologie, Psychotherapie und Psychoanalyse.

Wallerstein, R. S. (1986): Forty-two lives in treatment: A study of psychoanalysis and psychotherapy. New York (Guilford).

Wallerstein, R. S. (1989): The Psychotherapy Research Program (PRP) of the Menninger Foundation: An overview. Journal of Consulting and Clinical Psychology 57, S. 195–205.

Ware, R. C. (2003a): C. G. Jung, the Body and Body-Psychotherapy. European Journal of Bioenergetic Analysis 1, S. 83–118.

Ware, R. C. (2003b): Stichworte Körper; Körperbild/Körper-Ich; Körperpsychotherapie; Körpersprache. In: Müller, L., Müller, A. (Hg.): Wörterbuch der Analytischen Psychologie. Düsseldorf Zürich (Patmos/Walter), S. 237–241.

Weilnböck, H. (2000a): »Was die Wange röthet, kann nicht übel seyn.« Die Beziehungsanalyse der Entfremdung bei Hölderlin und Heidegger. Würzburg (Königshausen & Neumann).

Weilnböck, H. (2001a): Psychotraumatologie. Über ein neues Paradigma für Psychotherapie und Kulturwissenschaften. In: www.literaturkritik.de, http://www.literaturkritik.de/txt/2001-10/2001-10-0102.html.

Weilnböck, H. (2002b): Claude Lanzmanns ›Shoah‹ – eine ästhetische Strategie des ›Misremembering‹. In: Psychologie und Gesellschaftskritik 7, S. 7–45.

Weilnböck, H. (2002c): Die verklärte Melancholie der (post-)modernen Intellektualität. Ein Votum für Beziehungs-/Gruppenanalyse und Psychotraumatologie in den Geisteswissenschaften. In: Psychosozial 25, S. 123–139.

Weilnböck, H. (2002d): »Ha! geht / Nun immerhin zu Grund, ihr Nahmenlosen! / Sterbt langsamen Tods ... es stehet dürr / Das Land«. Zu Phänomenen der Gewalt und beziehungsdynamischen Traumatik in Hölderlins *Empedokles*. In: Hölderlin-Jahrbuch 32 (2002/2003), S. 293–229.

Weilnböck, H. (2002e): Qualitativ-empirische Sozialwissenschaft und Psychoanalyse/Psychotraumatologie? Syntheseversuch anhand einer medienbiografischen Fallstudie über dissoziative Rezeptionsmodi. In: Psychoanalyse – Texte zur Sozialforschung 6 (11), S. 221–248.

Weilnböck, H. (2002f): Die Anwendung der Gruppenanalyse in der Kulturvermittlung. Trauer/-Abwehrarbeit in einer Sitzung des ›Gruppenanalytischen Literaturseminars‹ über Judith Hermanns ›Hunter-Tompson-Musik‹. In: Gruppenanalytische Arbeitshefte 2. Themenheft: Kultur und Gruppenanalyse, S. 49–74.

Weilnböck, H. (2002g): »Dann bricht sie in Tränen aus.« Übertragungen von Trauer/-Abwehr im Text und im ›Gruppenanalytischen Literaturseminar‹ über Judith Hermanns ›Hunter-Tompson-Musik‹. In: Jahrbuch für Literatur und Psychoanalyse 22. Themenband: Trauer, S. 241–261.

Weilnböck, H. (2003b): Die Psychoanalyse des körperlichen und gestischen Agierens. Über ein neues Paradigma für Psychotherapie und Kulturwissenschaften. In: www.literaturkritik.de, www.literaturkritik.de/public/rezension.php?rez_id=5676.

Weilnböck, H. (2003c): Das Körperbeziehungs-Bild einer Hollywood-Produktion. Zur Ästhetisierung von Unterstimulanz, Suchtbeziehung und Suizidalität in Silberlings Wenders-Remake *City of Angels*. In: Geißler, P. (Hg.): Körperbilder. Sammelband zum 3. Wiener Symposium »Psychoanalyse und Körper«, S. 211–247.

Weilnböck, H. (2003d): Das ›Gruppenanalytische Literaturseminar‹. Zur Anwendung der Gruppenanalyse in der Kulturvermittlung. Mit neuen Aspekten zur Interpretation von Heiner Müllers Prosatext ›Vater‹. In: Gruppenanalyse 1, S. 63–85.

Weilnböck, H. (2003e): Leila: Dissoziative (Medien-) Interaktion und Lebensweg einer jungen Erwachsenen. Eine (medien-)biografische und psychotraumatologische Fallstudie. In: Forum Qualitative Sozialforschung. www.qualitative-research.net/fqs-texte/2-03/2-03weilnboeck-d.htm.

Weilnböck, H. (2003f): Claude Lanzmanns ›Shoah‹ und James Molls ›Die letzten Tage‹. Psychotraumatologische Analysen von Bearbeitungen der Shoah im Film. In: Schmitz, W. (Hg.) (2003): Erinnerte Shoah – Die Literatur der Überlebenden. Beiträge des Internationalen Kolloquiums an der Technischen Universität Dresden unter der Schirmherrschaft von Bundespräsident Johannes Rau. Dresden (Thelem). S. 444–494.

Weilnböck, H. (2004a): »... dazu passend: Rotwein mit Eierkognak zur Hälfte in einem bauchigen Glas«. Borderline literarische Interaktion und Gewalt am Beispiel von Ernst Jüngers Kriegsschriften. In: Hagestedt, L. (Hg.) (2004): Ernst Jünger: Politik – Mythos – Kunst. München (De Gruyter), S. 431–445.

Weilnböck, H. (2004b): Psychotrauma, Narration in the Media, and the Literary Public – and the Difficulties to Become Interdisciplinary. In: Meister, J.-C. et al. (Hg.): Narratology Beyond Literary Criticism. München (De Gruyter). Im Druck.

Weilnböck, H. (2004f): Zeitgenössische Großstadtdarstellungen als Inszenierung von transgenerational vermittelter Weltkriegs-Traumatik. Zu Texten und Filmen von Judith Hermann, Wim Wenders und Haruki Murakami. In: Fraisl, B., Stromberger, M. (Hg.): Stadt und Trauma. City and Trauma, S. 126–157.

Weilnbök, H. (2004i): »I just don't like psychopathology.« The Inability of the »Geisteswissenschaften« (Philologies/ Literary Studies) to Become Interdisciplinary – with Some Thoughts on Narrative Metalepsis and Psychic Dissociation. In: Forum Qualitative Sozialforschung, www.qualitative-research.net. In Vorbereitung.

Weilnböck, H. (2005a): Borderline literarische Interaktion am Beispiel Ernst Jüngers. Band 1: Induktive Textanalyse der frühen Kriegsschriften. (Habilitationsmanuskript.) In Vorbereitung, voraussichtlich: Würzburg (Königshausen & Neumann).

Weilnböck, H. (2005b): Borderline literarische Interaktion am Beispiel Ernst Jüngers. Band 2: Literaturpsychologische Auswertung und Modellbildung der literarischen Interaktion (Habilitationsmanuskript.) In Vorbereitung, voraussichtlich: Würzburg (Königshausen & Neumann).

Weilnböck, H. (2005c): »Wie von einem lautlosen Blitz getroffen.« Transgenerational vermittelte Kriegs-/Beziehungstraumata in der Literatur der zweiten Generation bei Haruki Murakamis ›Gefährliche Geliebte‹. In: Psyche. In Vorbereitung.

Weilnböck, H. (2005d): Zur dissoziativen Intellektualität in der ›Nachkriegszeit‹. Historisch-psychotraumatologische Überlegungen zu Metapher/ Metonymie und Assoziation/ Dissoziation bei kritischen, neukonservativen und postmodernen Autoren. In: Seidler, G., Eckart, W. (Hg.) (2005): Verletzte Seelen. Möglichkeiten und Perspektiven einer historischen Traumaforschung. Gießen (Psychosozial). S.125-203.

Weilnböck, H. (2005e):"I just don't like psychopathology." The Inability of the "Geisteswissenschaften" (Philologies/ Literary Studies) to Become Interdisciplinary - with Some Thoughts on Narrative Metalepsis and Psychic Dissociation. In: Forum Qualitative Sozialforschung, www.qualitative-research.net. In der Herstellung.

Weilnböck, H. (2006): Das innere Exil der psychologischen Kulturwissenschaft in Zeiten der Re-Philologisierung der Geisteswissenschaften. Aus Anlass von jüngeren Herausgeberbänden von Jaeggi/Kronberg-Gödde und Borkenhagen. In: Jahrbuch für Literatur und Psychoanalyse 2006. Im Druck.

Weilnböck, H. mit Garbe, C., Schoett, S., Schulte Berge, G. (1999a): Geschlechterdifferenz und Lektürepraxis in der Adoleszenz. Funktionen und Bedeutungen von Lektüre im Medienverbund von Jugendlichen. In: Groeben, N. (Hg.): Lesesozialisation in der Mediengesellschaft. SPIEL – Sonderheft zum DFG-Schwerpunkt Lesesozialisation in der Mediengesellschaft, S. 86–104.

Weilnböck, H. mit Garbe, C., Schoett, S. (1999b): Narrative Interviews und rekonstruktive Fallanalyse in der medienbiografischen Forschung. In: Groeben, N. (Hg.): Lesesozialisation in der Mediengesellschaft. IASL-Sonderheft zum DFG-Schwerpunkt Lesesozialisation in der Mediengesellschaft, S. 218–232.

Weinberg, M. (1999): Trauma – Geschichte, Gespenst, Literatur – und Gedächtnis. In: Bronfen, E., Erdle, B. R., Weigel, S. (Hg.): Trauma. Zwischen Psychoanalyse und kulturellem Deutungsmuster. Köln (Böhlau). S. 173–206.

Weilnböck, H., Albert, C., Bering, R. & Fischer, G. (2004): Narration und Traumabearbeitung im individuellen und kulturellen Erzählen. Interdisziplinäres Projekt in den Bereichen Kultur- und Sozialwissenschaften sowie Psychotherapieforschung/ Neurobiologie. Antrag auf Förderung durch die VolkswagenStiftung im Rahmen derFörderinitiative "Schlüsselbegriffe der Geisteswissenschaften". Unveröffentlichtes Antragsmanuskript.

Weiß, J., Sampson, H. (1986): The psychoanalytic process: Theory, clinical observation and empirical research. Guilford (New York).

Winnicott, W. D. (1971): Playing and Reality. London (Tavistock).

Wirth, H.-J. (2002): Narzissmus und Macht. Zur Psychoanalyse seelischer Störungen in der Politik. Gießen (Psychosozial).

Wirth, H.-J. (2004): Zur »latenten Anthropologie« in der Psychoanalyse und anderen psychotherapeutischen Traditionen. In: Psychosozial 97, Heft III, S. 11–27.

Worm, G. (2001): Psychotherapie – eine erotische Beziehung? In: Geißler, P. (Hg.): Über den Körper zur Sexualität finden. Gießen (Psychosozial), S. 181–196.

Yalom, I. D. (1998): Die rote Couch. München (Goldmann).

Wiener Symposium »Psychoanalyse und Körper« – Tagungsbände

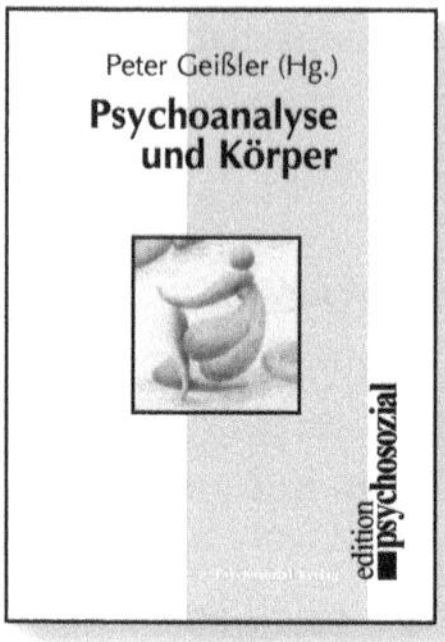

Erstes Wiener Symposium »Psychoanalyse und Körper« 1998

Geißler, Peter (Hg.)
»Psychoanalyse und Körper«

2001 · 247 Seiten · Broschur
25,90 Euro · SFR 45,30
ISBN 3-89806-063-2

Mit Beiträgen von: P. Geißler, H.-J. Maaz, G. Heisterkamp, E. Fivaz-Depeursinge, J. M. Scharff, J. Berliner, P. Kutter, M. Hirsch, R. Danzinger

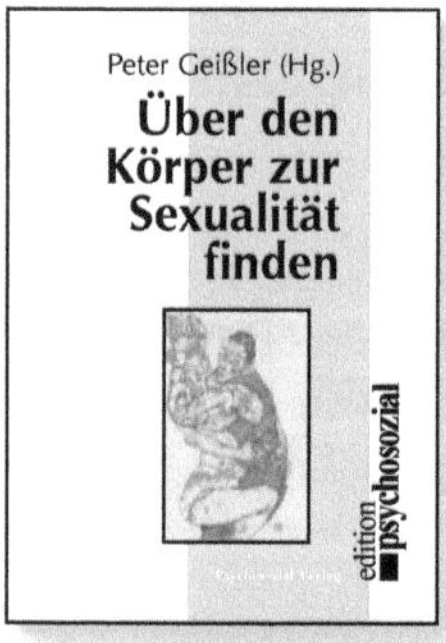

Zweites Wiener Symposium »Psychoanalyse und Körper« 2000

Geißler, Peter (Hg.)
»Über den Körper zur Sexualität finden«

2001 · 329 Seiten · Broschur
25,90 Euro · SFr 45,30
ISBN 3-89806-064-0

Mit Beiträgen von: H. Müller-Braunschweig, K. Rückert, T. Moser, G. Heisterkamp, S. Bettighofer, D. Mann, H.-J. Pfannschmidt, R. Ware, G. Worm, J. Lichtenberg, P. Schellenbaum, H. Krüger-Kirn, G. Marlock, P. Geißler, G. Lehnert

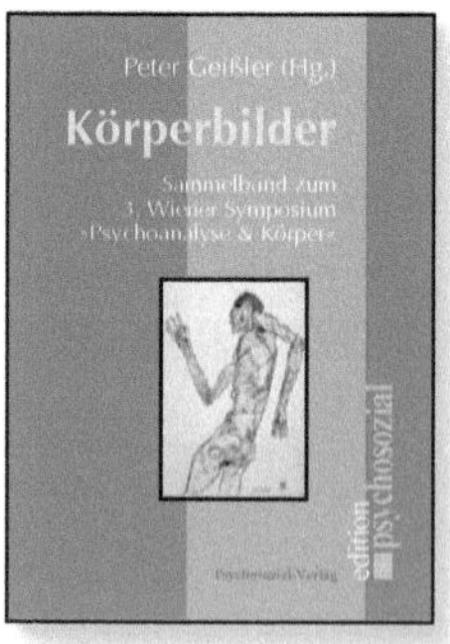

Drittes Wiener Symposium »Psychoanalyse und Körper« 2002

Geißler, Peter (Hg.)
»Körperbilder«

2003 · 273 Seiten · Broschur
25,90 Euro · SFr 45,30
ISBN 3-89806-276-7

Mit Beiträgen von: G. Worm, S. Bettighofer, U. Volz-Boers, P. Schellenbaum, R. Walter, F.-M. Staemmler, J. C. Aigner, L. Schon, D. Hoffmann-Axthelm, H. Weilnböck, U. Sollmann

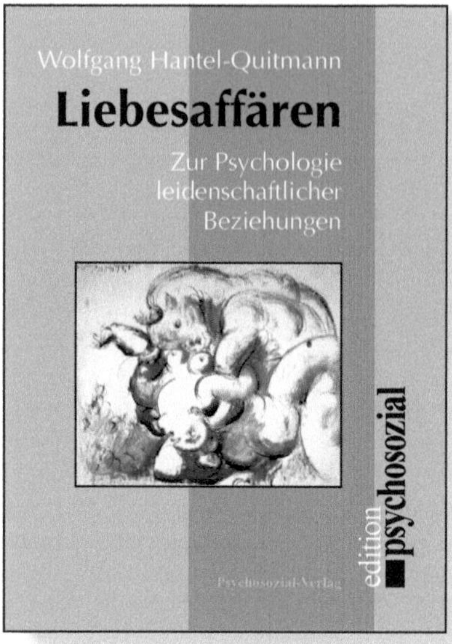

2005 · 232 Seiten · Broschur
EUR (D) 19,90 · SFr 34,90
ISBN 3-89806-394-1

Was ist Liebe? Was hat eine Affäre mit der eigenen Beziehung zu tun? Lohnt es sich zu kämpfen? Kann eine Therapie helfen? War die Beziehung nicht von Anfang an zum Scheitern verurteilt? Ist die Ehe gar der Friedhof jeder Liebe?

Wolfgang Hantel-Quitmann widmet sich diesen Fragen und kreiert daraus eine »Psychologie der Liebesaffären«, entwickelt an Beispielen aus der paartherapeutischen Praxis, großen Werken der Weltliteratur und den Liebesaffären berühmter Paare.

Für alle, die sich aus psychologischem, literarischem, rein menschlichem oder gar privatem Interesse mit dem Thema beschäftigen – bevor die nächste Liebesaffäre als Ende aller Liebe, moralisch verwerflich oder schicksalhaft missdeutet werden könnte.

PSV
Psychosozial-Verlag

www.ingramcontent.com/pod-product-compliance
Ingram Content Group UK Ltd.
Pitfield, Milton Keynes, MK11 3LW, UK
UKHW042058021026
15589UKWH00001B/57

9 783898 063500